그림으로 이해하는 신경진찰법

Technique of Neurologic Examination and Process for Localization in Clinical Neurology 2/e

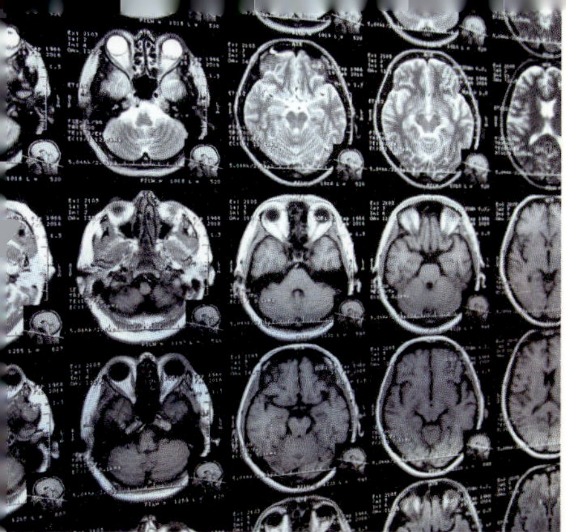
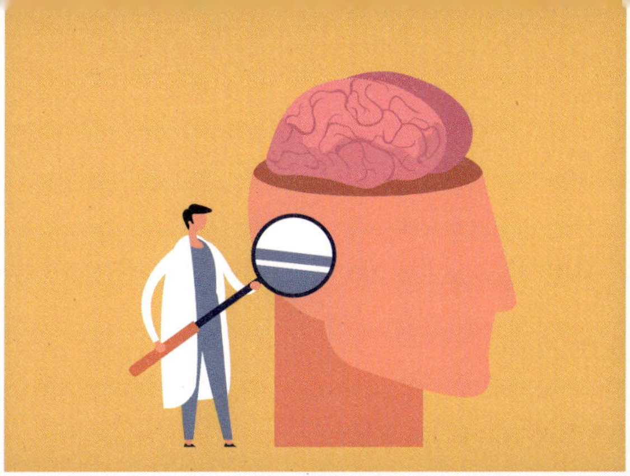
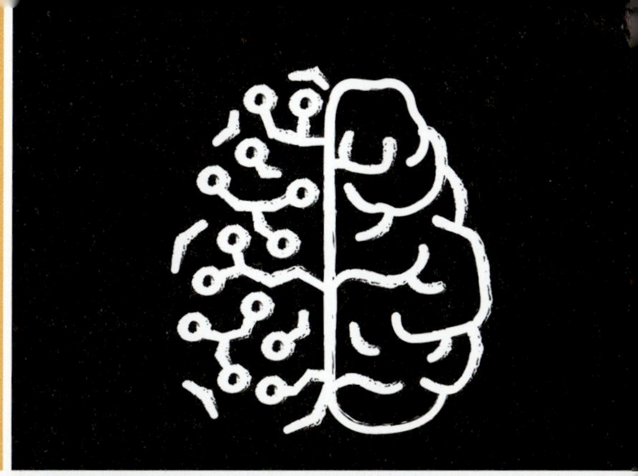

Technique of Neurologic Examination and Process for Localization in Clinical Neurology 2/e

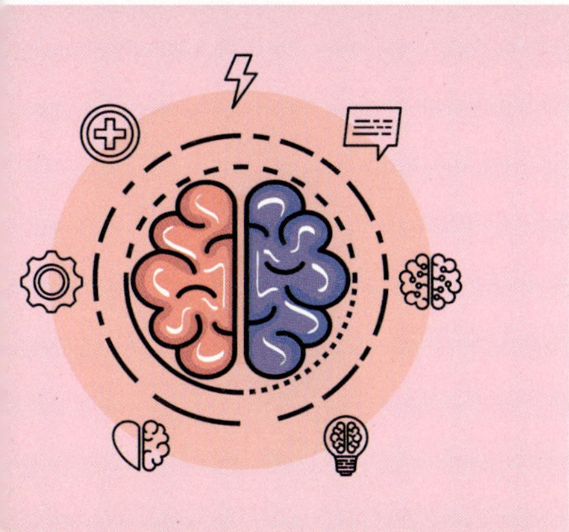

그림으로 이해하는
신경진찰법

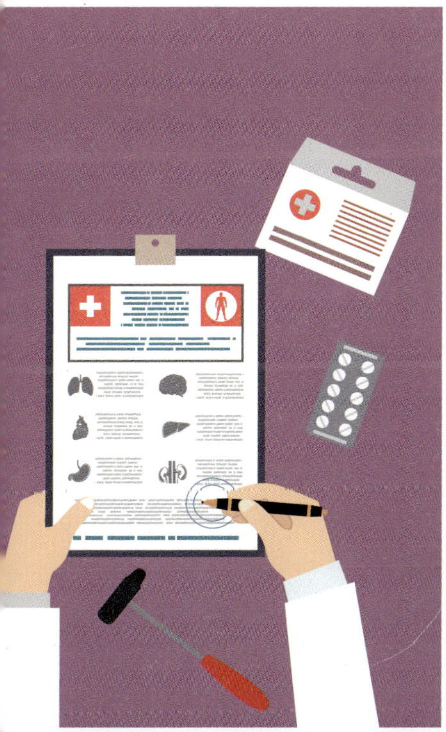

Norihiro Suzuki　주 민 경 감수

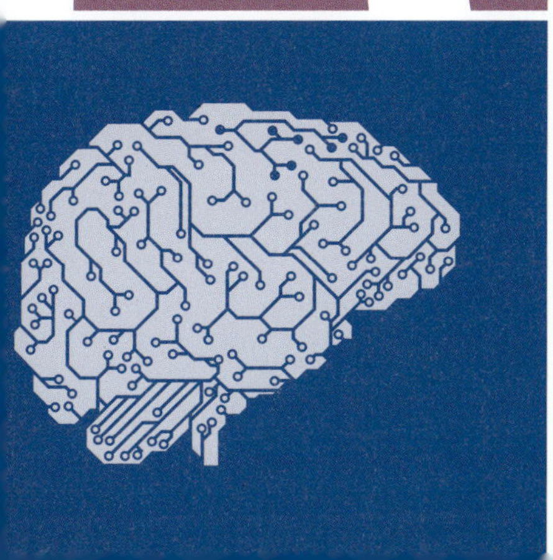
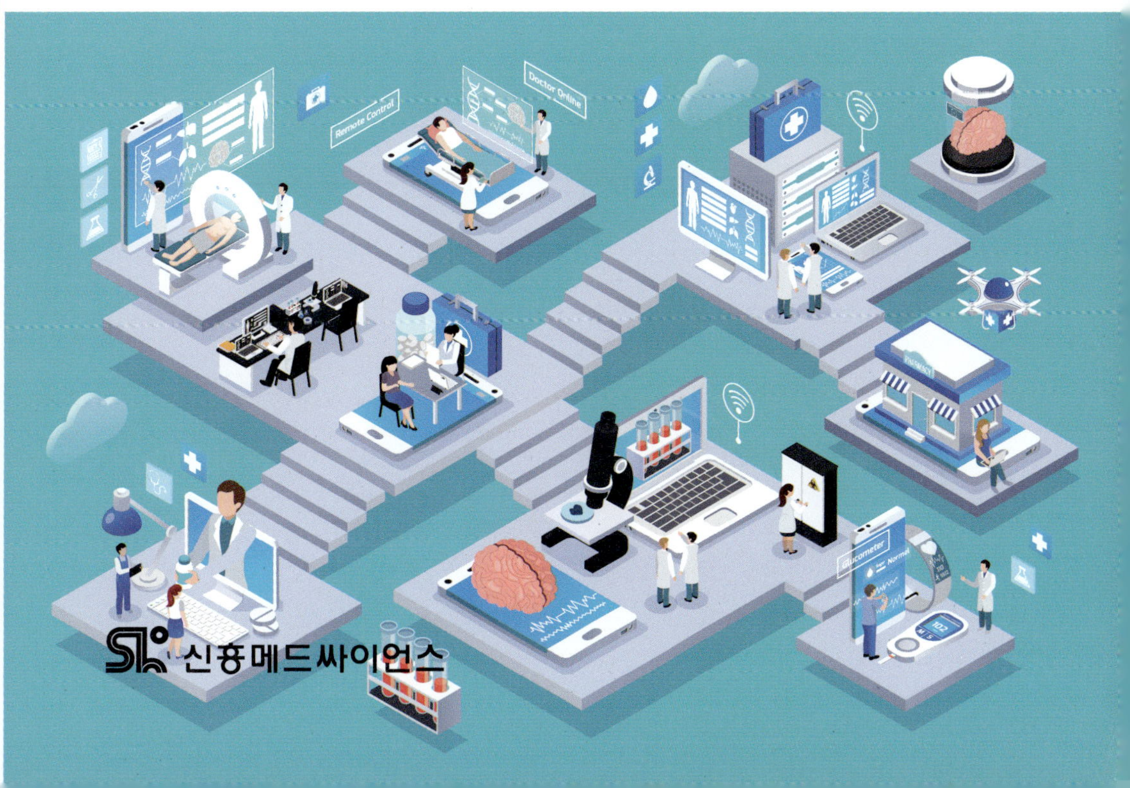

신흥메드싸이언스

그림으로 이해하는 신경진찰법

Technique of Neurologic Examination and Process for Localization in Clinical Neurology 2/e

발 행 2020년 5월 30일
지 은 이 Norihiro Suzuki
감 수 주 민 경(연세대학교 의과대학 신경과학교실)
발 행 인 홍 성 혁
발 행 처 신흥메드싸이언스
디 자 인 박 은 경
주 소 서울시 영등포구 양산로 53, 501호
(양평동3가, 월드메르디앙비즈센터)
등록번호 제318-2007-000077호
전 화 02-2165-8670
팩 스 02-2165-8675
홈페이지 www.shmed.co.kr
I S B N 978-89-6498-071-2 93510
정 가 58,000원

제2판 서문

2011년 3월에 간행한『신경진찰 클로즈업』은 게이오대학 의과대학 신경과의 전통적인 신경진찰 수기, 소견 해석 그리고 병변 진단과 같은「신경진단학」의 세 가지 요소를 후배들에게 남기려는 의도로 기획 편집되었다. 본서는 게이오대학 의과대학의 강의 및 병원 내 인턴과 전공의에게 통독시키기 위해 작성되었으나 예상외로 개원의, 전공의, 의과대학 학생 그리고 물리치료사, 작업치료사와 그것을 목표로하는 학생들에게 호평을 받았다.

이번에 본서가 개정되면서 지금까지 독자들에게서 받은 많은 지적과 저자들의 반성을 반영한 개정 2판을 발행하게 되었다. 개정된 점은 오·탈자는 물론, 번잡하여 이해하기 어렵다고 지적받은 그림을 간략화하여 쉽게 이해할 수 있도록 제공하는 것, 특히 고차뇌기능 검사에서는 보다 구체적인 진찰 방법을 제시하여 실제 진료 시 적용하기 쉽게 개정하였다. 또한, 신경해부학, 신경생리학 및 임상신경학에서의 최신 지견도 가능한 본문에 반영하도록 노력하였다. 본 개정 2판도 1판과 마찬가지로 신경진단학을 공부하려고 하는 의학생을 중심으로 하는 의료관계의 학생들, 그리고 신경학을 전문으로 하는 의사 그리고 의료관계 사람들의 지식과 기술에 도움이 된다면 기쁘다고 생각한다.

서문에 이어서

본서 내용의 근간은 게이오대학 의과대학 신경과 초대 교수인 Humio Goto(後藤 文夫) 교수님의 신경진단학 강의의 내용을 기초로 하고 있다. 제1판의 서문에도 서술했지만, 여기에서는 그 원류에 대해서 조금 서술하고자 한다. 게이오대학 의과대학 신경과는 현 명예교수인 Humio Goto 교수님(1926-)이 1970년 게이오대학병원의 신경과 과장에 취임했을 때에 개설되었다. Humio Goto 교수님은 Wayne State University(Detroit, MI)와 Baylor College of Medicine(Houston, TX)에서 John Stirling Meyer 교수에게서 가르침을 받아 신경학과 뇌순환 이론을 공부하고 귀국하였다. John Stirling Meyer 교수(1924-2011)는 젊은 시절 Harvard Medical School에서 Derek Denney-Brown 교수(1901-1981)에게서 신경학을 전수받아 교육하였다. Humio Goto 교수님이 귀국하여 의과대학 학생과 젊은 연수의들에게 엄하게 교육한 신경학은 그야말로 이론적인 병소 진단을 기본으로 하는 Denney-Brown류의 미국 신경학이었다. 신경학, 특히 신경진단학은 여러 가지 계통이 있으며 각각 우수한 독자적인 진찰 방법과 그 해석법이 있다. 본서의 내용을 신경진단학의 전통적인 계통 중 하나로서 신경학을 지망하는 젊은 후배들에게 전달할 수 있다면 의사의 은혜에 보답하는 것이라고 생각합니다.

게이오대학 의과대학 신경과 교수

Norihiro Suzuki

목차

신경진찰법과 병소 부위

뇌신경

운동계

감각계 142

소뇌 증상 174

수막자극 증상 190

정확한 병소 진단을 위해서

찾아보기

신경 진찰에 필요한 진찰기구

기구명		기구가 필요한 진찰명
커피콩이 들어 있는 병	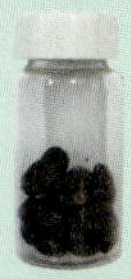	후각 진찰(p.8)
안저경 (ophthalmoscope)	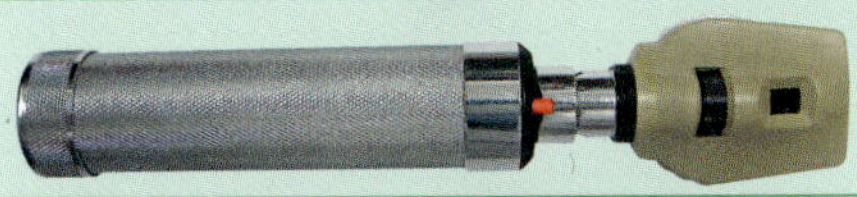	안저 검사(p.10, 11)
펜라이트	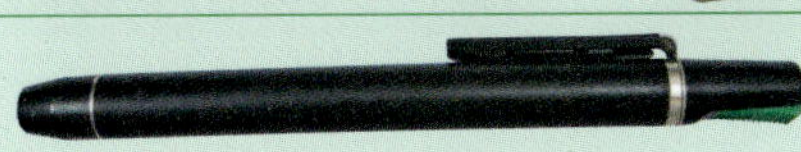	대광반사(p.16) 인두 진찰(p.54)
이쑤시개	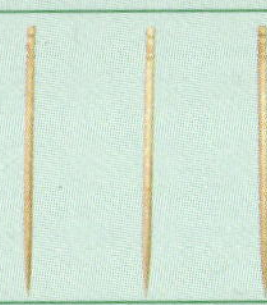	안면 통각 진찰(p.32, 33) 통각 진찰(p.144)
붓	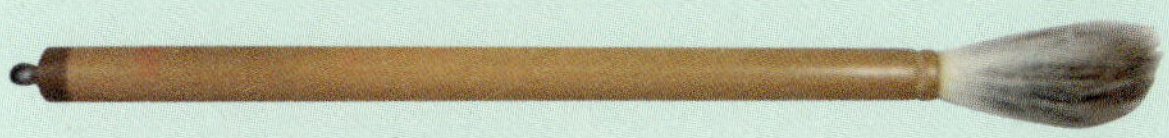	안면 촉각 진찰(p.32, 33) 촉각 진찰(p.142)
룰렛(roulette)	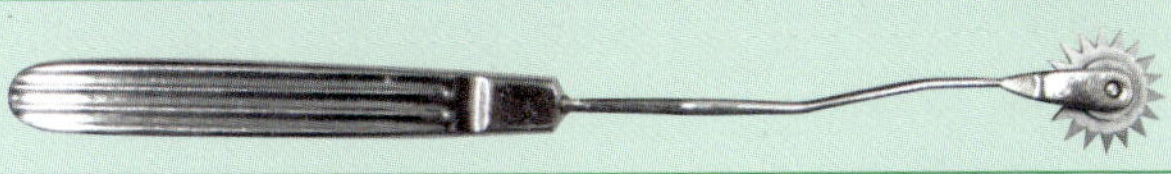	안면 통각 진찰(p.32, 33) 통각 진찰(p.144)
소리굽쇠 (tuning fork)	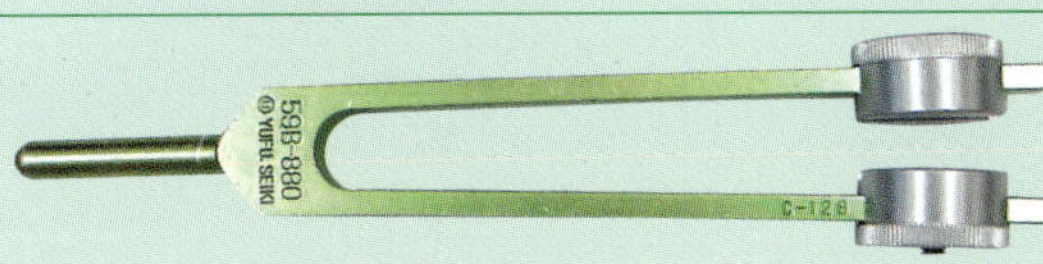	청력 검사(p.48, 49) 진동감각 진찰(p.149)
설압자 (tongue depressor)	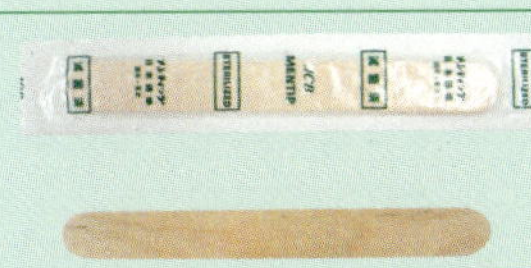	인두 진찰(p.54)
타진기(해머)	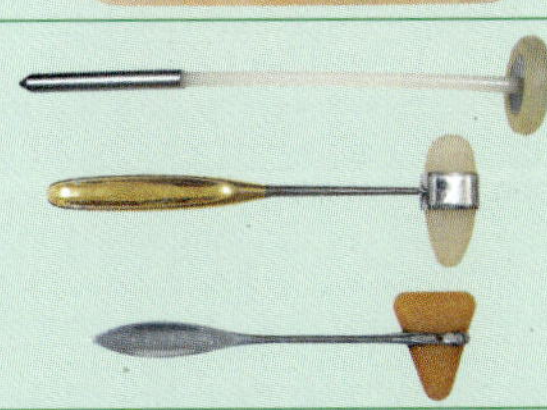	근육의 자발적 수축(p.63) 근육의 촉진과 타진(p.63) 반사(p.126~137)
시험관		온도통각 진찰(p.147)
버니어 캘리퍼스	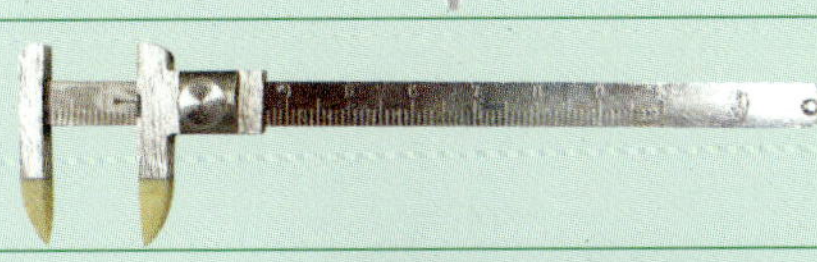	2점 식별 진찰(p.156)
악력계	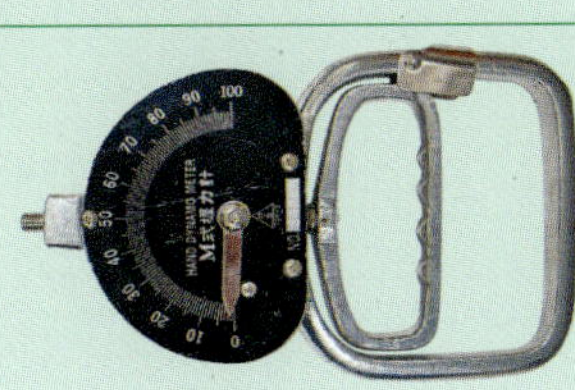	근력 진찰(p.75)

신경해부학 용어

(가나다순)

한글	영문	페이지
ㄱ		
가자미근	soleus	62, 91, 94
각회(모이랑)	angular gyrus	199, 204, 206, 208, 224, 226
간뇌(사이뇌)	diencephalon	26
견갑배신경(등쪽어깨신경)	dorsal scapular nerve	80, 90, 93
견갑상신경(어깨위신경)	suprascapular nerve	80, 90. 93
견갑하신경(어깨아래신경)	subscapular nerve	90, 93
경골신경(정강신경)	tibial nerve	79, 86, 87, 91, 94, 95, 97, 132, 140
경동맥소체(목동맥토리)	carotid body	56
경막(경질막)	dura mater	61
경부신근군(목폄근육)	extensor neck muscles	88
경수	cervical cord	21, 73, 128, 141, 162, 165, 167, 243, 244, 245, 248, 249, 259
경유돌공(붓꼭지구멍)	stylomastoid foramen	44, 45, 262
경정맥공(목정맥구멍)	jugular foramen	56, 59, 241
고막	tympanic membrane	48, 51, 52, 218, 262
고삭신경(고실끈신경)	chorda tympani	44, 45, 261, 262
고유시지신근(집게손가락폄근)	extensor indicis proprius	82
고환거근(고환올림근)	cremaster	135, 140
골간근(뼈사이근)	interossei	63, 83, 91, 92, 93, 263
광경근(넓은목근)	platysma	43
광배근(넓은광근)	latissimus dorsi	80, 90
교감신경	sympathetic nerve	21, 27
교근(깨물근)	masseter muscle	35, 37, 38, 39, 127
교뇌	pons	21, 26, 46, 56, 72, 73, 140, 186, 187, 216, 217, 232, 243, 246, 247, 248
교소뇌섬유(다리뇌소뇌섬유)	pontocerebellar fibers	186
교핵(교뇌핵)	pontine nuclei	186
구개(입천장)	palate	55
목젖	uvula	54, 55
구륜근(입둘레근)	orbicularis oris	137
극상근(가시위근)	supraspinatus	80, 90
극하근(가시아래근)	infraspinatus	80, 90
근피신경(근피부신경)	musculocutaneous nerve	77, 90, 92, 93, 96
기저핵(바닥핵)	basal ganglia	73, 108, 228, 250, 251, 252, 253, 258, 259
ㄴ		
내경동맥(손목동맥)	internal carotid artery	21, 22, 36
내직근(안쪽곧은근)	medial rectus	20, 23, 24, 246, 256

한글	영문	페이지
내측광근(안쪽넓은근)	vastus medialis	91, 94, 95
내측대퇴피신경(안쪽넙다리피부신경)	medial cutaneous nerve of thigh	94
내측모대(안쪽섬유띠)	medial lemniscus	73, 162, 165, 167, 230, 232, 233, 234, 236, 243, 245, 248, 249, 251, 252
내측상완피신경(안쪽위팔피부신경)	medial brachial cutaneous nerve	93, 163
내측슬상체(안쪽무릎체)	medial geniculate body	227
내측익돌근(안쪽날개근)	medial pterygoid muscle	37, 38
내측전완피신경(안쪽아래팔피부신경)	medial cutaneous nerve of forearm	93, 163
내측족배피신경(안쪽발등피부신경)	medial cutaneous branch	94
내측족저신경(안쪽발바닥피부신경)	medial plantar nerve	94, 163
내측종골신경(안쪽발꿈치신경)	medial calcanean nerve	94
내측종속(안쪽세로다발)	medial longitudinal fasciculus, MLF	24, 25, 52, 230, 232, 233, 234, 246, 249, 256
내측종속문측간질핵	rostral interstitial nucleus of medial longitudinal fasciculus, riMLF	24, 26, 230
내측흉근신경(안쪽가슴근신경)	medial pectoral nerve	80, 90, 93
내포(속섬유막)	internal capsule	45, 73, 227, 243, 250, 251, 252, 253, 254, 255, 257
뇌간(뇌줄기)	brainstem	24, 27, 30, 38, 39, 110, 163, 165, 167, 173, 186, 214, 216, 218, 230, 242, 248, 259
뇌량(뇌들보)	corpus callosum	9, 108, 200, 202, 203, 208
누핵(눈물핵)	lacrimal nucleus	44
늑간상완피신경(갈비사이위팔피부신경)	intercostobrachial nerve	163
늑간신경(갈비사이신경)	intercostal nerve	135
ㄷ		
단내전근(짧은모음근)	adductor brevis	91, 94, 95
단무지굴근(짧은엄지굽힘근)	flexor hallucis brevis	84, 87, 90, 91
단무지굴근(천두)	superficial head of flexor pollicis brevis	90
단무지신근(짧은엄지폄근)	extensor hallucis brevis	84, 87
단무지외전근(짧은엄지벌림근)	abductor pollicis brevis	84, 87, 90, 91, 92
단요측수근신근(짧은노쪽손목폄근)	extensor carpi radialis brevis	92
단장근(짧은손바닥근)	palmaris brevis	92
단지굴근(짧은발가락굽힘근)	flexor digitorum brevis	87
단무지신근(짧은엄지폄근)	extensor digitorum brevis	87
단지신근(짧은손가락폄근)	extensor pollicis brevis	84
담창구(창백핵)	pllidum(globus pallidus 〈L〉)	108, 109, 227, 228
대내전근(큰모음근)	adductor magnus	91, 94, 95
대뇌	cerebrum	37, 38, 110, 163, 164, 173, 196, 198, 199, 206, 224, 242, 256
대뇌각(대뇌다리)	cerebral peduncle	230, 243, 248, 250, 251, 252, 253, 254, 255, 257, 259
대뇌반구	cerebral hemisphere	201, 203, 204, 206, 221, 250, 251, 252, 253, 254, 255, 257, 258, 259
대뇌백질(대뇌백색질)	cerebral white matter	214

한글	영문	페이지
대뇌피질(대뇌겉질)	cerebral cortex	45, 108, 109, 128, 131, 137, 173, 214, 224, 242, 244, 250, 251, 252, 253, 254, 255, 257, 258, 259
대뇌피질하백질(대뇌겉질아래백색질)	subcortical white matter	122
대둔근(큰볼기근)	gluteus maximus	85, 91
대상회(띠이랑)	cingulate gyrus	224
대이개신경(큰귓바퀴신경)	great auricular nerve	32, 163
대퇴굴근군(넙다리뒤근육)	hamstrings	91
대퇴내전근(넙다리모음근)	adductor femoris	62
대퇴사두근(넙다리네갈래근)	quadriceps femoris	62, 65, 78, 91, 131
대퇴신경(넙다리신경)	femoral nerve	78, 91, 94, 95, 97, 131, 135, 140, 163, 169
대퇴직근(넙다리곧은근)	rectus femoris	91, 94, 95
대퇴피신경(넙다리피부신경)	cutaneous nerve of thigh	95
대후두신경(큰뒤통수신경)	greater occipital nerve	32, 163
대흉근(큰가슴근)	pectoralis major	80
도엽(뇌섬엽)	insular cortex	198, 199, 208
동공	pupil	16, 21, 22, 27, 28, 31, 38, 39, 214, 215, 253
동안신경(눈돌림신경, 제III뇌신경)	oculomotor nerve	16, 21, 22, 25, 26, 27, 230, 231, 246, 248, 254, 256
동안신경핵(눈돌림신경핵)	oculomotor nucleus	22, 24, 25, 27, 52, 230, 243, 246, 247, 248, 251, 252, 253, 254, 255, 256, 257
두정엽(마루엽)	parietal lobe	10, 11, 12, 13, 158, 159, 161, 167,168, 172, 201, 203, 204, 206, 208, 224, 226
두정-후두엽(마루-뒤통수엽)	parieto-occipital lobe	201, 203, 206, 208
등골근(등자근)	stapedius	43, 45, 262
등골근신경(등자근신경)	stapedius nerve	44, 261, 262
ㄹ		
렌즈핵	lenticular nucleus	108
루피니소체	corpuscle of Ruffini	160
루피니종말	Ruffini endings	160
ㅁ		
마미(말총)	cauda equina	110, 167, 171, 173
마이너스소체	corpuscles of Meissner	160, 161
말초신경	peripheral nerve	239
망상층(그물층)	zona reticularis	108
무명질	substantia inominata	109
미상핵(꼬리핵)	caudate nucleus	108, 109, 228
무지구근	thenar muscle	63
무지내전근(엄지모음근)	adductor pollicis	84, 91, 92, 263
무지대립근(엄지맞섬근)	opponens pollicis	78, 90, 263
무지신근[엄지폄근 (긴/짧은)]	extensor pollicis longus and brevis	90, 92
무지외전근[엄지벌림근 (긴/짧은)]	abductor pollicis	84, 90, 92, 263, 265

한글	영문	페이지
미주신경	vagus nerve	54, 55, 56, 140, 236, 249, 259
미주신경배측운동핵(미주신경뒤핵)	dosal motor nucleus of vagus nerve	109, 236, 243, 247, 249
메르켈판	disk of Merkel	160, 161
ㅂ		
박근(두덩정강근)	gracilis	91, 94
박속(널판다발)	gracile fascicle	61, 162, 244, 245
박속핵(널판다발핵)	gracile nucleus	61, 162, 187, 245, 247, 252
반건양근(반힘줄근)	semitendinousus	91, 94
반막양근(반막모양근)	semimembranosus	91, 94
반사궁(반사활)	reflex arc	37, 126, 128, 133, 140, 141, 242, 260
반회신경(되돌이신경)	recurrent nerve	55, 56
방정중교뇌망상체(중심곁다리뇌그물체)	paramedian pontine reticular formation (PPRF)	24, 25, 46, 232, 234, 235, 246, 249, 257
방척주근(척추주위근)	paraspinal muscle	118
방형회내근(네모엎침근)	pronator quadratus	82, 92
배측골간근(등쪽뼈사이근)	dorsal interossei	83, 263
배측상완신경(등쪽위팔신경)	dorsal brachial cutanous nerve	163
배측전완피신경(등쪽아래팔피부신경)	dorsal cutaneous nerve of forearm	163
배측지신경(등쪽손가락신경)	dorsal digital nerves	92, 96
보조운동영역	supplementary motor area	224, 225
복재신경(두렁신경)	saphenous nerve	94, 95, 97, 163
복직근(배곧은근)	rectus abdominis	88
복측 삼차신경시상로	ventral trigeminothalamic tract	36, 258
봉공근(넙다리빗근)	sartorius	91, 94, 95
봉선핵(솔기핵)	raphe nucleus	109
부교감신경	parasympathetic nerve	21, 22, 27, 44, 56, 241, 262
부신경(제XI뇌신경)	accessory nerve	57, 58, 59, 241, 244, 247
부신경핵(더부신경핵)	nucleus of accessory nerve	247
브로카영역	Broca's area	198, 224, 225
비골근(종아리근) [장], [단]	peroneus longus and brevis	86
비골신경(종아리신경)	peroneal nerve	79, 86, 87, 91, 94
비복근(장딴지근)	gastrocnemius	62, 63, 79, 91, 94, 112, 171
비복신경(장딴시신경)	sural nerve	94, 95, 97, 163
ㅅ		
삼각근(세모근)	deltoid	58, 77, 90
삼차신경 제1가지(안지), 안신경	ophthalmic division of trigeminal nerve, ophthalmic nerve	32
삼차신경 제3가지(상악지), 상악신경(위턱신경)	maxillary division of trigeminal nerve, maxillary nerve	32
삼차신경 제3가지(하악지), 하악신경(아랫턱신경)	mandibular division of trigeminal nerve, mandibular nerve	32

한글	영문	페이지
삼차신경(제V뇌신경)	trigeminal nerve	21, 28, 32, 36, 37, 38, 39, 44, 127, 140, 167, 233, 246, 249
삼차신경모대(삼차섬유띠)	trigeminal lemniscus	245
삼차신경시상로(삼차시상로)	trigeminothalamic tract	230, 232, 233, 244, 248, 258
삼차신경운동핵	trigeminal motor nucleus	36, 37, 44, 127, 233, 243, 247, 249, 258, 259, 261
삼차신경절	trigeminal ganglion	27, 36, 44, 261
삼차신경주지각핵	chief trigeminal senory nucleus	36, 244, 245, 247, 249, 258, 259
삼차신경중뇌로핵	mesencephalic trigeminal nucleus	36, 247
삼차신경척수로	spinal tract of trigeminal nerve	167, 234, 236, 244, 247, 249, 258, 259
삼차신경척수로핵	spinal nucleus of trigeminal nerve	36, 44, 56, 61, 234, 236, 244, 247, 258, 259, 261, 262
상경신경절(위목신경절)	superior cervical ganglion	21
상구(위둔덕)	superior colliculus	22, 45, 109, 230, 248
상둔신경(위볼기신경)	superior gluteal nerve	85, 91, 94, 95
상부승모근(위쪽등세모근)	upper portion of trapezius	58, 59
상사근(위빗근)	superior oblique	23, 24
상소뇌각(위소뇌다리)	superior cerebellar peduncle	109, 186, 187, 188, 230, 231, 232, 233, 246, 247, 249
상소뇌각교차(위소뇌다리교차)	decussation of superior cerbellar peduncles	230, 248
상소뇌동맥(위소뇌동맥)	superior cerebellar artery	172
상안검거근(눈꺼풀올림근)	levator palpebrae	27
상완와열(위눈확틈새)	superior orbital fissure	240
상올리브핵(위올리브핵)	superior olivary nucleus	234
상완근(위팔근)	brachialis	90, 92
상완내측피신경(안쪽위팔피부신경)	medial brachial cutaneous nerve	92
상완삼두근(위팔세갈래근)	triceps brachii	5, 77, 90, 129
상완이두근(위팔두갈래근)	biceps brachii	5, 64, 74, 77, 90, 92, 128, 129, 139, 140, 141
상위운동신경세포	upper motor neuron	37, 45, 46, 56, 70, 71, 72, 110, 140, 252
상인두신경	superior pharyngeal nerve	56
상직근(위곧은근)	superior rectus	22, 23
상타액핵(위침분비핵)	superior salivatory nucleus	44, 247, 261, 262
선조체(줄무늬체)	striatum	108
설상속(쐐기다발)	cuneate fasciculus	61, 187, 244, 245
설상속핵(쐐기핵)	cuneate nucleus	162, 187, 245, 247, 251, 252
설인신경(혀인두신경)	glossopharyngeal nerve	54, 55, 56, 140, 236
설하신경(혀밑신경)	hypoglossal nerve	57, 60, 61, 236, 241, 243, 244, 249
설하신경핵(혀밑신경핵)	hypoglossal nucleus	56, 61, 236, 243, 247, 249, 259
성문(성대)	vocal cord	55
수근굴근군(손목굽힘근)	wrist flexor	78
소뇌	cerebellum	26, 28, 29, 30, 39, 49, 52, 69, 172, 174, 175, 186, 187, 189, 237, 242

한글	영문	페이지
소뇌각(소뇌다리)	cerebellar peduncle	52
소뇌교각부	cerebellopontine angle	26, 45, 241, 262
소뇌반구	cerebellar hemisphere	186, 225, 241, 246
소뇌피질(소뇌겉질)	cerebellar cortex	187, 188
소둔근(작은볼기근)	gluteus minimus	85, 91
소지굴근(새끼굽힘근)	flexor digiti minimi	82, 92
소지대립근(새끼맞섬근)	opponens digiti minimi	83, 91, 92, 263
소지신근(새끼폄근)	extensor digiti minimi	90, 92
소지외전근(새끼벌림근)	abductor digiti minimi	83, 91, 92, 263
소후두신경(작은뒤통수신경)	lesser occipital nerve	32, 163
송과체(솔방울샘)	pineal body	26, 29, 31, 248
쇄골상신경(빗장위신경)	supraclavicular nerve	163
수근신근군(손목폄근)	wrist extensor	77
수도(관)주위회백질	periaqueductal gray	230
수막	meninx, meninges(複), meningeal(수막의)	2, 7, 9, 14, 15, 28, 29, 30, 38, 53, 189, 190, 192, 194, 195, 200, 203, 207, 222
슬개건(무릎힘줄)	patellar tendon	131, 133, 134, 139, 140, 141
슬개골(무릎뼈)	patella	62, 131, 148, 149
슬굴근군(넙다리뒤근육)	hamstrings	79
슬신경절(무릎신경절)	geniculate ganglion	44, 45, 261, 262
시각영역	optic area	22, 227
시교차(시각교차)	optic chiasm	22
시방선(시각부챗살)	optic radiation	12, 13, 22, 227
시삭(시각로)	optic tract	12, 22
시상	thalamus	9, 36, 37, 45, 50, 108, 109, 146, 167, 173, 188, 199, 227, 228, 230, 245, 246, 248, 250, 251, 252, 253, 258, 259
시상침(시상베개)	pulvinar	229
시상하부	hypothalamus	21, 228, 229
시상하핵(시상밑핵)	subthalamic nucleus	102, 108, 109, 228, 230, 248
시상후내측복측핵	ventral posteromedial nucleus	244, 245
시상후외측복측핵	Ventral posterolateral nucleus	245
시신경유두	optic disk	10
시신경(제II뇌신경)	optic nerve	10, 12, 13, 22
신선조체(세줄무늬체)	neostriatum	108
심비골신경(깊은종아리신경)	deep peroneal nerve	79, 86, 87, 91, 94, 95, 97, 163
심지굴근(깊은손가락굽힘근)	flexor digitorum profundus	82, 90, 263
ㅇ		
아래턱	chin, mentum	23, 35, 37, 38, 106, 127, 190

한글	영문	페이지
아킬레스건	Achilles tendon	132, 133, 134, 139, 140, 141, 171
안검(눈꺼풀)	eyelid, palpebra	19, 27
검열(눈꺼풀틈새)	palpebral fissure	19, 22, 41
안동맥(눈동맥)	ophthalamic artery	27
안륜근(눈둘레근)	orbicularis oculi	40, 137
안면신경(제VII뇌신경)	facial nerve	27, 35, 39, 40, 43, 44, 45, 53, 140, 189, 227, 232, 234, 244, 249, 253, 255, 257, 261
안면신경핵	facial nucleus	25, 37, 44, 45, 46, 234, 243, 246, 247, 249, 250, 251, 252, 253, 254, 255, 256, 257, 261, 262
안와(눈주위)	orbit	18, 22, 225
액와신경(겨드랑신경)	axillary nerve	77, 90, 93, 96, 163
안지오텐신 전환효소	angiotensin converting enzyme	47
연구개(입천장)	soft palate	54, 55, 102, 103, 188, 232, 236, 258, 259
연수(숨뇌)	medulla 또는 medulla oblongata	26, 59, 61, 72, 73, 140, 141, 167, 186, 236, 243, 244, 245, 247, 248, 249, 250, 251, 252, 254
올리브소뇌로	olivocerebellar tract	187, 188, 246
와우신경(달팽이신경)	cochlear nerve	45, 262
와우신경핵(달팽이신경핵)	cochlear nucleus	247
완요골근(위팔노근)	brachioradialis	81, 90, 92, 130, 139
외경동맥(바깥목동맥)	external carotid artery	21
외안근(바깥눈근육)	extraocular muscles	22, 29
외전신경(제VI뇌신경, 갓돌림신경)	abducens nerve	25, 46, 216, 232, 234, 246, 249, 256, 257
외전신경핵(갓돌림신경핵)	abducens nucleus	24, 25, 44, 46, 52, 234, 243, 246, 247, 249, 250, 251, 252, 255, 256, 257, 261
외직근(가쪽곧은근)	lateral rectus	22, 23, 246, 256
외측광근(가쪽넓은근)	vastus lateralis	91, 94, 95
외측대퇴피신경(가쪽넙다리피부신경)	lateral cutaneous nerve of thigh	94, 95, 163
외측모대(가쪽섬유띠)	lateral lemniscus	232, 233, 234, 249
외측비복피신경(가쪽장딴지피부신경)	lateral sural cutaneous nerve	94
외측슬상체(가쪽무릎체)	lateral geniculate body	12, 13, 22, 227
외측익돌근(가쪽날개근)	lateral ptergoid muscle	37, 38
외측전완피신경(가쪽아래팔피부신경)	lateral cutaneous nerve of forearm	92, 96, 163
외측족배피신경(가쪽발등피부신경)	dorsal lateral cutaneous nerve of foot	94
외측족저신경(가쪽발바닥피부신경)	lateral plantar nerve	94, 163
외측척수시상로(가쪽척수시상로)	lateral spinothalamic tract	162, 230, 232, 234, 236, 237, 244, 245, 248, 249, 250, 251, 252, 253, 258
외측피질척수로(가쪽겉질척수로)	lateral corticospinal tract	72, 73, 243
요골신경(노신경)	radial nerve	77, 81, 82, 84, 90, 92, 93, 96, 129, 130, 163, 169, 264, 265
요수	lumbar cord	73, 131, 135, 141, 162 , 165, 187, 243, 245, 248, 249
요신경총(허리신경얼기)	lumbar plexus	94

한글	영문	페이지
요측수근굴근(노쪽손목굽힘근)	flexor carpi radialis	81, 90
요측수근신근(노쪽손목굽힘근)	extensor carpi radialis	81, 90
운동뉴런(운동신경세포)	motor neuron	44, 56, 57, 61, 63
운동영역	primary motor area	224, 225
운동전영역(운동앞영역)	premotor area	224, 225
운동피질(운동겉질)	motor cortex	36
원위지절간관절(DIP관절)	distal interphalangeal joint	91
원회내근(원엎침근)	pronator teres	82, 90, 92
음경 또는 음핵배신경(음핵등신경)	dorsal nerve of penis or clitoris	95
음부대퇴신경(음부넙다리신경)	genitofemoral nerve	94, 95, 135, 140, 163
음부신경	pudendal nerve	94, 95, 135, 140,
의핵(의문핵)	nucleus ambiguus	54, 56, 59, 236, 243, 247, 249, 259
이근(턱근)	mentalis	137
인두	pharynx	54, 55, 102, 196, 236
ㅈ		
장골서혜신경(엉덩샅굴신경)	ilioinguinal nerve	94, 95, 163
장골하복신경(엉덩아랫배신경)	iliohypogastric nerve	94, 95, 163
장내전근(긴모음근)	adductor longus	91, 94, 95
장무지굴근[긴엄지굽힘근(발)]	flexor hallucis longus	84, 87, 90, 91, 92, 94
장무지신근[긴엄지폄근(발)]	extensor hallucis longus	84, 86, 91, 94
장무지외전근(긴엄지벌림근)	abductor pollicis longus	84, 90, 92
장무지굴근[긴엄지굽힘근(손)]	flexor pollicis longus	84, 87, 90, 91, 92, 94
장무지신근[긴엄지폄근(손)]	extensor pollicis longus	84, 86, 91
장요근(엉덩허리근)	iliopsoas 또는 iliacus	78, 91, 94
장요측수근신근(긴노쪽손목굽힘근)	extensor carpi radialis longus	81
장장근(긴손바닥근)	palmaris longus	90, 92
장지굴근(긴발가락굽힘근)	flexor digitorum longus	86, 91, 94
장지신근(긴발가락폄근)	extensor digitorum longus	86, 91, 94
장흉신경(긴가슴신경)	long thoracic nerve	80, 90, 93
적핵척수로(적색척수로)	rubrospinal tract	188
적핵(적색핵)	red nucleus	26, 188, 189, 227, 230, 231, 246, 248
전거근(앞톱니근)	serratus anterior	59, 80, 90
전경골근(앞정강근)	tibialis anterior	62, 79, 91, 94, 112, 118
전골간신경(앞뼈사이신경)	anterior interosseus nerve	90
전대퇴피신경(앞넙다리피부신경)	anterior cutaneous nerve of thigh	163
전두안영역(이마안구영역)	frontal eye field	224, 232, 246, 256
전두안구운동영역	frontal eye field	24, 26
전두엽(이마엽)	frontal lobe(lobus frontalis <L>)	13, 45, 110, 123, 137, 167, 199, 202, 203, 208, 224
전두전영역(이마전영역)	prefrontal area	224, 225

한글	영문	페이지
전두측두엽(이마관자엽)	fronto-temporal lobe	200, 203
전맥락총동맥(앞맥락동맥)	anterior choroidal artery	13, 15
전삭(앞기둥)	anterior column	72, 165, 166, 170, 173, 237
전엽(앞엽)	anterior lobe	186
전완내측피신경(안쪽아래팔피부신경)	medial cutaneous nerve of forearm	92
전정신경(안뜰신경)	vestibular nerve	52, 125
전정신경핵(안뜰핵)	vestibular nucleus	186, 187, 188, 218, 236, 247, 249, 258, 259
전척수소뇌로(앞척수소뇌로)	anterior spinocerebellar tract	61, 187, 246
전척수시상로(앞척수시상로)	anterior spinothalamic tract	162, 230, 248, 249
전피질척수로(앞겉질척수로)	anterior corticospinal tract	72, 73
정중신경	median nerve	78, 81, 82, 83, 84, 90, 92, 93, 96, 133, 163, 169, 264, 265
제3뇌실(셋째뇌실)	third ventricle	230,248
제3비골근(셋째종아리근)	peroneus tertius	91,94
제4뇌실(넷째뇌실)	fourth ventricle	61, 186, 232, 248, 249
족배피신경(족배피신경)	dorsal digital cutaneous nerve	94
족저근(발바닥근)	plantaris	91,94
종골신경(발꿈치신경)	calcanean nerve	163
좌골신경(궁둥신경)	sciatic nerve	79, 91, 94, 95, 97, 192, 195
중간광근(중간넓은근)	vastus intermedius	91, 94, 95
중간대퇴피신경(중간넙다리피부신경)	intermediate cutaneous nerve of thigh	95
중간신경	intermediate nerve	44, 45, 261, 262
중간외측세포기둥	intermediolateral cell column	249
중뇌수도(중간뇌수도관)	cerebral aqueduct	230
중대뇌동맥(중간대뇌동맥)	middle cerebral artery	15, 200, 203, 207
중소뇌각(중간소뇌다리)	middle cerebellar peduncle	186, 225, 233, 234, 246, 247, 249
중수지절간관절(손허리손가락관절)	metacarpophalangeal joint	91, 229, 264
중심피개로(중심뒤판로)	central tegmental tract	232, 233, 249
중둔근(중간볼기근)	gluteus medius	85,91
중뇌(중뇌)	midbrain	22, 24, 25, 26, 72, 73, 162, 167, 186, 216, 230, 243, 245, 246, 247, 248, 250, 251, 252, 253, 254, 255, 256, 257, 258, 25
지신근(손가락폄근)	extensor digitorum	81
단무지굴근	flexor pollicis brevis	84, 87, 90, 91
ㅊ		
척골신경(자신경)	ulnar nerve	81, 82, 83, 84, 90, 91, 92, 93, 96, 163, 169, 263, 264
척수	spinal cord	89, 108, 110, 114, 135, 163, 164, 165, 166, 169, 170, 171, 173, 189, 195, 216, 231, 234, 235, 236, 237, 238, 242, 248, 249, 250, 251, 252, 253, 254, 255, 257, 258, 259, 261, 262, 263
척수부신경(척수더부신경)	spinal accessory nerve	90

한글	영문	페이지
척수시상로	spinothalamic tract	162, 165, 166, 167, 232, 233, 234, 236, 238, 244, 245, 251, 252, 258, 259
척수전각(척수앞뿔)	anterior horn	59, 63, 70, 188, 244
척수전근(척수앞뿌리)	anterior root	70
척수후삭(뒤기둥)	posterior column	120, 121, 125
척측수근신근(자쪽손목폄근)	extensor carpi ulnaris	81, 90
천비골신경(얕은종아리신경)	superficial peroneal nerve	86, 91, 94, 95, 97, 163
천수(엉치척수)	sacral cord	165, 166, 167, 187, 249
천지굴근(얕은손가락굽힘근)	flexor digitorum superficialis	82, 90, 92
청반핵(청색반점핵)	locus coeruleus (L)	109
체성감각신경(몸감각신경)	somatosensory nerve	44
총경동맥(온목동맥)	common carotid artery	21
총비골신경(온종아리신경)	common peroneal nerve	94, 95, 97, 163, 169
총저측지신경(공통바닥쪽발가락신경)	piant digital nerve	94
추체(피라미드)	pyramid	61, 73, 243, 250, 251, 252, 253, 254, 255, 257, 259
추체교차(피라미드교차)	pyramidal decussation	72, 73, 243, 252, 254
추체로(피라미드로)	pyramidal tract	5, 45, 46, 53, 59, 61, 70, 72, 73, 108, 110, 123, 127, 128, 133, 135, 137, 140, 141, 214, 230, 231, 234, 236, 242, 243, 253, 255
추체외로(피라미드바깥길)	extrapyramidal tract	40, 57, 61, 70, 71, 98, 108, 109, 110, 122, 125, 194, 195, 203, 228
충부	vermis	120, 186, 188, 237, 246
충양근(벌레근)	lumbricales	83, 90, 92, 263, 264
척수측삭	lateral column	72, 187, 244
측뇌실(가쪽뇌실)	lateral ventricle	13
측두근(관자근)	temporal muscle	37, 38
측두엽(관자엽)	temporal lobe(lobus temporalis<L>)	9, 13, 199, 208, 224, 226
척측수근굴근(자쪽손목굽힘근)	flexor carpi ulnaris	81, 90, 263, 264
치밀층	zona compacta	108
치상핵(치아핵)	dentate nucleus	109, 186, 188, 246
ㅋ		
크라우제구	end-bulbs of Krause	160
ㅌ		
투명중격영역(투명사이막)	septum pellucidum	9
ㅍ		
편엽소절엽(타래결절엽)	flocculonodular lobe	186, 187, 188
폐쇄신경	obturator nerve	91, 94, 95, 97, 163
피각(조가비핵)	putamen	108, 109, 227, 228
피질교뇌로(겉질다리뇌로)	corticopontine tract	37, 232, 249

한글	영문	페이지
피질연수로(겉질연수로)	cotricobulbar tract	73, 186, 227, 243, 244, 253, 254
피질적핵로	corticorubral tract	227
피질척수로(겉질척수로)	corticospinal tract	72, 73, 140, 186, 188, 214, 227, 232, 233, 234, 236, 237, 243, 244, 249, 250, 251, 252, 253, 254, 255, 257
파치니소체	Pacinian corpuscle	160, 161
ㅎ		
하구(아래둔덕)	inferior colliculus	230, 248
하부늑간신경(아래갈비사이신경)	lower intercostal nerve	88
하사근(아래빗근)	Inferior oblique	22, 23
하소뇌각(아래소뇌다리)	Inferior cerebellar peduncle	186, 187, 234, 236, 246, 247, 249, 258, 259
하올리브핵	inferior olivary nucleus	61, 187, 188, 236, 246, 249
하외측 상완피신경 (아래가쪽윗팔피부신경)	lower lateral brachial cutaneous nerve	92
하둔신경(아래볼기신경)	inferior gluteal nerve	85, 91, 94, 95
하직근(아래곧은근)	inferior rectus	22, 23
하직장신경(아래곧창자신경)	inferior rectal nerve	94
하타액핵(아래침샘분비핵)	inferior salivatory uncleus	56, 247
하퇴삼두근(장딴지세갈래근)	triceps surae	132, 134
항문	anal	135, 161, 165, 166, 167, 173
항문거근(항문올림근)	levator ani	95
항문괄약근(항문조임근)	anal sphincter	135
항호중구 세포질 자가항체	antineutrophil cytoplasmic antibody	47, 61
해마	hippocampus	9
해면정맥동(해면정맥굴)	cavernous sinus	21, 29, 240
호속핵(고립로핵)	nucleus of solitary tract	247
홍채	iris	16, 22
활차신경(제Ⅳ 뇌신경, 도르래신경)	trochlear nerve	16, 22, 27, 240, 243
활차신경핵(도르래신경핵)	trochlear nucleus	23, 52, 230, 243, 247, 248
회외근(손뒤침근)	supinator	82, 90, 130, 265
회음신경(샅신경)	perineal nerve	94
횡격막신경(가로막신경)	phrenic nerve	90
후각(뒤뿔)	posterior horn	187, 237, 238, 245, 249, 251, 252
후구(후각망울)	olfactory bulb	9, 14
후경골근(뒤정강근)	tibialis posterior	86, 94, 97
후골간신경(뒤뼈사이신경)	posterior interosseus nerve	90, 92, 265
후교련(뒤맞교차)	posterior commissure	22,26
후근(뒤뿌리)	posterior root	36, 70, 165, 166, 173, 237, 239, 249
후근신경절(뒤뿌리신경절)	dorsal root ganglion	187
후대퇴피신경(뒤넙다리피부신경)	posterior cutaneous nerve of thigh	94, 95, 163

한글	영문	페이지
후두	larynx	102, 196
후두엽(뒤통수엽)	occipital lobe	12, 13, 14, 22, 199, 201, 203, 204, 206, 208, 224, 226, 227
후상완피신경(뒤위팔피부신경)	posterior brachial cutaneous nerve	92, 96
후신경(후각신경)	olfactory nerve	9
후엽(뒤엽)	posterior lobe	186
후이개신경(뒤귓바퀴신경)	posterior auricular nerve	44, 45, 261, 262
후척수소뇌로(뒤척수소뇌로)	posterior spinocerebellar tract	61, 187, 246
흉배신경(가슴등신경)	thoracodorsal nerve	80, 90, 93
흉쇄유돌근(목빗근)	sternocleidomastoideus	58, 59, 105
흉수(가슴척수)	thoracic cord	21, 73, 135, 141, 165, 238, 243, 249
흉신경(가슴신경)	thoracic nerve	140
흑질(흑색질)	substantia nigra	108, 109, 228, 230, 248
	parietotemporo-occipitopontne tracts	
기타		
Clark핵(클라크핵)	nucleus dorsalis of Clark	187, 249
Edinger–Westphal핵	Edinger-Westphal nucleus	22, 27, 247
Gillain–Mollaret 삼각	Gillain-Mollaret triangle	188
MLF	medial longitudinal fasciclus	18, 24, 25, 26, 187, 216, 232, 246, 249, 256
operculum	operculum	45
riMLF핵	rostral interstitial nuclus of medial longitudinal fasciculus	248
Wernicke's area	Wernicke's area	198, 208, 226

약어 용어

약어	영문	한글	페이지
ACE	angiotensin converting enzyme	안지오텐신 전환효소	47, 61
ACh	acetyl choline	아세틸콜린	57
AIDS	acquired immunodeficiency syndrome	후천성면역결핍증후군	47
B-S증후군	Brown−Sèquard syndrome	브라운−시쿼드증후군	170, 173
C-ANCA	antineutrophil cytoplasmic antibody	항호중구 세포질 자가항체	47, 61
CPEO	chronic progressive external ophthalmoplegia	만성 진행성 외안근마비	29
DDK	dysdiadochokinesis	연속길항운동불능증	175
DIP관절	distal interphalangeal joint	원위지절간관절	90, 91, 127
DM	diabetes mellitus	당뇨병	31
DSS	double simultaneous stimulation	2점 동시자극	159
FTLD	frontotemporal lobar degeneration	전두측두엽변성증	200
GBS	Guillain−Barrè syndrome	길랭−바레증후군	2, 29
HIV	human immunodeficiency virus	사람면역결핍바이러스	47
HSV	herpes simplex virus	단순헤르페스바이러스	47
IC-PC	internal carotid-posterior communicating	내경동맥−후교통동맥 분기부	28, 31
INO	internuclear ophthalmoplegia	핵간안근마비	24
KSS	Kearns-Sayre syndrome	컨스−세이어증후군	29
LEMS	Lambert-Eaton myasthenic syndrome	람베르트−이튼증후군	29, 30
MLF	medial longitudinal fasciculus	내측종속	24, 25, 246, 256
MMT	manual muscle testiong	도수근력검사	74
MP관절	metacarpophalangeal joint	중수지절간관절	90, 91
OSIT-J	odor stick identification test for Japanese	일본 내 후각 검사법	8
PCR	polymerase chain reaction	중합효소연쇄반응	47, 57
PIP관절	proximal interphalangeal joint	근위지절간관절	91
PPRF	paramedian pontine reticular formation	방정중교뇌망상체	24, 25, 46, 232, 234, 235, 246, 249, 256
riMLF	rostral interstitial nucleus of medial longitudinal fasciculus	내측종속문측간질핵	24, 26, 230, 231, 248
SEP	somatosensory evoked potential	체성감각유발전위	170
SLE	systemic lupus erythematosus	전신홍반루푸스	21, 47
TACs	trigeminal autonomic cephelalgias	삼차신경·자율신경성 두통	28
VEP	visual evoked potential	시각유발전위	57
VPL	ventralis posterolateralis	외측후복측핵	167
VPM	ventral posteromedial	후내측복측핵	36
VPM	ventralis posteromedialis	내측후복측핵	167
VZV	varicella−zoster virus	수두−대상포진바이러스	47
WEBINO증후군	wall-eyed bilateal internuclear ophthalmoplegia	양안성 외사시핵간안근마비	24

범례(본서의 특징과 보는 방법)

- 본서는 신경진찰법과 진찰 시 진단해야 하는 병변 부위, OSCE, 임상 실습, 임상 연구에 도움이 되는 내용으로 구성되어 있습니다.
- 진찰해야 할 포인트마다 「진찰 방법」과 「진단 과정에서 알 수 있는 병변 부위, 의심되는 질환」으로 구성되어 있습니다.
- 「진찰 방법」에서는 프레임 단위의 일러스트를 충분히 사용해 신경 진찰을 기초부터 이해할 수 있도록 하였습니다.

특징 1 검사자가 환자에게 지시하는 방법(어떤 대화를 해야 하는가)에 대해 말풍선을 더해 설명하였습니다.

특징 2 정확하게 진찰해야 하는 중요 포인트를 그림에 **Check!!** 로 강조하고 있습니다.

특징 3 정확한 진찰 방법과 함께 오진이 내려지는 이유를 알기 쉽게 병기하였습니다.

특징 4 정상인과 환자의 반응을 병기하여 환자의 증상을 알기 쉽도록 하였습니다.

- 책머리에는 필요한 진찰기구, 해부학 용어, 약어 등을 실었습니다.

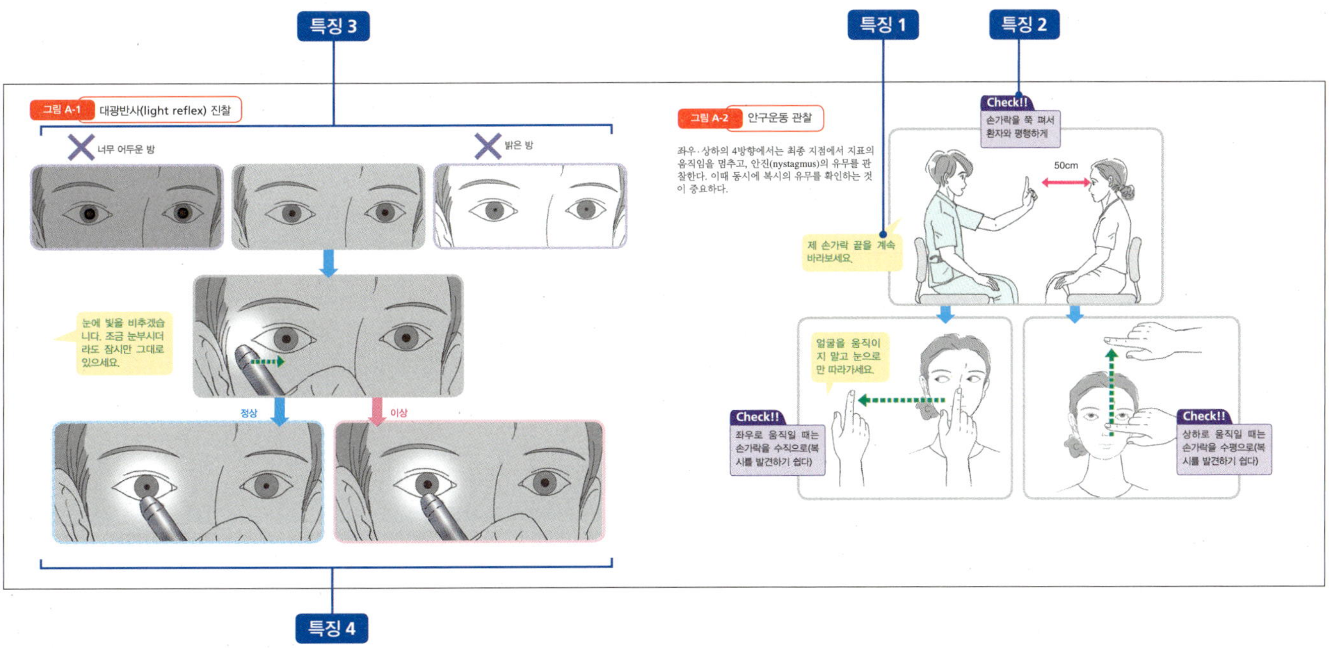

신경학적 병변 진단의 중요성

정확한 의료면접(문진)과 올바른 신경 진찰이 보다 정확한 진단을 가져온다.

신경과란?

'신경과'란 매우 넓은 의미의 진료 과목이다. 신경과를 찾는 환자들이 주로 호소하는 증상은 다음과 같다. '사물이 이중으로 보인다', '손발의 감각이 이상하다', '손이 저리다', '얼굴 절반이 아프다', '토할 정도로 두통이 심하다' 등의 감각장애. '몸의 반쪽이 움직이지 않는다', '휘청거려서 걸을 수가 없다', '혀가 움직이지 않는다', '기침 때문에 음료수를 마시기 힘들다' 등의 운동장애, '아침에 무엇을 먹었는지 기억나지 않는다', '가족이 누구인지 기억나지 않는다' 등의 인지기능장애, 아무리 불러도 '눈을 뜨지 않는다', '가끔씩 의식을 잃는다', 심지어는 구급차로 실려 올 정도의 '극심한 회전성 현기증', '온몸에 경련이 일어나 멈출 수 없다' 등의 응급 증상과 같이 범위가 매우 넓다. 이렇게 다양하며 일반적인 증상에서 신경과 특유의 질환인 뇌졸중, 근이영양증, 간질, 치매, 파키슨병, 근위축성 측삭경화증, 길랭-바레증후군(Guillain-Barrè syndrome), 삼차신경통, 다발성 근염, 광우병(프라이온병), 중증근무력증, 안면경련, 편두통 등 수 많은 질환의 증상들을 감별하고 진단하는 것이 신경과이다. 즉, 신경과에서 질환의 원인이 대뇌·소뇌·뇌간이나 척수 등의 중추신경, 말초신경 그리고 근육과 같이, 머리끝에서 발끝까지의 넓은 범위의 신체 부분에서 발생하는 문제를 담당하는 과로 자리 잡고 있다.

중추신경 질환에는 뇌경색이나 뇌출혈 등의 뇌졸중, 뇌염, 수막염, 두통, 간질, 알츠하이머병 등의 치매, 파키슨병, 척수염, 근위축성 측삭경화증, 다발성 경화증 등이 있다. 말초신경 질환에는 삼차신경통, 길랭-바레증후군, 만성 염증성 탈수초성 다발성 신경병증 등이 있다. 또한, 근육 질환에는 근이영양증, 다발성 근염, 주기성 사지마비 등이 있으며 더욱 특수한 질환으로는 근육과 그것을 지배하는 말초신경

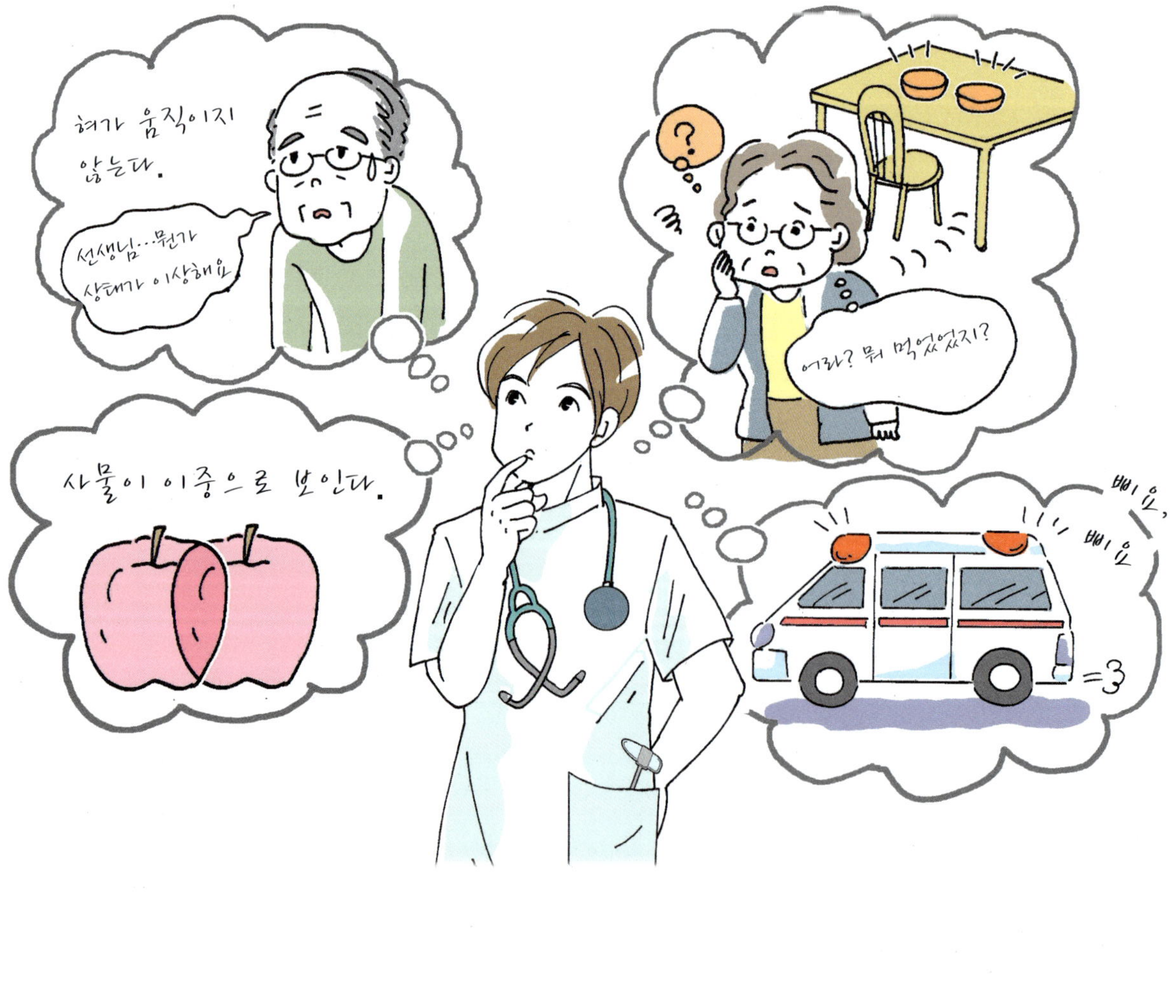

접합부에서 발생하는 질환인 중증근무력증, 람버트-이튼 근무력증후군 등이 있다. 즉, '신경과'라는 것은 어떤 원인으로 신경계 또는 근육에 이상이 발생한 상태를 적절하게 진단하여 개선하는 진료과라고 할 수 있다.

따라서, 자주 혼동하고 오인하는 경우가 많은 '정신과'처럼 '우울증', '정신분열증'이나 '신체표현성 장애' 등 MRI와 같은 영상 진단상 신경계 또는 근육 구조에 이상이 보이지 않는 질환을 다루는 진료과와는 다르다. 마찬가지로 중추신경계 질환을 다루는 진료과로 '신경외과'가 있다. 신경외과와 신경과는 환자가 뇌종양이나 척수종양 또는 뇌동맥류 등 외과적으로 제거나 처치해야 하는 질환 또는 상태인 경우에 신경과에서 진단을, 신경외과에서 외과 처치를 해야 하는 협력 관계이다. 신경외과에서는 뇌졸중의 급성기, 특히 뇌출혈로 출혈량이 매우 많은 경우나 출혈부위가 직접 생명에 위험을 미칠 가능성이 높은 경우 등에는 외과적으로 혈종을 흡인하거나 두개골을 열어 내압을 낮추거나 한다. 또한, 신경과와 협력하여 진단 치료를 하는 진료과로는 척추나 추간판에 문제가 있는 신경 증상이 나타나는 경우에 '정형외과', 현기증이라도 반고리뼈관 등 말초기관에 원인이 있는 경우에는 '이비인후과', 뇌나 척수와 함께 시신경에 염증이 나타나는 다발성 경화증 때는 '안과' 등이 있다.

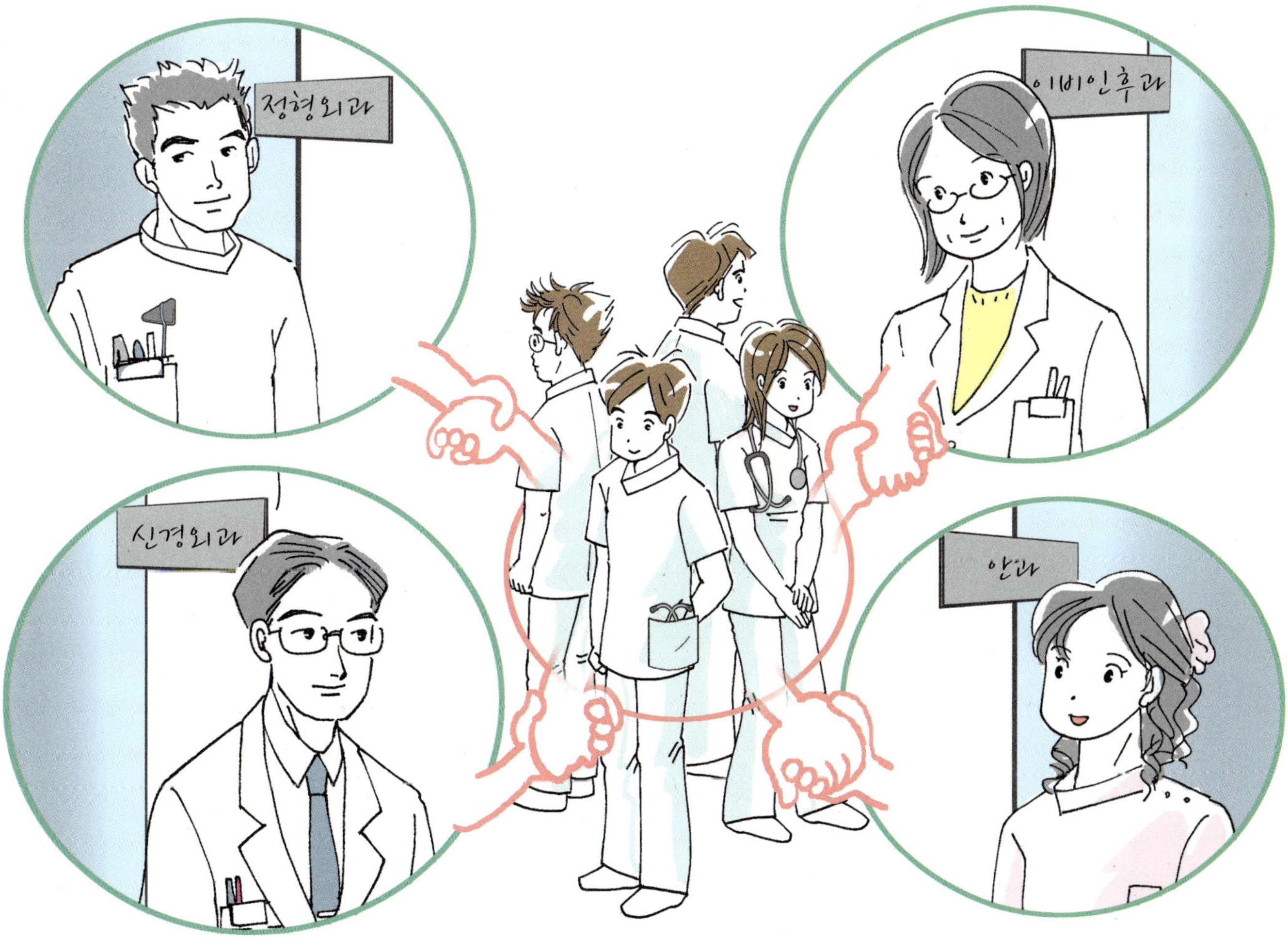

신경과의 진찰 특징

■ 발병 원리를 파악하자

신경과 질환에는 많은 종류가 있지만, 이들의 발병 원리를 파악하는 것은 그 진단 치료에 직접 연결되는 경우가 많으므로 매우 중요하다. 뇌출혈이나 뇌경색 등은 돌발완성형, 뇌종양이나 파킨슨병 등의 신경변성 질환은 완서진행형, 다발성 경화증 등은 완화악화형, 그리고 간질이나 편두통 등은 발작형이라는 것을 알 수 있다(그림 1).

발병 원리를 파악하기 위해서는 상세한 문진을 통해 포인트를 파악하는 것이 중요하다. 질환에 따라서 진찰 시 증상이 소실하여 문진만으로 진단해야 하는 신경과 질환(예를 들면 편두통 등)이 있으며, 신경과 의사들에게 문진 기술은 가장 기본 중의 기본이라고 할 수 있다. 좋은 문진을 실시하기 위해서는 신경과 질환 전반을 충분히 이해하고 항상 감별 진단을 염두에 두어야 한다.

■ 신경 진찰

신경과의 가장 큰 특징은 진단 단계에서 다른 진료과에는 없는 특수한 '신경 진찰' 소견을 기초로 하는 '병변 진단'이 들어간다는 것이다(그림 2). 즉, 환자가 처음 신경과를 방문했을 경우 우선 문진을 실시한다. 이 단계는 모든 과가 공통이다. 문진은 매우 중요하며, 이 단계에서 앞서 서술한 발병 원리와 신경계의 어느 부분에 이상이 있는지 등 증상에 대해 대략적으로 예상할 수 있다. 다음 단계는 체온, 혈압, 맥박, 호흡 등과 빈혈, 황달의 유무 체크와 두경부, 흉복부, 신체의 내과적 진찰을 실시한다. 다음으로 '신경 진찰'에 따른 '병변 진단'을 실시하는 이상 소견의 유출을 실시한다. 상세한 내용은 각 신경 진찰 페이지를 참고하길 바란다. 여기에서는 신경과의 진단에 대한 대략적인 흐름만을 살펴보기 위해 어떤 환자의 구체적인 예를 다음에 나타내었다.

그림 1 신경 질환의 발병 양식

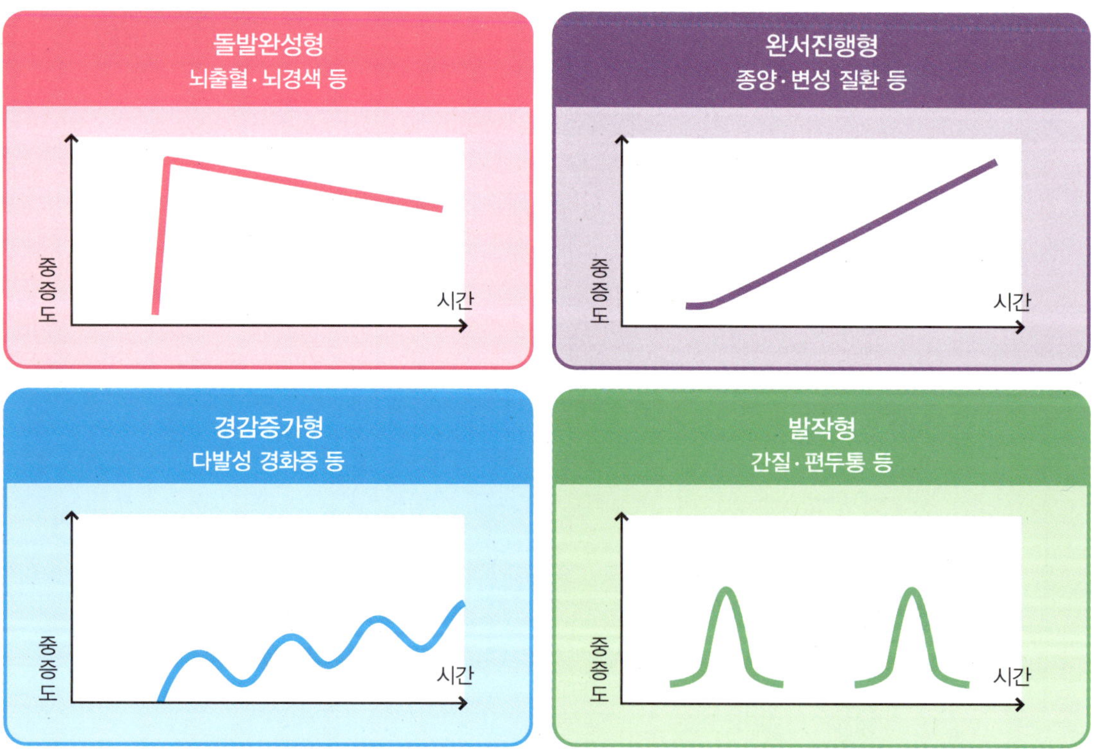

■ 구체적인 증례를 통한 신경 진찰

'A. 43세 여성. 아침에 일어나니 왼쪽 팔에 힘이 들어가지 않아 상태를 지켜보았지만, 오후가 되어도 개선되지 않아 병원을 찾았다. 왼쪽 팔을 만졌을 때 오른쪽에 비해 감각이 둔하고 꼬집어도 그다지 아프지 않다.'

그럼, A의 왼쪽 팔의 증상에 대한 원인은 무엇인가?

이와 같이 신경과 의사는 사건의 수수께끼를 파헤치는 셜록 홈즈와 같이 각 증례의 원인을 파헤쳐야 한다. 이것을 쾌도난마와 같이 해결하기 위해서는 인체의 해부학, 특히 '신경계 해부학'의 기초 지식이 매우 중요하다. 일반적으로 사람의 좌우 대뇌는 각각 반대편 즉, 좌대뇌반구는 인체의 오른쪽을, 또한 우대뇌반구는 왼쪽을 지배하는 원칙이다. 여기까지는 어느 정도 단순하지만, 문제는 대뇌의 기능에는 많은 종류가 있으며, 각 종류에 따라 다시 기능이 세밀하게 나뉜다. 심지어 서로 다른 부위에서 반대쪽으로 이동하는 복잡한 상황도 있다. 예를 들어, 운동 기능을 보더라도 대뇌 운동영역에서 시작되는 신경은 얼굴 근육으로 가는 것은 비교적 상부에서 교차해 반대쪽의 안면근에 분포하여 반대쪽의 얼굴을 움직인다. 하지만, 팔다리로 가는 것은 더욱 내려가 하부 연수에서 교차하여 반대쪽으로 이동해 반대쪽의 팔다리를 움직인다(추체로).

한편, 감각은 운동과는 반대로 피부에서 상행해 뇌에 도달하여 '아프다(통각)', '차갑다(온도감각)' 등을 구별하여 느낀다. 하지만, 감각 중에서도 '통증', '뜨겁다·차갑다'를 전달하는 신경의 경로와 '진동한다(진동감각)', '슬관절이 굽어 있다(위치각)' 등을 전달하는 신경의 경로가 말초신경 속에는 함께 존재하지만, 척수로 들어가면 따로 나뉘어 상행해 최종적으로는 서로 반대쪽 대뇌에 도달하는 복잡한 패턴을 갖고 있다.

다시 A의 증상으로 돌아가자. A는 왼쪽 팔의 운동과 감각 모두가 둔해져 있으므로 신경계 해부학에서 생각하면 원인이 되는 부위(병변)는 ① 왼쪽 팔에 분포되어 있는 말초신경 또는, ② 이러한 정보가 집약된 반대쪽, 우대뇌에서 운동과 감각의 정보가 주행하고 있는 부근이다. 이 2개의 가능성을 어떻게 감별하면 될까? 여기서 등장하는 것이 '신경진찰'이다. 신경과의 상징적인 진찰기구 중에 '타진기(해머)'가 있는데, 이것이 감별 시 위력을 발휘한다. 타진기로 인해 왼쪽 팔의 상완이두근의 건, 상완삼두근의 건, 완요골근의 건을 두드려 '건반사'를 유발한다. 이 반응이 낮은 경우는 말초신경에 이상이 있는 경우를 나타낸다. 반대로 '건반사' 반응이 높을 때에는 대뇌에 병변이 있는 경우를 나타낸다.

이와 같은 소견으로 신경과 의사가 A의 병변을 판단하고, 이어서 질환의 확정 진단을 위해 보조 검사를 실시한다. '말초신경장애'의 가능성이 높은 경우에는 '근전도 검사', '경추 X선 사진 또는 MRI'를 검토해야 한다. '대뇌 병변'일 가능성이 높은 경우에는 '두부 MRI'를 검토하게 된다. 이외의 보조 검사에는 뇌척수액 검사, 뇌파 검사 등을 실시하는 경우가 있다. 이러한 검사를 통해 확정진단을 하고, 치료 방침을 결정한다.

이와 같이 신경과의 진찰 순서는 독특하므로 진찰과 소견의 판단에는 수련이 필요하다. 더욱이, IT화가 현저한 현대의 의학에서 진단의 핵이라고 할 수 있는 진찰 방법에 장인적인 요소가 요구되는 독특한 과라고 할 수 있다.

그림 2 신경과 진단 순서

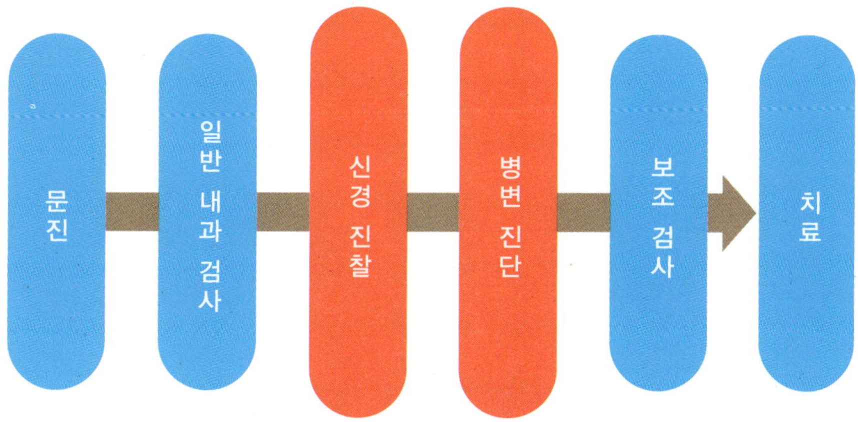

신경진찰법과 병소 부위

뇌신경

제I뇌신경 / 제II뇌신경 / 제III · IV · VI뇌신경 / 제V뇌신경 / 제VII뇌신경
제VIII뇌신경 / 제IX · X뇌신경 / 제XI뇌신경 / 제XII뇌신경

운동계

근육, 근긴장 / 근력 검사
불수의운동 / 자세, 보행

반사

감각계

소뇌 증상

수막자극 증상

고차기능

실어증 / 실행증 / 실인증

의식장애 환자의 신경진찰법

정확한 병소 진단을 위하여

병소 부위로 알 수 있는 신경 국소 증상
뇌신경에 관한 증후군 일람
병소 진단의 진행 방법

뇌신경 / 제I뇌신경(후신경, olfactory nerve)

진찰 방법

후각(olfactory sense)

- 환자에게 먼저 후각 검사를 실시한다고 말한 후, 검사자의 손가락으로 한쪽 콧구멍을 막으며 눈을 감게 한다.
- 콧구멍에 냄새가 나는 물질(담배, 향수, 커피콩 등)을 가까이 대어 무슨 냄새가 나는지 묻는다(그림 A-1). [주 : 표준화된 반정량 검사로는 T&T olfactometry, 스틱형 후각 동정능력검사법(OSIT-J)이 있다. 또한, 정맥성 후각 검사로 점적용 비타민 B1제제를 정주하여 냄새를 느낄 때까지의 잠복 시간, 지속 시간을 측정하는 방법도 있다].
- 반대쪽 콧구멍에도 검사를 실시하여 양쪽을 비교 판정한다.
- 일반적으로 냄새가 나는 물질로 사용하는 것은 담배, 향수, 커피콩 등 일상생활에서 환자가 친숙하게 접할 수 있는 것이 좋다. 식초, 암모니아, 멘톨(menthol) 등 삼차신경(trigeminal nerve)을 자극하는 물질과 비교하여 후신경장애와 삼차신경장애(비강의 전반부는 삼차신경 제1지, 후반부는 제2지가 지배)의 변별, 꾀병을 판정하는데 도움이 된다.

그림 A-1 후각(olfactory sense)

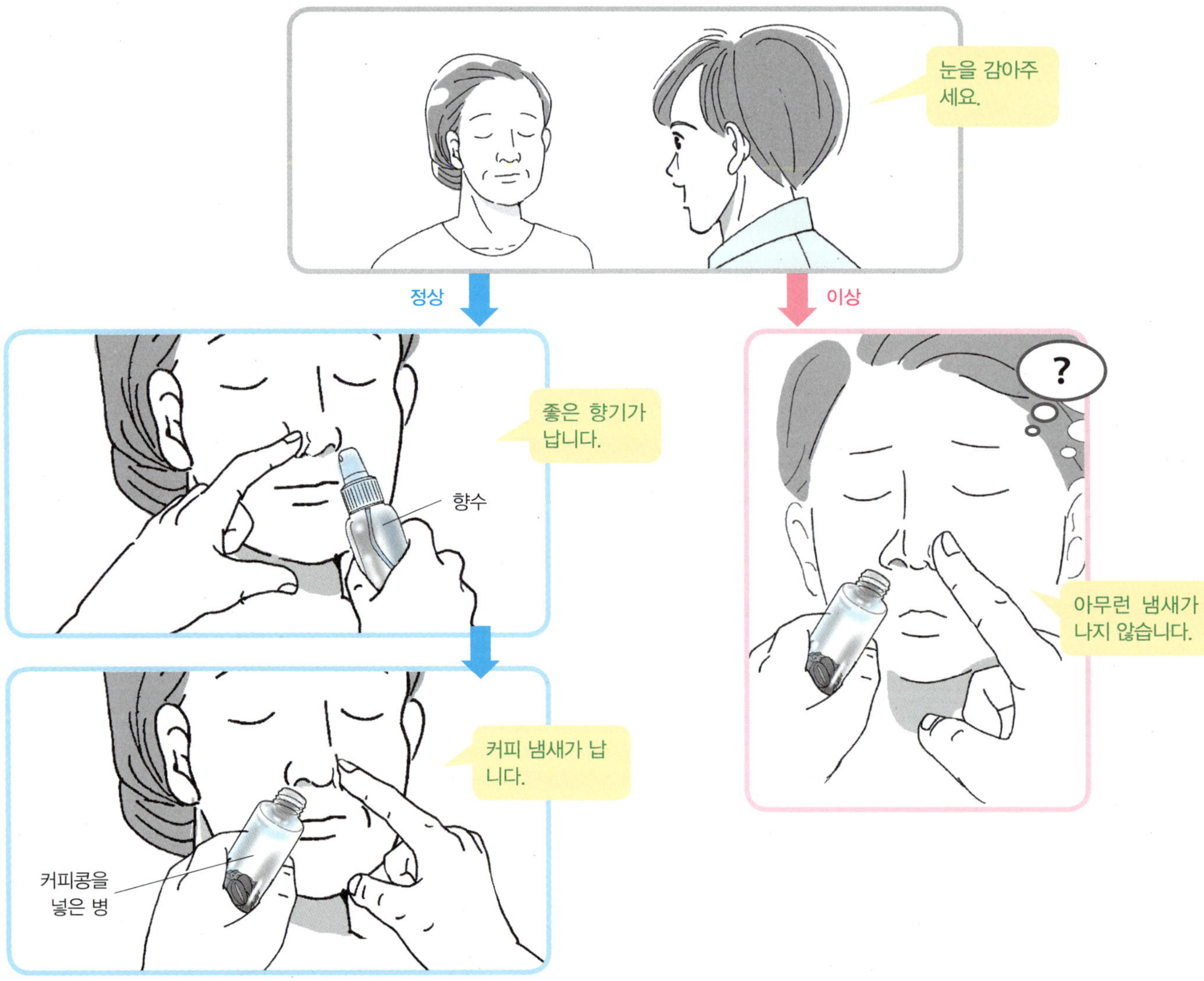

뇌신경 / 제I뇌신경(후신경, olfactory nerve)

진단 과정으로 알 수 있는 제I뇌신경의 이상

병소 부위

후각에 관한 환자의 호소로 '냄새를 알 수 없다'라는 것 외에 '맛(풍미)을 알 수 없다'라고 하는 경우가 있음에 주의한다. 미각은 후각의 역할이 크기 때문이다. 또한, 편측성의 후각 저하에서는 환자가 이상을 느끼지 못할 수도 있다. 후각의 수용체는 상비갑개(superior nasal concha)와 마주 보는 비중격의 점막(후각상피)에 국한된다. 일차수용체는 양극성 신경세포(neuron)의 화학수용기이며 점막에서의 자극을 받아 비강 안쪽의 사판(sieve plate)을 통과하여 두개내(intracranial)로 들어간다. 이 부분(후사, fila olfactoria)은 두부 외상에 의해 축삭단열(axonotmesis)을 일으키기 쉽다. 이차신경세포로 승모세포(mitral cell)가 후구(olfactory bulb)를 형성하고, 그 축삭은 후삭으로서 2개의 경로로 나뉘어진다. 즉, 내측후조(medial olfactory stria)와 외측후조(lateral olfactory stria)이다. 내측후조는 투명중격영역과 후방영역(양하야, subcallosal area)으로 투사되어, 소위 냄새의 지각에 관여한다. 외측후조는 일차후각영역인 이상(piriform)전피질, 편도주위피질, 후내피질로 투사된다. 이들은 변연계와 밀접하게 관련되어, 냄새로 인한 정서(상쾌, 불쾌)에 관여한다(그림 B-1).

후각 이상에는 후각감퇴(상실)[hyposmia(anosmia)] 이외에 냄새를 강하게 느끼는 후각과민(hyperosmia), 이상한 냄새를 맡는 이상후각(parosmia), 또는 존재하지 않는 것의 냄새를 맡는 환취(phantosmia)가 있다. 측두엽 간질의 전구 증상인 해마 병소에 의한 구상회 발작(uncinate fit)에도 주의한다.

그림 B-1 후각의 기능해부

(Lazorthes, 1973)

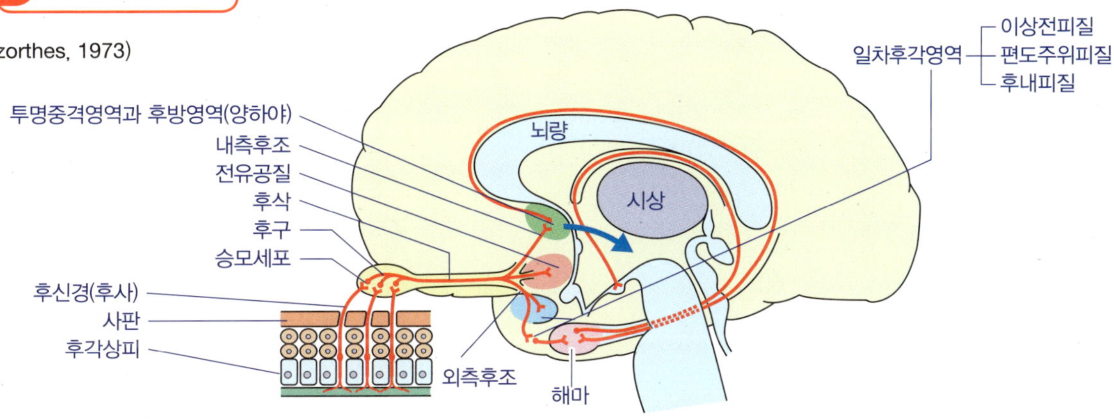

의심되는 질환, 감별에 필요한 검사

의심되는 질환	감별에 필요한 검사, 후각 검사 이외에 필요한 진찰	영상 검사	수액 검사	기타
이비인후과 질환(알레르기성 비염, 바이러스성 비염)				○
두부 외상(후두부)	시력, 시야, 안저 등의 뇌신경 진찰(p.10~11)	○		
후신경수막종(Foster Kennedy증후군)	시력, 안저 등의 뇌신경 진찰(p.10~11)	○		
수막염(meningitis)·뇌염(encephalitis)	뇌신경(p.10~61), 수막자극 증상(p.190~193), 고차기능(p.196~207), 의식장애(p.210~222) 진찰	○	○	
파킨슨병(Parkinson disease)	근긴장도, 불수의운동, 보행 등의 운동계 진찰(p.62~125)	○		○
내분비 질환(Addison병, 갑상선기능항진증 등)				○
선천성 이상(Kallmann증후군, Albinism 등)				○
측두엽 간질(temporal lobe epilepsy)	실어증 등의 고차기능(p.196~207), 의식장애(p.210~222) 진찰	○		○

뇌신경 / 제II뇌신경(시신경, optic nerve)

진찰 방법

시력(visual acuity)

- 환자에게 한쪽 눈을 감게 하여(본인의 손바닥으로 가린다) 눈앞 30(~40)cm에서 검사자가 손가락으로 나타내는 숫자를 세도록 한다(손가락 숫자 인지). 예를 들어 왼쪽 눈앞 30cm에서 가능하다면 30cm/n.d.(L)이라고 기재한다(주 : n.d., numerous digitorum).
- 손가락 숫자의 인지가 어렵다면 같은 거리에서 검사자가 손을 움직여 알 수 있는가를 물어본다(손동작 인지). 왼쪽 눈앞 30cm에서 가능하다면 30cm/m.m.(L)이라고 기재한다(주 : m.m., motus manus).
- 손동작 인지가 어렵다면 명암을 판별할 수 있는지 펜라이트로 비춰 본다(빛 인지). 거리 기재는 어렵지만, 명암 판별이 가능하다면 s.l.(sensus luminis)이라고 기재한다.
- 반대쪽 눈도 마찬가지로 검사를 실시한다.

시야(대면 검사)

- 대면 검사(confrontation test)에 따라 검사한다. 일반적으로 앉은 자세의 환자와 정면으로 마주하고, 검사자 자신의 시야와 비교하여 판정한다. 앉은 자세가 유지되지 않는 환자라도 누운 자세에서 마찬가지로 검사를 실시할 수 있다.
- 검사자는 환자와 약 80cm(검사자와 환자의 눈 간격) 떨어져 앉아 서로의 얼굴을 정면으로 마주보고 앉는다.
- 환자의 한쪽 눈(왼쪽)을 자신의 손바닥(왼쪽)으로 가리게 한다.
- 환자에게 뜬 눈(오른쪽)으로 검사자의 반대쪽 눈(왼쪽)을 바라보게 하며, 그대로 눈을 움직이지 않도록 지시한다. 검사자는 오른쪽 눈을 감는다.
- 검사자는 환자와의 사이에 수직평면을 가상하여, 그 평면 위로 자신의 손가락을 움직인다. 자기 자신이 보이는 범위(검사자의 정상 시야)의 가능한 한 바깥쪽에서 손가락을 움직이도록 하면 검사의 정확도가 높아진다.
- 환자가 손가락이 움직이는 것을 인지하면 그쪽을 손가락으로 가리키도록 지시한다. 오른쪽, 왼쪽으로 대답하게 해도 되지만, 좌우의 혼란이 생기기 쉽고, 여기에 위, 아래까지 들어가면 더욱 혼란스러워지기 때문에 손가락으로 가리키는 것이 효율적이다. 바깥쪽에서 손가락의 움직임을 알 수 없는 경우에는 조금씩 손가락을 중심부로 이동시켜 어디에서 인지하는지를 평가한다.
- 반드시 평면의 상하좌우 4곳에서 검사한다(그림 A-1).
- 또한, 마지막에는 좌우의 손가락을 동시에 움직여 감각소거 현상(→두정엽 증상, p.13 참조)의 유무를 조사한다.
- 반대쪽 눈도 같은 평가를 실시한다.
- 더 자세한 시야 검사는 전용 기기에 의한 정량시야 검사(Goldmann, Octopus 등)를 실시한다.

안저(ocular fundus)

- 방안의 전등을 꺼 환자의 동공이 조금 확대되어 있는 편이 관찰하기 쉽다.
- 환자에게 멀리 한 곳을 응시하게 하고, 시야를 움직이지 않도록 지시한다.
- 안저경(ophthalmoscope)을 정확하게 조작하고 안저를 관찰한다.
- 중요한 것은 시신경유두 부분이므로, 우선 환자의 약간 바깥쪽에서 코 부분을 들여다보며 관찰을 시작한다(그림 A-2).
- 시신경유두, 안저혈관(동맥, 정맥)의 상태와 망막출혈의 유무, 색조 변화나 색소침착 등을 관찰한다.
- 양쪽 모두 검사한다.

그림 A-1 대면 검사를 통한 시야 검사

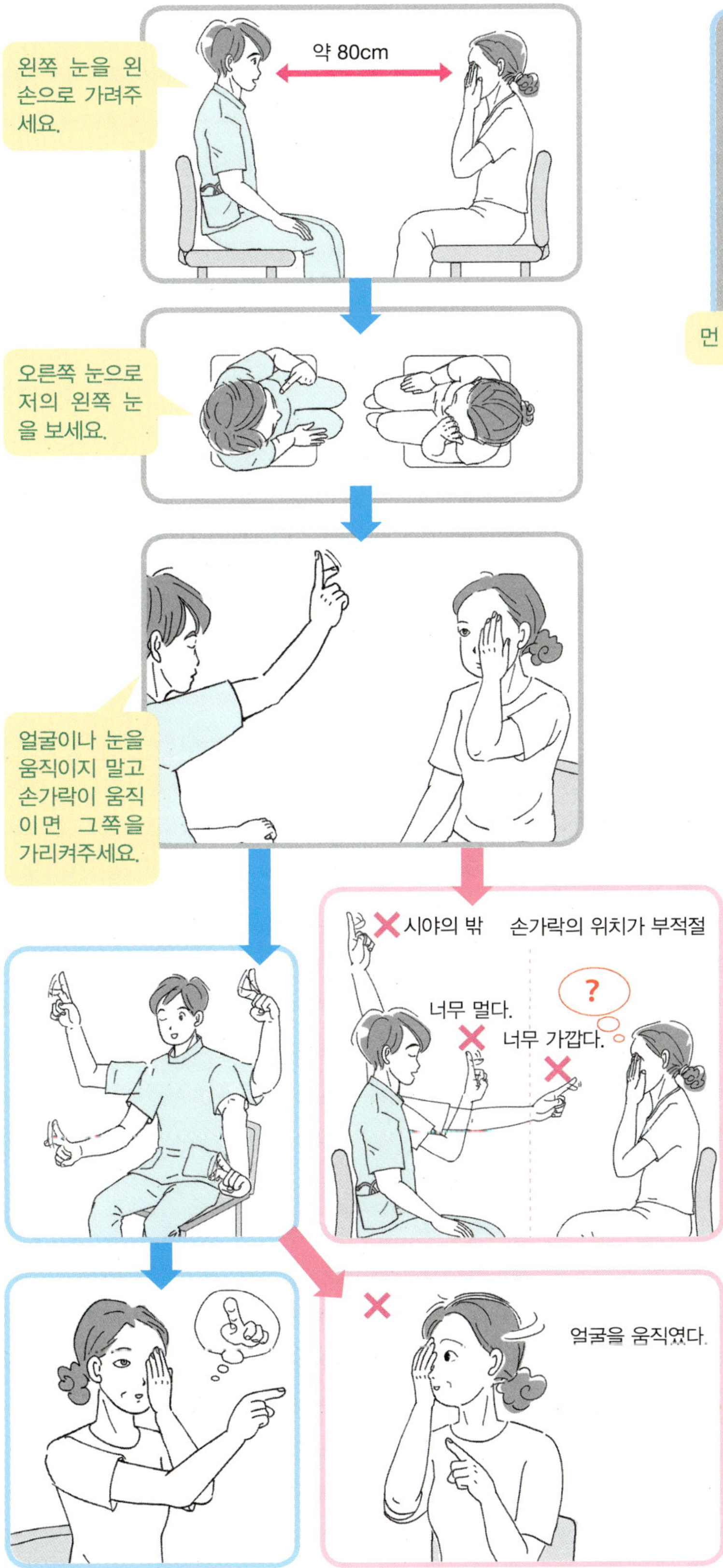

그림 A-2 안저 검사

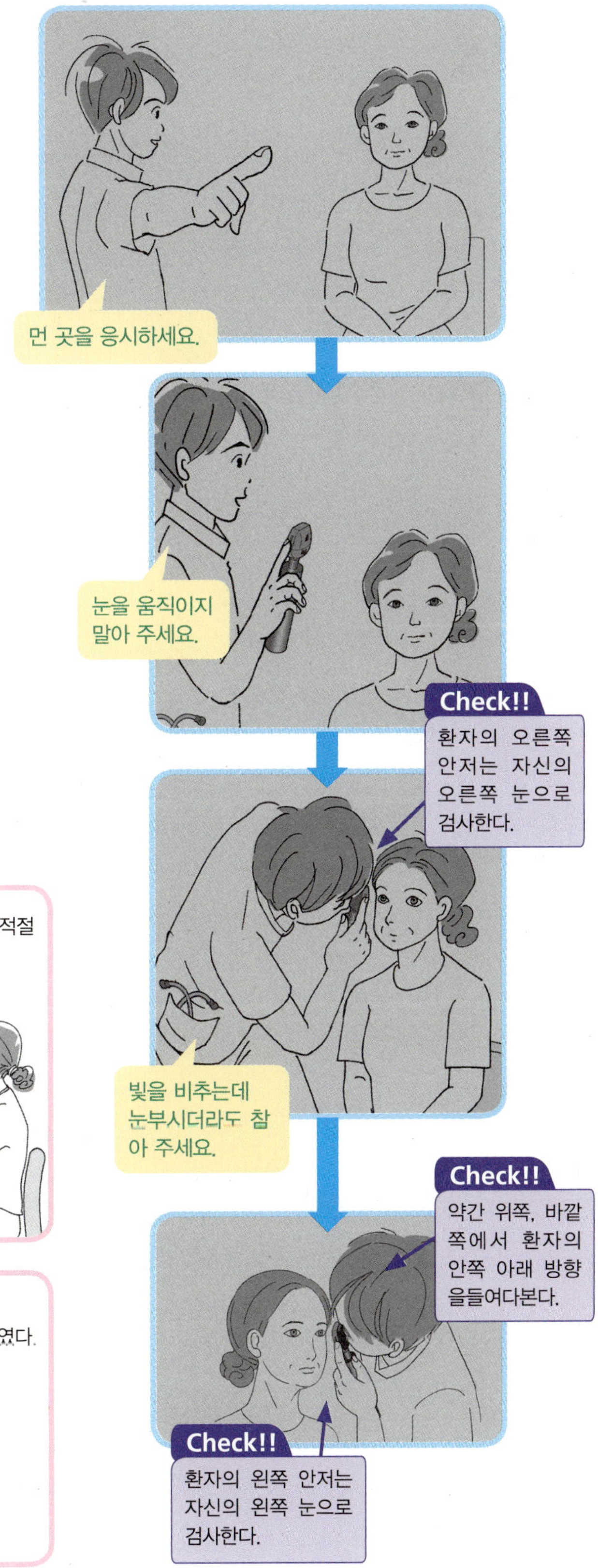

먼 곳을 응시하세요.
눈을 움직이지 말아 주세요.
Check!!
환자의 오른쪽 안저는 자신의 오른쪽 눈으로 검사한다.
빛을 비추는데 눈부시더라도 참아 주세요.
Check!!
약간 위쪽, 바깥쪽에서 환자의 안쪽 아래 방향을들여다본다.
Check!!
환자의 왼쪽 안저는 자신의 왼쪽 눈으로 검사한다.

뇌신경 / 제II뇌신경(시신경, optic nerve)

진단 과정으로 알 수 있는 제II뇌신경의 이상

병소 부위

시력(visual acuity)

■ 시력이란 2점을 식별하는 능력을 말한다. 환자가 시력장애를 자각했을 때, 우선 안과를 찾는 경우가 많기 때문에 이미 시력 검사는 물론, 굴절이상 등 렌즈로 교정 가능한 질환, 전안부(anterior segment of eye)의 투광체 이상, 조절장애, 망막·황반부이상의 유무에 대해서 검사가 종료된 경우도 많다. 신경과 진찰 시 시력 저하가 의심될 때에는 우선 편측성인지 양측성인지를 확인하고, 그것이 계속 지속되어 왔는지, 일과성인지 아니면 변동성인지를 질문하는 것이 중요하다. 일과성인 경우에는 현재의 소견과 함께 환자에게서 청취할 수 있는 상세한 증상이 중

그림 B-1 시각로와 장애 부위에 의한 시야이상(①~⑧은 기본 사항, ⑨ ⑩은 참고 사항)

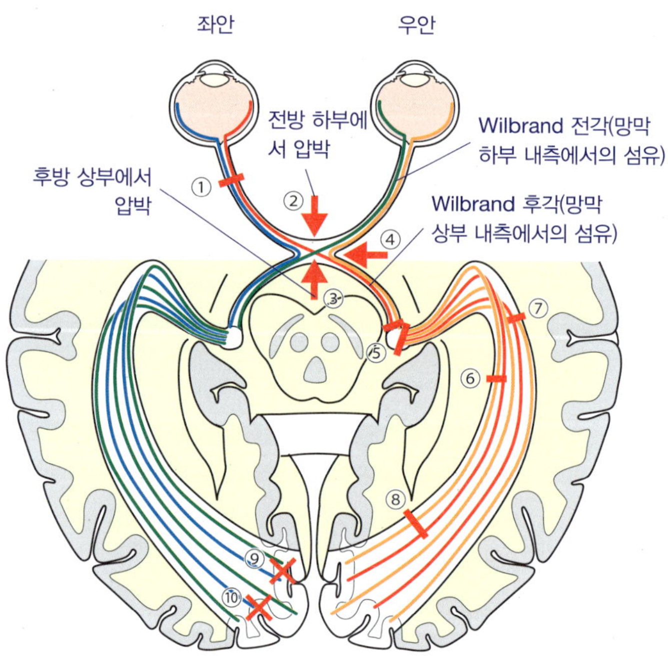

좌 우

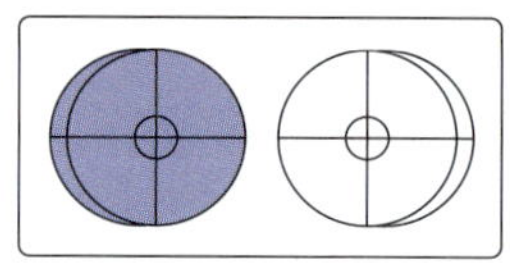

① (좌) 단안성(monocular) 시야이상

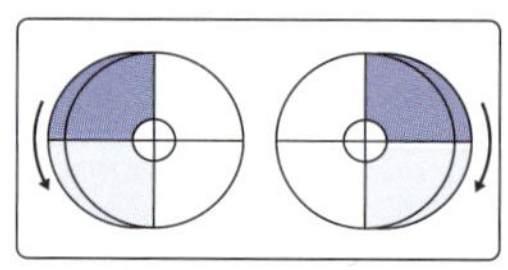

② 양이측반맹(bitemporal hemianopia)

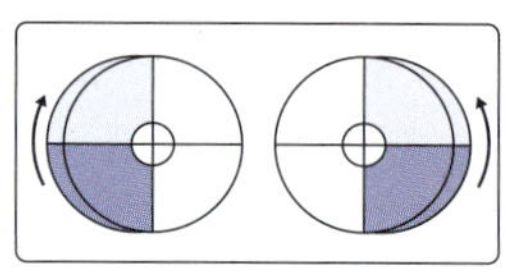

③ 양이측반맹

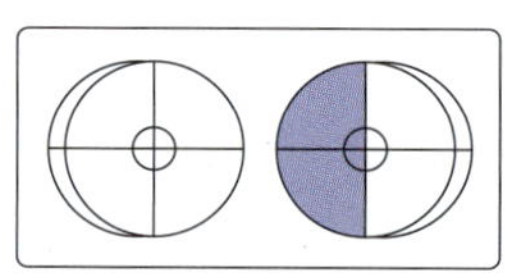

④ (우) 단안성 비측반맹 (nasal hemianopia)

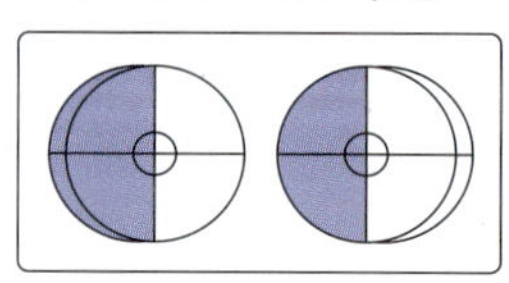

⑤ (좌) 동명성 반맹 (homonymous hemianopsia)

좌 우

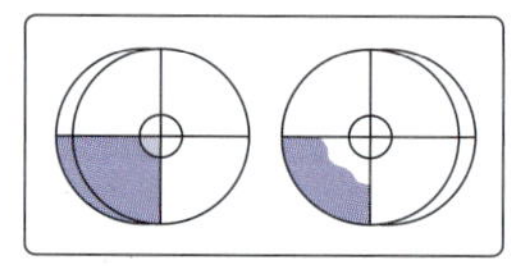

⑥ (좌) 동명성 하사분맹 (homonymous lower quadrantanopsia)

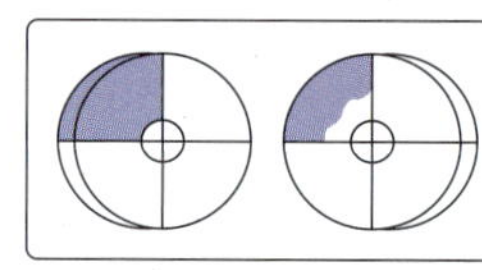

⑦ (좌) 동명성 상사분맹 (homonymous upper quadrantanopsia)

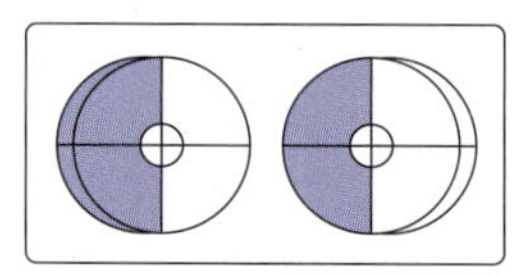

⑧ 황반회피(macular sparing)를 수반하는 (좌) 동명성 반맹

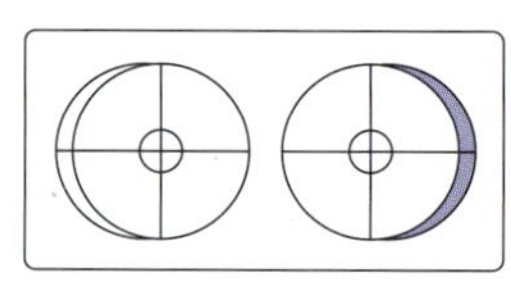

⑨ (우) 단안성 주변시야이상

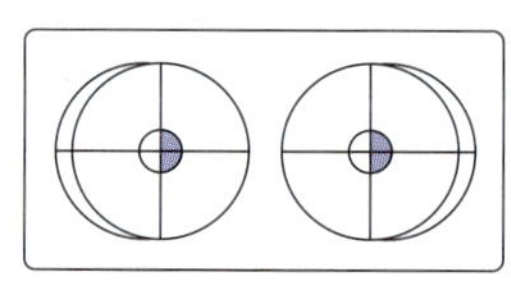

⑩ 중심시야의 (우) 동명성 반맹

① 시신경 병변으로 병변 쪽의 단안성 시야·시력장애를 초래한다.
② 시신경교차(optic chiasma) 전방 하부에서의 압박으로 양이측반맹이 위에서 시작되어 아래로 넓어진다.
③ 시신경교차 후방 상부에서의 압박으로 양이측반맹이 아래에서 시작되어 위로 넓어진다.
④ 시신경교차 옆쪽에서의 일측성 압박으로 단안성 비측반맹을 유발한다. 양쪽에서의 압박으로는 양비측반맹이 된다.
⑤ 시삭 후반부, 외측슬상체(lateral geniculate body)의 병변으로 반대쪽의 동명성 반맹을 유발한다.
⑥ 시방선 내측 상방의 병변(두정엽)으로 반대쪽의 동명성 하사분맹을 유발한다.
⑦ 시방선 전방 하부의 루프 병변(두정엽)으로 반대쪽의 동명성 상사분맹을 유발한다.
⑧ 후두엽 병변으로 중심시야가 유지된 반대쪽의 동명성 반맹을 유발한다.
⑨ 후두엽 내측 최전방 영역의 병변으로 반대쪽 단안성 주변시야 이상을 유발한다.
⑩ 후두엽 후부의 병변으로 중심시야의 반대쪽 동명성 반맹을 유발한다.

요하다.

- 시력장애는 광자극이 전안부에서 망막으로 들어가 시신경에서 시각중추(후두엽)로 투사될 때까지의 모든 경로에서 발생할 수 있다(그림 B-1). 전안부 병변으로 각막이나 동공의 투광체 이상은 대광반사(light reflex)를 검사할 때 발견되는 경우가 있다. 조절장애로 인한 시력장애는 동공이 확대돼있기 때문에 발생한다. 이런 경우에는 진찰실에서 종이에 작은 구멍을 뚫어, 이 구멍을 통해서 환자의 시력을 확인하면 개선되므로 판정이 가능하다. 안저 검사로 망막이상이나 시신경이상(위축, atrophy)이 나타나는 경우도 있다.
- 시신경교차보다 중추 쪽의 병변에서는 일반적으로 시력의 이상보다 시야의 이상이 문제가 된다. 하지만, 양측성 반맹(bilateral hemianopsia)에서는 대뇌맹(피질맹, 피질하맹을 포함, cerebral blindness)이 되어, 시력장애 양상을 띤다. 꾀병, 히스테리 등의 감별에는 시야에 손가락을 갑자기 들이밀었을 때 눈깜박반사(blinking reflex)가 일어나는지(시각성 위협반사, menace reflex)를 관찰하거나 30cm 이상 길이의 자를 눈앞에서 좌우로 움직이면, 눈금을 좇듯이 자연스럽게 유발되는 시선이동안진(optokinetic nystagmus)의 유무를 검사한다.

그림 B-2 시방선(optic radiation)의 투시도

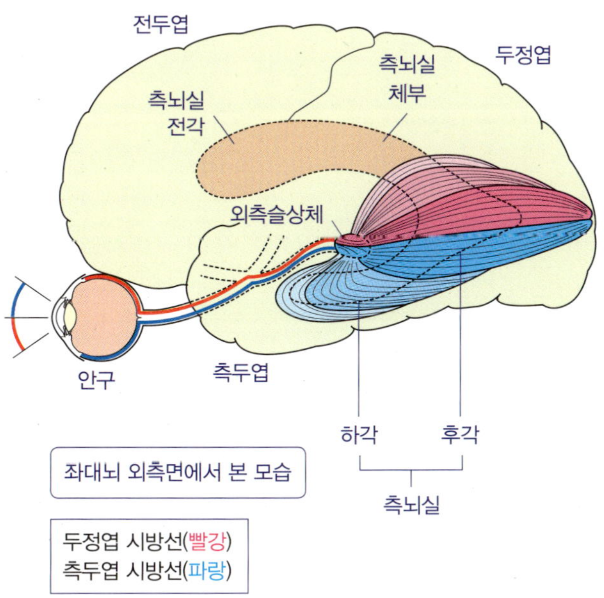

시야

- **망막·시신경 :** 안과영역의 질환과도 중복되지만, 일반적으로 신경과영역에서는 안구보다 후방의 시신경장애를 대상으로 하는 구후시신경염(retrobulbar optic neuritis)이 나타나는 경우가 많으며, 이 경우에는 단안성의 전시야결손이 된다(그림 B-1 ①). 망막 병변에서는 단안성의 시야장애가 나타난다. 녹내장에서는 수평반맹(altitudianal hemianopsia)이 나타나기도 한다.

  시신경교차 부분에서는 양이측(bitemporal) 또는 비측의 이명반맹(nasal heteronymous hemianopsia)이 나타난다. 특히 시신경교차 전방 하부에서의 압박(뇌하수체종양 등)으로 양이측반맹(bitemporal hemianopia)이 초기에는 위에서 시작되어 아래로 확대된다(그림 B-1 ②). 시신경교차 후방 상부에서의 압박(두개인두종 등)으로 양이측반맹이 초기에는 아래에서 시작되어 위로 확대된다(그림 B-1 ③).

  시신경교차 옆쪽에서의 압박으로 양비측반맹(binasal hemianopia)이 나타난다. 한쪽의 내경동맥류 등에서는 압박 쪽에 단안성 비측반맹을 유발한다(그림 B-1 ④).
- **외측슬상체 :** 혈관장애로 전맥락총동맥(anterior choroidal artery)의 지배를 받기 때문에 이 폐색으로 인해 시야이상을 초래하는 경우가 많다. 이 경우, 시야에는 보통 동명성 반맹(그림 B-1 ⑤) 외에 특유의 형태(quadruple setranopia)가 나타나는 경우가 있으며, 또한, 반맹 쪽의 상하지, 몸통에서 운동마비와 감각 저하를 수반하는 경우가 있다(Monakow증후군).
- **시방선(그림 B-2) :** 시신경교차보다 중축 쪽의 병변에서는 반대쪽의 동명성 반맹을 유발한다. 두정엽 부분의 장애는 반대쪽 시야의 동명성 하사분맹[homonymous lower quadrantanopsia, (그림 B-1 ⑥)]이 되는 경우가 있으며, 또한, 측두엽 부분의 장애는 반대쪽 시야의 동명성 상사분맹[homonymous upper quadrantanopsia, (그림 B-1 ⑦)]이 된다.

■ **후두엽** : 반대쪽의 동명성 반맹(homonymous hemianopsia)을 유발한다. 중심시야는 유지되는 경우가 많고, 황반회피(macular sparing)라고도 불린다(B-1 ⑧). 후두엽 내측의 일차시각중추의 최전방 영역은 유일하게 반대쪽 시야 외연부의 초승달 모양의 시야에 대응하기 때문에, 이 장애는 동명성 반맹이 아니므로 주의해야 한다(B-1 ⑨). 후두엽 후부에서는 황반으로 투사되어, 중심시야의 동명성 반맹이 나타난다(B-1 ⑩). 양쪽 후두엽의 장애에서는 양쪽의 동명성 반맹이 일어나므로 시력이 소실된다(대뇌맹). 이 경우, 병태실인증(anosognosia)을 동반한 환자는 보이지 않는다는 것을 인식하지 못하기 때문에 무언가에 부딪히면서 돌아다니는 행동이 관찰된다(Anton증후군).

안저(ocular fundus)

■ 안저 검사에서 병소 진단 포인트가 되는 것은 시신경위축, 유두부종(papilledema)이 있다. 시신경위축은 시신경의 만성장애로 일어나, 시력저하를 수반한다. 유두부종은 두개내압항진(increased intracranial pressure)을 나타내는 소견이며, 시신경의 축삭류장애를 나타낸다. 이외에 전신 질환(면역이상 등)을 수반하는 유두부종에도 유의한다. 한쪽의 시신경위축과 시력저하, 반대쪽 눈에서의 유두부종은 후구 부근에서 수막종 등의 특징으로 Foster Kennedy증후군이라고도 불린다.

■ 안저 검사로 판명되는 망막 병변(망막혈관을 포함)에서는 병소 진단보다는 오히려, 질환 진단에 중요한 경우가 많다. 드물게 망막 병변에 의해 시야의 부분적 결손을 초래하는 경우도 있으며 반맹, 사분맹을 진단할 때 편안성 또는 양안성 여부를 판단하는 것이 중요하다.

의심되는 질환, 감별에 필요한 검사

표 1 시력장애에서 의심되는 질환

의심되는 질환	감별에 필요한 검사, 시력 검사 이외에 필요한 진찰	영상 검사	수액 검사	기타
전안부 투광체 이상, 조절장애	동공 간 거리, 대광반사, 안구운동, 안검하수, 조절반사 등의 뇌신경 진찰(p.16~20)			○
망막·황반점부 이상	안저 등의 뇌신경 진찰(p.10~11)			○
망막중심 동맥폐쇄	안저 등의 뇌신경 진찰(p.10~11)			○
측두동맥염	(측두동맥 압박)	○		○
일과성 흑내장	(경동맥 bruit 청취)	○		
시신경염	안저 등의 뇌신경 진찰(p.10~11)	○	○	
다발성 경화증	안저(p.10~11), 뇌신경(p.8~61), 운동계(p.62~125), 반사(p.126~139), 감각계(p.142~159), 소뇌 증상(p.174~185) 진찰	○	○	○
NMO(시신경척수염)	안저(p.10~11), 뇌신경(p.8~61), 운동계(p.62~125), 반사(p.126~139), 감각계(p.142~159), 소뇌 증상(p.174~185) 진찰	○	○	○
시신경교종	안저 등의 뇌신경 진찰(p.10~61)	○		
비후성 경막염	안저 등의 뇌신경(p.10~61), 수막자극 증상(p.190~193) 진찰	○	○	○
수막염·뇌염	수막자극 증상(p.190~193), 의식장애(p.210~222) 진찰	○	○	
후신경수막종 (Foster Kennedy증후군)	후각, 안저 검사 등의 뇌신경(p.8~61) 진찰	○		
백질이영양증	뇌신경(p.8~61), 운동계(p.62~125), 반사(p.126~139), 감각계(p.142~159), 소뇌 증상(p.174~185), 고차기능(p.196~207) 진찰	○	○	○
뇌혈관장애 (양측후대뇌동맥영역의 경색 등)	뇌신경(p.8~61), 운동계(p.62~125), 반사(p.126~139), 감각계(p.142~159), 소뇌 증상(p.174~185), 고차기능(p.196~207) 진찰	○		

표 2 시야장애에서 의심되는 질환

의심되는 질환	감별에 필요한 검사, 시야 검사 이외에 필요한 진찰	영상 검사	수액 검사	기타
녹내장	(안압 측정)			○
망막·황반점부 이상	안저(p.10~11)			○
시신경염	안저 등의 뇌신경 진찰(p.10~61)	○	○	
뇌종양 (후신경수막종, 뇌하수체 선종, 두개인두종 등)	안저 등의 뇌신경(p.10~61), 수막자극 증상(p.190~193) 진찰	○		
내경동맥류	뇌신경 진찰(p.8~61)	○		
뇌혈관장애 (전맥락총동맥, 중대뇌동맥, 후대뇌동맥영역의 경색 등)	뇌신경(p.8~61), 운동계(p.62~125), 반사(p.126~139), 감각계(p.142~159), 소뇌 증상(p.174~185), 고차기능(p.196~207) 진찰	○		
다발성 경화증	안저(p.10~11), 뇌신경(p.8~61), 운동계(p.62~125), 반사(p.126~139), 감각계(p.142~159), 소뇌 증상(p.174~185) 진찰	○	○	○
백질이영양증	뇌신경(p.8~61), 운동계(p.62~125), 반사(p.126~139), 감각계(p.142~159), 소뇌 증상(p.174~185), 고차기능(p.196~207) 진찰	○	○	○
PML	뇌신경(p.8~61), 운동계(p.62~125), 반사(p.126~139), 감각계(p.142~159), 소뇌 증상(p.174~185), 고차기능(p.196~207) 진찰	○	○	○
프라이온병	뇌신경(p.8~61), 운동계(p.62~125), 반사(p.126~139), 감각계(p.142~159), 소뇌 증상(p.174~185), 고차기능(p.196~207) 진찰	○	○	○

PML : 진행다초점백질뇌병증(progressive multifocal leukoencephalopathy)

표 3 안저이상(유두부종)에서 의심되는 질환

의심되는 질환	감별에 필요한 검사, 시야 검사 이외에 필요한 진찰	영상 검사	수액 검사	기타
뇌종양	수막자극 증상 진찰(p.190~193)	○		
뇌농양	수막자극 증상 진찰(p.190~193)	○	○	
후신경수막종 (Foster Kennedy증후군)	후각, 안저 등의 뇌신경 진찰(p.8~61)	○		
수막뇌염	수막자극 증상(p.190~193), 의식장애(p.210~222) 진찰	○	○	
뇌혈관장애 (지주막하출혈, 뇌부종과 두개내압항진을 수반하는 병변)	수막자극 증상(p.190~193), 의식장애(p.210~222) 진찰	○	○	
면역 이상 (Crow-Fukase증후군, 사르코이드증)	뇌신경(p.8~61), 운동계(p.62~125), 반사(p.126~139), 감각계(p.142~159) 진찰	○	○	

뇌신경 / 제III · IV · VI뇌신경(동안신경 · 활차신경 · 외전신경)

진찰 방법

동공 크기, 좌우 차이, 대광반사 진찰

- 동공 관찰에는 너무 밝거나 어두운 곳은 좋지 않다. 보통 진찰실이라면 그다지 문제가 되지 않지만, 창문으로 햇빛이 그대로 들어오는 방에서는 적절한 진찰을 할 수 없다.
- 환자에게는 방 안의 먼 곳을 보도록 지시한다(조절 · 폭주 · 근접반사, accommodation/convergence/near reflex를 유발하지 않기 위해). 이 때, 우선 검사자는 환자의 안검, 안위(eye position)를 관찰하지만 이에 대해서는 다음의 '안위, 안구운동'과 '안진' 편에서 서술한다.
- 동공 크기는 홍채의 바깥쪽에서 펜라이트를 안구에 대해 점선 방향으로 비추면 대광반사(light reflex)를 유발하지 않고 관찰할 수 있다. 물론 진찰실의 밝기에 따라 직접 동공 크기를 관찰하는 것도 가능하다. 환자의 동공 크기를 직접 측정하는 자(Haab의 동공계)도 있지만, 익숙해지면 육안으로 동공 크기를 거의 정확하게 측정할 수 있다.
- 대광반사를 검사한다. 광자극 역시 환자의 바깥쪽부터 동공으로 비춰 검사한다(그림 A-1). 이 때, 처음에는 빛을 비춘 동공의 수축을 관찰한다(직접대광반사, direct light reflex). 그 다음에는 빛을 비춘 동공의 반대쪽도 수축을 하는지 관찰한다[(간접대광반사, indirect light reflex) 또는 (공감대광반사, consensual light reflex)]. 정상이라면 즉각적으로(prompt) 나타나지만, 결여(absent)되거나, 느릿하게(sluggish) 나타나면 이상이다.

그림 A-1 대광반사(light reflex) 진찰

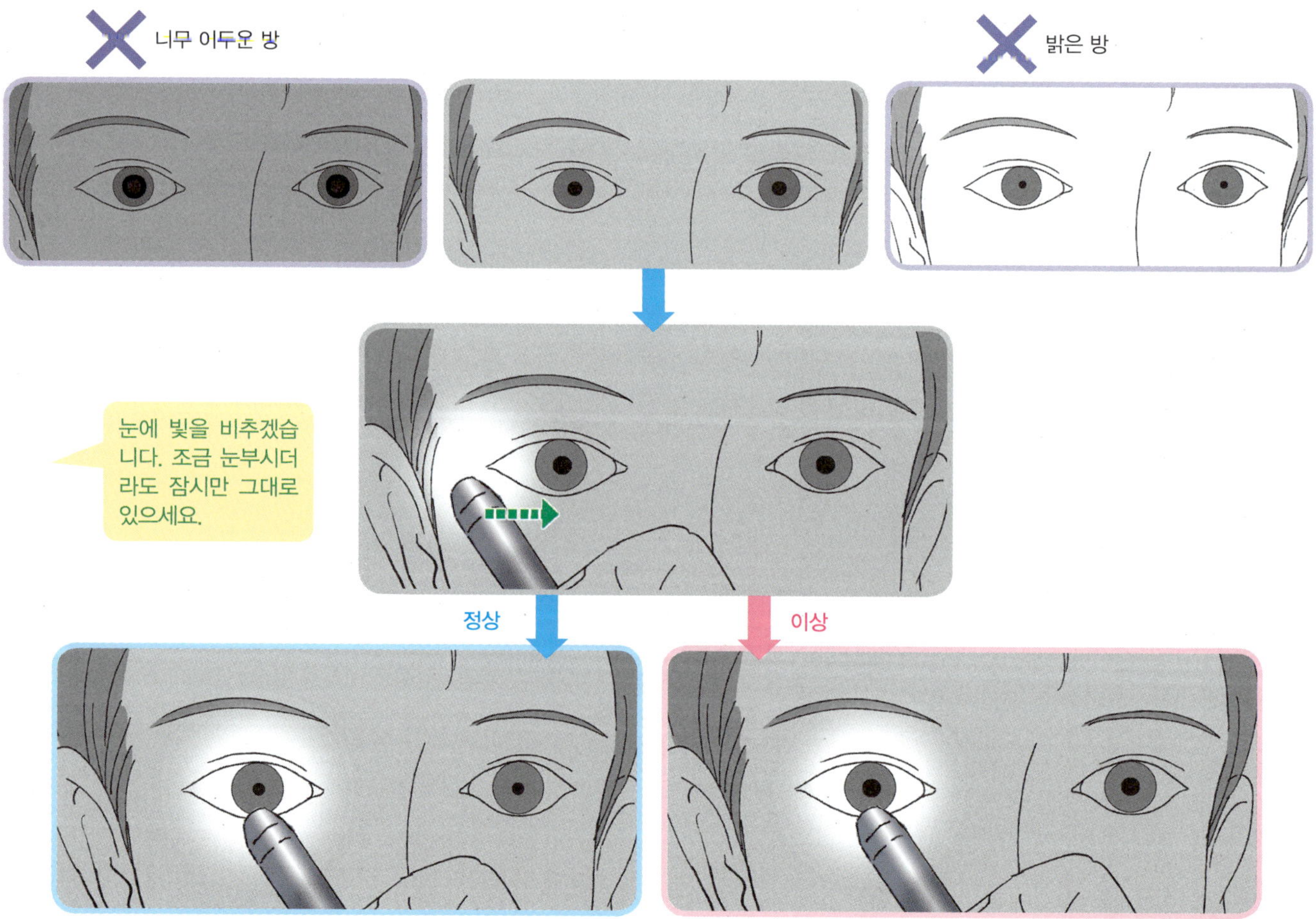

안위(eye position), 안구운동 진찰

- 환자 얼굴(두부)의 회전이나 기울기에도 주의한다. 정상이라면 얼굴은 정면을 향해 수평이다. 회전이나 기울기는 안위의 이상에 의해 발생하는 복시(diplopia)를 보정하기 위한 증후일 가능성도 있다.
- 좌우 눈의 수평, 수직 방향으로의 차이를 관찰한다. 안구의 회전성 이상도 존재하지만, 시진(inspection)으로 진단하는 것은 어렵다.
- 안구운동은 검사자가 환자의 눈앞 50cm 정도에서 검지를 내밀어 그것을 보게 하고, 얼굴을 고정한 채로 눈으로만 손가락을 주시하도록 지시한다. 먼저, 좌우로, 그리고 중앙에서 상하로 움직인다(그림 A-2). 또한, 양쪽 시야에서 상하의 안구운동을 관찰한다(그림 A-2).

그림 A-2 안구운동 관찰

좌우·상하의 4방향에서는 최종 지점에서 지표의 움직임을 멈추고, 안진(nystagmus)의 유무를 관찰한다. 이때 동시에 복시의 유무를 확인하는 것이 중요하다.

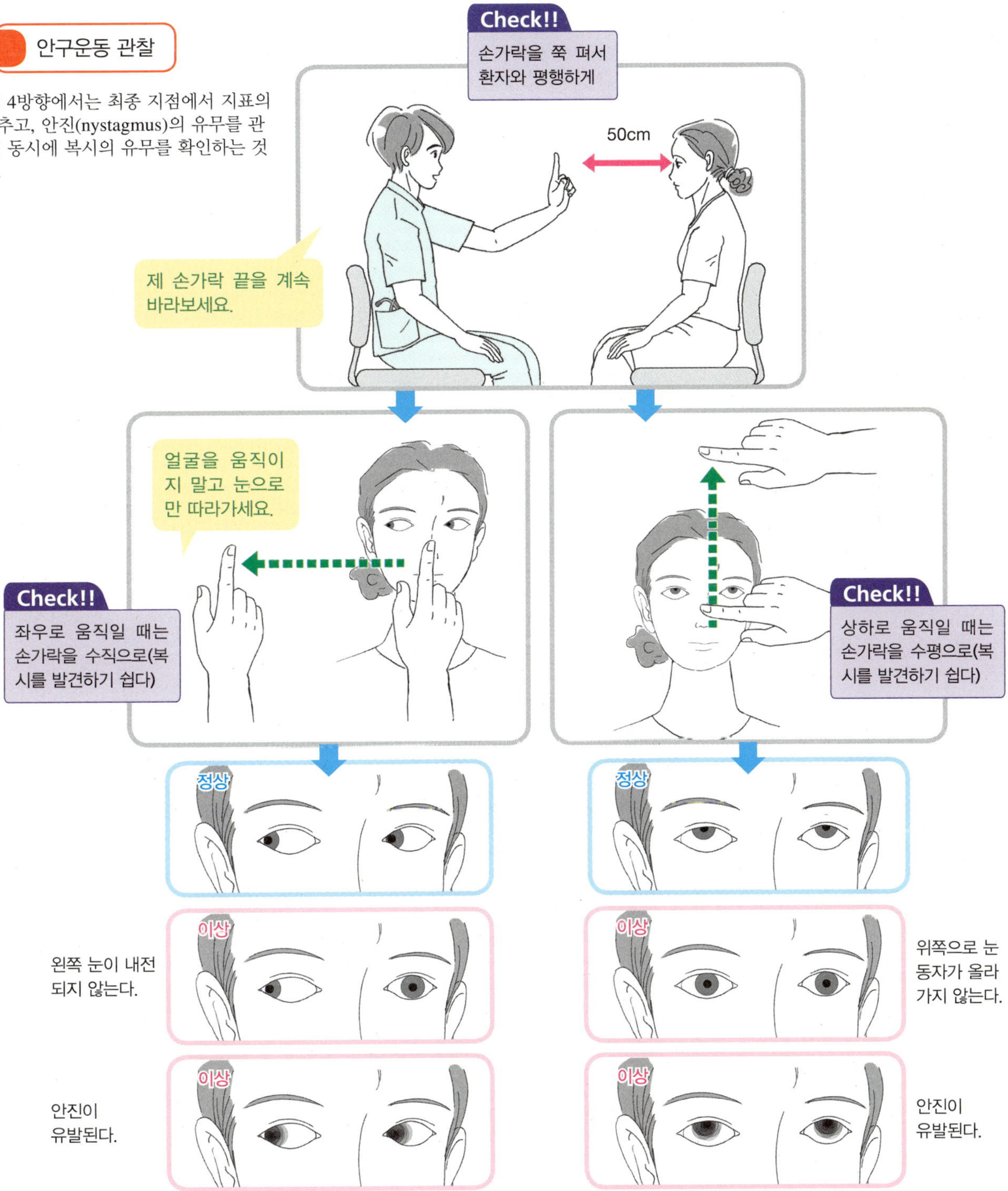

- 각각의 위치에서 1, 2초 정지하여 안진의 유무를 관찰하고 환자에게 복시(diaplopia)의 유무를 확인한다. 좌우 어느 한쪽 눈에 운동 제한이 있다면 기재하지만, 환자가 복시를 호소하더라도 운동 제한이 명확히 나타나지 않는 경우에는 차폐 검사(shielding test)를 실시한다. 복시가 있을 때 복상(double image)은 추시한 방향보다 더 먼 곳의 복상을 보는 눈의 운동 이상에 의해 나타난다(그림 A-3). 복시가 단안시(monocular vision)에 의해 확실하게 소실하는지를 반드시 확인해야 한다. 환자에 따라서는 단안시에서도 윤곽이 확실하게 보이지 않는 것을 '이중으로 보인다'라고 호소하는 경우도 있다.
- 폭주(눈모음, convergence)에 대해서는 p.20에서 서술하겠지만, 복시에 따라서는 폭주로 경감, 소실하는 경우도 있다. 반대로 먼 곳을 볼 때 악화, 개선되는 경우도 있으므로 확인한다.

안진(nystagmus) 진찰

- 안진(눈떨림)이 정면을 볼 때 생기는 경우, 안구운동에 의해 나타나는 경우, 특성 두위에 의해 유빌되는 경수 등이 있다(그림 A-4).
- 안진의 벡터 방향[(수평성, horizontal), (수직성, vertical), (대각선, diagonal)]과 왕복 운동의 속도 차이를 관찰한다. 일반적으로 한 방향으로 빨라지고, 다른 방향으로 느려지는 형태를 띤다(격동안진, jerky nystagmus). 좌우 같은 속도로 진동하는 경우에는 진자안진(시계추안진, pendular nystagmus)으로 취급한다. 유사한 안진에 시소안진(see-saw nystagmus)이 있다.
- 안진에는 회전성 요소(rotatory nystagmus)가 추가되기도 하며, 이들이 수평안진(horizontal nystagmus)과 복합적으로 나타나기도 한다.
- 특수한 안진에 후퇴안진(retraction nystagmus)이라고 불리는 안구가 안와 내로 끌려들어 가듯이 시축(optic axis) 방향을 따라 전후 방향으로 운동하는 것이 관찰되는 경우도 있다. 이것은 폭주안진(convergence nystagmus)과 동시에 나타나는 경우가 많다[(폭주-후퇴안진, convergence-retraction nystagmus), (p.26 참조)].
- 안진이 유발되는 두위에도 주의한다.
- 안진이 단안성인가 양안성인가를 관찰하는 것도 중요하다. 단안안진(monocular nystagmus)을 대표하는 MLF 증후군과 함께 해리안진(dissociated nystagmus)이 있다 (p.26 참조).

그림 A-3 복시의 진상과 가상의 발현 설명

T : 진상(true image), F : 가상(false image)

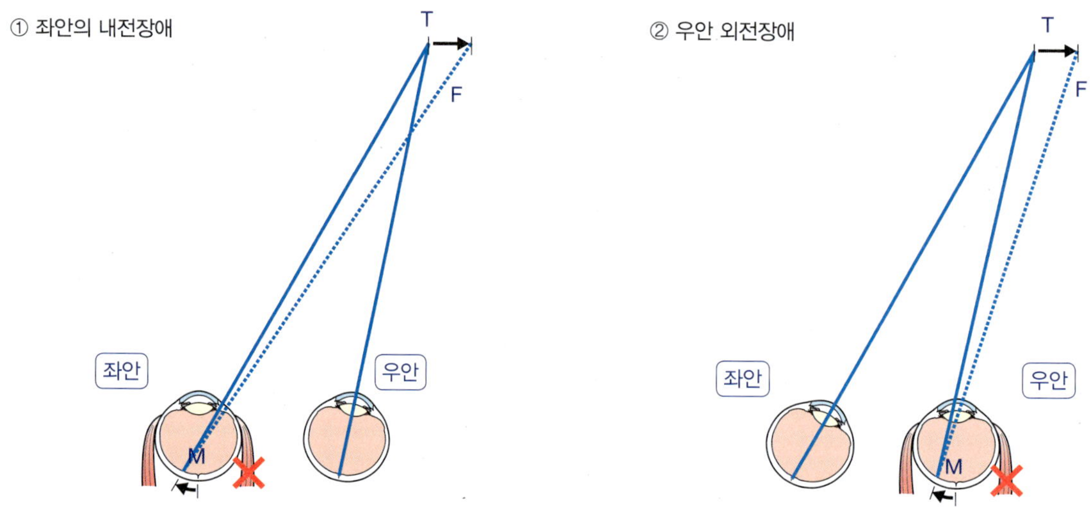

그림 A-4 주시안진

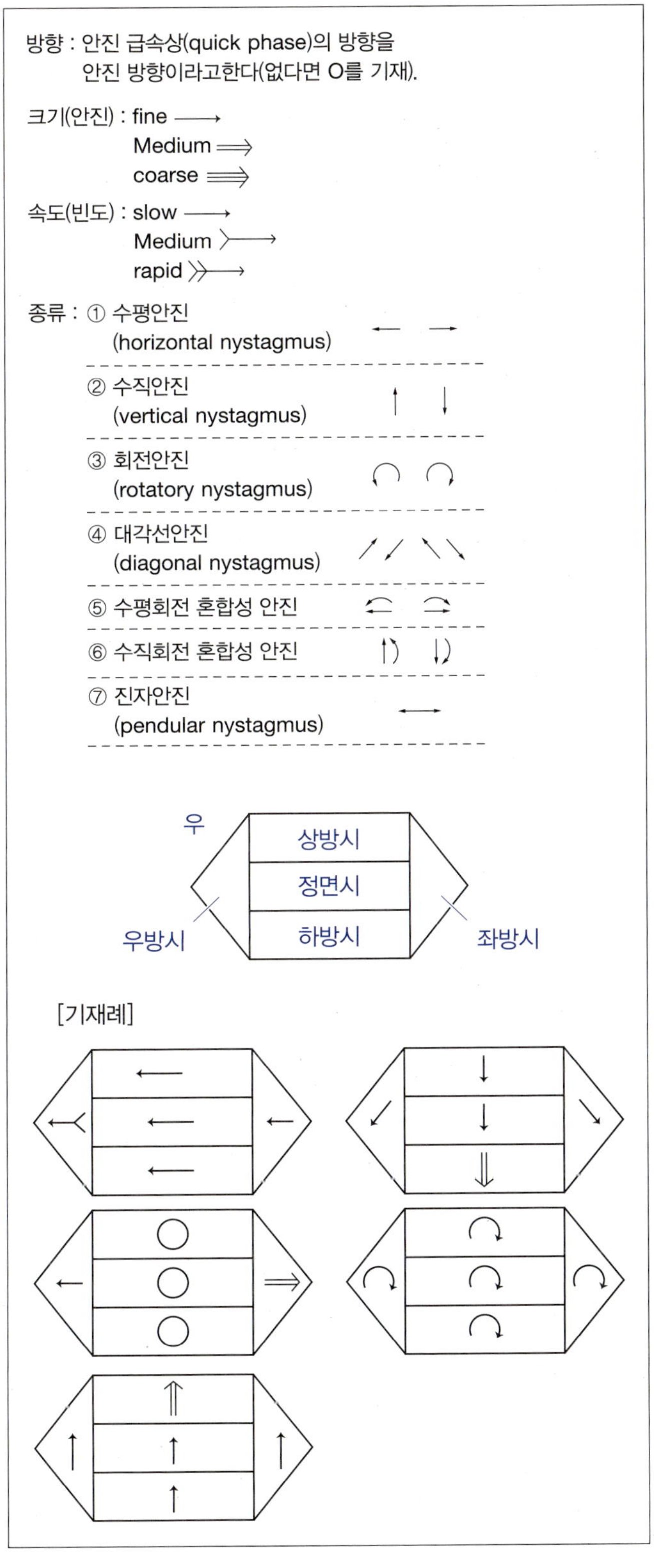

안검하수 진찰

- 정면에서 환자의 안검을 관찰한다. 상안검의 하연(inferior margin)은 좌우 같은 높이에 있어, 동공 상연(superior margin)에 걸리는 일은 없다. 만약 걸려있으면 이상(안검하수, ptosis)이다. 하지만, 환자에 따라서는 원래 그런 경우도 있으므로 환자 자신이 자각하고 있는지 또는 다른 사람에게 지적 받은 일이 없는지 등을 확인하면 좋다.
- 안검하수가 있는 경우에는 전두근(frontal muscle)이나 눈썹의 모양도 주의해야 한다. 눈썹을 이상하게 들어올리거나 이마에 주름을 잡고 있는 상태이면 개안실행증(apraxia of lid-opening)일 가능성이 있다. 또한, 안검이 완전히 닫혀있고, 안검에 힘이 들어가 찡그린 경우에는 안검연축(blepharospasm), Meige증후군일 가능성이 있다.
- 상안검뿐만 아니라 하안검에도 주의해야 한다. 하안검이 거상하고 전체적으로 검열(palpebral fissure)이 협소화되어 있는 경우에는 Horner증후군을 의심한다(그림 A-5, p.27 참조).

그림 A-5 왼쪽 Horner증후군

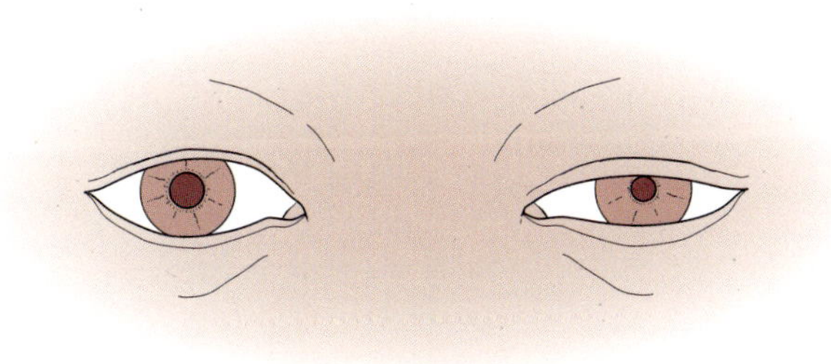

조절반사, 폭주반사, 근접반사 진찰

- 환자에게 눈앞 약 50cm에 내민 검사자의 손가락을 응시하도록 지시한다. 그리고, 손가락을 천천히 환자의 코끝 15cm 정도에 접근시켜 폭주와 근접반사를 유발한다(그림 A-6). 손가락 끝으로 폭주가 유발되지 않는 경우에는 종이에 실제로 쓰여진 글자를 읽게 하여 폭주를 유발한다.

- 근접시(near sight)에는 폭주에 의한 양쪽 내직근의 수축과 조절반사로 동공 크기의 축소가 동시에 일어난다. 게다가 근접시에 의해 렌즈의 두께를 늘리는 반응도 나타나지만, 외관으로는 판정하기 어렵다. 이것은 각각 원인이나 결과라기보다는 대뇌를 중추로 하는 근접시의 여러 반응이 동시에 표출되는 결과라고 생각할 수 있다. 관찰해야 하는 포인트는 폭주와 함께 축동(miosis)의 발생 유무이다.

그림 A-6 조절반사, 폭주반사의 검사

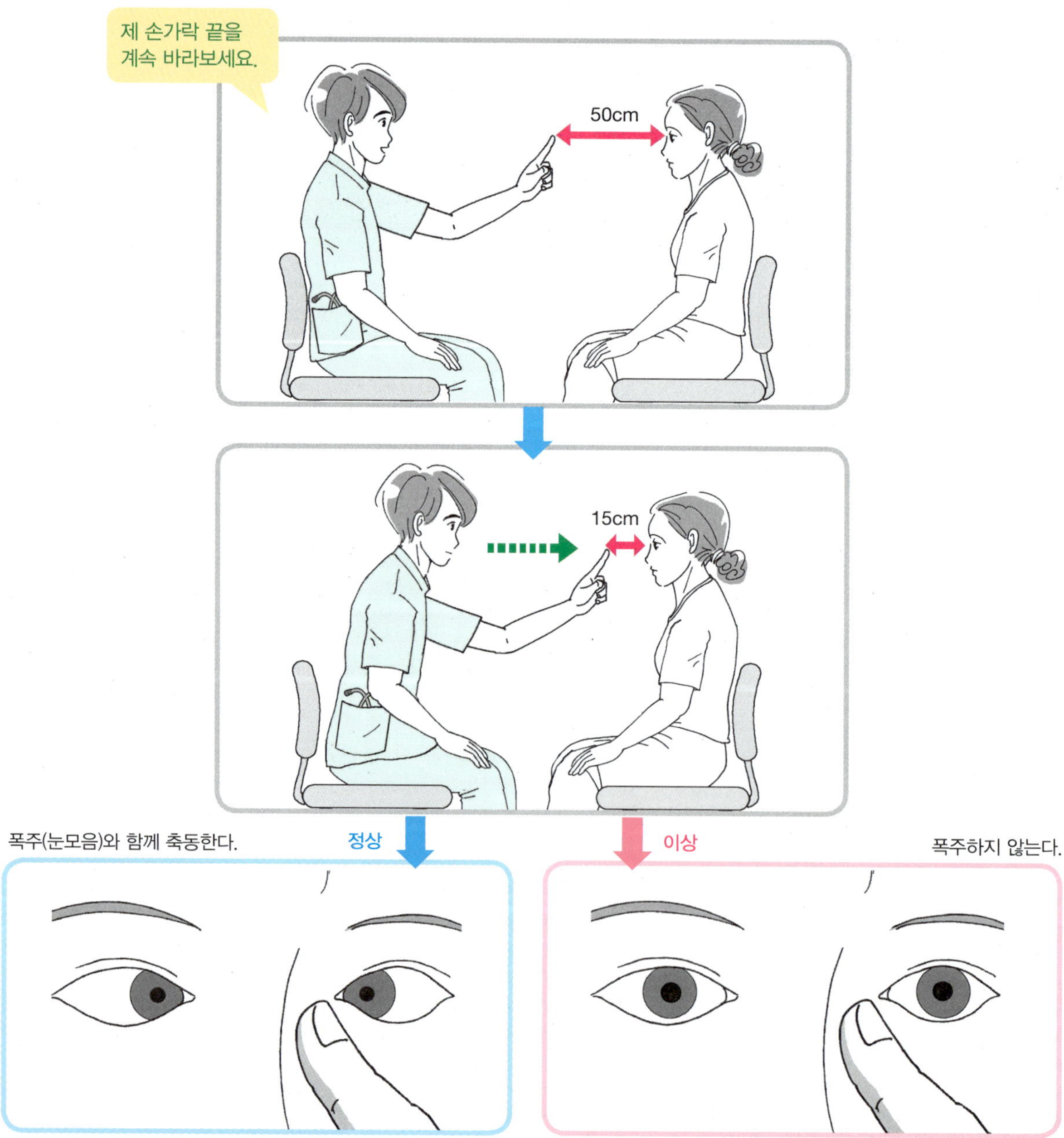

진단 과정으로 알 수 있는 제III · IV · VI뇌신경의 이상

병소 부위

동공

p.16 '동공 크기, 좌우 차이, 대광반사 진찰'
p.20 '조절반사, 폭주반사, 근접반사 진찰' 참조

동공(pupil)의 크기는 지배신경인 교감신경(산동 기능, mydriasis)과 부교감신경(축동 기능, miosis)의 균형으로 결정된다. 비정상적인 산동은 교감신경 기능의 항진 또는 부교감신경의 기능 저하이지만, 이것만으로는 판별할 수 없다. 또한, 일반적인 실내의 밝기에서 동공 크기 2mm 이하의 축동(그림B-1 ①), 5mm 이상의 산동(그림 B-1 ②)은 절대적 이상이다. 정상 동공 크기의 좌우 차이는 0.5mm 이하이다. 얼굴 한쪽이 밝은 진찰실에서는 창문에 가까운 눈의 동공이 약간 축동하는 경우도 있다. 좌우의 동공 크기가 2mm 이상의 차이가 있다면 분명히 이상이며 동공부등[anisocoria, (그림 B-1 ③)]이라고 생각할 수 있다.

동공교감신경(그림 B-2)은 시상하부에서의 교감신경 하행로(일차신경세포, first-order neuron)가 동측성으로 뇌간망양체(brain stem reticular formation) 부분을 하행한 후, 제1, 2흉수(Th1, 2)의 모양체척수중추(Budge)에 이르러 시냅스(synapse)를 형성한다. 이차신경세포는 방척수교감신경절 중 하나인 상경부 교감신경절(superior cervical sympathetic ganglion)에서 시냅스를 형성한다(절전섬유,

그림 B-1 동공

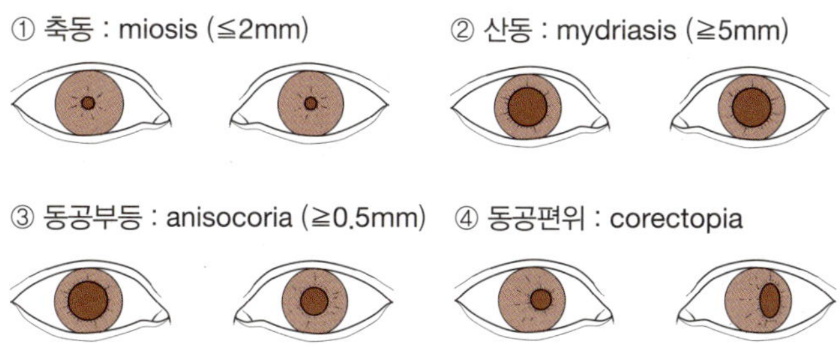

그림 B-2 동공을 지배하는 교감신경의 주행

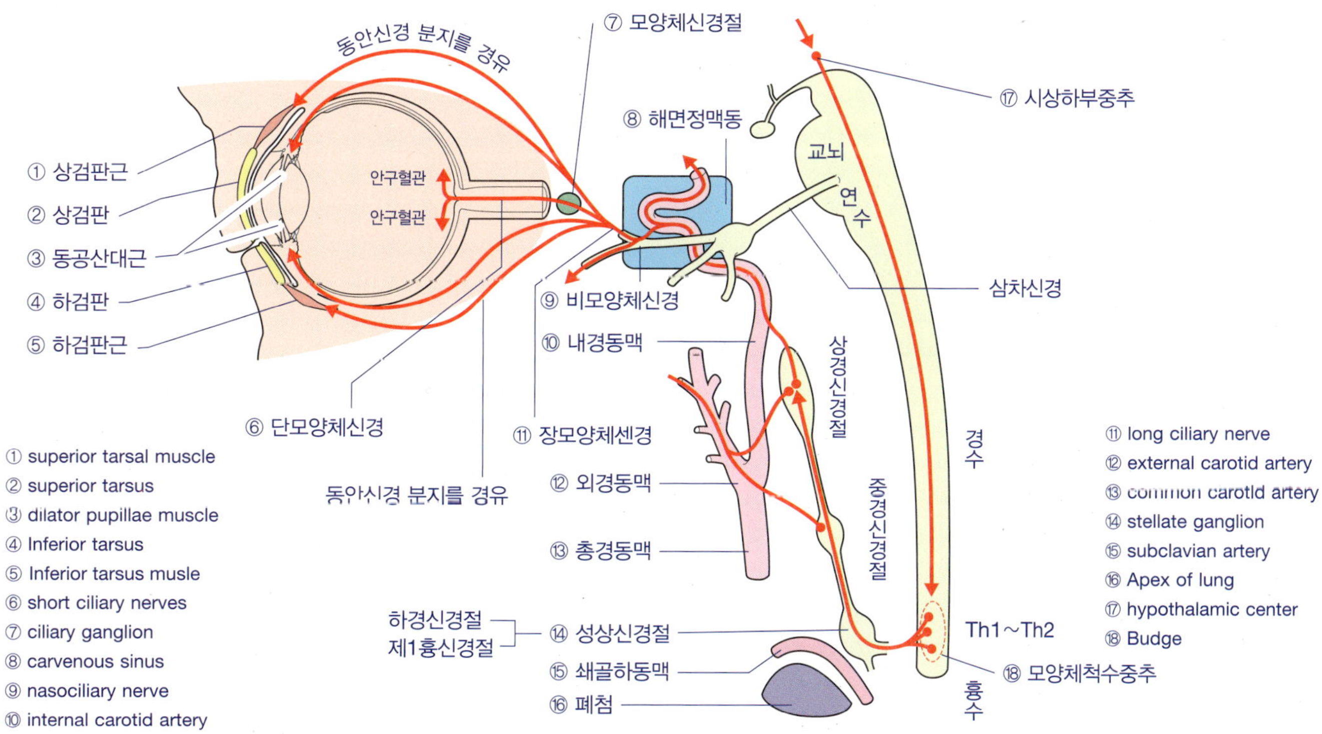

preganglionic fiber). 그 후, 삼차신경세포는 내경동맥의 주위에 휘감겨 두개 내로 들어가 안와에 닿는다. 그 후, 장모양체신경(long ciliary nerve)으로서 동공산대근을 지배한다. 이러한 경로가 손상되면, 동공은 축동하고 검열은 협소화(Horner증후군)된다.

부교감신경섬유(그림 B-3)는 중뇌상구의 동안신경핵 근처에 있는 Edinger-Westphal nucleus(에딩거-베스트팔핵)에 기시한다. 이 섬유는 동안신경과 함께 주행하고, 모양체신경절(ciliary ganglion)에서 시냅스를 형성한 후, 단모양체신경(short ciliary nerve)으로서 동공괄약근을 지배한다. 말초의 동안신경 내를 주행할 때, 부교감신경섬유는 그 주변부를 지나기 때문에 외부로부터의 압박(동맥류 등)에 의해 장애되기 쉽다. 반대로 당뇨병에 합병하는 신경영양혈관장애 등에 의한 동안신경마비에서 동공기능은 유지된다(pupillary sparing ophthalmoplegia).

동공 형태의 이상도 주의한다. 정상적인 동공은 원형이다. 백내장 수술 후의 부정형 동공에 자주 나타난다. 수직 타원형 동공(oval pupil) (그림 B-1 ④)은 중뇌 병변에 의한 동안신경핵의 부분적인 장애에 따른 괄약근의 부분 마비로 발생한다. 동공은 일반적으로 홍채의 중심에 있지만, 치우쳐진 경우가 있다(동공편위, corectopia) (그림 B-1 ④). 이것도 중뇌배측 병변을 나타내는 것이라고 생각된다. 대광반사는 망막으로의 광자극이 시신경을 경유하여 외측슬상체에 이르기 직전에 분기해 중뇌로 들어감으로써 발생한다. 중뇌시개전역(핵)[pretectal area(nucleus)]에서 시냅스를 형성하고 양쪽의 Edinger-Westphal nucleus에 섬유(fibrin) 연락을 보내기 위해 한쪽 눈의 광자극은 양측성 축동을 일으킨다(그림 B-3). 폭주조절반사에 대해서는 p.27에서 서술한다.

안위와 안구운동

p.17 '안위, 안구운동 진찰', p.18 '안진 진찰', p.20 '조절반사, 폭주반사 진찰' 참조

안구운동은 안구에 부착하는 6개의 외안근에 의해 발생한다. 동안신경지배의 상직근(superior rectus muscle), 내직근(medial rectus muscle), 하직근(inferior rectus muscle), 하사근(inferior oblique muscle), 활차신경지배의 상사근(superior oblique muscle), 외전신경지배의 외직근(lateral rectus muscle)이다. 각각의 수축에 의해 발생하는 안구운동은 (그림 B-4)와 같다. 수평 방향에서의 좌우는 지

그림 B-3 대광반사의 경로

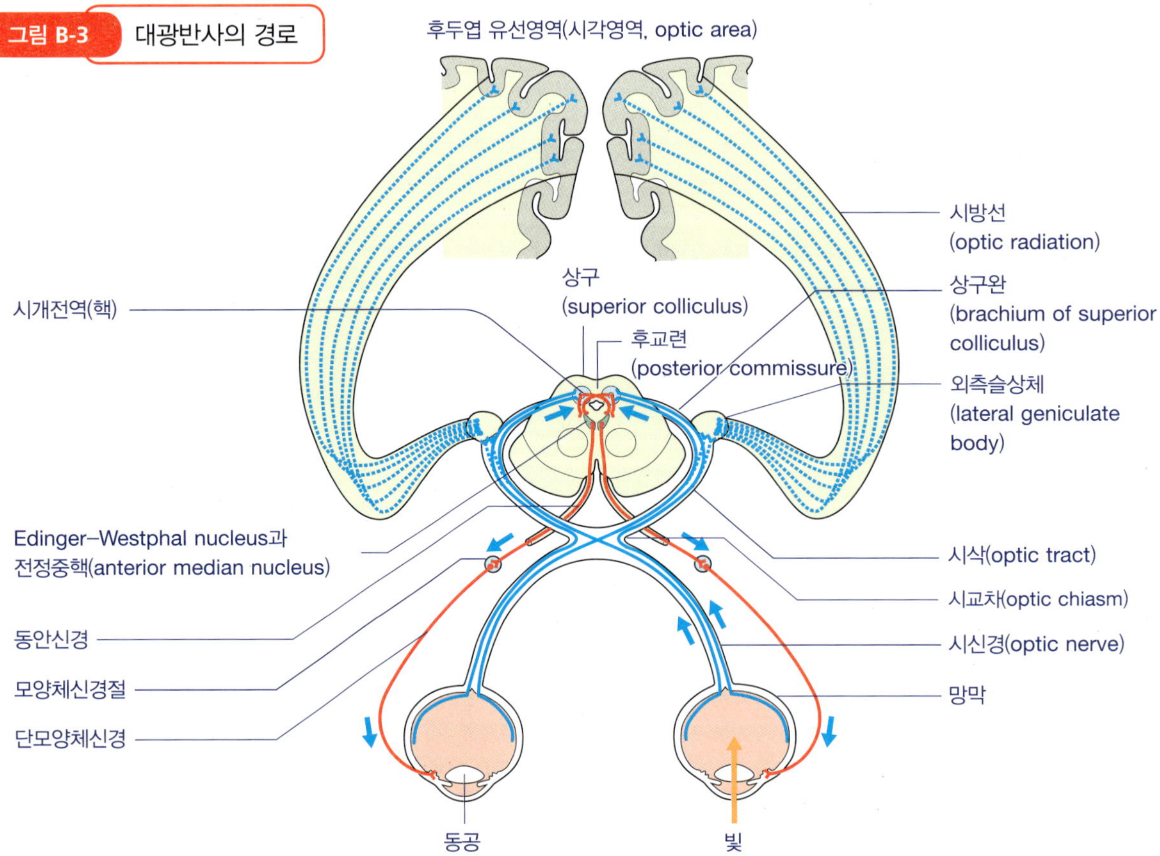

배근이 단독이므로 이해하기 쉽지만, 정면시에서의 상방시는 상직근과 하사근의 공동 작용, 하방시는 하직근과 사상근의 공동 작용인 것에 유의한다. 이들을 단독근에 의한 운동으로 분리하기 위해서는 좌우 측방시에서의 상하 안구 운동을 관찰한다. 즉, 내전 시 위쪽은 하사근, 아래쪽은 사상근이 작동하고, 외전 시에 위쪽은 상직근, 아래쪽은 하직근이 작동한다. 또한, 근육의 수축은 반대 방향에서의 운동을 일으키는 근육의 이완과 연동하지만, 때로는 이 이완 제한 때문에 수축근의 근력 저하로 오인할 가능성도 있다는 점에 유의한다.

활차신경핵(trochlear nucleus)에서의 섬유는 중뇌배측부의 척수 내(intramedullary)에서 교차하고 반대쪽의 상사근을 지배한다. 상사근의 작용은 안구의 내전 시 아래쪽에 대한 운동이다. 외전 시에는 안구를 내회전(내염, intorsion)시키는 벡터(vector)만 가진다. 이것으로 활차신경장애의 유무를 진단한다. 동안신경마비 시 내전이 불가능하기 때문에 외전시킨 안위에서 아래쪽을 보도록 지시하고, 이때 내방회전의 발생 유무를 판정한다. 활차신경마비에서는 환측 눈의 내방회전이 불가능하여, 안구는 외회전위를 취한다. 그 결과, 환자는 복시를 경감시키기 위해 건측으로 경부를 기울여 아래턱을 당기는 대상성(compensatory) 두위를 취한다. 경부를 고의로 환측으로 기울이면 안구의 내회전을 야기시키고자, 그 작용을 가진 상전근이 자연적으로 수축하기 때문에 환측 눈은 상전(supraduction)한다. 이것을 Bielschowsky의 두부경사시험(Bielschowsky's head-tilting test)이라고 한다(그림 B-5).

측방시에서는 한쪽 눈의 내전과 다른 쪽 눈의 외전이 연

그림 B-4 정상 안구운동과 작용하는 안근

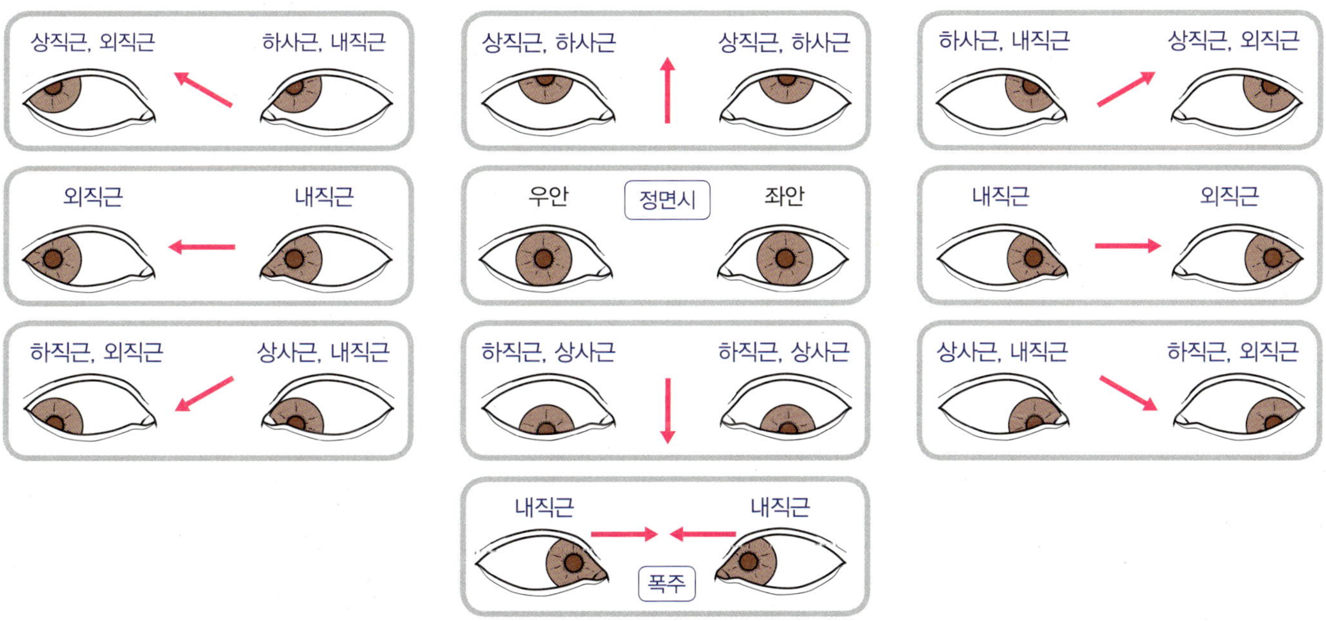

그림 B-5 Bielschowsky의 두부경사시험

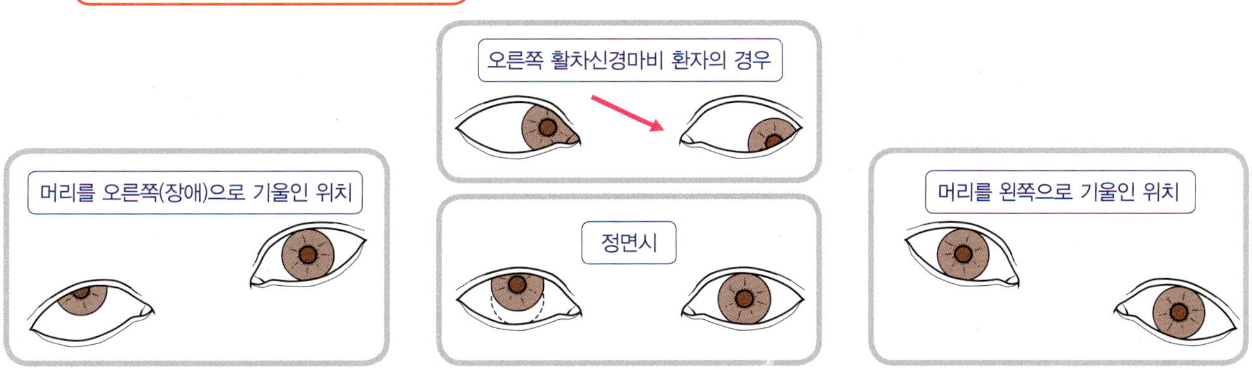

동한다. 이 경우, 수의적 명령은 전두안구운동영역(frontal eye field, FEF)에서 교차성으로 교뇌하부의 방정중교뇌망상체(paramedian pontine reticular formation, PPRF)로 전달된다. PPRF는 같은 쪽의 외전신경핵에 근접하고 즉시 같은 쪽 눈의 외전을 발생시키지만, 반대쪽 눈의 내전은 외전신경핵아핵(subnucleus)에서 교차성으로 다시 상행하는 내측종속(medial longitudinal fasciculus, MLF)에 의한 중뇌동안신경핵에서의 입력에 의해 발생한다(그림 B-7). 따라서 측방시장애가 있는 경우, 주시마비 쪽의 반대쪽 전두엽에서 마비 쪽 PPRF으로의 장애가 예상된다. 이 교차부는 중뇌하구 레벨이라고 할 수 있다. 만약, 주시 상태에서 외전안으로 외향성 안진이 관찰되고(해리안진, dissociated nystagmus), 내전안이 정중보다 안쪽으로 이동하지 않는 경우에는 MLF장애가 발생하는 것이 특징이다[MLF증후군, 핵간안근마비(internucler ophthalmoplegia, INO)](그림 B-8, 9). 이 경우, 내전할 수 없는 눈이 오른쪽이라면 우측 MLF증후군이라고 부른다. MLF장애는 내직근이나 동안신경핵 이하의 말초신경장애가 아니기 때문에 폭주는 가능하다. MLF증후군에서는 내전장애인 눈의 위치가 다소 높은 사편시(skew deviation)가 된다. 사편시는 뇌간 병변의 비특이적인 소견이지만, MLF증후군에서는 장애가 있는 쪽의 눈이 높은 위치가 된다는 특징이 있다.

PPRF의 장애로 측방주시마비가 발생한다. 이 경우에는 반대쪽의 tonic impulse에 의해 안구가 건측으로 공동편시(conjugate deviation)한다. PPRF와 동시에 같은 쪽의 MLF가 장애되면 내전도 장애되기 때문에 반대쪽의 한쪽 눈에만 외사시가 나타나며(마비성 교뇌외사시, paralytic potine exotropia), 병변은 좌우로 모두 움직이지 않고, 건강한 눈의 외전만 가능해진다[일안반수평주시마비증후군, one-and-a-half증후군(그림 B-10)]. 이때, 외전안에는 주시방향성 안진이 나타난다. 좌우의 MLF는 정중부를 근접해 주행하기 때문에 양쪽성 MLF증후군을 일으킬 수 있다. 일반적으로 폭주는 가능하나, 병변이 중뇌에 가까운 경우에는 폭주마비를 수반하는 경우도 있다. 안위는 양안성 외사시가 된다(WEBINO증후군, wall eyed bilateral internuclear ophthalmoplegia).

수직성 안구운동의 중추는 중뇌피개(tegmentum of midbrain)의 내측종속문측간질핵(rostral interstitial nucleus of MLF, riMLF)에 있다. 이 부분의 장애로 상하 방향에서의

그림 B-6 상사근의 작용

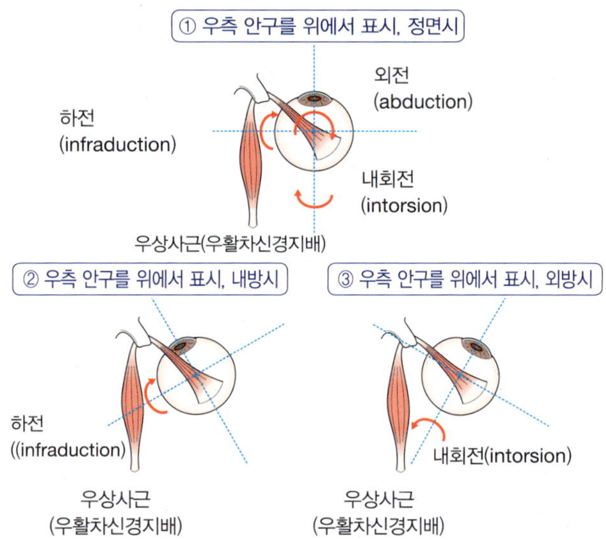

그림 B-7 좌방주시의 기전

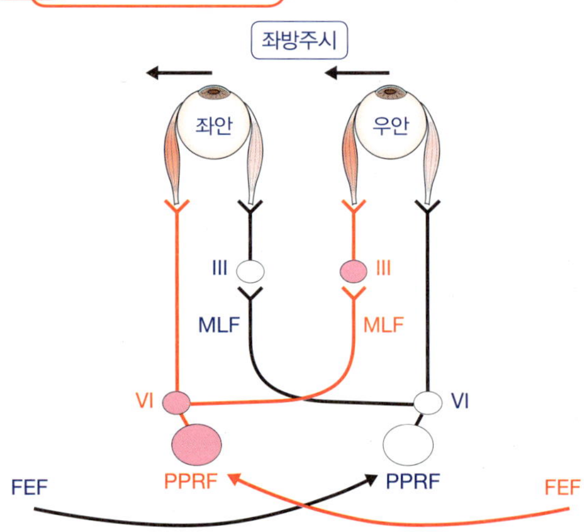

그림 B-8 우측 MLF증후군의 좌방주시에서의 장애 기전

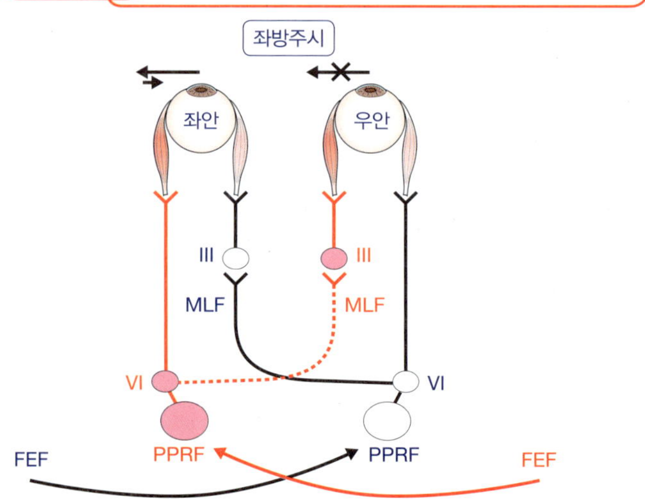

증례에 도전

다음의 증례 병소는 무엇이라고 생각합니까?

정면시에서의 안위는 정상,
우방시는 정상,
좌방시는, 우안 : 내전 불능, 좌안 : 외전 가능이지만, 주시 방향성 안진이 확인되었다.
폭주(눈모음) 가능.

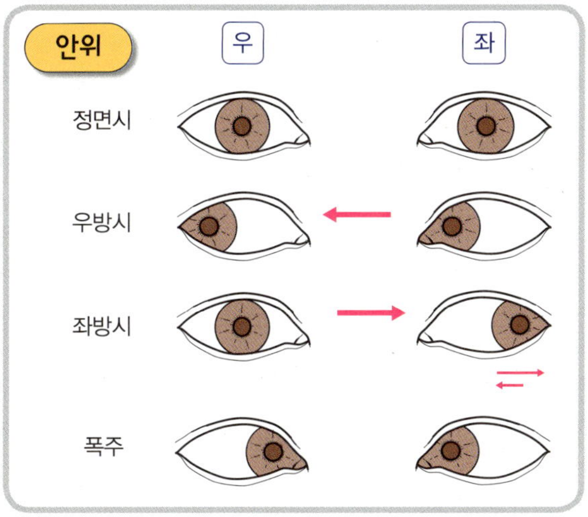

정답과 해설

오른쪽 눈의 내전장애가 주요 증상이다. 이것은 본문 및 증례 3(p.255)에서 설명한 우측 MLF장애(그림 B-9, 10)에 의해 나타나며, MLF증후군이라고 불린다. 또한, 왼쪽 눈으로 외전 시에 나타나는 주시방향성 안진의 기전은 잘 알려져 있지 않다.

그림 B-9 안구수평공동운동(측방주시)의 신경로와 MLF 증후군

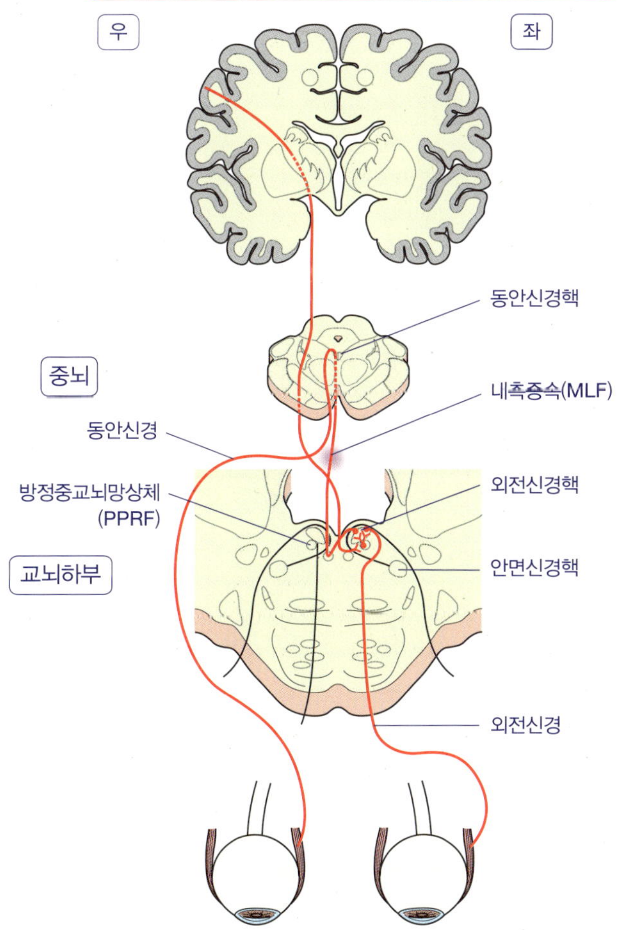

그림 B-10 우측 one-and-a-half증후군

우측 MLF 외에도 우측 PPRF가 장애가 되면 일안반수평주시마비증후군이 되며 오른쪽 눈은 좌우 방향과 함께 수평운동이 불능이 되어 왼쪽 눈의 외전만 가능해진다.

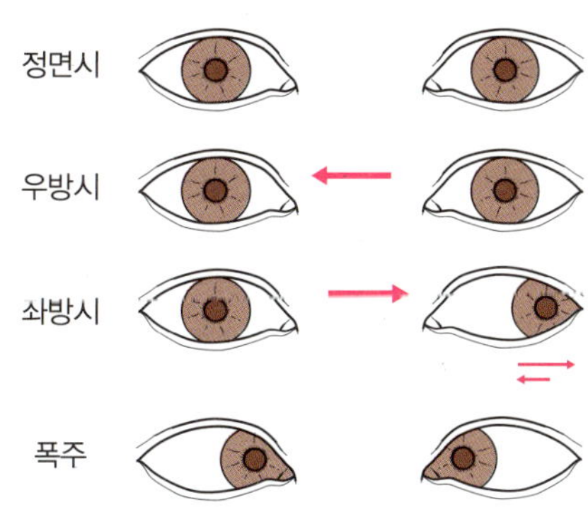

안구운동제한이 발생하는데, 특히 후교련의 장애에서는 상방주시장애가 출현한다(그림 B-11). 마찬가지로 중뇌피개 병변으로 폭주마비가 발생할 수 있지만, 정확한 책임 병소는 불분명하다. 수직성 안구운동장애와 폭주마비의 합병을 Parinaud증후군이라고 부른다. 송과체종양(pineal tumor)에 의한 중뇌피개로의 압박 등으로 발생한다. 폭주중추가 자극성에 작동(폭주연축, convergence spasm)하면 안위는 폭주위로 고정되고 개산마비(divergence palsy)가 된다. 이 경우에는 양쪽의 외전신경마비로 오인될 가능성도 있어, 가성외전신경마비(pseudo abducens palsy)라고 부른다. 유사한 병태인 시상출혈(thalamic hemorrhage) 등에서는 자신의 코끝을 보도록 하여 안위 이상을 확인할 수 있다. 개산마비나 폭주연축에서 눈앞의 가까운 것을 볼 때에는 복시가 없으며, 먼 곳을 볼 경우에는 전방향성 복시가 발생한다. 또한, 복상(multiple image)의 멀어지는 방향이 가까운 것을 볼 때와 먼 곳을 볼 때가 다른 것이 특징이다. 이러한 점으로 전방향성에 복시를 일으키는 양쪽 활차신경마비의 경우와 감별이 된다.

안진 p.18 '안진 진찰' 참조

안진은 정면시 또는 좌우 측방시에서 항상 일정한 방향으로 급속상이 있다면 일반적으로 말초성 병변을 의심한다(정방향성 안진, unidirectional nystagmus). 양측방시에서 각각의 주시 방향으로 안진이 나타난다면 중추성 병변을 의심한다(주시방향성 안진, gaze-directional nystagmus). 수직성 안진 중에서 상향성 안진[up-beat nystagmus, (그림 B-12 ①)]은 병변 부위에 특이적이지는 않지만, 하향성 안진[down-beat nystagmus, (그림 B-12 ②)]은 척수연수이행부의 병변에 특이성이 높다. 좌우의 주시방향성 안진 중 한쪽 주시에서는 진폭이 큰 저빈도, 반대쪽 주시에서는 진폭이 작고 고빈도인 것을 Bruns 안진(그림 B-12 ③)이라고 부른다. 소뇌교각부종양 등에서 보이고 진폭이 큰쪽에 병소가 있다. 특수한 안진으로는 시소안진[see-saw nystagmus, (그림 B-12 ④)]이나 폭주-후퇴안진[convergence-retraction nystagmus, (그림 B-12 ⑤)]이 있다. MLF증후군(p.24 참조)에서는 해리안진[dissociated nystagmus, (그림 B-12 ⑥)]이 출현한다. 진자안진(시계추안진, pendular nystagmus)은 선천성으로 나타나는 경우가 많고 병소 진단적인

그림 B-11 상방주시장애의 기전

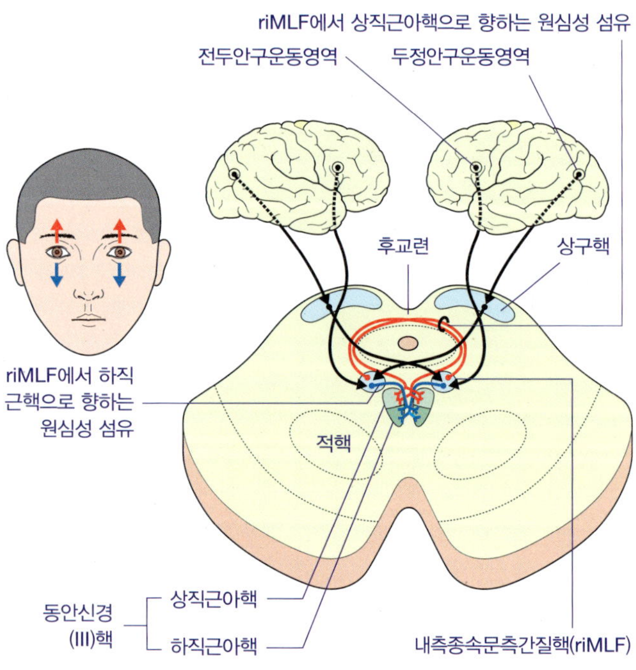

그림 B-12 안진의 병소

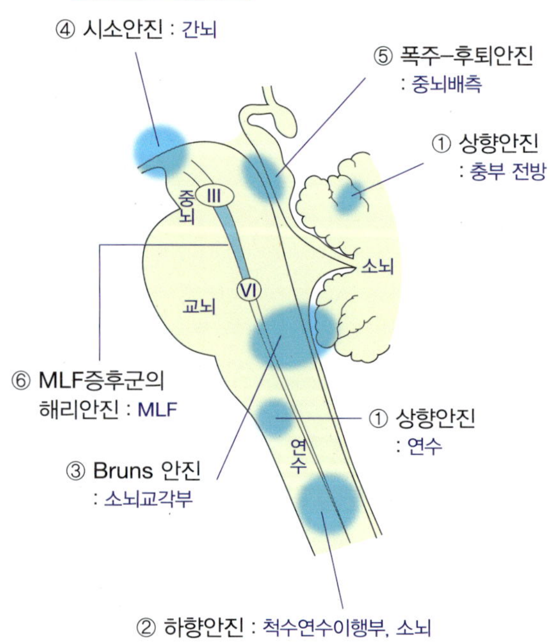

의의는 적다.

교뇌출혈 등, 교뇌의 광범위한 병변에서는 양쪽 안구가 빠르게 내려갔다가 서서히 제자리로 올라오는 안구운동(ocular bobbing)이 나타난다. 반대로 서서히 내려갔다가 빠르게 올라오는 안구운동(ocular dipping)은 저산소뇌증에서 보인다. 의식장애 환자에서는 안구가 좌우로 천천히 움직이는 경우가 있으며(ocular roving), 이는 뇌간 병변이 없음을 나타낸다.

안검하수

p.19 '안검하수 진찰' 참조

상안검이 처지는 원인으로는 피부의 이완, 상안검거근(동안신경지배)이나 Müller근(교감신경지배)마비 등의 가능성이 있다(그림 B-13). 마비에는 근육 질환, 신경근 접합부 질환일 가능성도 있다. 동안신경핵 중 좌우의 상안검거근을 지배하는 아핵은 정중부에 근접하기 때문에, 이 부분의 장애로 양측성 안검하수가 발생한다(midbrain ptosis). 안검하수와 감별해야 하는 병태에는 안검연축(blepharospasm)과 개안실행증(apraxia of lid-opening)이 있다. 안검연축은 안검하수보다 매우 심하게 눈을 감을 때 찡그리기 때문에 판별하기 쉽다. 개안실행증에서는 전두근(frontal belly)의 비정상적인 수축이 있어, 환자는 눈을 뜨려고 눈썹을 치켜 올리는 특유의 표정을 짓게 된다. 병소는 대뇌를 포함한 안면신경에 이르는 중추성 병변으로 추정된다.

조절반사, 폭주반사

p.20 '조절반사, 폭주반사 진찰' 참조

폭주와 수의적인 근접에 의해 유발되는 축동반응이다. 대광반사에서는 축동이 유발되지 않고 조절·폭주·근접으로 유발된다면 병소 진단적 가치가 있다. 즉, 대광반사의 경로는 중뇌시개전역(핵)[pretectal area(nucleus)]에서 Edinger-Westphal nucleus를 경유하지만, 조절·폭주·근접반사에는 중뇌시개전역(핵)은 관여하지 않기 때문에 이 근방에 병소가 있으면 대광반사는 소실되고, 폭주에 의한 축동반사는 유지된다. 이것은 Argyll-Robertson 동공(그림 B-14)이라고 불리며 동공 자체는 축동하는 경우가 많고, 신경매독(neurosyphilis)에 특징적으로 출현한다. 반대로 조절·폭주·근접반사가 소실하고 대광반사가 유지되는 경우에는 역(reverse) Argyll-Robertson 동공이라고 불린다. 병소 부위는 불명확하지만, 디프테리아(diphtheria) 등에서 관찰된다.

그림 B-13 동공 및 안검을 지배하는 자율신경 주행

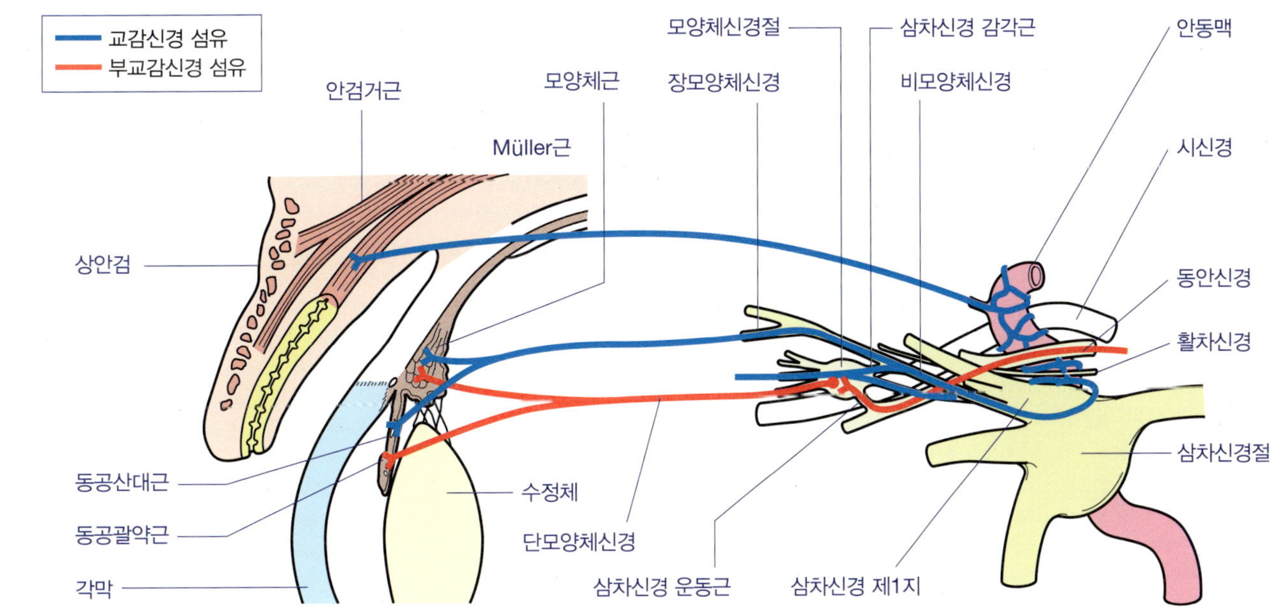

그림 B-14 Argyll-Robertson 동공

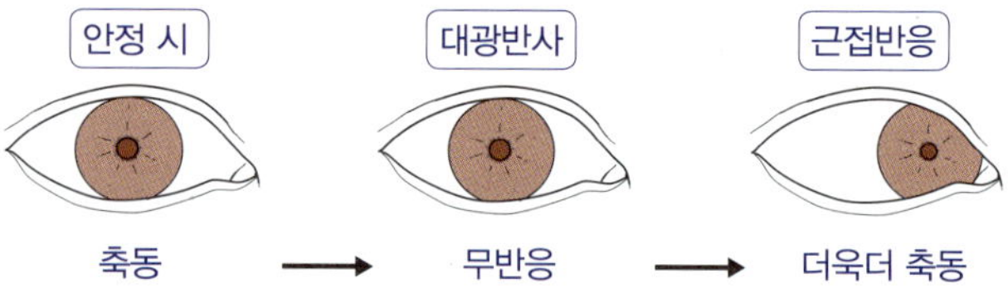

의심되는 질환, 감별에 필요한 검사

표 1 동공 크기, 대광반사 이상에서 의심되는 질환

의심되는 질환	감별에 필요한 검사·동공 크기, 좌우 차이, 대광반사 이외에 필요한 진찰	영상 검사	수액 검사	기타
뇌혈관장애 (Weber증후군, Benedikt증후군)	뇌신경(p.8~61), 운동계(p.62~125), 반사(p.126~139), 감각계(p.142~159), 소뇌 증상(p.174~185) 진찰	○		
교뇌출혈 : pin-point pupil	뇌신경(p.8~61), 운동계(p.62~125), 반사(p.126~139), 감각계(p.142~159), 소뇌 증상(p.174~185), 의식장애(p.210~222) 진찰	○		
내경동맥-후교통동맥 분기부 (IC-PC) 동맥류	안위, 안구운동, 안검하수 등의 뇌신경 진찰(p.16~30)	○		
자율신경병증 (당뇨병성, 알코올, 아밀로이드증, GBS)	뇌신경(p.8~61), 운동계(p.62~125), 반사(p.126~139), 감각계(p.142~159) 진찰		○	○
구상회탈출을 수반한 두개내 점거성 병변	뇌신경(p.8~61), 운동계(p.62~125), 반사(p.126~139), 수막자극 증상(p.190~193), 의식장애(p.210~222) 진찰	○		
다계통위축증(Shy-Drager증후군) : 교대성 Horner증후군	뇌신경(p.8~61), 운동계(p.62~125), 반사(p.126~139), 감각계(p.142~159), 소뇌 증상(p.174~185), 고차기능(p.196~207) 진찰	○		○
신경매독 : Argyll-Robertson 동공	뇌신경(p.8~61), 운동계(p.62~125), 반사(p.126~139), 감각계(p.142~159), 소뇌 증상(174~185), 고차기능(196~207) 진찰	○	○	
보톨리눔중독증(botulism)	뇌신경(p.8~61), 운동계(p.62~125), 반사(p.126~139), 감각계(p.142~159), 소뇌 증상(p.174~185), 고차기능(p.196~207) 진찰			○
약물중독	뇌신경(p.8~61), 의식장애(p.210~222) 진찰			○
Adie증후군	뇌신경(p.8~61), 반사(p.126~139) 진찰			○
Fisher증후군	뇌신경(p.8~61), 운동계(p.62~125), 반사(p.126~139), 소뇌 증상(174~185), 수막자극 증상(p.190~193), 의식장애(p.210~222) 진찰	○	○	○
군발두통(cluster headache), TACs : Horner증후군	뇌신경(p.8~61), 수막자극 증상(p.190~193) 진찰	○	○	○

GBS : Guillain-Barrè syndrome
TACs : 삼차신경·자율신경성 두통

표 2 안위, 안구운동 이상에서 의심되는 질환

의심되는 질환	감별에 필요한 검사·안위, 안구운동 이외에 필요한 진찰	영상 검사	수액 검사	기타
뇌혈관장애(tent 상하 병변) : 공동편시, 각종 안구운동장애	뇌신경(p.8~61), 운동계(p.62~125), 반사(p.126~139), 감각계(p.142~159), 소뇌 증상(p.174~185), 고차기능(p.196~207), 의식장애(p.210~222) 진찰	○		
간질 : 공동편시	뇌신경(p.8~61), 운동계(p.62~125), 반사(p.126~139), 감각계(p.142~159), 소뇌 증상(p.174~189) , 고차기능(p.196~207), 의식장애(p.210~222) 진찰	○		○
뇌혈관장애(시상출혈) : thalamic eye	뇌신경(p.8~61), 감각계(p.142~159), 의식장애(p.210~222) 진찰	○		
송과체종양 : Parinaud증후군	뇌신경(p.8~61) 진찰	○		
진행핵상마비(progressive supra-nuclear palsy) : 수직성 안구운동장애	뇌신경(p.8~61), 운동계(p.62~125), 고차기능(p.196~207) 진찰	○	○	○
외안근염	뇌신경(p.8~61), 운동계(p.62~125) 진찰	○	○	○
갑상선기능항진증	뇌신경(p.8~61), 운동계(p.62~125), 반사(p.126~139), 의식장애(p.210~222) 진찰	○		○
안근병증(ocular myopathy)	뇌신경(p.8~61), 운동계(p.62~125) 진찰	○		○
미토콘드리아뇌근증(CPEO, KSS)	안저 등의 뇌신경(p.8~61), 운동계(p.62~125) 진찰	○	○	○
중증근무력증, LEMS	뇌신경(p.8~61), 운동계(p.62~125), 반사(p.126~139) 진찰			○
다발뇌신경마비	뇌신경(p.8~61), 수막자극 증상(p.190~193) 진찰	○	○	○
해면정맥동증후군	뇌신경(p.8~61), 수막자극 증상(p.190~193) 진찰	○	○	
Tolosa-Hunt증후군	시력, 안위, 안구운동 등의 뇌신경(p.8~61), 수막자극 증상(p.190~193) 진찰	○	○	
Fisher증후군	뇌신경(p.8~61), 운동계(p.62~125), 반사(p.126~139), 소뇌 증상(p.174~184), 수막자극 증상(p.190~193), 의식장애(p.210~222) 진찰	○	○	○
Wernicke 뇌증	뇌신경(p.8~61), 소뇌 증상(p.174~185), 고차기능(p.196~207), 의식장애(p.210~222) 진찰	○	○	○
다발성 경화증	안저(p.10~11), 뇌신경(p.8~61), 운동계(p.62~125), 반사(p.126~139), 감각계(p.142~159), 소뇌 증상(p.174~185) 진찰	○	○	
편두통	뇌신경(p.8~61), 수막자극 증상(p.190~193) 진찰	○	○	○

CPEO : 만성 진행성 외안근마비
KSS : Kearns–Sayre syndrome
LEMS : Lambert–Eaton myasthenic syndrome

표 3 안진에서 의심되는 질환

의심되는 질환	감별에 필요한 검사·안진 이외에 필요한 진찰	영상 검사	수액 검사	기타
Ménière병, 전정신경염	청각 등의 뇌신경(p.8~61), 소뇌 증상(p.174~185) 진찰			
양성발작성 두위현기증	청각 등의 뇌신경(p.8~61), 소뇌 증상(p.174~185) 진찰			
뇌혈관장애 (소뇌, 뇌간)	뇌신경(p.8~61), 운동계(p.62~125), 반사(p.126~139), 감각계(p.142~159), 소뇌 증상((p.174~185), 의식장애(p.210~222) 진찰	○		
다발성 경화증	안저(p.10~11), 뇌신경(p.8~61), 운동계(p.62~125), 반사(p.126~139), 감각계(p.142~159), 소뇌 증상(p.174~185) 진찰	○	○	
소뇌염	소뇌 증상(p.174~185), 수막자극 증상(p.190~193), 의식장애(p.210~222) 진찰	○	○	○
뇌간뇌염	뇌신경(p.8~61), 운동계(p.62~125), 반사(p.126~139), 감각계(p.142~159), 소뇌 증상(p.174~185), 수막자극 증상(p.190~193), 의식장애(p.210~222)	○	○	○
소뇌교각부종양 (청신경초종, 수막종)	안진, 청각 검사 등의 뇌신경(p.8~61), 소뇌 증상(p.174~185)	○		
중뇌수도증후군	안위, 안구운동(p.17~18), 뇌신경(p.8~61), 수막자극 증상(p.190~193) 진찰	○		
척수소뇌변성증	뇌신경(p.8~61), 운동계(p.62~125), 반사(p.126~139), 소뇌 증상(p.174~185), 고차기능(196~207) 진찰	○	○	○
Arnold-Chiari 기형	뇌기능(p.8~61), 소뇌 증상(p.174~185), 반사126~139) 진찰	○		

표 4 안검하수에서 의심되는 질환

의심되는 질환	감별에 필요한 검사 · 안검하수 이외에 필요한 진찰	영상 검사	수액 검사	기타
내경동맥-후교통동맥 분기부 (IC-PC) 동맥류	안위, 안구운동 등의 뇌신경(p.8~61), 수막자극 증상(p.190~193) 진찰	○		
DM성 동안신경마비	뇌신경(p.8~61), 운동계(p.62~125), 반사(p.126~139), 감각계(p.142~159) 진찰	○		○
뇌혈관장해 : midbrain ptosis	신경계(p.8~61), 운동계(p.62~125), 반사(p.126~139), 감각계(p.142~159), 의식장애(p.192~202) 진찰	○		
근육병증(근염, 근이영양증)	뇌신경(p.8~61), 운동계(p.62~125), 반사(p.126~139) 진찰	○		○
중증근무력증, LEMS	뇌신경(p.8~61), 운동계(p.62~125), 반사(p.126~139) 진찰	○		○

DM : 당뇨병

표 5 조절반사, 폭주반사 이상에서 의심되는 질환

의심되는 질환	감별에 필요한 검사 · 조절반사, 폭주반사 이외에 필요한 진찰	영상 검사	수액 검사	기타
디프테리아(diphtheria) : 역(reverse) Argyll-Robertson 동공	뇌신경(p.8~61), 운동계(p.62~125), 반사(p.126~139), 감각계(p.142~159) 진찰	○	○	○
송과체종양 : Parinaud증후군	안구운동 등의 뇌신경계(p.8~61)	○		

뇌신경 / 제V뇌신경(삼차신경, trigeminal nerve)

진찰 방법

안면 촉각, 온도통각 진찰

- 환자 안면의 삼차신경지배영역마다 즉, 제1지(안신경, ophthalmic nerve), 제2지(상악신경, maxillary nerve), 제3지(하악신경, mandibular nerve)영역에 자극을 준다. 하악각(mandibular angle) 부위는 삼차신경지배가 아니라 대이개신경(great auricular nerve)지배의 제2경수영역(C2)임에 주의한다(그림 A-1). 피발부에 대해서는 양쪽의 이개(auricle)를 잇는 관상면보다 전방에서는 유발부에도 삼차신경지배영역이 연속하고 있는 점에 주의한다(그림 A-1).
- 촉각 검사에는 티슈 등을 사용한다. 좌우 대칭으로 가볍게 만지면서 좌우 차이를 묻는다(그림 A-2). 좌우 차이가 있는 경우에는 정중선을 넘으며 일정한 속도와 세기로 자극을 더해, 어디서부터 변화가 느껴지는지를 묻는다. 정중부에는 좌우에서 지배신경의 오버랩(overlap)이 있어, 명료하게 정중선을 경계로 하는 감각이상은 발생하지 않는다.
- 통각 검사를 실시한다. 고전적으로 핀휠(pinwheel)을 사용하는데, 감염 예방을 위해 일회용품(이쑤시개 등)을 이용하는 것이 권장된다(그림 A-3). 검사자는 자신의 피부에 어느 정도의 압력을 가하면 어느 정도의 통증이 느껴지는지 미리 연습해두어야 한다.
- 온도각(temperature sensation)에 대해서는 일반적으로 44℃의 온수, 10℃의 냉수를 사용한다. 온도가 변화하기 쉽기 때문에 커다란 플라스크(flask) 등을 사용하거나, 여기에 전열성이 좋은 금속(해머의 자루 부분)을 붙여 사용한다. 냉각(cold sensation)에 대해서는 너무 차가운 경우(얼음물)에 통각 자극이 되기 때문에 주의한다. 일상 진료에서는 실온에 놓인 금속제 해머의 자루 부분, 음차(tuning fork)의 진동 부분 등을 이용하여 냉각 대용으로 사용하는 경우도 있다.
- 감각의 좌우 차이를 조사한 후, 같은 삼차신경지의 지배영역 내 중심부와 주변부의 차이가 없는지, 비첨(nasal tip)을 중심으로 하는 동심원상의 분포(양파모양 분포, onion-skin pattern)로 검사한다(p.37 참조).

그림 A-1 안면·두부의 감각신경지배

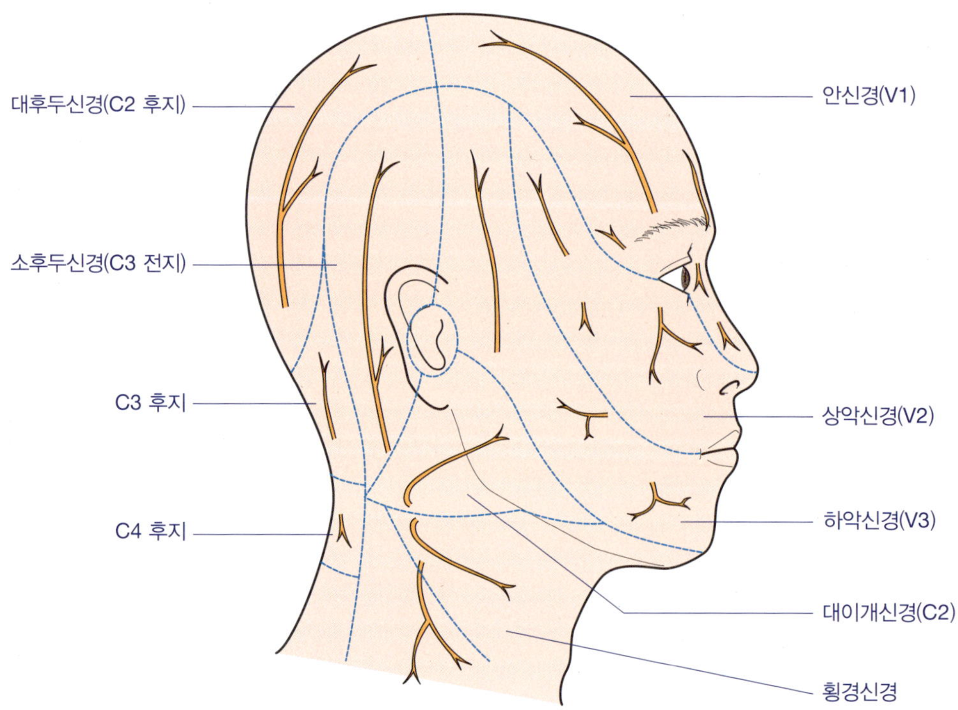

그림 A-2 촉각 검사

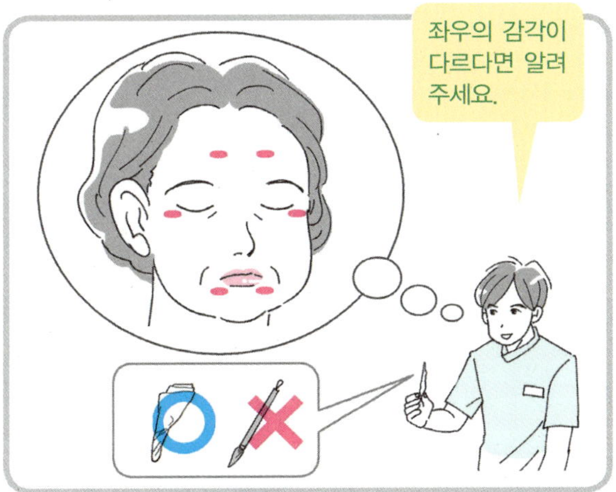
좌우의 감각이 다르다면 알려 주세요.

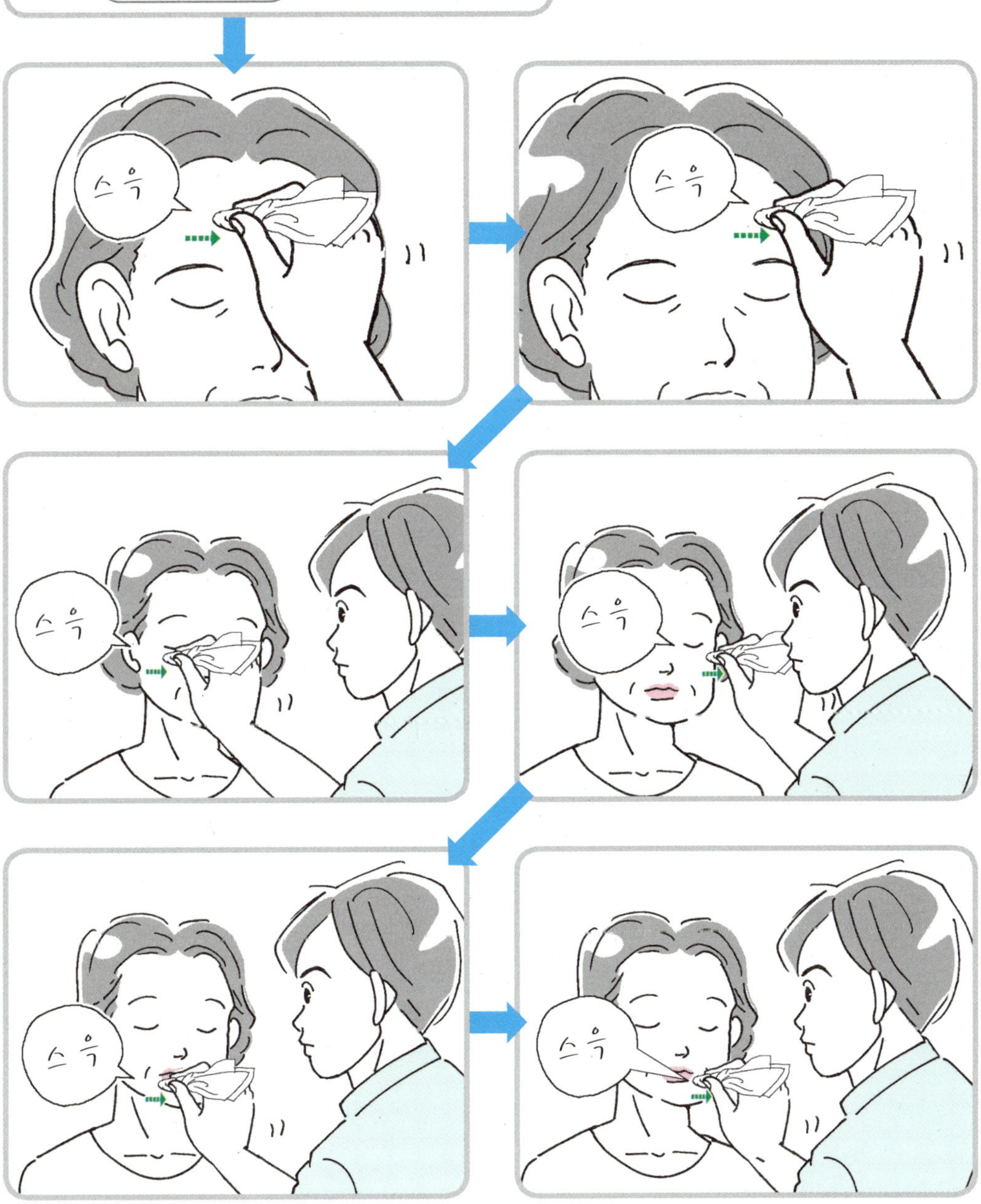

그림 A-3 통각 검사

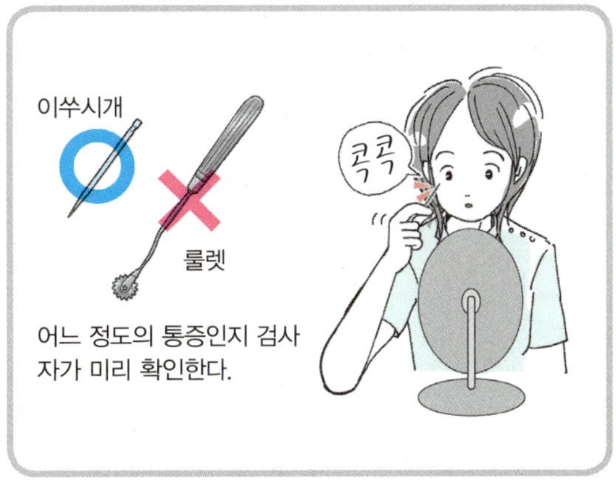
이쑤시개
룰렛
콕콕
어느 정도의 통증인지 검사자가 미리 확인한다.

각막반사 진찰

- 환자의 각막에 가벼운 촉각 자극을 준다. 일반적으로 깨끗한 티슈를 폭 1cm, 길이 3cm 정도로 잘라 새끼를 꼬아 사용하지만, 검사자의 손가락 자체가 반드시 청결하다고 볼 수 없기 때문에 그다지 권장하지 않는다. 안과에서 사용하는 멸균한 유리막대(결막에 약제를 도포하는 목적)를 사용하면 좋다. 환자에게 촉각 외, 온도각 검사도 할 수 있다는 장점이 있다.
- 검사할 눈에 시각성 자극을 주지 않기 위해, 환자에게 자극하는 쪽의 반대쪽 위를 보도록 지시한다(그림 A-4).
- 검사자는 새끼를 꼰 티슈(유리막대)를 외측 하방에서 천천히 접근해(공기 흐름이 발생하지 않도록) 각막에 접촉한다. 동공에는 닿지 않도록 한다(그림 A-4).
- 양안성 깜박임(blink)의 발생 유무와 그 시간차를 포함하여 관찰한다.
- 반대쪽 각막에도 같은 방법으로 검사를 실시한다.

그림 A-4 각막반사 진찰

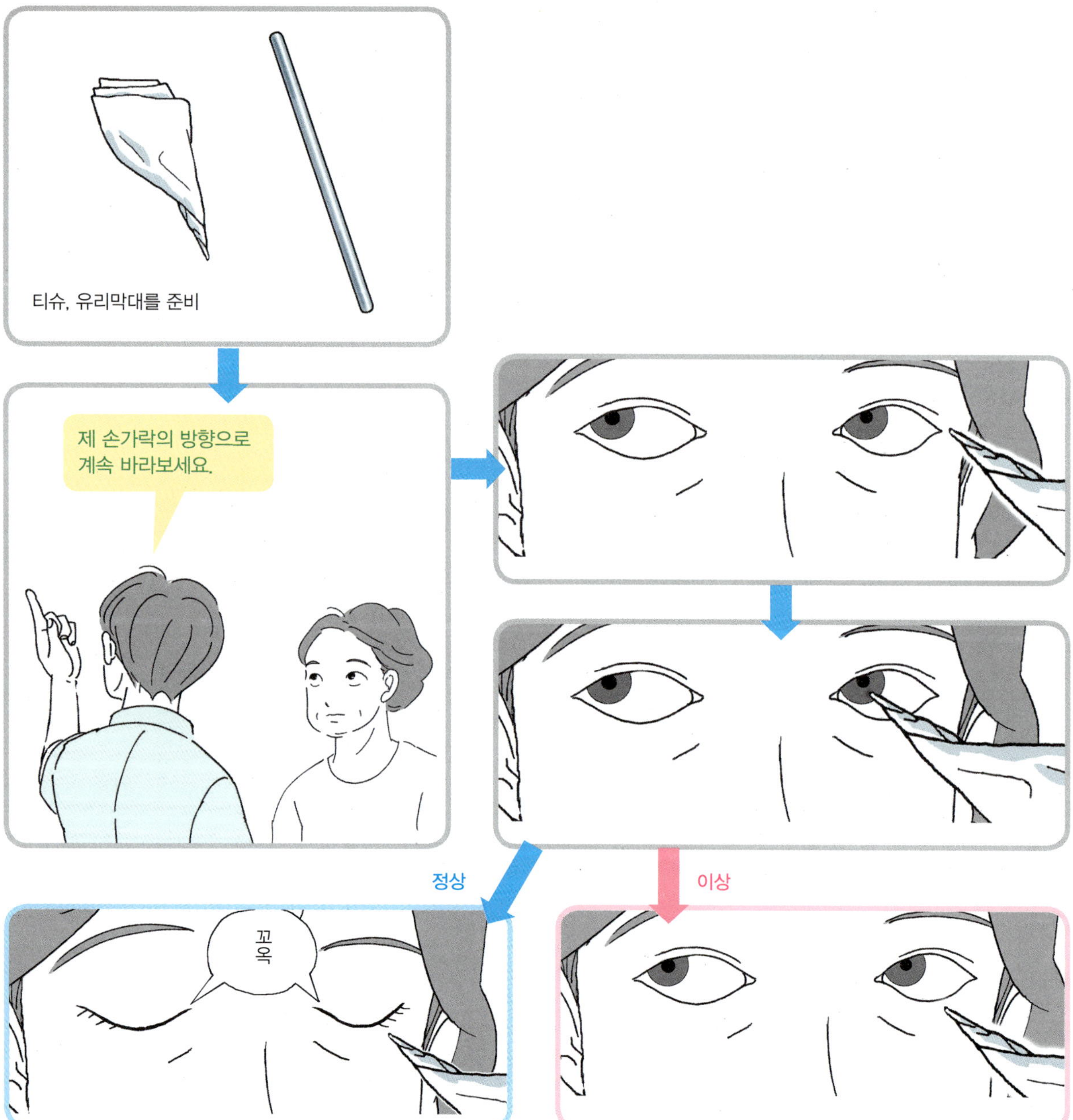

교근(masseter muscle) 진찰

- 환자에게 입을 꽉 다물고, 이를 악물도록 지시한다. 검사자는 좌우의 교근을 손가락으로 촉진하고, 그 근수축의 상태(경도)와 근위축의 유무(근육 용적)를 진찰한다(그림 A-5).
- 삼차신경운동지의 기능으로서 입벌림도 검사한다. 입을 벌릴 때 아래턱이 정중선을 따라 똑바로 내려오는지를 관찰한다. 검사 전 입을 다문 상태에서 앞니를 내밀도록[안면신경의 비순구(nasolabial fold) 검사 요령으로] 지시하고, 이때 상하좌우 앞니의 교합이 환자에서 어떤 상태가 되는지를 관찰하며, 그대로 입을 벌리면 좌우로의 편위(deviation)를 판정하기 쉽다. 만약, 어느 한쪽으로 편위하는 경우에는 검사자의 손가락을 환자의 아래턱 하연(inferior margin)에 대고, 입을 벌릴 때 가볍게 저항을 주면 편위를 보다 더 확실하게 확인할 수 있다(그림 A-6).

그림 A-5 교근의 근수축 진찰

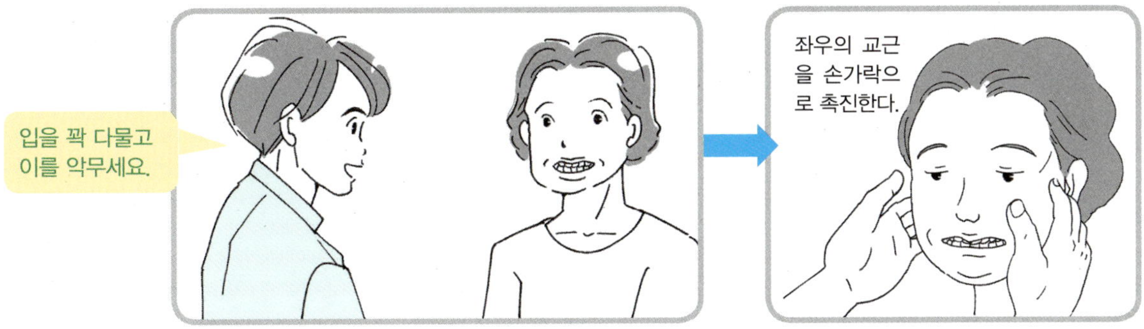

그림 A-6 입벌림 진찰

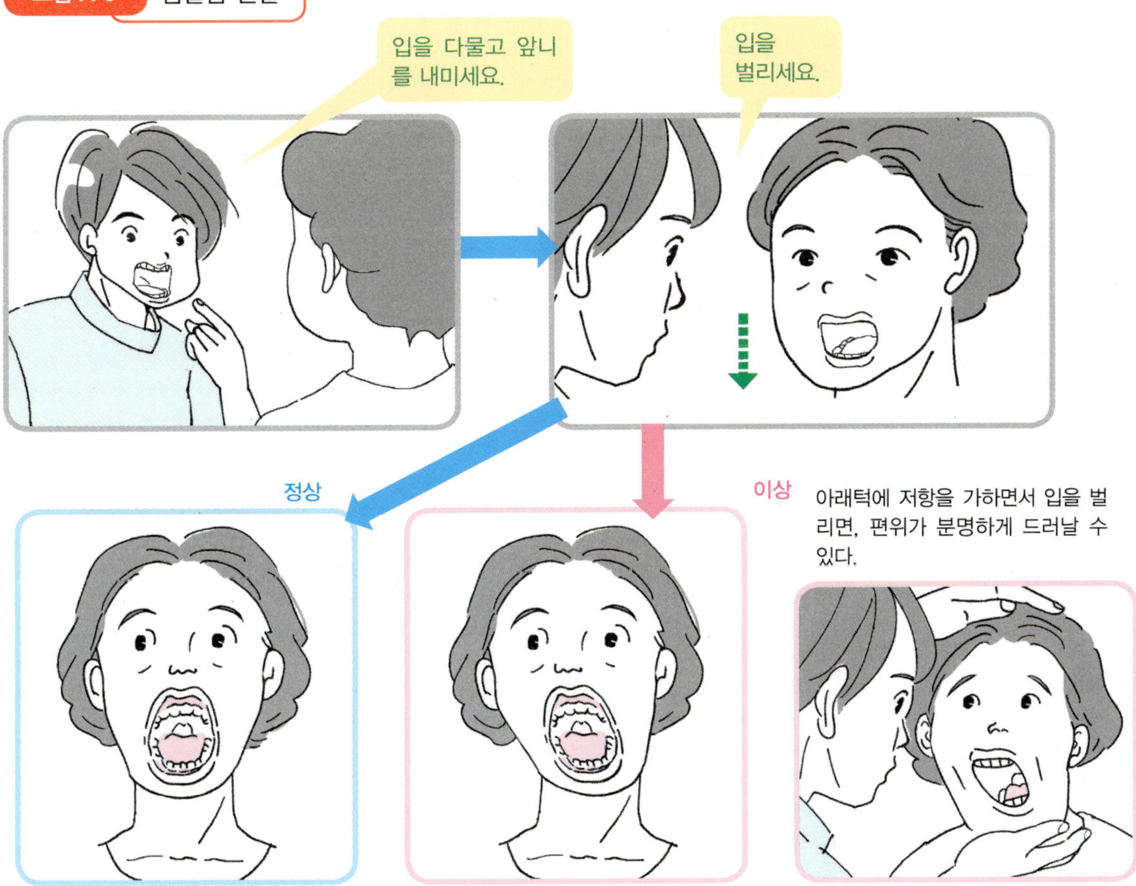

진단 과정으로 알 수 있는 제V뇌신경의 이상

병소 부위

안면 촉각, 온도통각

p.32~33 '안면 촉각, 온도통각 진찰' 참조

안면의 감각은 같은 쪽 삼차신경감각지에서 신경절을 형성해 교뇌중부로 들어간다. 그 후, 감각경로는 촉각과 온도통각으로 나뉜다. 촉각은 삼차신경주지각핵에서 신경세포를 넘은 뒤 바로 반대쪽으로 교차해, 삼차신경섬유띠(trigeminal lemniscus)를 상행하여 시상의 후내측복측(ventral posteromedial, VPM)핵에 이르게 된다(그림 B-1). 온도통각은 이대로 같은 쪽을 하행하고 삼차신경척수로핵을 형성하면서 최하부는 제2경수(C2) 근방에 이른다. 여기에서 시냅스를 바꿔 이차신경세포와 교차 후, 반대쪽의 복측 삼차신경시상로로서 척수후근에서의 온도통각섬유의 상행로(외측척수시상로) 근방을 상행하고, 시상의 후내측복측(VPM)핵에 투사한다. 삼차신경척수로핵 꼬리 쪽에서의 분포와 안면영역에는 안면의 외연에서 중심을 향하는 동심원상의 대응관계가 있으며(양파모양분포, onion-skin pattern), 외연부에서의 감각섬유는 C2까지 하행한다(그림 B-2).

삼차신경절 주위의 병변에서는 제1지영역의 삼차신경통과 함께 내경동맥 주위 부분에서의 교감신경섬유장애가 나타나며 Horner증후군을 합병하는 경우가 있다(유통성 Horner증후군, Raeder증후군). 이마를 제외한 안면의 땀샘에서의 교감신경지배는 유지되며 이마에서만 발한장애가 나타난다. 병변의 분포에 따라 제2, 3지영역의 삼차신경장애를 수반하기도 한다.

그림 B-1 중추에서의 삼차신경 구심로

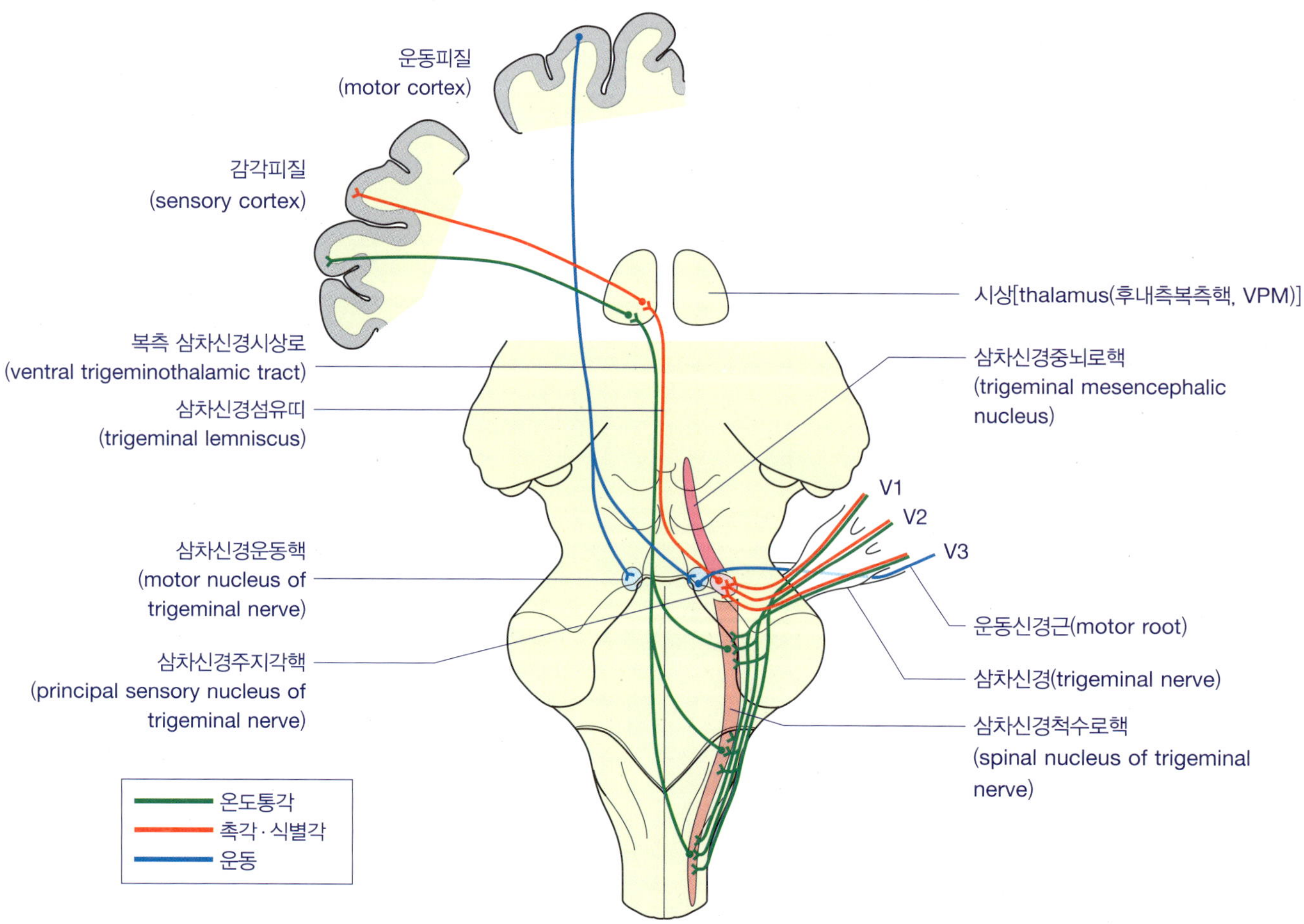

각막반사 p.34 '각막반사 진찰' 참조

각막은 삼차신경 제1지의 감각지배를 받으며, 각막으로의 촉각자극 입력은 삼차신경에서 양쪽 안면신경핵에서의 반사궁(reflex arc)을 형성하고 한쪽의 각막자극이 양쪽 눈에 순간적 깜빡임의 반응을 야기한다(각막반사, corneal reflex). 연수외측증후군(Wallenberg증후군)에서는 삼차신경척수로핵의 장애로 같은 쪽 안면의 온도통각이 장애가 되면, 이때, 각막반사 소실은 가장 예민하게 출현한다. 따라서 각막반사의 입력자극에는 통각섬유가 관여한다고 볼 수 있다. 통각섬유는 반대쪽 시상에 투사하는 도중에 안면신경핵 부위에서 반사궁을 형성할 것으로 추측되지만, 이 반사경로는 잘 알려 있지 않다. 대뇌 병변에서도 각막반사의 소실이 발생함에 따라, 다연접반사(polysynaptic reflex)라고 추측할 수 있다.

교근 p.35 '교근 진찰' 참조

삼차신경의 운동지(제3지)는 하악 운동을 담당한다. 운동에는 입벌리기와 입다물기가 있으며, 교근(masseter muscle), 측두근(temporal muscle), 내측익돌근(medial pterygoid muscle)은 입다물기에 관여하고(하악거상근)(그림 B-3 ①), 입벌리기에는 삼차신경지배의 외측익돌근(lateral pterygoid muscle), 악설골근(mylohyoid muscle) 외에, 경부신경지배의 설골하근군(infrahyoid muscles)이 관여한다(하악하제근)(그림 B-3 ②).

이러한 삼차신경운동핵은 양측성의 핵상성 지배를 받기 때문에 편측성 상위운동신경세포(피질교뇌로)의 장애에서는 뚜렷한 증상이 나타나지 않는다. 이에 비해, 하위운동신경세포의 장애에서는 같은 쪽의 근력저하와 근위축이 나타난다. 입다물기에서는 장애 쪽 교근의 근력저하가 촉진되며, 만성의 예에서는 근위축도 보인다. 입벌리기에서는 외측익돌근이 중앙을 향해 아래턱을 내리기 때문에(그림 B-4 ①), 장애에 의해 입을 벌릴 때에 아래턱은 마비 쪽으로 편위*한다(그림 B-4 ②).

*: 편위란 한쪽으로 치우쳐지는 것을 말한다.

그림 B-2 안면의 감각로

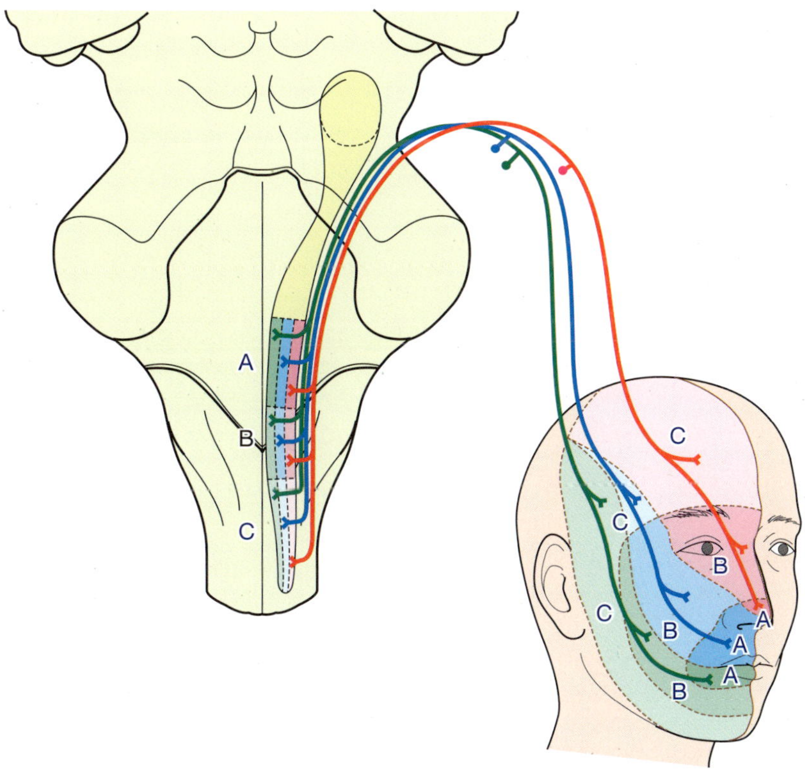

그림 B-3 삼차신경 지배근육과 그 작용 방향

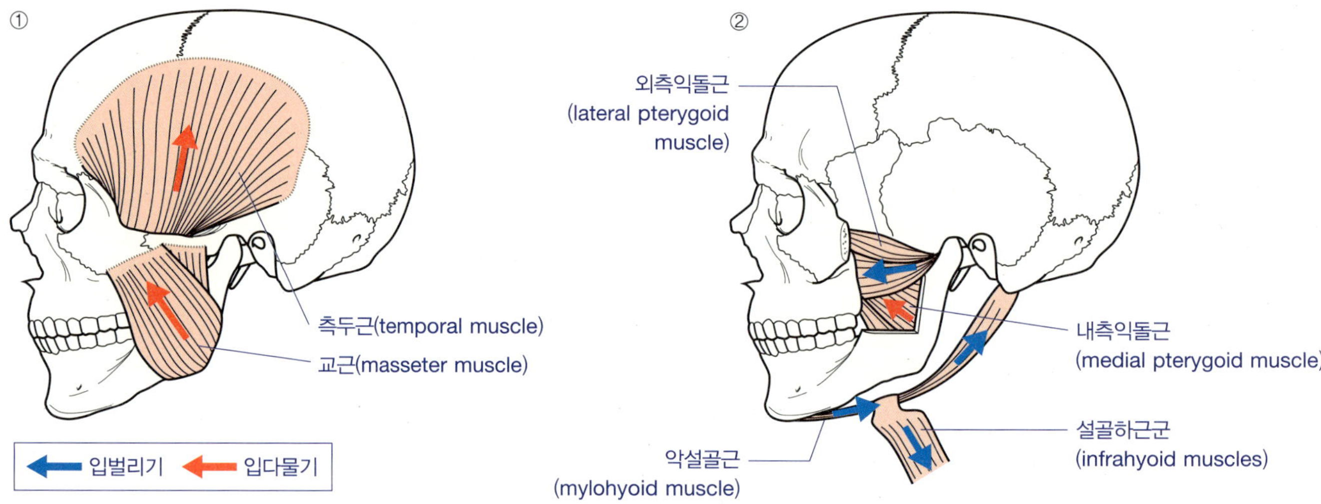

그림 B-4 삼차신경마비에서의 하악(jaw) 편위

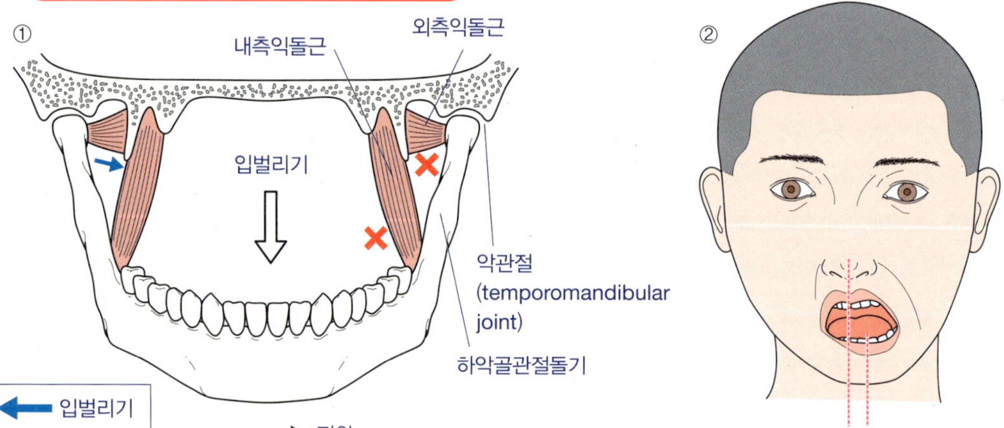

치열(dentition) 정중선의 편위에서 아래턱의 편위를 판정한다.

의심되는 질환, 감별에 필요한 검사

표 1 안면 촉각, 온도통각장애에서 의심되는 질환

의심되는 질환	감별에 필요한 검사·안면 촉각, 온도통각 이외에 필요한 진찰	영상 검사	수액 검사	기타
뇌혈관장애 (대뇌 병변, 뇌간 병변, 척수 병변)	뇌신경(p.8~61), 운동계(p.62~125), 반사(p.126~139), 감각계(p.142~159) 진찰	○		
감각성 신경병증	감각계(p.142~159), 반사(p.126~139) 진찰	○	○	
삼차신경통	신경계(p.8~61), 감각계(p.142~159), 수막자극 증상(p.190~193) 진찰	○	○	
Tolosa-Hunt증후군	시력(p.10~15), 안위, 안구운동(p.16~31), 뇌신경(p.8~61), 수막자극 증상(p.190~193) 진찰	○	○	
Raeder증후군	동공, (안면의 발한) 등의 뇌신경(p.8~61), 수막자극 증상(p.190~193) 진찰	○	○	
다발성 경화증	안저(p.10~15), 뇌신경(p.8~61), 운동계(p.62~125), 반사(p.126~139), 감각계(p.142~159), 소뇌 증상(p.174~185) 진찰	○	○	○

표 2 각막반사 이상에서 의심되는 질환

의심되는 질환	감별에 필요한 검사·각막반사 이외에 필요한 진찰	영상 검사	수액 검사	기타
뇌혈관장애 (Wallenberg증후군)	뇌신경(p.8~61), 운동계(p.62~125), 감각계(p.142~159), 소뇌 증상(p.174~185) 진찰	○		
소뇌교각부종양 (청신경초종)	안진(p.16~31), 청력 검사(p.48~53) 등의 뇌신경, 소뇌 증상(p.174~185) 진찰	○		
삼차신경(눈) 대상포진	동공(p.16~31), 안면의 촉각, 온도감각(p.32~39) 등의 뇌신경 진찰	○	○	○
연수공동증	뇌신경(p.8~61), 운동계(p.62~125), 감각계(p.142~159), 소뇌 증상(p.174~185) 진찰	○		
말초성 안면신경마비(Bell 마비)	안면신경(p.40~47) 등의 뇌신경, 반사(p.126~139) 진찰	○		○
다발성 경화증	뇌신경(p.8~61), 운동계(p.62~125), 반사(p.126~139), 감각계(p.142~159), 소뇌 증상(p.174~185) 진찰	○	○	○

표 3 교근 이상에서 의심되는 질환

의심되는 질환	감별에 필요한 검사·교근 이외에 필요한 진찰	영상 검사	수액 검사	기타
뇌혈관장애 (뇌간 병변)	뇌신경(p.8~61), 운동계(p.62~125), 반사(p.126~139), 감각계(p.142~159) 진찰	○		
다발뇌신경마비 (혈관염성 신경병증, 두개저 병변)	뇌신경(p.8~61), 수막자극 증상(p.190~193) 진찰	○		○
근육병증 (근염, 근이영양증)	뇌신경(p.8~61), 운동계(p.62~125), 반사(p.126~139) 진찰	○	○	
파상풍	근긴장(p.62~73), 불수의운동(p.98~109) 등의 운동계 진찰	○		○
교근 근긴장이상	근긴장(p.62~73), 불수의운동(p.98~109) 등의 운동계 진찰			○
중증근무력증, LEMS	뇌신경(p.8~61), 운동계(p.62~125), 반사(p.126~139) 진찰			○

LEMS : Lambert-Eaton Myasthenic Syndrome

뇌신경 / 제VII뇌신경(안면신경, facial nerve)

진찰 방법

시진

- 표정의 대칭성을 판정한다. 고령자에서는 종종 비대칭성이 보이지만, 병적 의의가 있는지는 수의운동(voluntary movement) 검사 결과를 고려하여 판단한다.
- 가벼운 안륜근(orbicularis oculi muscle) 마비에서는 건강한 쪽에 비해 눈감기가 늦는 정도의 소견밖에 보이지 않는다.
- 특히 원인 없이 일어나는 불수의(involuntary)적 안면근 수축은 없는가?
  - 섬유다발수축(fasciculation)
  - 편측얼굴연축(hemifacial spasm)
  - 근육잔떨림(myokymia) 등
- 눈깜빡임이나 입벌리기 등과 같이 일어나는 불수의적 안면근의 수축은 없는가?
  - 말초성 안면신경마비 후유증인 연합 운동(synkinesis)일 가능성
  - 대표적인 것은 미소 지을 때에 눈이 감겨버리는 Marin-Amat 징후
- 입을 움직일 때 눈물이 나지 않는가?
  - Crocodile tears증후군이라고 하는 말초성 안면신경마비 후의 비정상적인 신경재지배로 인한 현상
- 가면모양얼굴(mask-like face)이나 눈을 뜨거나 감는데 곤란한 적은 없는가?
  - 추체외로계 질환을 고려
- 안면견갑상완근이영양증(facioscapulohumeral muscular dystrophy)에서는 입다물기가 충분히 되지 않아 윗입술이 튀어나온 형태가 된다(맥 모양 입, bouche de tapir). 또한, 웃을 때 입꼬리가 올라가지 않으며, 수평방향으로만 이동한다.
- 안면 근육의 위축이나 종창은 없는가?
  - Parry-Romberg증후군에서 보이는 반쪽의 안면위축, 각진 얼굴(hatchet face)
  - Melkersson-Rosenthal증후군의 안면종창 등
- 이개(auricle)나 외이도(external acoustic meatus)에 발진은 없는가?
  - Ramsay-Hunt증후군 진단에 중요
- 안륜근의 강한 마비에서는 눈감기가 어렵고, 토끼눈(lagophthalmos)이 나타난다. 이때, 눈을 감으려고 하면 안구가 상전(superduction)하는 것을 볼 수 있다(Bell 현상, Bell's phenomenon)(그림 A-1).

그림 A-1 Bell 현상

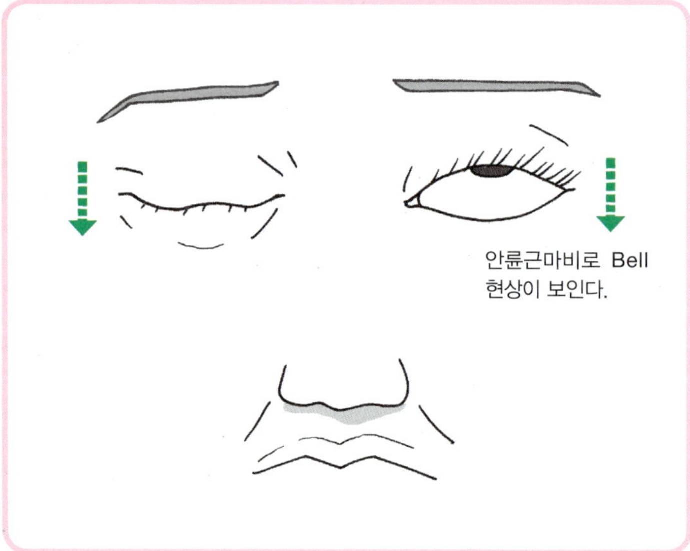

이마의 주름 진찰

- 검사자가 손가락을 들면서 '위를 보고 이마에 주름을 만들어 주세요'라고 말하며 이마의 주름(forehead wrinkling)을 관찰한다(그림 A-2). 마비된 쪽에서는 이마의 주름이 생기지 않는다.

그림 A-2 이마의 주름 진찰

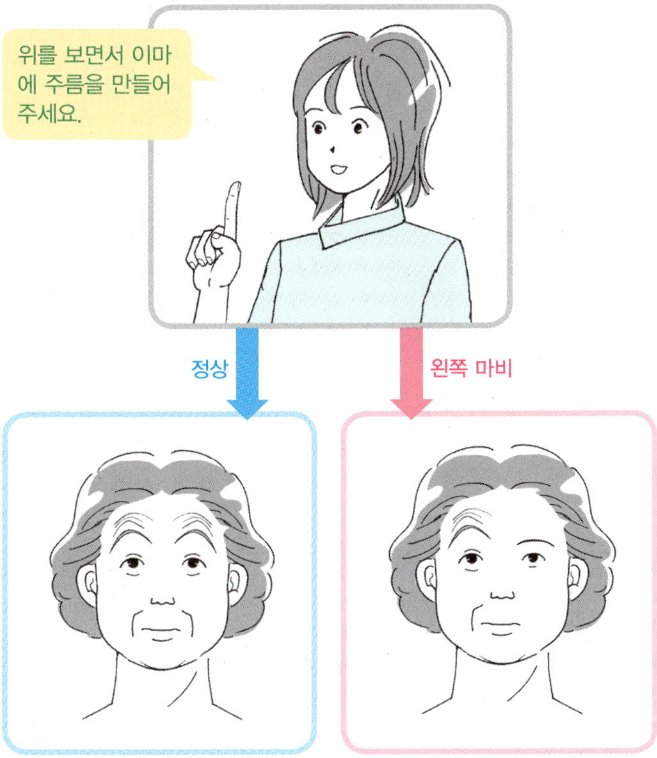

그림 A-3 섬모 징후

명백한 마비가 있다면 눈을 감지 못하는,
이른바 토끼눈(lagophthalmos)이 된다.

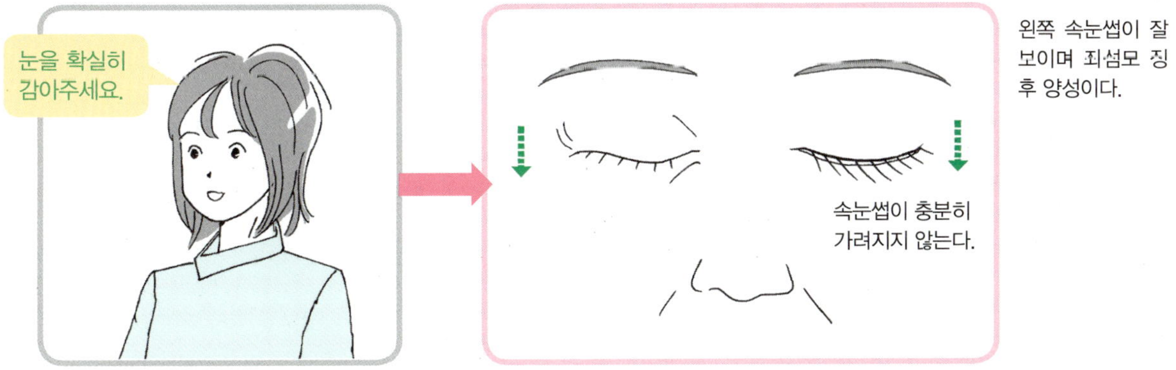

눈감기 진찰

- '눈을 확실히 감아주세요'라고 말하고 눈을 감은 상태를 확인한다. 명백한 마비라면 완전히 눈이 감기지 못하고 토끼눈(lagophthalmos)이 된다. 가벼운 마비에서는 속눈썹이 검열(palpebral fissure)에 가려지지 않는다(섬모 징후, ciliary sign, signe des cils)(그림 A-3).
- 또한, 미묘한 마비를 진단하는 방법으로 환자의 눈꺼풀에 검사자가 손가락 끝으로 가볍게 접촉한 상태에서 환자에게 눈을 꼭 감게한다. 이때, 정상이라면 검사자의 손끝에 미묘한 진동이 전해지지만, 안면신경마비가 있다면 진동이 소실된다(Bergara-Wartenberg 징후).

그림 A-4 하안면근 검사

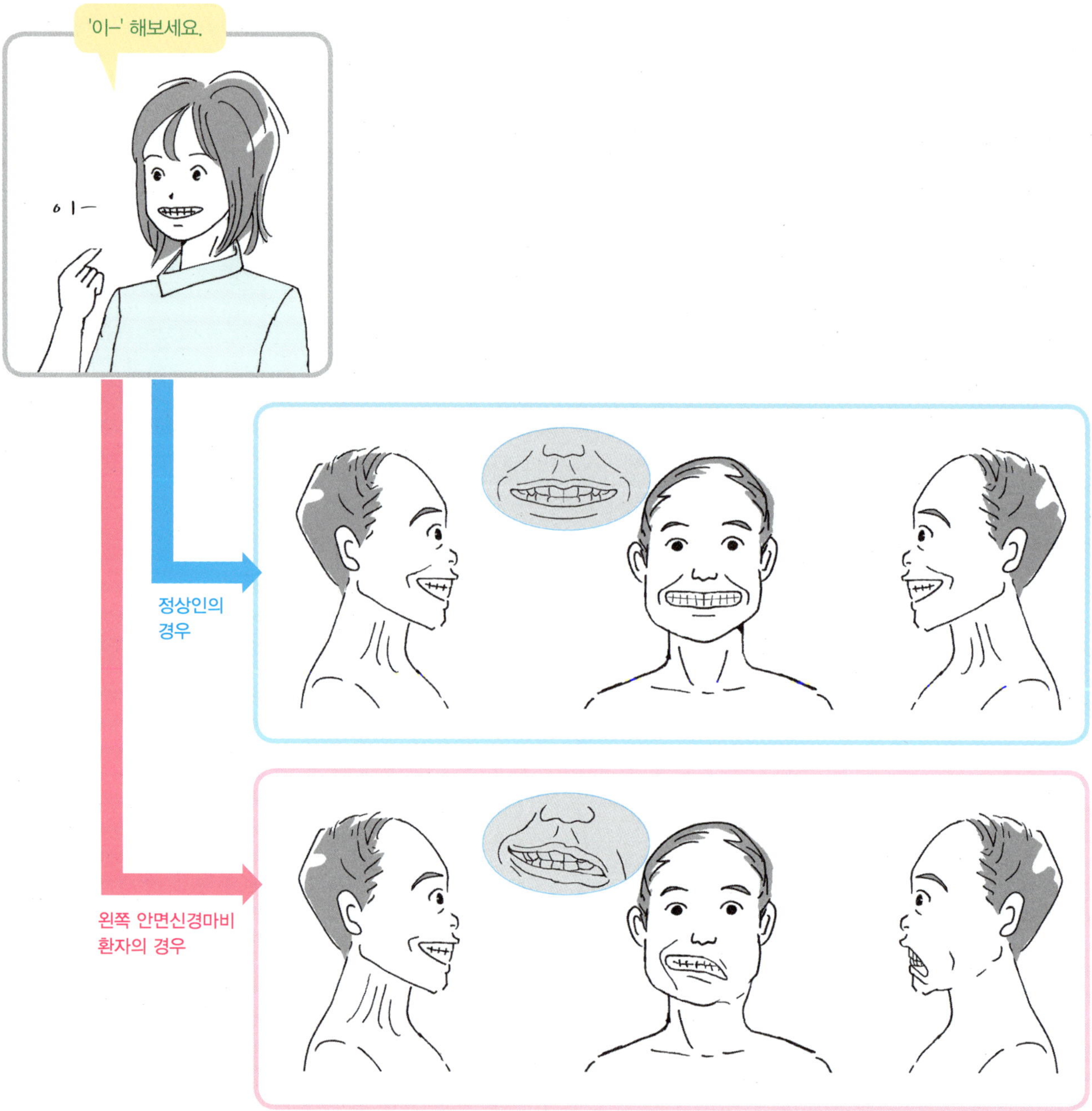

이를 드러내게 하면 입꼬리는 정상인 오른쪽 위로 당겨져 올라가며, 왼쪽(장애)은 제대로 입벌림이 되지 않아, 왼쪽 비순구(nasolabial fold)가 얕은 것이 명확해진다.

비순구(코입술주름) 진찰

- '이-'라고 발음하게 하여 입꼬리가 뒤쪽으로 당겨지는 상태나 비순구(nasolabial fold)의 좌우 차이를 확인한다(그림 A-4). 입꼬리가 정상이라면 올라간다. 마비가 있다면 비순구는 얕고 입꼬리가 잘 올라가지 않는다. 이때, 안면신경마비가 있으면 광경근(platysma)의 수축 저하가 보인다[(그림 A-4), platysma sign of Babinski]. 광경근의 수축은 '에' 발음을 하거나, 검사자가 턱을 고정하여 머리를 굴곡시킬 때에도 나타난다.

기타 진찰

- 각막반사(corneal reflex)의 원심로는 안면신경이다.
- 의식장애가 있는 환자의 경우 안와연(orbital margin)이나 유양돌기(mastoid)로의 압박에 의한 통증 자극을 가해 안면근의 수축을 관찰할 필요가 있다.
- 등골근반사(stapedial reflex)가 장애인 환자에서는 소리가 크게 들린다(청각과민, hyperacusis). 귀 근처에서 손뼉을 치면서 확인한다.
- 미각 검사는 혀를 내민 상태로 혀의 앞 2/3에서 실시한다. 면봉 등을 사용하여 단맛(설탕)·짠맛(염화나트륨)·쓴맛(퀴닌, quinine)·신맛(주석산, tartaric acid)에 좌우 차이를 확인한다. 마비된 쪽 혀에서는 유두(papilla lingualis)의 위축이나 감소가 보인다(그림 A-5).
- 눈물의 분비는 안구건조증 등의 자각적 증상 확인과 Schirmer 검사 등으로 객관적인 평가를 실시할 필요가 있다. 토끼눈(lagophthalmos)이 되면 눈물 분비는 원래 항진하게 되어 있다. 그래도 눈이 감기지 않을 때에는 눈물이 건조해져 안구건조증이 나타날 수 있다. 여기에 부교감신경장애에 의한 눈물 분비의 감소가 나타나면 안구건조증이 악화된다.

그림 A-5 혀의 유두 위축이나 감소

미각 검사는 혀를 내민 상태에서 면봉을 사용해 실시한다.

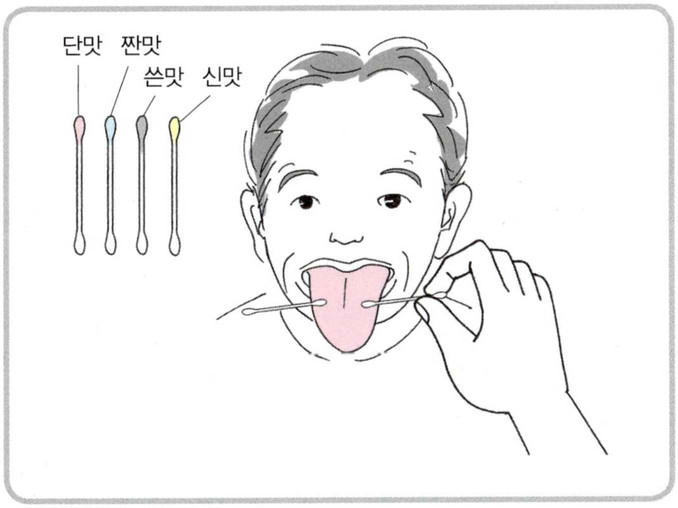

왼쪽 안면신경마비 환자의 경우

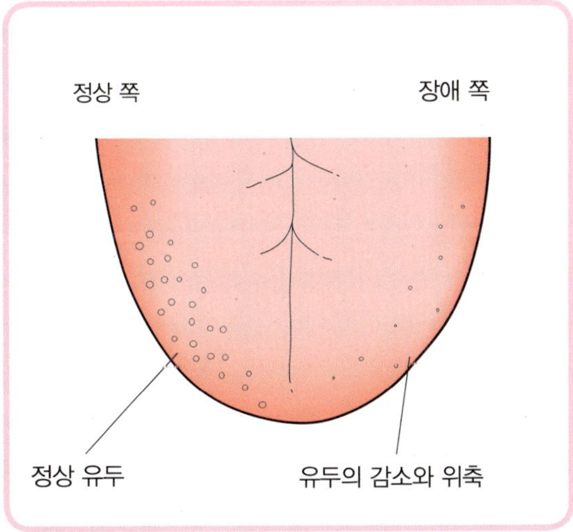

진단 과정으로 알 수 있는 안면신경의 진찰

병소 부위

■ 안면신경의 기능 이상을 이해하기 위해서는 해부학적으로 지식이 필요하다. 안면신경핵은 운동신경세포에서 구성되어 교뇌하부의 배측에 존재한다. 핵에서 나온 신경섬유는 배측으로 상행하고 외전신경핵을 감싸듯이 루프 형태로 주행하여 교뇌와 연수이행부의 복외측에서 수외(extramedullary)로 나온다. 그 다음에 내이관(internal auditory canal)을 지나 안면신경관(fallopian canal)으로 들어가 미로부(ladyrinthine segment)·고실부[tympanic segment 또는 수평부(horizontal segment)]·수직부(vertical segment)를 경유해 경유돌공(stylomastoid foramen)에서 두개(cranial) 밖으로 나간다(그림 B-1). 한편, 중간신경(nervus intermedius)에는 누선(lacrimal gland), 악하선(submandibular gland), 설하선(sublingual gland)을 지배하는 자율신경섬유·혀의 앞 2/3의 미각을 전달하는 감각신경, 외이도 등의 체성 감각을 전달하는 감각신경이 포함된다. 안면신경과 중간신경에서는 다양한 기능을 갖고 있는 신경이 분지하기 때문에 증상의 패턴을 통해 장애 부위를 추정할 수 있다(그림 B-2). 누선, 악하선, 설하선을 지배하는 부교감절전신경세포는 누핵(lacrimal nucleus)과 상타액핵(superior salivatory nucleus)에 존재한다. 미각을 전달하는 신경섬유는 고속핵(nucleus fasciculus solitaries)에 닿고, 체성감각신경은 삼차신경제핵에서 입력한다. 자율신경섬유는, 누선에서의 부교감신경섬유인 대천추체신경(greater superficial petrosal nerve)을 거쳐 익구개신경(sphenopalatine ganglion)에서 절후신경세포(postganglionic neuron)와 시냅스(synapse)를 결합한다. 또한, 여기에는 비점막의 분비선에서의 섬유도 포함된다. 한편, 타액선에서의 부교감섬유는 설신경(lingual nerve)을 경유해 악하신경절(submaxillary ganglion)에서 절후섬유와 시냅스를 형성한다. 미각은 설신경과 고삭신경(chorda tympani nerve)을 거쳐 뇌간으로 전달된다.

그림 B-1 안면신경의 주행

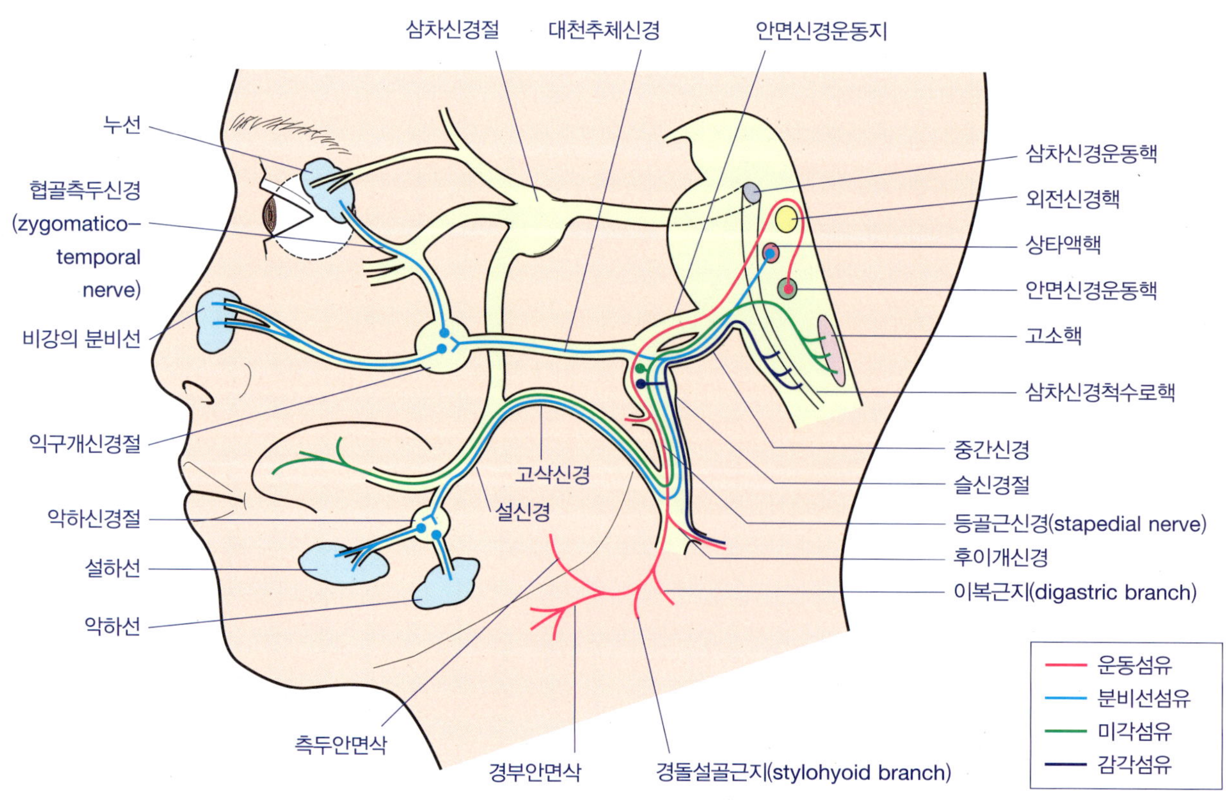

- 안면신경핵을 지배하는 상위운동신경세포는 대뇌피질의 중심전회(precentral gyrus) 및 중심후회(postcentral gyrus)에 존재한다. 여기부터 시작하는 추체로는 내포(internal capsule)로 하행하고 안면신경핵에 이르러서 신경섬유는 내포슬(genu capsulae internae) 부근을 통과한다. 이 후, 교뇌까지 하행하여 교차성 또는 비교차성으로 반대쪽 안면신경핵을 지배한다. 안면 상부의 근육을 지배하는 안면신경핵의 지배는 양측성인 반면, 안면 하부의 근육을 지배하는 안면신경핵지배 상위운동신경세포의 대부분은 반대쪽에 유래한다.
- 일측성 핵상성 장애에서는 상위운동신경세포장애에 의해 안면 하부의 근육만이 마비된다(중추성 안면신경마비)(그림 B-3)(표 1). 또한, 일부의 중추성 안면신경마비 증례에서는 웃거나 화를 낼 때 마비 쪽 안면근의 운동이 관찰된다. 이것은 전두판개부(frontal operculum)의 병변이 인정되어 opercular증후군이라고 불린다. 반대로 감정 변화에 따라 나타나는 표정근 수축만이 심하게 장애되는 경우도 있어, emotional facial palsy라고 불리며 시상·선조체내포·중심전회보다 앞쪽의 전두엽 등의 병변으로 관찰된다. 또한, 광자극 시 눈을 찡그릴 때에는 상구(superior colliculus)가, 맛있는 것에 반응하여 씹거나 흡인하는 것에는 고속핵이 관여하는 것으로 알려져 있다.
- 일측성 핵하성 장애에서는 하위운동신경세포장애에 의

그림 B-2 말초에서의 안면신경장애 부위와 증후의 대응

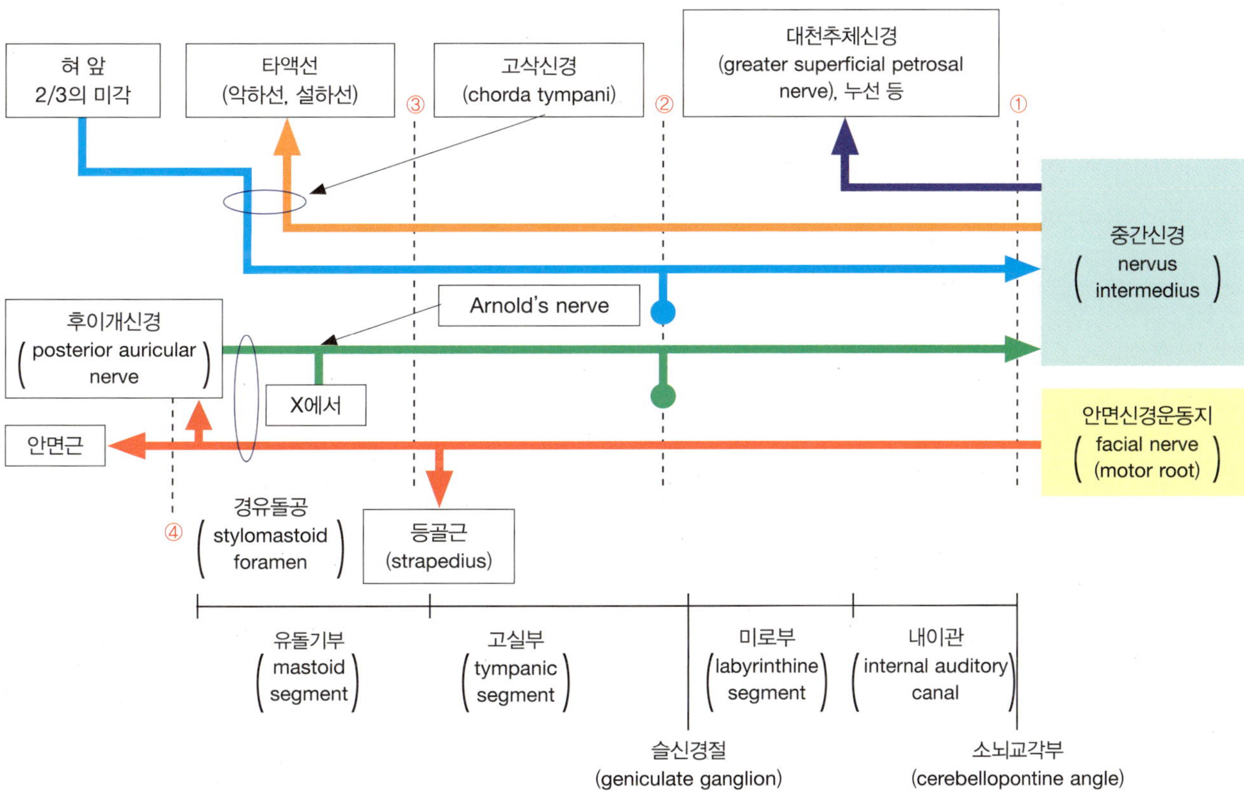

장애 부위	안면근마비	청각과민	미각장애	누액분비장애	타액분비장애
①	+	+*	+	+	+
②	+	+	+	−	+
③	+	−	+	−	+
④	+	−	−	−	−

*: 와우신경(cochlear nerve)이 장애가 되면 오히려 청각은 저하된다.
체성감각의 이상은 임상적으로 검출이 어렵다.

해 안면 하부뿐만 아니라 상부의 근육마비도 발생한다(말초성 안면신경마비)(그림B-3)(표 1). 교뇌 레벨의 병변은 위치에 따라 안면신경마비와 편마비 및 외전신경마비 또는 수평성 주시마비가 서로 다른 조합으로 발생할 수 있다(표 1). 교뇌하부 복측의 바깥으로 이어지는 병변에서는 추체로와 안면신경수내섬유가 동시에 장애되어 같은 쪽의 말초성 안면신경마비와 반대쪽의 편마비가 발생한다. 이것이 Millard-Gubler증후군이며 문헌에 따라 같은 쪽 외전신경섬유의 장애도 포함해 정의된다. 같은 레벨의 병변이라도 안쪽으로 국한되어 있으면, 안면신경섬유는 유지되고 외전신경섬유와 추체로만이 방해받는다. 이것이 Raymond증후군이다. 한편 외전신경섬유가 아닌, 방정중교뇌망상체(paramedian pontine reticular formation, PPRF)가 안면신경섬유와 추체로와 함께 장애되어 발생하는 증후군은 Foville증후군(Foville-Millard-Gubler증후군)이라고 불린다.

그림 B-3 상위운동신경세포의 안면신경핵 및 안면근의 지배관계

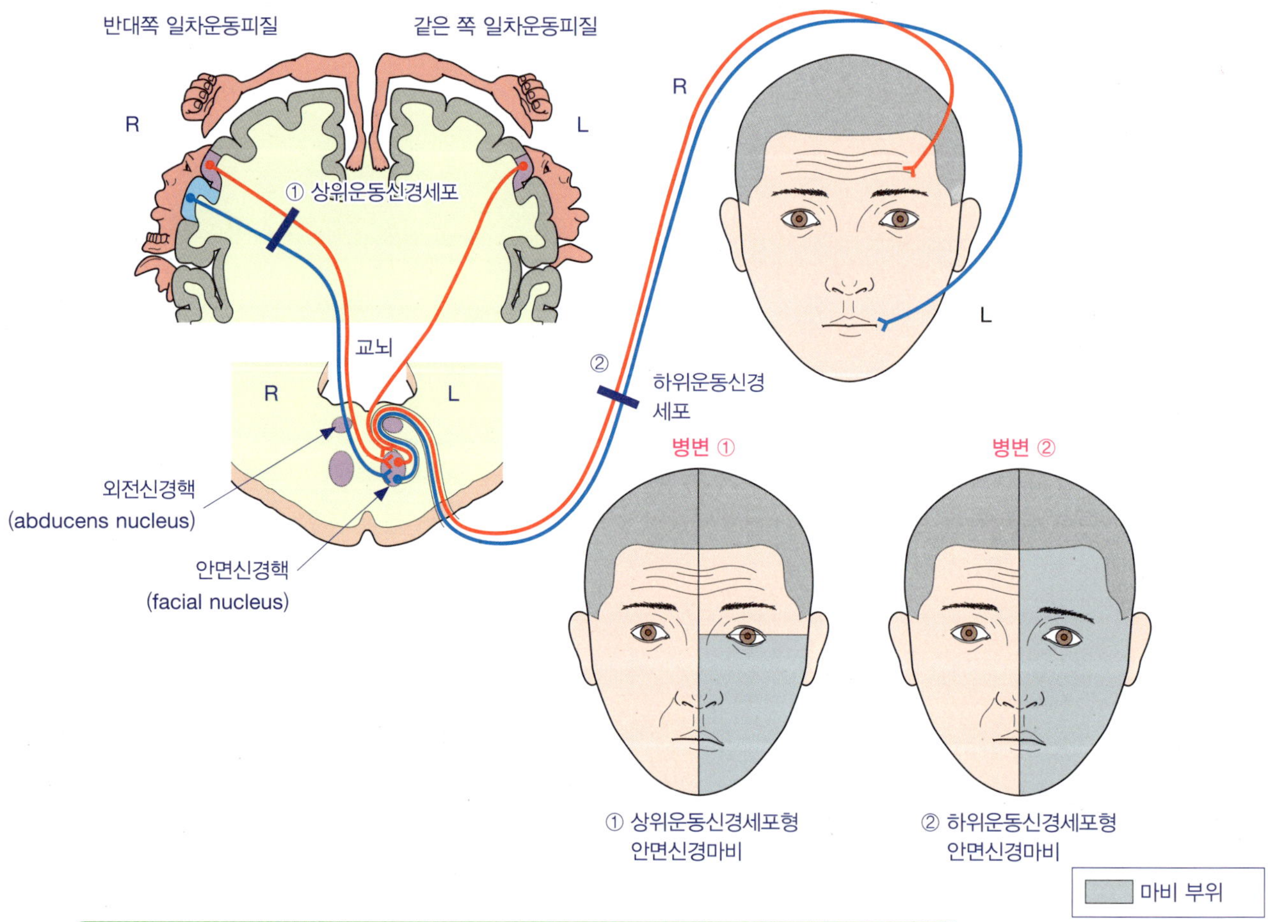

표 1 중추성(상위운동신경세포형)과 말초성(하위운동신경세포형) 안면신경마비의 감별

	상위운동신경세포	하위운동신경세포
이마주름잡기	정상	장애
눈감기	정상(가끔 장애)	장애
비순구(nasolabial fold) 형성	장애	장애
청각과민	없음	가끔 있음
미각장애	없음	가끔 있음

의심되는 질환, 감별에 필요한 검사

의심되는 질환	진찰 소견	검사	MRI	CT
육아종성·염증성 질환				
사르코이드증(sarcoidosis)	양쪽 마비가 되기 쉽다	ACE, 흉부 CT	○	
Wegener 육아종증(granulomatosis)	뇌신경계 검사	C-ANCA	○	
SLE	의식장애 · 수막자극 소견	항핵항체(항dsDNA 항체 등)	○	
결절다발동맥염	말초신경기능 검사	생검		
감염증				
Ramsay-Hunt증후군	이개(auricle) 발진	VZV 항체·PCR		
단순헤르페스바이러스 감염증		HSV 항체·PCR		
중이염 · 유양돌기염	청각 검사		○	○
골수염	뇌신경계 검사		○	○
Lyme병	뇌기능·말초신경기능	항체 검사		
렙토스피라증(leptospirosis)	의식장애	배양·PCR		
이하선염(parotitis)			○	
이하선농양			○	
AIDS	대뇌고차기능	HIV 항체		
종양				
안면신경집종	청각·전정기능 검사		○	
청신경종양	청각·전정기능 검사		○	
	소뇌기능 검사			
Glomus종양	청각·전정기능 검사		○	
수막종	청각·전정기능 검사		○	○
백혈병	청각·전정기능 검사	말초혈 · 골수 검사	○	
횡문근육종			○	
Von Recklinghausen병	청각·전정기능 검사	NF-1 유전자 검사	○	
외상				
측두골 골절	청각·전정기능 검사		△	○
의원성				
기타				
Guillain-Barré증후군	근력 · 건반사	수액 검사·근전도		
		항감글러오시드항체		
디프테리아(diphtheria)	사지근력 · 연하기능	병원체 분리·PCR		
Melkersson-Rosenthal증후군	안면종창 · 혀의 주름	피부생검		

ACE : 안지오텐신 전환효소
ANCA : 항호중구 세포질 자가항체
SLE : 전신홍반루푸스
VZV : 수두-대상포진바이러스
PCR : 중합효소 연쇄반응
HSV : 단순헤르페스바이러스
AIDS : 후천성면역결핍증후군
HIV : 사람면역결핍바이러스

뇌신경 / 제VIII뇌신경(전정와우신경, vestibulocochlear nerve)

진찰 방법

청력 검사

- 시계 소리나 소리굽쇠를 피검자의 귀 가까이에 가져가, 좌우 소리의 크기 차이가 있는지 확인한다.

Rinne 검사

- 소리굽쇠를 진동시킨 상태에서 소리굽쇠의 손잡이 끝을 피검자의 유양돌기(mastoid)에 갖다 댄다(그림 A-1).
- '소리가 들리지 않는다면 말씀해주세요'라고 말하고 피검자가 들리지 않는다고 대답하면 소리굽쇠의 진동부를 귀 옆으로 가져가 '들리시나요?'라고 묻는다(그림 A-1).
- 유양돌기에 갖다 댔을 때 소리로 들리는 것은 골도(bone conduction)에 의한 것으로, 이것을 이도(canal)나 고막을 통한 기도(air conduction)와 비교하는 검사이다.
- 일반적으로 기도는 골도보다 민감하며, Rinne 검사는 정상 또는 양성이라고 판정된다. 하지만, 전음난청이 있을 경우에는 기도가 장애되는 한편, 청신경의 기능은 유지되고 있기 때문에 골도쪽이 보다 더 잘 들리게 되어 Rinne 검사는 이상 또는 음성이라고 판정된다. 즉, 이 검사는 전음난청이 있는지를 조사하는 검사이다.

그림 A-1 Rinne 검사

진동하는 소리굽쇠를 유양돌기에 대고, 진동이 들리지 않게 되면, 소리굽쇠를 외이공(external acoustic pore)의 앞에 대고, 소리가 들리는지를 검사한다.

Check!!
소리굽쇠의 손잡이 끝이 유양돌기에 제대로 닿아 있는지를 확인

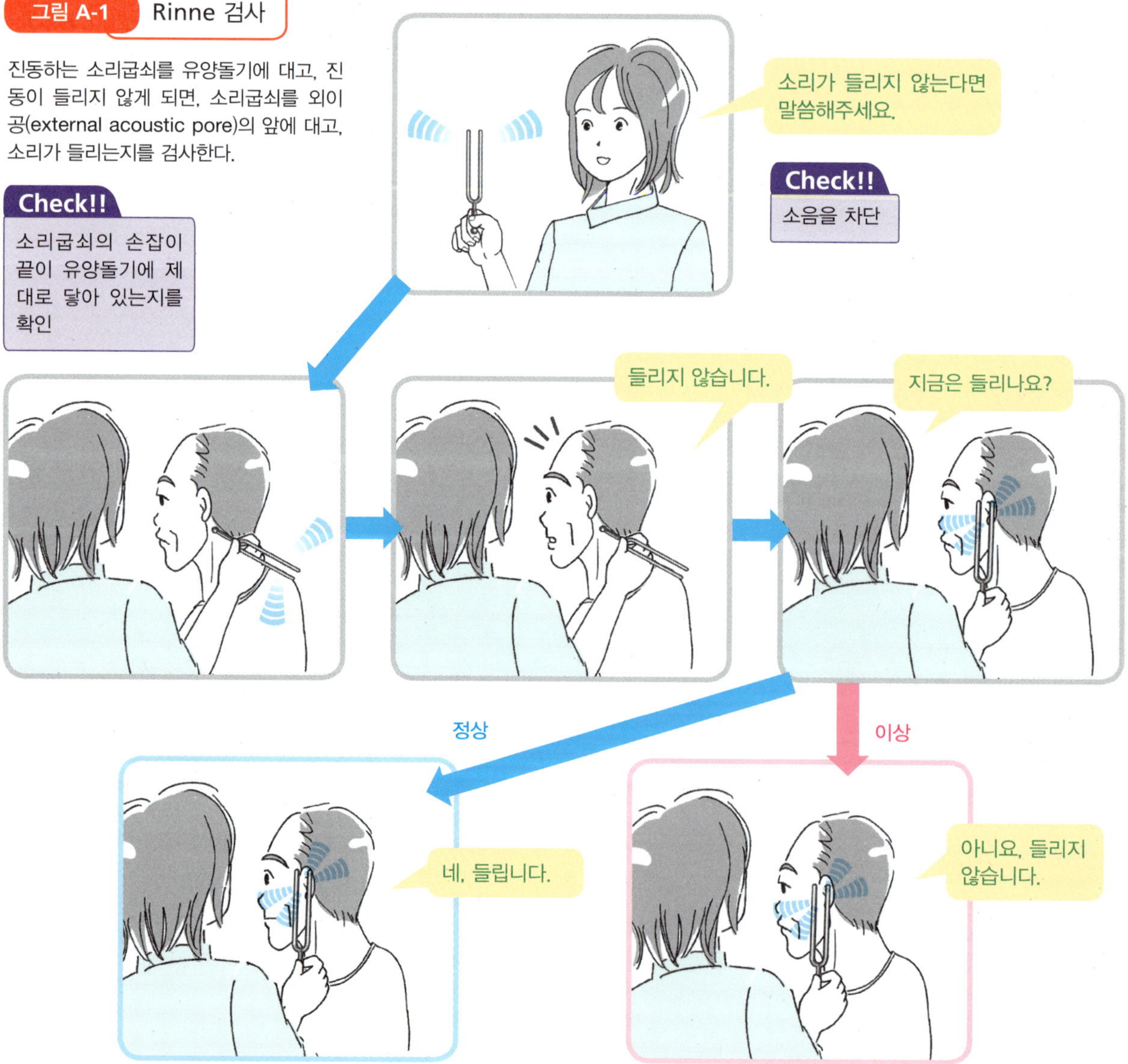

Weber 검사

- 소리굽쇠를 진동시킨 상태에서 소리굽쇠 손잡이의 끝을 이마 중앙에 갖다 댄다.
- '양쪽 모두 똑같이 들리나요? 아니면 좌우 중 어디가 크게 들리나요?'라고 묻는다(그림 A-2).
- 보통은 좌우 똑같이 들린다. 하지만, 전음난청에서는 장애측이 크게 들리고 감음성 난청에서는 정상인 쪽이 크게 들린다.

그림 A-2 Weber 검사

소리굽쇠를 진동시켜 이마의 중앙에 두고 좌우 중 어디에서 강하게 울리는지 확인한다. 정상이라면 양쪽이 동일하다.

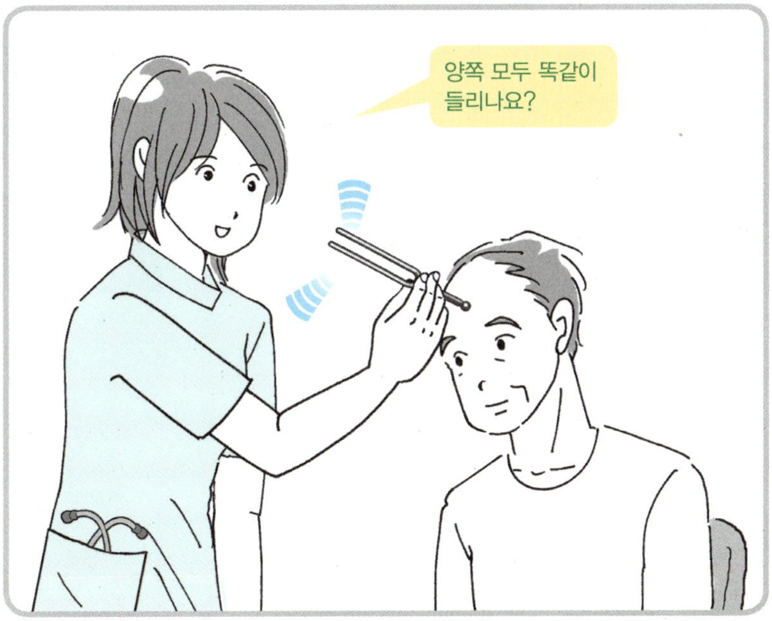

이상을 정리하면 (표 1)과 같다.

그러나 이러한 검사는 간편한 것으로, 정확한 청력의 판정에는 오디오메트리(audiometry)에 의한 평가가 필요하다. 또한, 청력장애의 국소 진단에는 뇌간청각유발전위(brainstem auditory evoked potentials)가 유용하다.

표 1 난청 검사

난청 종류	청력	Rinne 검사	Weber 검사
전음난청 (conductive hearing loss)	저하	기도<골도(이상 또는 음성)	장애 쪽으로 편위*
감음성 난청 (sensorineural hearing loss)	저하	골도<기도(정상 또는 양성)	정상 쪽으로 편위*

*: 편위(deviation) – 한쪽으로 치우치는 것

전정기능 검사

- 전정기능 검사의 상세한 진찰은 이비인후과 전문의에게 의뢰해야 한다.
- 그러나, 다음의 2가지 진찰법은 알아두면 도움이 된다.

Dix−Hallpike(Nylén−Bárány) 두위 검사(그림 A−3)

- 환자를 진찰실 침대에 앉히고, 머리를 45° 회전시킨다.
- 그 후, 피검자의 머리를 지탱하면서 2초 이내에 눕힌다. 이 때, 머리가 침대 모서리의 바깥쪽에 위치하도록 한다.
- 머리를 수평에서 -20~30° 정도 과신전한다.

그림 A-3 Dix-Hallpike(Nylén-Bárány) 두위 검사

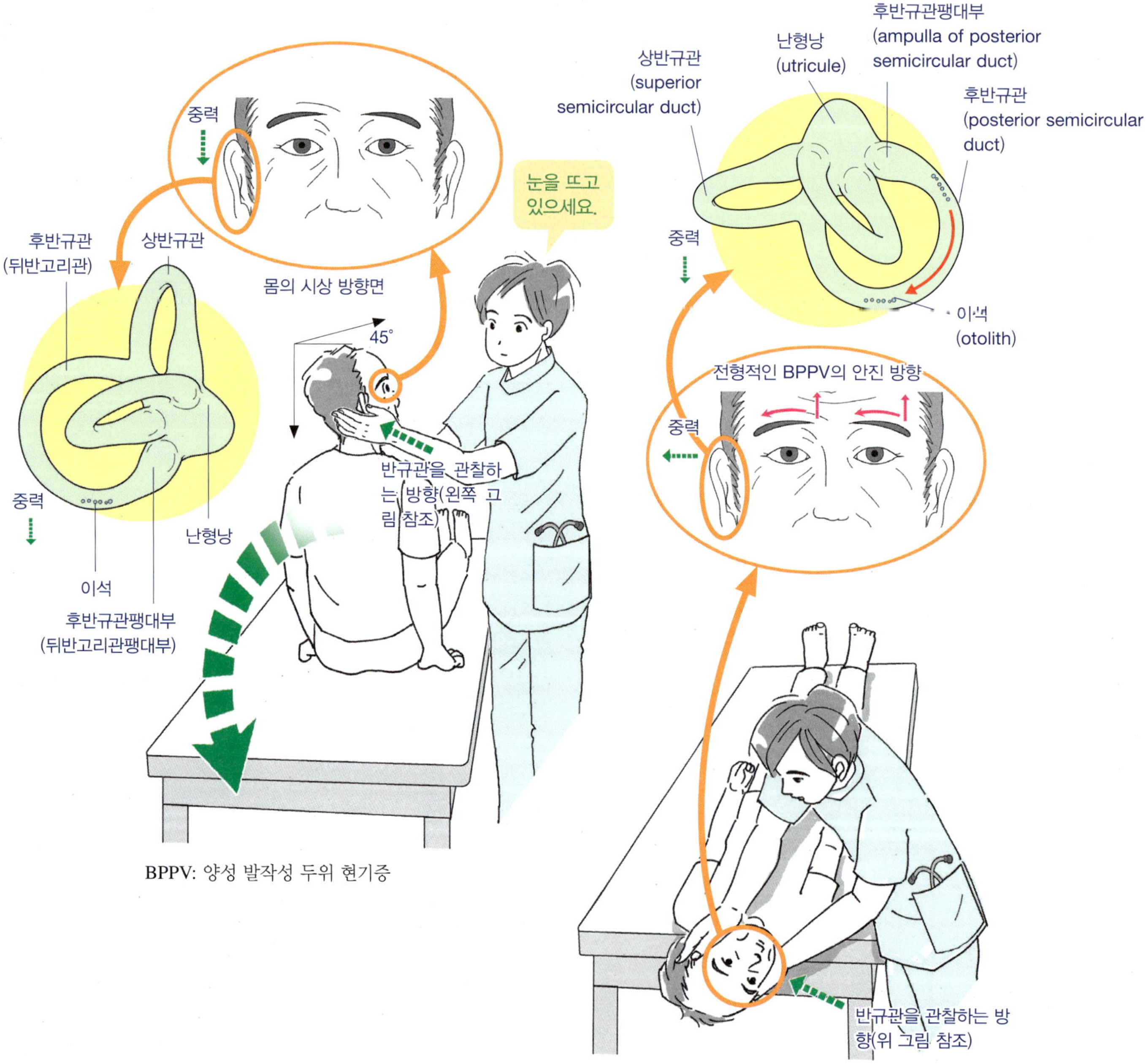

BPPV: 양성 발작성 두위 현기증

- 검사 중에는 환자에게 눈을 뜨고 있도록 지시한다.
- 안진의 출현을 관찰하는 것과 동시에 '어지러우면 말씀해주세요'라고 말한다.
- 양성발작성 두위현기증(BPPV) 등의 말초성 현기증의 경우는 안진과 함께 회전성 현기증이 5~10초 정도의 잠복시간을 두고 유발된다. 반복해서 시행하면 익숙해져 실수가 발생한다.
- 중추성 현기증의 경우, 안진과 현기증은 누운 자세에서 수 초 사이에 유발된다. 또한, 반복해서 시행해도 익숙해지지 않는다.
- 안진의 패턴은 수직성·회전성이지만, 단순한 수직성이라면 중추성을 의심한다.

온도안진검사(caloric test)

- 뇌사 판정 시에도 이용되기 때문에 알아둘 필요가 있다.
- 냉수는 30℃, 온수는 44℃를 사용하여 고막에 이상이 없는 것을 확인하고, 주사기로 20mL씩 외이(external ear)에 주입한다(그림 A-4).
- 정상인에서는 온도안진검사로 (그림 A-4)와 같은 안구의 편위가 유발된다. 뇌간기능장애에서는 소실한다.

그림 A-4 온도안진검사

외이도(external acoustic meatus)에 물을 주입할 때 유발되는 안구의 편위와 반대쪽에서의 안진을 관찰한다.

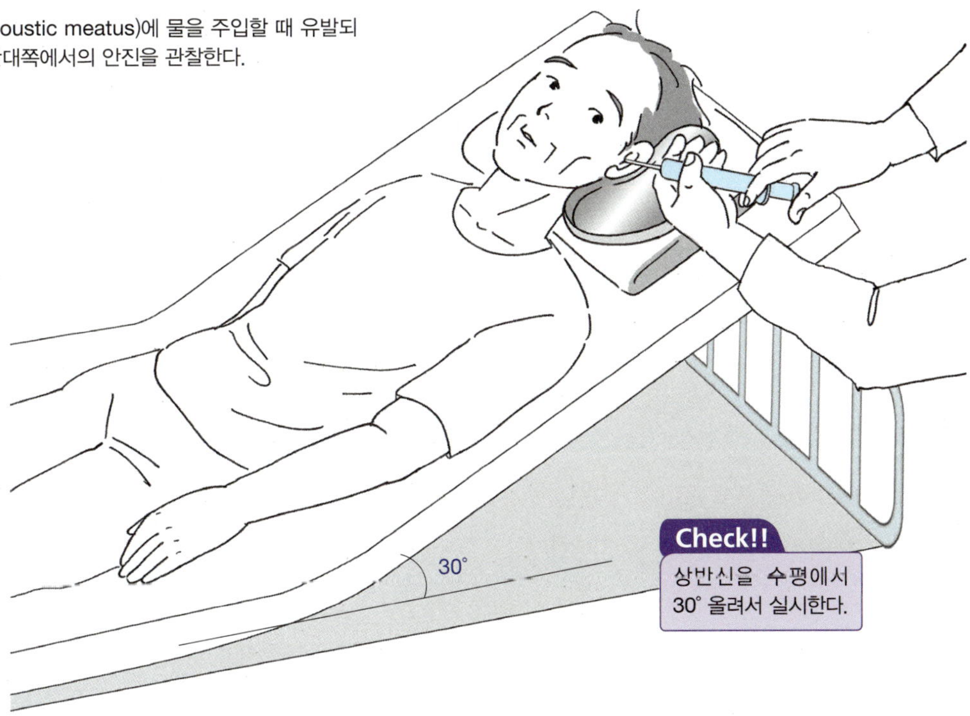

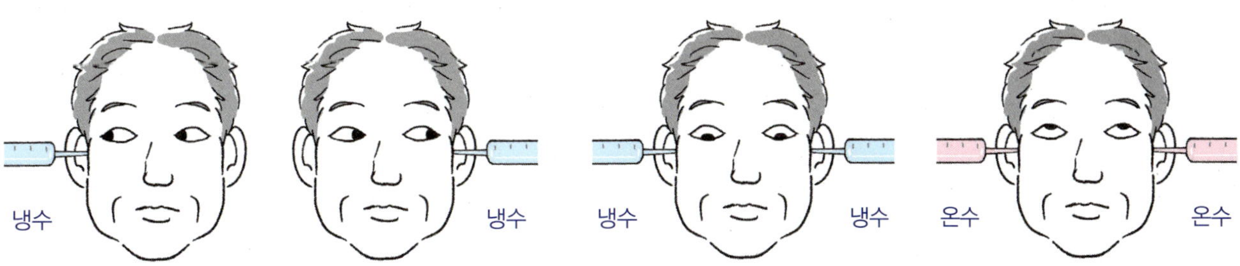

한쪽 외이도로 냉수를 주입하면 같은 방향으로의 안구 편위와 반대쪽으로 빠르게 되돌아가는 안진이 관찰된다.

양쪽 냉수 주입에서는 아래쪽으로, 온수 주입에서는 위쪽으로의 안구 편위가 각각 유발된다.

진단 과정으로 알 수 있는 전정와우신경의 진찰

병소 부위

- 청각의 전도로는 양쪽성일 수도 있고, 중추성 난청은 드물다. 또한, 전정신경계 해부도를 (그림 B-1)에 나타냈다. 내측종속이나 소뇌각을 통해 안구 운동에 관련된 신경이나 소뇌와 섬유가 연결되어 있다.

그림 B-1 전정신경계 해부도

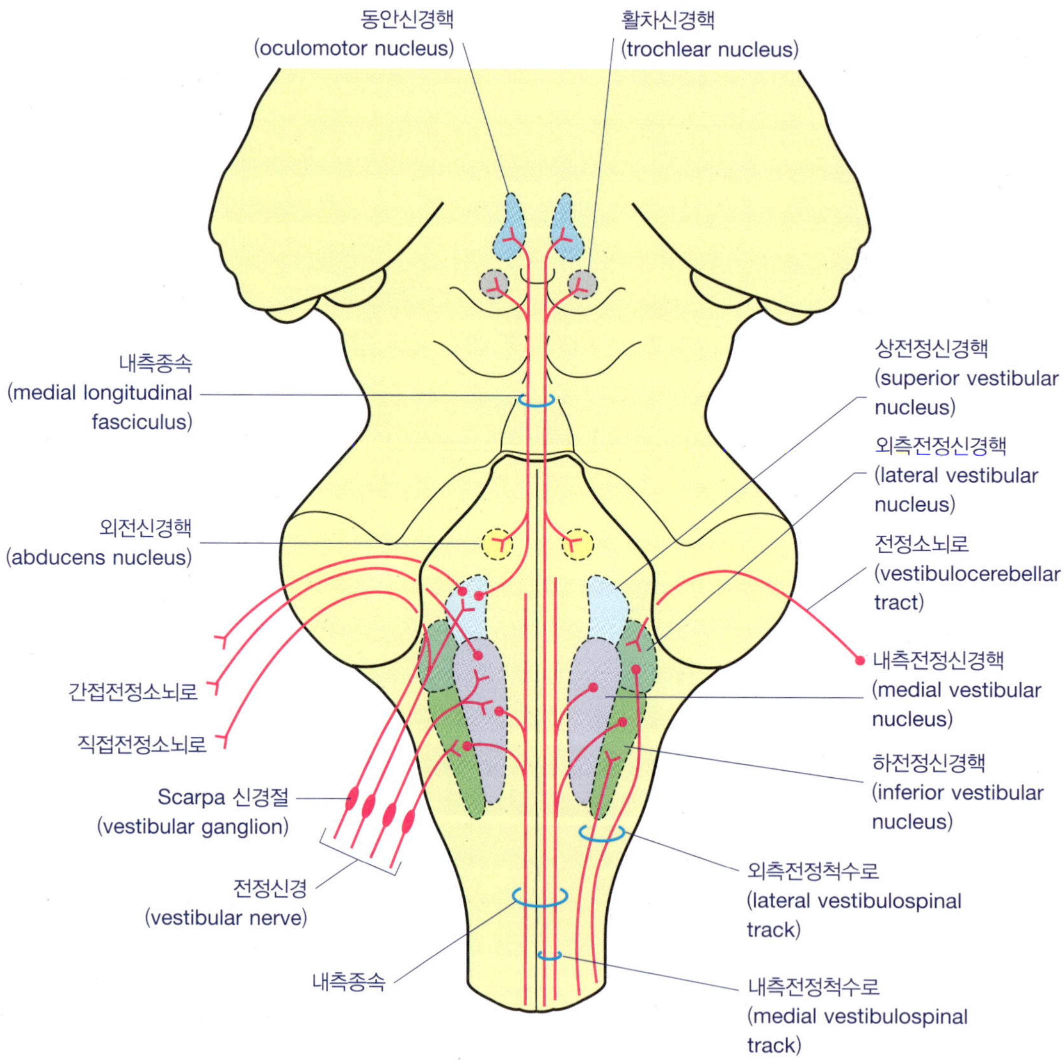

의심되는 질환, 감별에 필요한 검사

의심되는 질환	진찰 소견	검사	MRI	CT
전음난청				
외이도 폐색(이물·삼출)			○	○
고막천공		이경(otoscope)에 의한 관찰		
중이 질환		이경에 의한 관찰		
비인두종양			○	○
감음성 난청				
와우 질환				
외상			○	○
Ménière병	소뇌·뇌간장애 없음	Dix–Hallpike 검사		
선천성 풍진증후군		항체 검사		
노화				
청신경 질환				
청신경종양	전정기능 검사		○	○
	안면신경 검사			
외상			○	○
수막염	두통·수막자극 증상	수액 검사		
뇌혈관장애(전상소뇌동맥폐색)	소뇌계·추체로 징후		○	3D–CTA
미토콘드리아뇌근증	대뇌고차기능·근력	미토콘드리아 DNA 검사	○	○
	근위축	혈액·수액의 젖산·피루브산		
약제성(아미노글리코시드)				
노화				
중추신경계 질환				
뇌혈관장애	전체적인 신경 소견		○	○
뇌종양	전체적인 신경 소견		○	○

3D–CTA : 3차원 CT 혈관조영

뇌신경 / 제IX·X뇌신경(설인신경·미주신경)

진찰 방법

인두(pharynx) 진찰

- **구음 평가 :** 설인·미주신경(glossopharyngeal·vagus nerve) 장애가 있을 경우에는 콧소리나 목쉰 소리를 중심으로 한 구음장애(dysarthria)를 보인다.
- **인두 진찰 :** 설압자로 혀를 아래쪽으로 누르면 인두가 잘 보인다.
- '아-해보세요'라고 말하며 인두의 움직임을 관찰한다(그림 A-1).
- 한쪽의 마비가 있는 경우에는 장애 쪽 연구개(soft palate)의 거상이 나빠 목젖이 정상 쪽으로 당겨진다(그림 A-1). 또한, 인두후벽(posterior wall of pharynx)이 정상 쪽으로 당겨진 것처럼 보인다. 흡사 커튼을 한쪽으로 당긴 모습과 비슷해 커튼 징후(curtain sign, signe de rideau)라고 불린다.

그림 A-1 인두 진찰

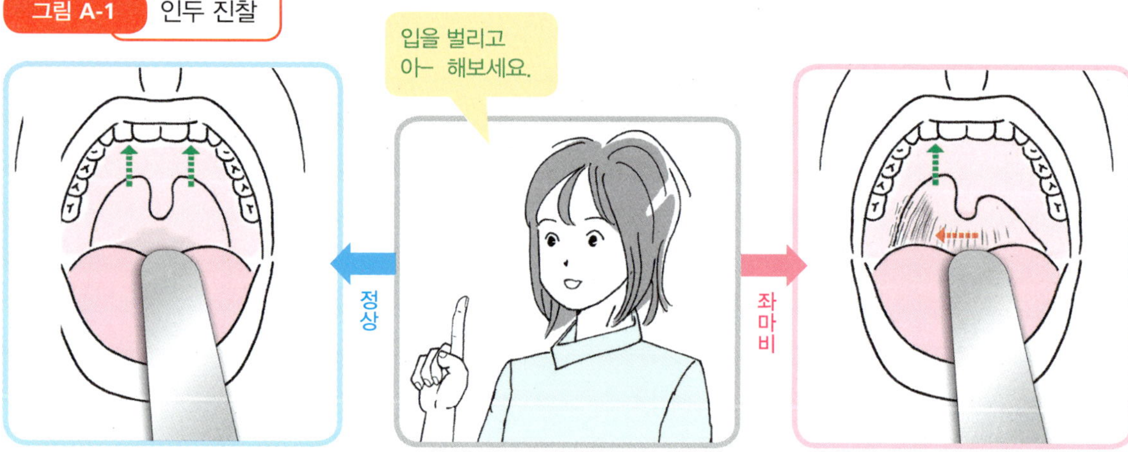

구역반사(gag reflex) 진찰

- **구역반사 :** 설압자를 인두후벽·목젖에 대면 인두근(pharyngeal muscle)이 수축하고, 구역질이 유발된다(그림 A-2). 이때, 목젖은 올라가고 인두의 내강은 좁아진다.
- 구심로는 설인신경, 원심로는 설인·미주신경이다.
- 주의해야 할 것은 구역반사 유발은 건강한 사람에서도 개인차가 있고, 약 40%에서 결여되었다는 지적도 있다. 그러나 한쪽에서 결여된 경우에는 병적이다. 의핵(nucleus ambiguus) 이하의 장애로 본 반사는 저하한다.
- **연하(삼키기, swallowing) 평가 :** 연하는 ① 선행기, ② 구강기, ③ 인두기, ④ 식도기로 나뉜다. 설인·미주신경과 관련있는 것은 ②와 ③이다. 최근의 연하 평가는 조영제를 이용한 투시영상을 비디오로 촬영해 이루어지고 있다.

그림 A-2 구역반사 진찰

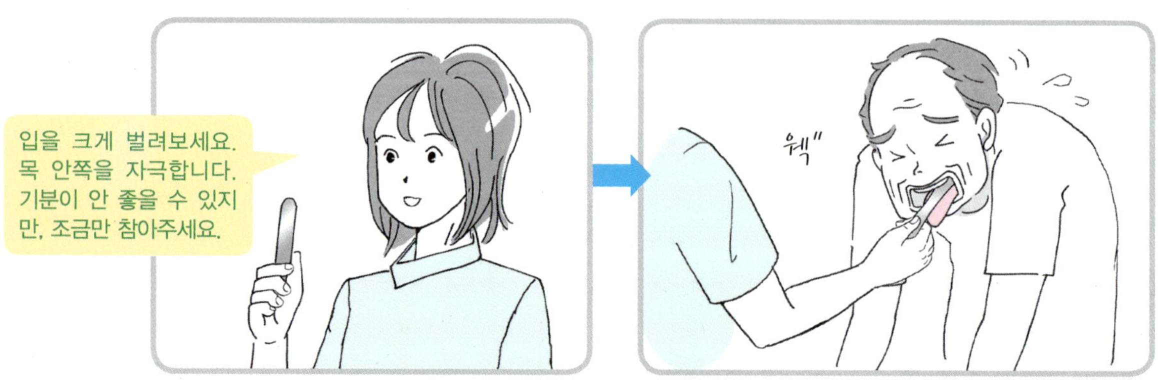

진단 과정으로 알 수 있는 설인·미주신경의 진찰

병소 부위

설인·미주신경에 의한 지배 근육

- 설인·미주신경에 의한 인두근의 지배관계를 (표 1)에 나타냈다.
- 구개범장근(tensor veli palatini muscle)은 삼차신경지배로, 설인·미주신경의 장애에도 인두의 기능이 완전히 상실되지 않는 것은 동일한 근기능이 남아있기 때문이다.
- 성문(glottis) 부근의 근육 모식도를 (그림 B-1)에 나타냈다.

표 1 설인·미주신경에 의한 지배 근육과 그 기능

지배신경	근육	기능
설인신경	경돌인두근	인두의 거상과 확장에 관여한다.
미주신경	구개수근	목젖을 단축하고, 뒤로 구부린다. 연하 시에 비강(nasal cavity)으로의 역류를 막는다.
	구개범장근	연구개(soft palate)를 들어 올리고, 뒤로 당긴다. 연하 시에 비강으로의 역류를 막는다.
	구개인두근	인두와 갑상연골(thyroid cartilage)을 위쪽으로 당기고, 연구개를 아래로 당긴다. 인두와 구개(palate)의 거리를 단축한다.
	이관인두근	인두의 위쪽과 바깥쪽을 들어 올린다.
	구개설근	혀의 뒤쪽을 들어 올리고, 구협(fauces)을 좁힌다. 연구개를 아래쪽으로 당긴다.
	상·중·설인두수축근	연하 시 인두를 평탄화해 수축시킨다. 연하 시에 내용물을 식도로 밀어 넣는다.
상후두신경	윤상갑상근	성대의 주요한 장근(tensor).
반회신경	후윤상피절근군	성대의 주요한 외전근. 피열연골(arytenoid cartilage)을 바깥으로 회전시키고, 성문열(rima glottidis)을 연다.
	외측윤상피열근군	성대의 주요한 내전근. 피열연골을 안으로 회전시키고, 성문열을 닫는다.
	갑상피열근	피열연골을 앞으로 당기고, 성대를 단축하여 이완시킨다.
	사피열근	피열연골을 근접시키고, 성문열을 닫는다.

그림 B-1 성문 부근의 근육 기능도

모두 위에서 본 모습이다.

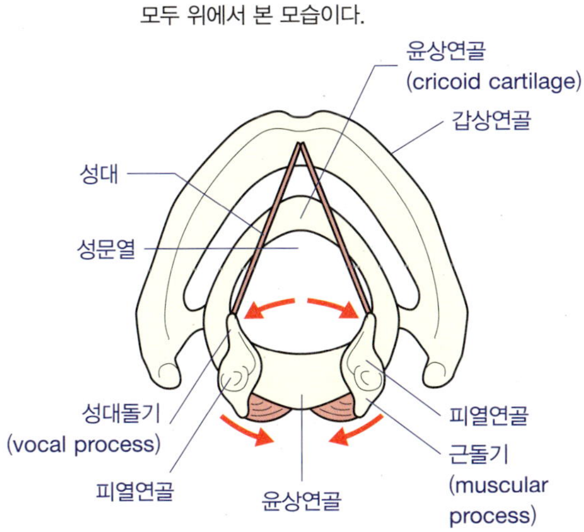

① 후윤상피열근이 수축하면 피열연골이 외회전하여 성문열을 연다.

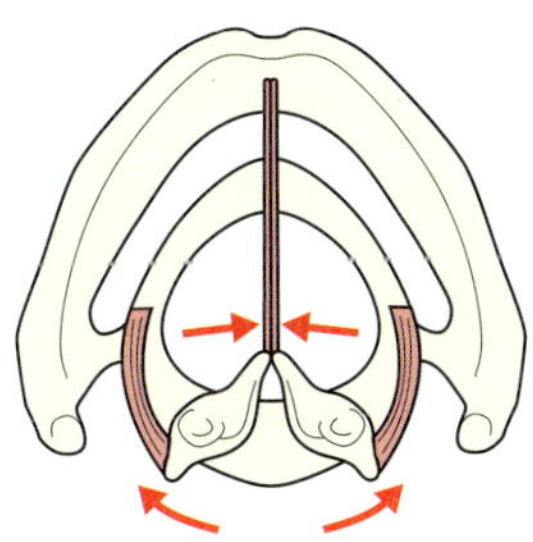

② 외측윤상파열근이 수축하면 피열연골이 내회전하고 성문열이 닫힌다.

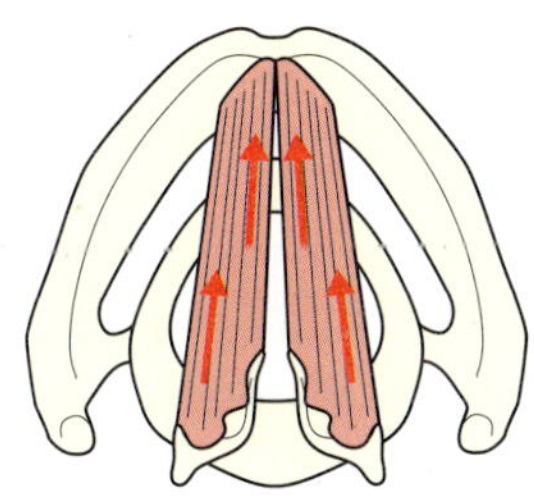

④ 갑상피열근이 수축하면 성대가 단축하고 피열연골이 근접해 성문열은 닫힌다.

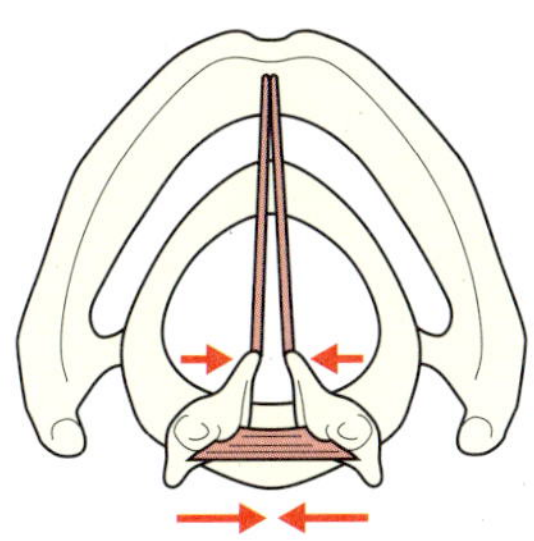

③ 횡피열근(transverse arytenoid muscle)이 수축하면 후부성문열이 닫힌다.

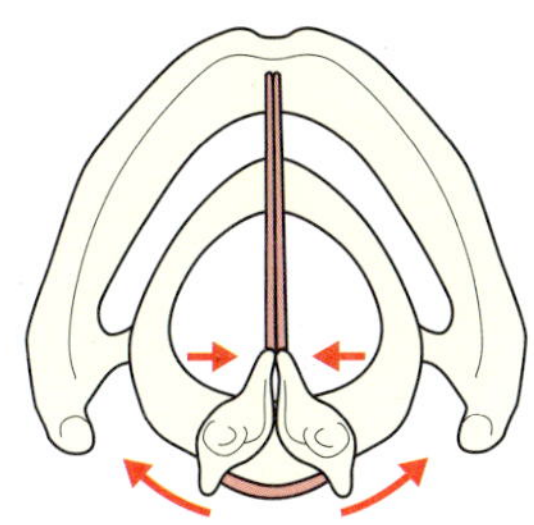

⑤ 사피열근이 수축하면 피열연골이 근접해 성문열은 닫힌다.

설인·미주신경의 해부

- 설인신경의 운동신경세포는 의핵(nucleus ambiguous)에 존재한다.
- 설인신경과 미주신경의 운동신경세포는 모두 양측성의 핵상성 지배를 받는다. 양측성의 상위운동신경세포 장애에 의해 양쪽 신경의 핵상성 마비는 가성구마비(pseudobulbar palsy)라고 불린다(표 2). 연하장애와 구음장애 외에도 감정실금(emotional incontinence)이 나타날 수 있다.
- 뇌혈관장애에서 가성구마비가 발생한 경우에는 급성으로 상기도 폐색이 발생할 수 있다.
- 인두, 편도, 외이도 등의 일반 체성구심로는 상·하설인신경절(superior and inferior glossopharyngeal ganglion)에 일차신경세포가 존재하고, 삼차신경척수로핵으로 입력한다.
- 설인신경통(glossopharyngeal neuralgia)에서는 지배영역의 극심한 통증이 일과성으로 나타난다. 인두벽이나 구협부에 유발영역(trigger zone)이 존재한다. 연하 운동 시 등에서 유발된다. 경동맥소체(carotid body)에서의 특수 내장구심로(visceral afferent)도 설인신경을 지나기 때문에, 이 구심로의 자극 증상으로 서맥(bradycardia)이나 그에 따른 실신이 나타나기 쉽다.
- 하타액핵(inferior salivary nucleus) 유래의 부교감절전섬유가 소추체신경(lesser petrosal nerve)에서 이신경절(otic ganglion)에 이르러 이하선(parotid gland)으로의 절후섬유(postganglionic fiber)와 시냅스를 형성한다.
- 미주신경의 해부를 (그림 B-2)에 나타냈다.
- 운동신경은 의핵에 존재하고, 그 축삭은 인두지(pharyngeal branch), 상인두신경(superior pharyngeal nerve), 반회신경(recurrent nerve)으로 나뉜다.
- 부교감신경은 심장에 관해서는 의핵 내측부에서, 그 이외의 소화기계에서의 신경은 배측운동핵(dorsal motor nucleus)에서 나온다.
- 감각신경은 인두·후두의 구심로를 포함하고 있으며, 그 일차신경세포는 상미주신경절(superior vagal ganglion)에 존재한다.
- 인두나 후두에서의 일반 내장신경이나 후두개에서의 미각신경은 하미주신경절(inferior vagal ganglion)에 일차신경세포가 존재한다.

표 2 구마비와 가성구마비의 감별점

	구마비	가성구마비
병태	하위운동신경세포장애	양측상위운동신경세포장애
연하장애	고형물이 주체	액상물이 주체
구역반사	저하	정상~저하
감정실금	없음	보이는 경우 있음
설위축·섬유속성 수축	설하신경핵이 방해를 받을 경우	없음
원인 질환	운동신경세포 질환 연수뇌혈관장애	천막상(supratentorial) 뇌혈관장애 다발성 경화증

그림 B-2 미주신경의 해부

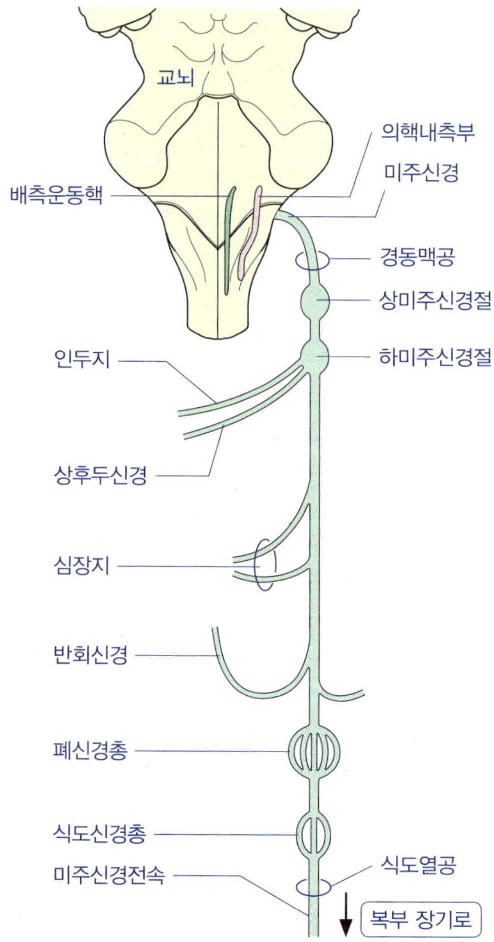

의심되는 질환, 감별에 필요한 검사

의심되는 질환	진찰 소견	검사	MRI	CT
핵상성 장애				
뇌혈관장애	전반적인 신경기능		○	○
뇌종양	전반적인 신경기능 뇌압항진 소견		○	○
다계통위축증	추체외로계 소뇌계	자율신경기능 검사	○	△
운동신경세포 질환	근위축 · 근력 건반사	근전도	△	
다발성 경화증	전반적인 신경기능 시각 검사	수액 검사 · 유발전위	○	
핵 또는 척수 내 핵하섬유의 장애				
뇌혈관장애	전반적인 신경기능		○	○
운동신경세포 질환	근위축 · 근력 건반사	근전도	△	
연수공동증	감각기능 하위뇌신경기능		○	
뇌간종양	뇌신경계 · 소뇌계		○	
수외핵하섬유의 장애				
종양	부신경 · 설하신경기능		○	
동맥류	부신경 · 설하신경기능	혈관조영	○	3D−CTA
외상	부신경 · 설하신경기능		○	○
신경절접합부 질환				
중증근무력증	안검하수 · 안구운동 근력	근전도 · 항Ach 수용체 항체		
보톨리눔중독증	동공 · 안구운동	배양 검사 · 독소 검출 · 독소 PCR		
근육 질환				
근강직성 이영양증 (myotonic dystrophy)	안검하수 · 안구 운동 근위축 · 근력 · 근긴장	근전도 · 유전자 검사		
안인두근 이영양증 (oculo-pharyngeal muscular dystrophy)	안검하수 · 안구 운동	근전도 · 유전자 검사		
식도 질환				
식도암			○	○
식도이완불능증		식도조영 검사		
종격 질환				
악성림프종		갈륨 신티그래피(gallium scintigraphy) · 생검	○	○
림프절 전이		갈륨 신티그래피 · 생검	○	○
후두 질환				
후두암		내시경 · 생검	○	○
후두폴립(laryngeal polyp)		내시경 · 생검		

ACh: 아세틸콜린
PCR: 중합효소연쇄반응

뇌신경 / 제XI뇌신경(부신경, accessory nerve)

진찰 방법

시진

- 경성사경(spastic torticollis)이 없는가. 있다면, 흉쇄유돌근(sternocleidomastoid muscle)에 비대가 있는가.
- 한쪽 어깨의 위치가 다른 쪽에 비해 아래에 있지 않는가.
- 선 자세에서 양팔을 자연스럽게 내리게 하면, 마비 쪽 손가락 끝은 보다 아래쪽에 위치하고 있다.
- 흉쇄유돌근의 위축은 없는가. 만약 있다면, 전두부에서 대머리나 각진 얼굴(hatchet face) 등의 유무를 확인한다. 그러한 것들이 존재하면 근강직성 이영양증을 의심한다.

흉쇄유돌근 진찰

- 한쪽의 흉쇄유돌근 작용은 머리를 반대쪽으로 회전시키는 것이다.
- 예를 들어 마주 본 상태에서 왼쪽을 진찰하는 것을 의미한다. 검사자는 왼손을 피검자의 턱 오른쪽에 대고, 오른손은 피검자의 왼쪽 흉쇄유돌근에 댄다(그림 A-1).
- '고개를 오른쪽으로 돌려보세요'라고 지시하고 왼손에 가해지는 힘과 오른손으로 느껴지는 근수축과 근육량을 평가한다.
- 반대쪽도 동일하게 실시하여 좌우 차이를 검토한다.

상부승모근 진찰

- 상부승모근(upper portion of muscle trapezius)의 주요 작용은 어깨를 올리는 것보다는 견갑골을 위뒤쪽으로 당기는 것이다. 이것은 견갑골의 위치를 위쪽으로 회전시킴으로써, 어깨보다 팔을 위쪽으로 올릴 수 있게 한다.
- 검사자가 피검자의 어깨에 손을 올리고 '어깨를 들어 올리세요'라고 지시한다(그림 A-2).
- 어깨가 올라가는 정도와 검사자의 양손에 가해지는 힘을 평가한다(그림 A-2).
- 후두부(occipital region)를 견봉(acromion)에 붙이는 힘으로 평가하는 것도 가능하다.
- 삼각근의 근력이 정상이라도 상부승모근의 마비가 있다면, 상완을 수평으로 외전시킬 수 없다. 이것은 견갑골이 고정되지 못하고 상지의 무게로 외전 자세를 취하게 되기 때문이다. 또한, 상부승모근의 마비가 있으면 머리의 신전에도 가벼운 마비가 나타난다.

그림 A-1 흉쇄유돌근 진찰

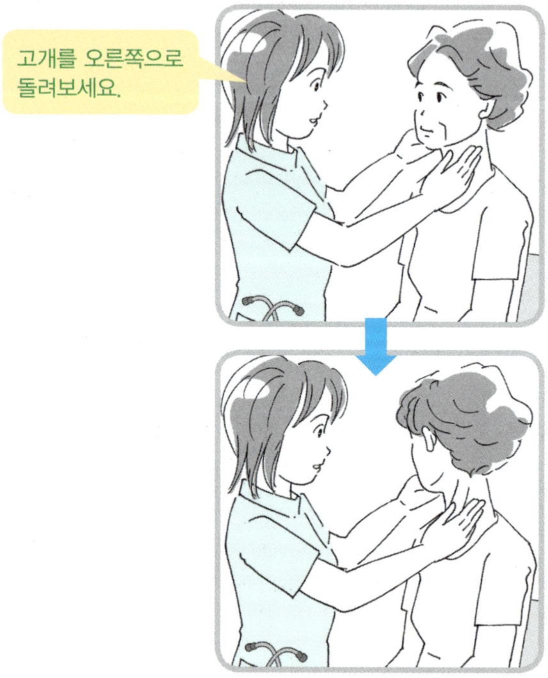

그림 A-2 상부승모근 진찰

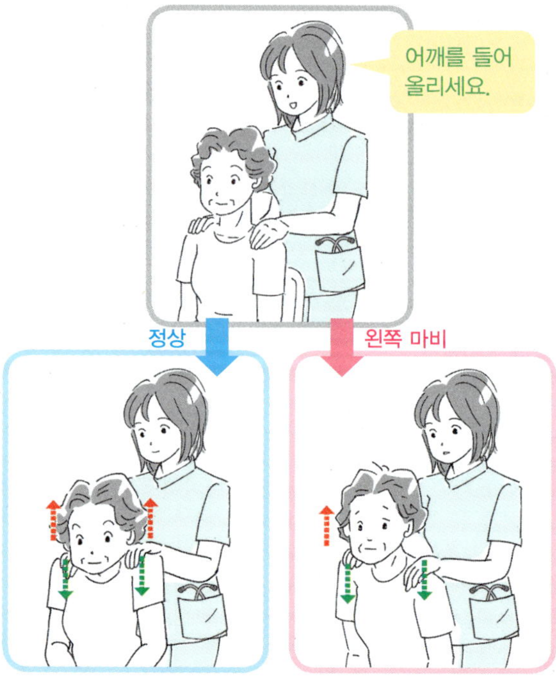

진단 과정으로 알 수 있는 부신경의 진찰

병소 부위

- 부신경은 단순한 운동신경으로 구성된다(그림 B-1).
- 핵상성 섬유는 추체로를 통해 핵에 다다르지만, 상부승모근에 대한 운동핵은 주로 반대쪽 지배를 받는다.
- 흉쇄유돌근에 대한 핵상성 지배는 주로 동측성이라는 점에 주의한다. 최종적으로 동측 지배가 되는 것은 이중교차가 있기 때문으로 추측되지만, 정확한 핵상성 섬유의 경로는 불분명하다.
- 뇌간에서 상부승모근을 최종적으로 지배하는 섬유는 복측을, 흉쇄유돌근을 최종적으로 지배하는 섬유는 피개부(tegmental area)를 통과한다.
- 부신경의 핵은 연수의 의핵 및 척수전각의 C5 레벨까지 존재한다. 주로 C1, 2는 흉쇄유돌근을 C3, 4은 상부승모근을 지배한다. 신경근은 상행하여 경정맥공(jugular foramen)에서 두개외(extracranial)로 나온다.

의심되는 질환, 감별에 필요한 검사

- 부신경 단독의 마비는 극히 드물고, 원인은 제X(p.54~57), XII(p.60~61) 신경과 동일하다.

그림 B-1 견갑근·승모근·전거근의 관계

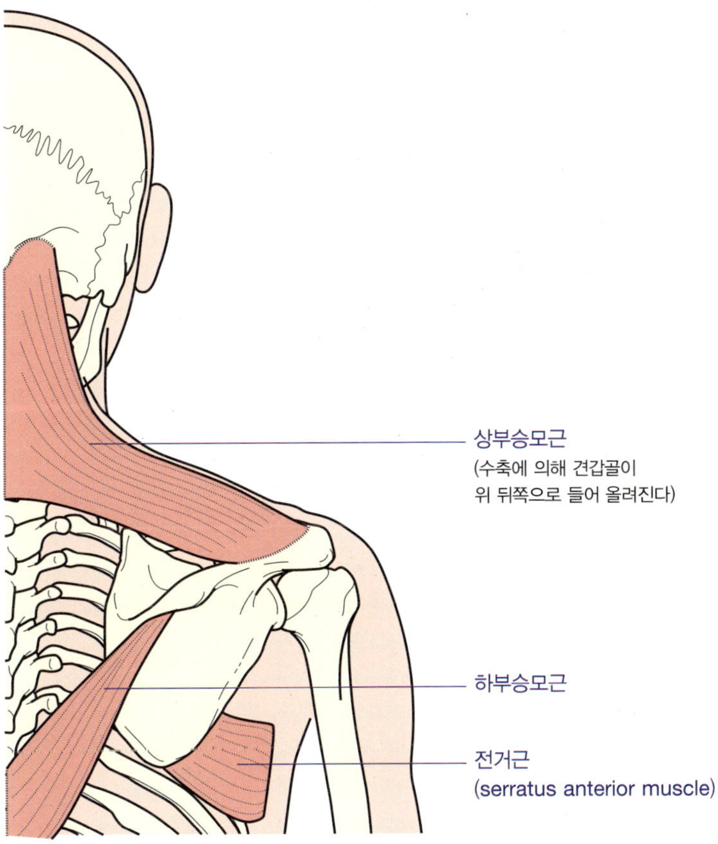

뇌신경 / 제XII뇌신경(설하신경, hypoglossal nerve)

진찰 방법

시진

- 혀가 구강 내에서 자연스러운 형태로 있을 시에 섬유속성 수축(fasciculation)이 의심되는 이상한 근수축이 없는가(그림 A-1).

혀 내밀기

- '혀를 똑바로 내밀어보세요'라고 지시하여 혀를 내밀게 한다(그림 A-2). 그때, 뚜렷하게 한쪽으로 치우침이 있다면, 치우친 쪽에 마비가 있다. 또한, 내미는 것으로 혀의 위축이 없는지를 판정할 수 있다(그림 A-2).
- '혀를 좌우로 움직여보세요'라고 지시하여 움직임을 관찰하거나 설압자로 혀를 눌러 힘의 정도를 판정하면 마비의 정도를 더욱 정확하게 알 수 있다.
- 혀의 위축은 만성 핵하장애(infranuclear disorder)에 의해 나타난다.

그림 A-1 혀 진찰

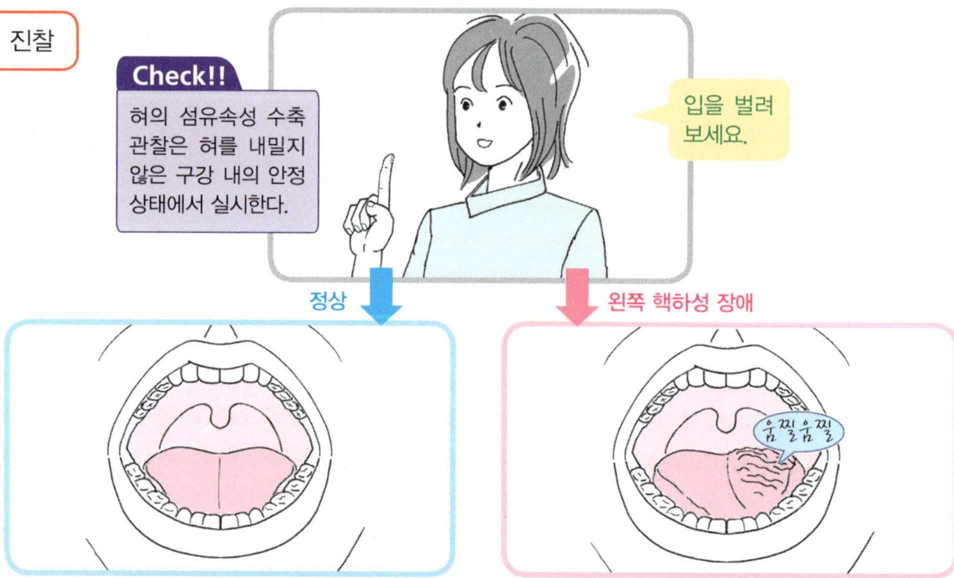

그림 A-2 설하신경 진찰

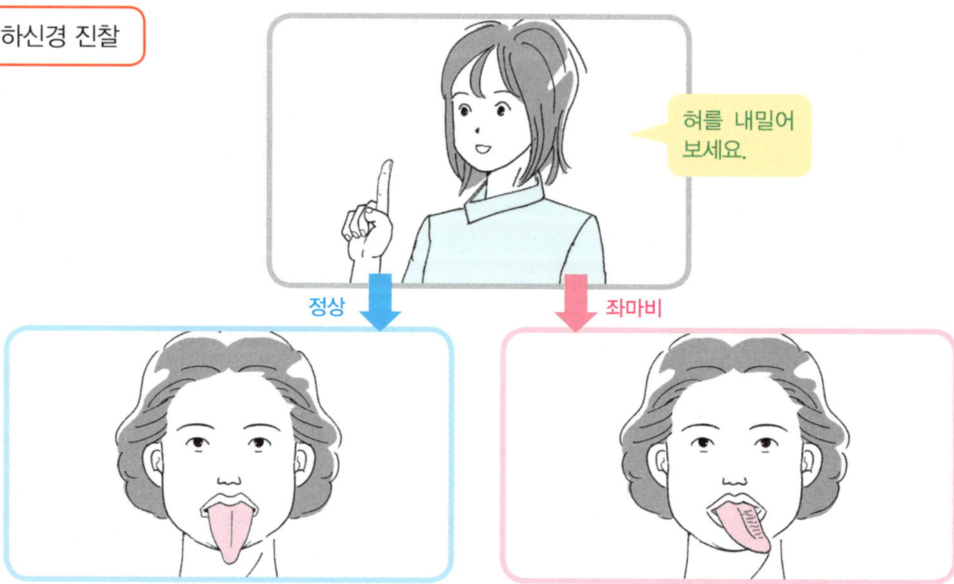

진단 과정으로 알 수 있는 설하신경의 진찰

병소 부위

■ 설하신경핵은 순수하게 운동신경세포로 이루어져 연수의 제4뇌실(fourth ventricle)의 복측에 존재한다(그림 B-1). 18mm 정도의 위아래로 긴 신경핵이다. 운동신경세포에서 나온 척수 내 섬유는 하올리브핵(inferior olivary nucleus)과 추체(pyramid) 사이에서 수외(extra-medullary)로 나오는데, 이때 15개 정도의 작은 신경근(nerve root)을 형성한다. 이것이 2개로 융합해, 각각 개별적으로 경막(dura mater)을 관통하여 설하신경관을 지나 두개(cranial)로 나온다. 그 후, 2개의 가지는 융합한 뒤 설근(muscles of tongue)군을 지배한다. 핵상성 지배는 대측성(contralateral)으로 받는다. 또한, 연수 안쪽에서 설하신경의 척수 내 섬유가 추체로 및 내측섬유띠(lemnisci medialis)와 함께 장애를 받아 나타난 증후군은 Dejerine증후군이라고 불린다.

그림 B-1 설하신경

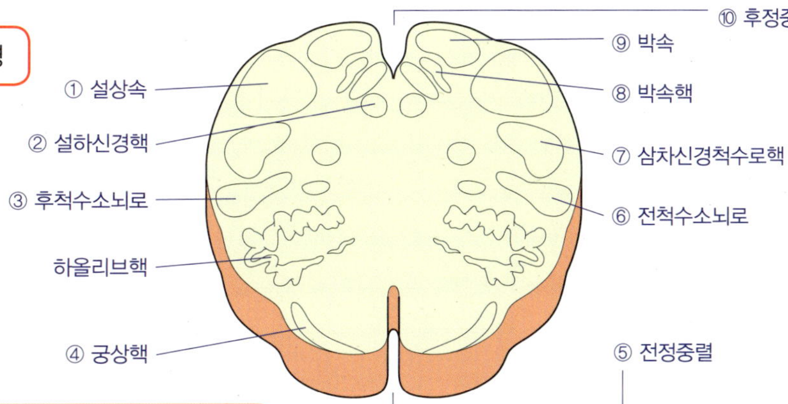

① cuneate fasciculus
② hypoglossal nucleus
③ posterior spinocerebellar tract
④ arcuate nucleus
⑤ anterior median fissure
⑥ anterior spinocerebellar tract
⑦ spinal nucleus of trigeminal nerve
⑧ gracile nucleus
⑨ gracile fascicle
⑩ posterior median sulcus

의심되는 질환, 감별에 필요한 검사

의심되는 질환	진찰 소견	검사	MRI	CT
핵상성 장애				
뇌혈관장애	전반적인 신경 소견		○	○
뇌종양	전반적인 신경 소견 / 뇌압항진 소견		○	○
다계통위축증	추체외로계 / 소뇌계	자율신경기능 검사	○	△
운동신경세포 질환	근위축·근력 / 건반사	근전도	△	
다발성 경화증	전반적인 신경 소견 / 시각기능	수액 검사·유발전위	○	
핵 또는 척수 내 핵하섬유의 장애				
뇌혈관장애	전반적인 신경 소견		○	○
운동신경세포 질환	근위축·근력 / 건반사	근전도	△	
연수공동증	감각기능 / 하위뇌신경기능		○	
뇌간종양	뇌신경계·운동기능 / 감각기능		○	
척수 외 핵하섬유의 장애				
종양	하위뇌신경기능		○	
동맥류	하위뇌신경기능	혈관조영	○	3D-CTA
염증	하위뇌신경기능		○	
육아종성 질환	하위뇌신경기능	ACE·C-ANCA	○	
외상	하위뇌신경기능		○	○

ACE : 안지오텐신 전환효소
ANCA : 항호중구 세포질 자가항체

진찰 방법

근육 진찰

근위축(muscle atrophy)

- 근위축의 진찰에서는 상세한 시진이 가장 중요하지만, 아래의 4가지 포인트에 주의한다.
  ① **문진** : 발병 형태와 발병에서 현재에 이르기까지의 경과를 청취한다. 특히 근육의 용적은 개인차가 크기 때문에, 문진으로 과거와 비교하는 것이 중요하다.
  ② **시진** : 전신의 근육을 상세하게 관찰하고 정상적인 근육의 팽대가 감소하고 있는지 확인한다. 근위축이 전신성인지 국소성인지, 사지의 근위부와 원위부의 비교, 좌우 대칭 여부 등의 구별이 중요하다(그림 A-1).
  ③ **촉진** : 근육이 작고, 부드러워지지 않았는지 확인한다.
  ④ **계측** : 필요에 따라서 계측한다. 사지의 지름은 좌우 같은 부위에서 측정한다. 오른손잡이의 오른쪽 팔이 왼쪽보다 1cm 정도 큰 경우에는 정상이라고 할 수 있다.
- 전경골근(tibialis anterior muscle)이나 손바닥의 무지구, 소지구(thenar, hypothenar eminence) 등 일반적으로 볼록하거나 또는 밖으로 돌출된 부위가 평평하거나 안쪽으로 함몰된 경우는 병적으로 진단할 수 있다.
- 위축이 있는 경우는 좌우 차이나 국재(localization)에 주의한다. 근위근(견갑부나 골반부 등 몸통에 가까운 부위)을 중심으로 위축이 있는 경우는 근육 질환 , 원위근(사지 말단의 근육)을 중심으로 위축이 나타날 때는 신경원성 질환이 원인이 되는 경우가 많다. 일반적으로, 신경원성 질환(하위운동신경세포장애)에서는 근력저하보다 근위축이 눈에 띄고, 위축의 정도에 비해 근력은 유지되는 편이다. 근육 질환에서 근위축보다 근력저하가 두드러진다(그림 A-2).

그림 A-1 사지의 근위축

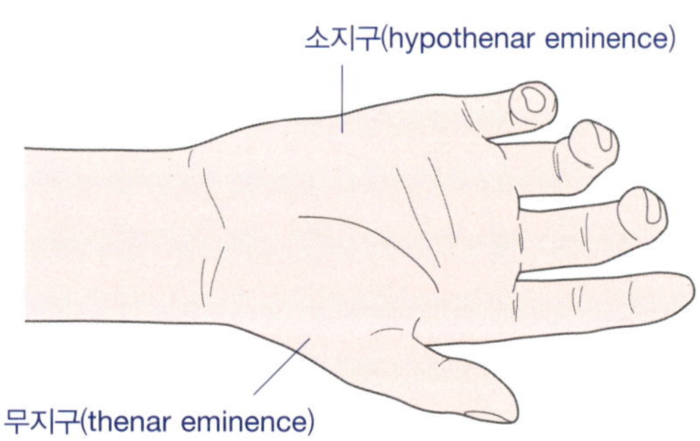

Check!!
좌우 차이나 분포에 주의!

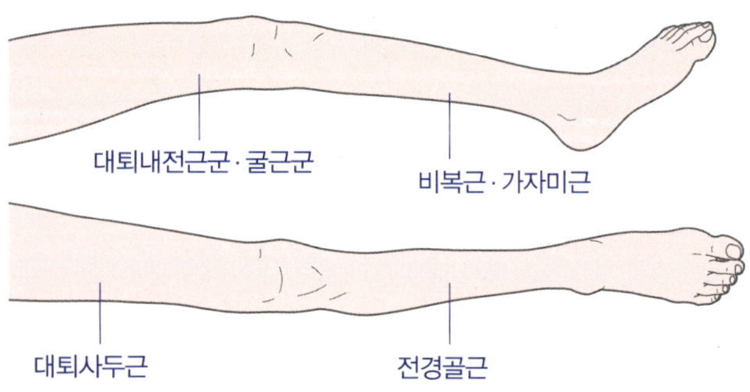

그림 속 6개의 근군은 일반적으로 바깥으로 볼록하게 나오지만, 이들이 평평하고 함몰되어 있다는 것을 알 수 있다. 분명한 근위축으로 판정할 수 있는 소견이다.

그림 A-2 사지의 계측

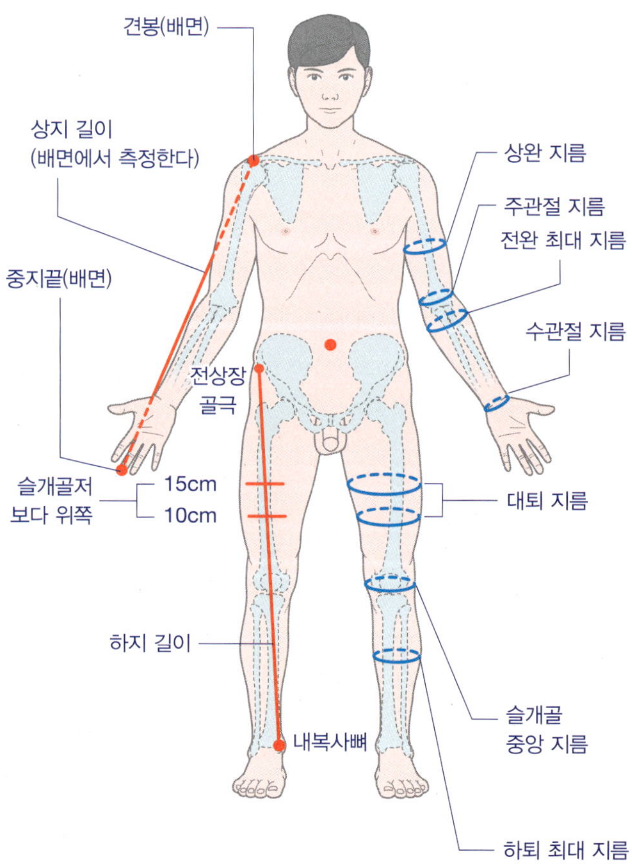

근육의 자발적 수축

- **섬유속성 수축(fasciculation)** : 근섬유속이 실룩거리며 자연스럽게 수축하는 것으로, 불규칙적으로 나타나고 단시간에 소멸한다. 근섬유속군을 단위로 한 자발성 근수축이며, 관절운동 효과는 없다[다만 수지골간근(interosseous muscle)의 fasciculation에 수반해 손가락의 운동이 출현할 수 있다].
- 피부 표면에서 육안으로 관찰할 수 있다.
- 혀, 안면·턱, 상완, 전완, 골간근, 견갑부, 대퇴, 비복근 등에서 나타나기 쉽다.
- 해머나 손가락으로 가볍게 근육을 두드리면 유발되는 경우가 있다.
- 척수전각신경세포의 장애(탈신경, denervation)로 발생하여 운동신경세포 질환, 척수공동증으로 나타날 수 있다. 또한, 말초신경장애로 나타나는 경우도 있다(p.239 참조).
- 환자가 자각하는 경우도 있으나 반드시 그 유무와 부위를 문진한다(그림 A-3).
- **근육잔떨림(myokymia)** : 근육의 작은 부분이 불수의 수축을 반복한다[fasciculation보다 약간 큰 근속(muscle fascicle)의 수축]. 관절운동 효과는 없다.
- 특히 근접한 부위에서 근섬유속성 수축이 교대로 나타나고, 파도와 같이 이동하므로 피부표면이 파상운동과 비슷하게 관찰된다(근파동증이라고도 불린다) (그림A-4).

근육의 촉진과 타진

- **파악통(grasp pain)** : 근염 등에서는 근육을 파악했을 때, 근육통을 호소하는 경우가 있다.
- **투타성 근강직(percussion myotonia)** : 근강직성 이영양증(myotonic dystrophy) 등으로 무지구근을 타진하면 근육의 강직과 엄지손가락의 내전이 나타나는 현상이다. 손을 강하게 쥔 후, 곧바로 펴지 못하는 파악성 근강직(grip myotonia)이 나타나기도 한다.
- **근팽융 현상(mounding phenomenon)** : 골격근의 타진으로 수초간 근육의 일부가 부풀어 보이는 현상이다. 갑상선기능저하증 등에서 관찰된다.

그림 A-3 섬유속성 수축

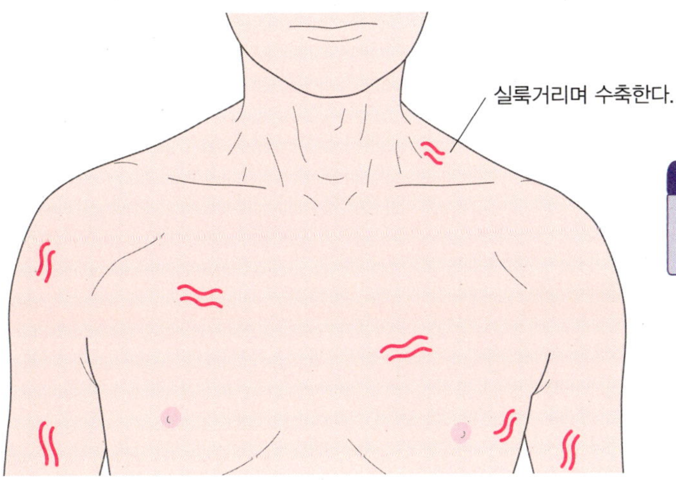

Check!!
시진은 제대로 시간을 두고!

그림 A-4 근육잔떨림(myokymia)

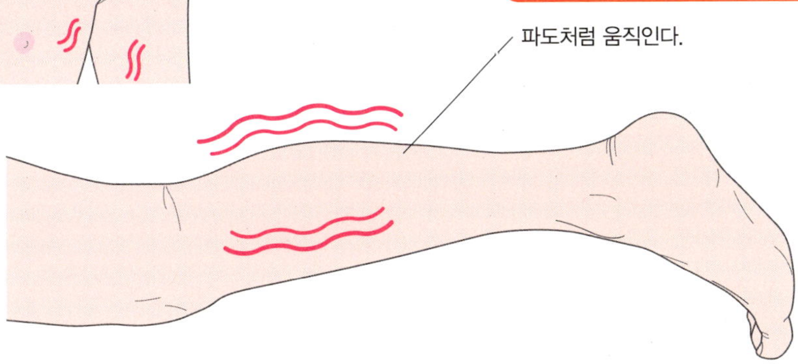

근긴장(muscle tonus) 진찰

- 안정 시의 골격근 긴장 상태를 말한다.
- 환자의 손, 팔꿈치, 발, 무릎의 관절 등을 수동적으로 움직였을 때 받는 저항으로 근긴장의 항진·저하의 유무를 살핀다.
- 근육이 수축하지 않는 안정 상태에서 근육을 신장하고 검사자의 손에서 느껴지는 저항을 평가한다. 근육의 신장이란 근육의 길이를 늘리는 것으로 수동적인 굴신, 회내·회외, 내전·외전, 외선·내선 등에 의해 실시한다.
- 근긴장 평가는 근력 검사처럼 각 근육마다 실시하며, 예를 들어 상완이두근의 근긴장은 수동적으로 팔꿈치를 신장시키는 것으로 평가한다(그림 A-5).
- 상지는 앉은 자세에서 진찰하는 경우가 많지만, 수의적 수축을 파악하기 어려울 때에는 누운 자세에서 관찰한다.
- 하지는 일반적으로 누운 자세에서 진찰한다.
- 진찰 시 유의할 점은 ① 근육이 안정 상태에 있음을 확인하고, ② 신장 속도는 급하거나 완만한 경우 두 가지 모두에서 검사하는 것이 중요하다.

근긴장 항진(hypertonia)

- 근긴장이상은 항진과 저하로 나뉜다. 항진은 전형적으로 경직, 근강직 두 가지이지만 때에 따라 양쪽의 특징을 모두 갖는 병태도 있다.
- **경직(spasticity)(그림 A-5 ①)** : 급격한 운동에 대한 저항을 나타내는 것으로, 운동의 시작은 저항이 크지만 어

그림 A-5 상완이두근의 근긴장 진찰

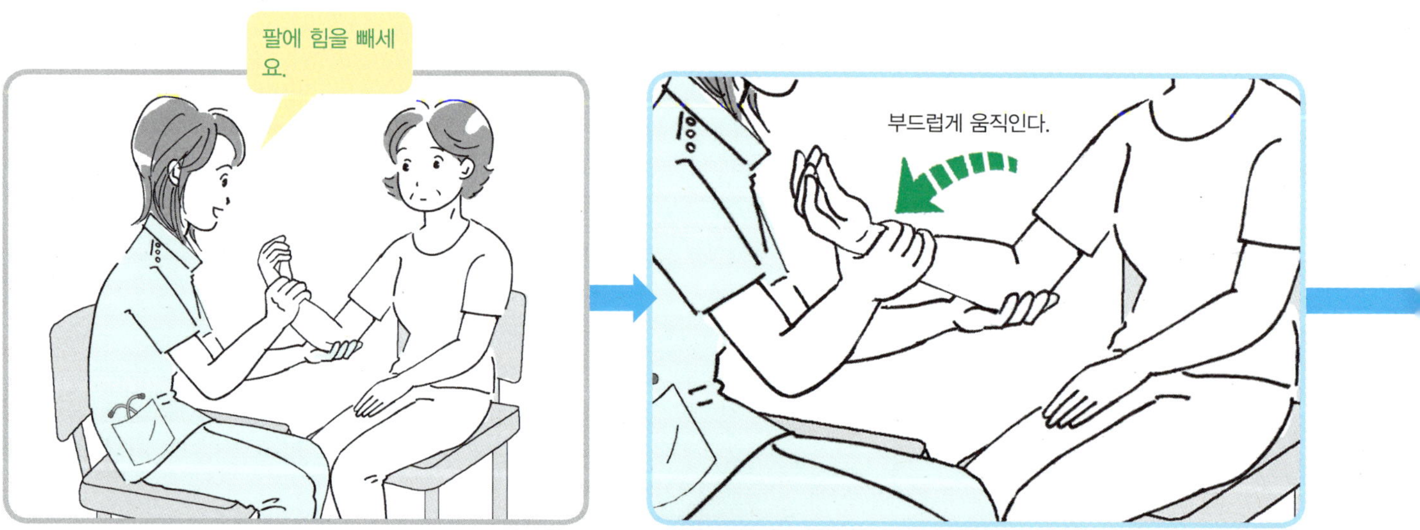

Check!!
힘을 빼고, 움직이지 않도록 지시한다.

느 시점에 이르면 저항은 급속하게 감소한다. 근육의 신장에서 보이는 속도 의존성의 신장반사 항진상태이다. 이 현상이 접이식 칼과 유사하기 때문에 '접는 칼 현상(clasp-knife phenomenon)'이라고 불린다. 대퇴사두근에서 가장 쉽게 관찰되지만, 경직이 심하면 다른 근육에서도 나타난다. 상지에서는 회내근 · 손의 굴근에 많고, 하지에서는 신근군에서 두드러지며 추체로장애에 의해 나타난다. 장애의 원인은 불문으로 뇌종양, 뇌혈관장애, 변성 질환, 경추증(cervical spondylosis) 등 많은 원인이 있다.

- **근강직(muscle rigidity)(그림A-5 ②), 강직(rigidity) :** 근육의 길이 의존성의 신장반사 항진상태(지속성 신장반사의 항진)이며 임상적으로는 수동적으로 근육을 신장시켰을 때, 처음부터 끝까지 줄곧 지속성 저항이 감지되는 상태를 말한다. 굴근과 신근 모두 장애가 되기 때문에 굽힘과 폄 양방향으로 저항이 발생한다. 균일한 저항을 느끼는 것을 납파이프모양 강직(lead-pipe rigidity) 또는 가소성 강직(plastic rigidity)이라고 부른다. 파킨슨병에서는 톱니바퀴를 돌리는 것처럼 규칙적인 저항(톱니바퀴 형상, cogwheel phenomenon)이 나타나는 특징을 보인다. 이것은 근강직에 떨림의 병태가 중첩한 것으로 추측된다. 경직에서 근신장의 속도에 의존해 빠른 신장으로 신장 초기에만 저항이 발생하는 것과 대조적이다. 근전도에서 보면 신장한 후에도 근육을 신장한 상태로 유지하는 한 근방전이 지속되는 것을 확인할 수 있어, 근육의 길이 의존성 현상이라는 것을 알 수 있다. 강직은 추체외로장애의 징후이다. 원인 질환으로는 파킨슨병을 중심으로 한 파킨슨증후군(다계통위축증, 진행핵상마비, 대뇌피질기저핵변성증 등)이 있다.

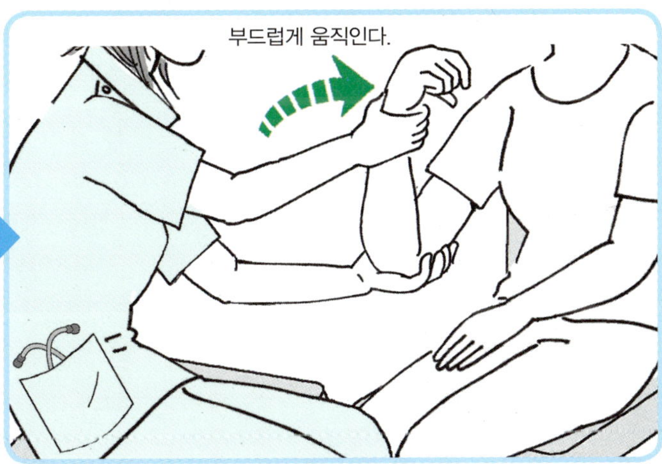

① 경직(spasticity)

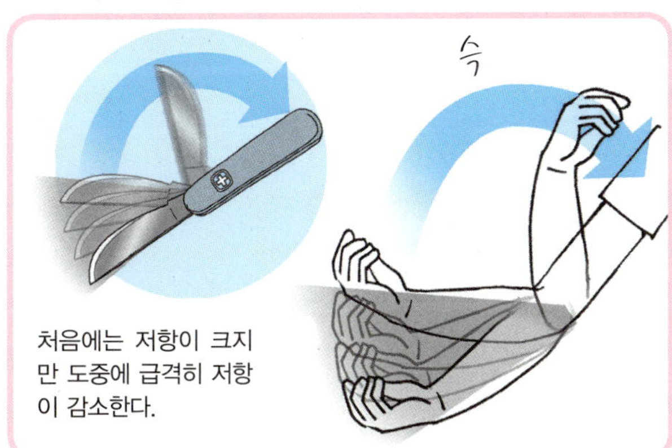

② 근강직(muscle rigidity)

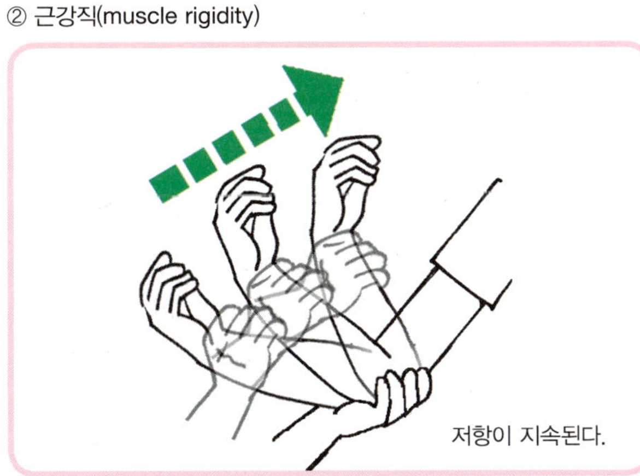

머리 낙하 검사(head−dropping test)

- 바로 누운 자세에서 눈을 감게 하고, 환자의 머리를 검사자의 한쪽 손으로 들어 올려, 환자의 주의를 다른 쪽으로 돌리면서 빠르게 손을 뗀다.
- 다른 손으로 낙하하는 머리를 받칠 준비를 한다.
- 정상이라면 머리는 무거운 물체처럼 바로 떨어져 손바닥에 닿는 경우가 많다.
- 파킨슨병 등으로 천천히 낙하하면, 경부의 근강직(neck rigidity)이라 진단 가능하다(그림 A-6).

그림 A-6 머리 낙하 검사(head-dropping test)

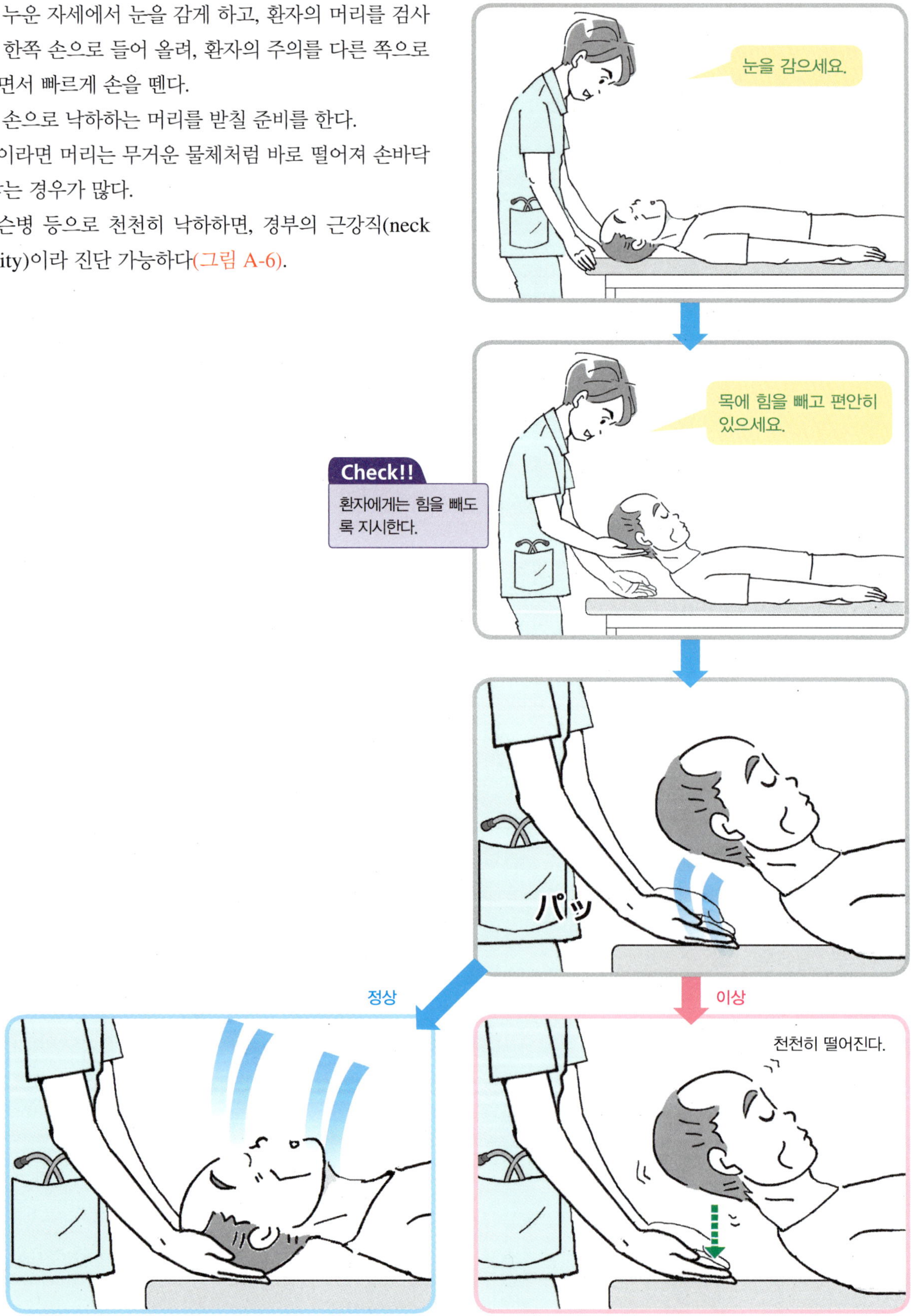

무릎눕히기법(knee tilt method)

- 몸통의 근강직 진찰은 앉은 자세의 환자의 양쪽 어깨에 각각 손을 얹고, 몸통을 회전시켜 실시한다.
- 무릎눕히기법(knee tilt method)이 유용하다.
- 바로 누운 자세에서 양쪽 다리를 굴곡시키고(양쪽 무릎을 세운 상태), 무릎을 옆으로 눕힌다.
- (그림 A-7)처럼 정상은 다리를 오른쪽으로 눕혀도 왼쪽 어깨는 침대에서 떨어지지 않지만, 왼쪽 몸통의 근강직이 있으면 왼쪽 어깨는 침대에서 들린다.
- 양쪽에서 진찰하면 좌우 차이도 진단할 수 있다(그림 A-7).

그림 A-7 무릎눕히기법(knee tilt method)

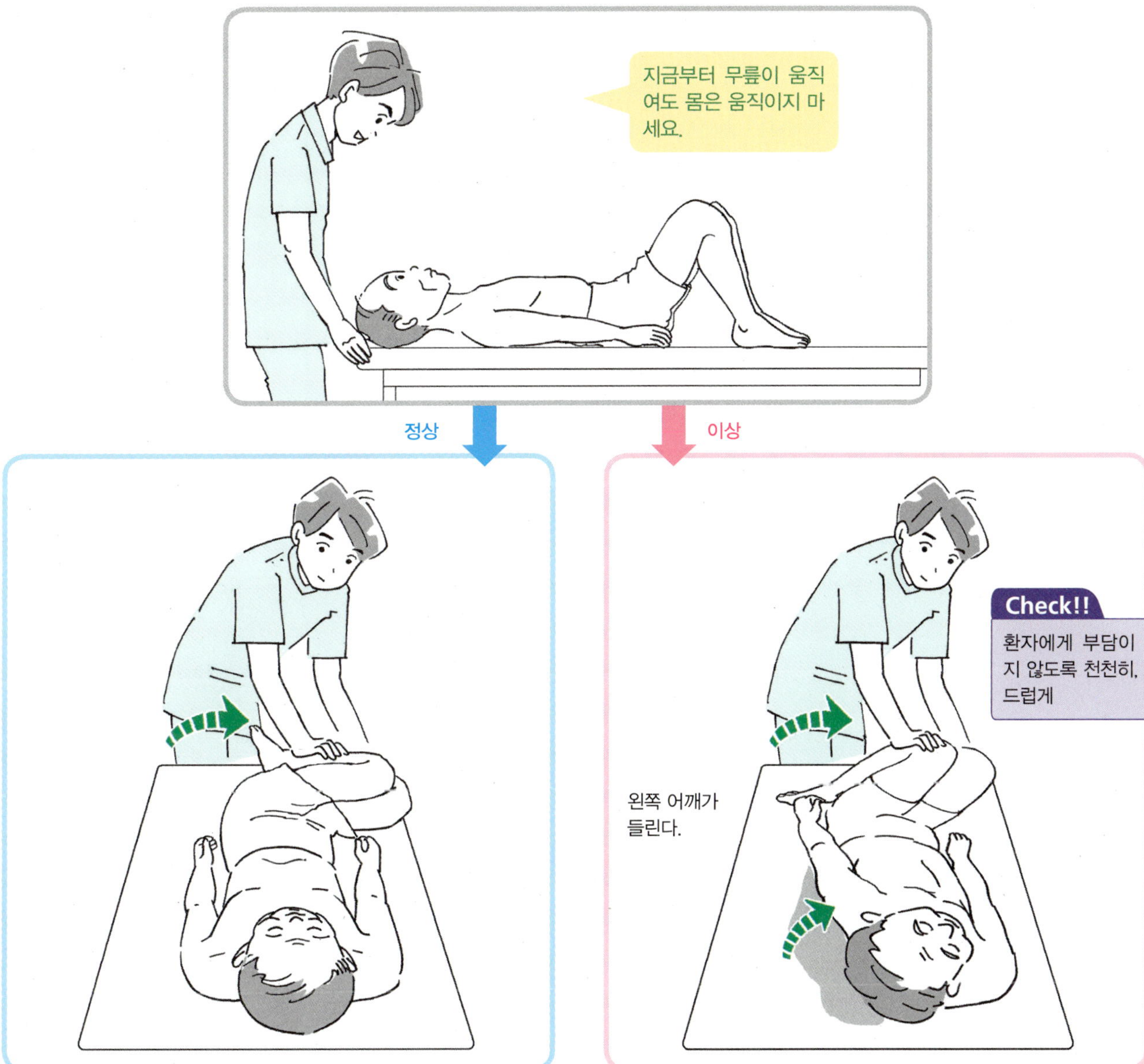

철도신호기현상(signpost phenomenon)

- 힘을 빼고 팔꿈치를 붙여 전완을 들어 올린 후, 그대로 유지시키면 손가락이 편 상태로 철도의 신호기가 위를 향해 있는 듯한 자세가 된다.
- 이러한 자세에서 손목에 힘을 빼도록 지시한다.
- 정상인에서는 손목이 굴곡하여 수관절의 각도는 거의 90°가 되지만, 근강직이 있다면 철도 신호기가 위를 향해 있는 것처럼 그 상태로 머문다(그림 A-8).

그림 A-8 철도신호기현상 진찰(signpost phenomenon)

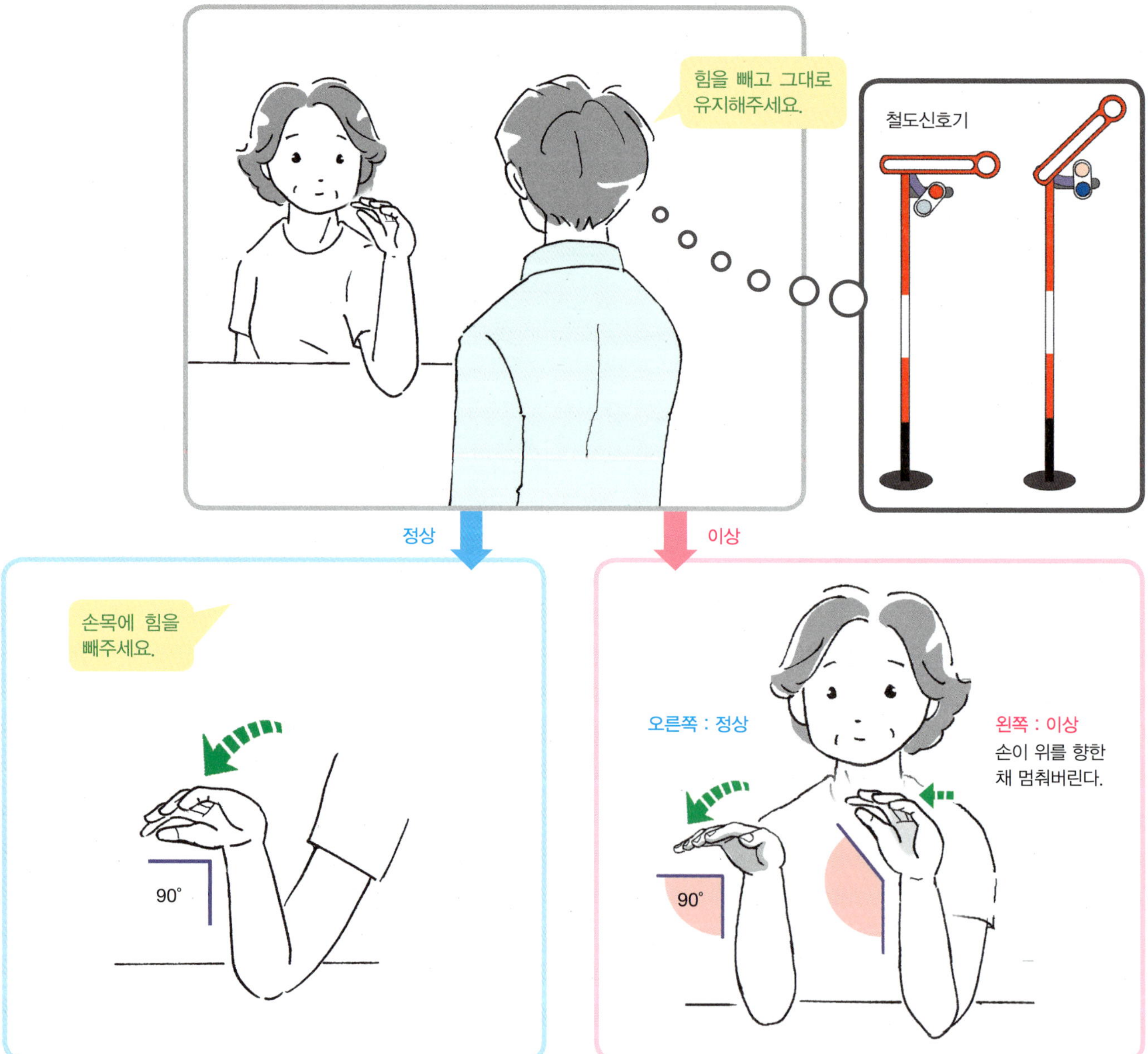

프로망(Froment)의 고화 징후

- 매우 가벼운 근강직을 찾아내기 위해서는 프로망의 고화(solidification) 징후가 유용하다.
- 환자에게 선 자세를 하게 하고, 한쪽 수관절에서 근긴장(tonus)을 진찰하면서, 손이 겨우 닿을 거리에 둔 물건을 발을 움직이지 않고 반대쪽 손으로 잡도록 지시한다.
- 환자가 물건을 잡으려고 노력하기 때문에 근긴장이 높아져 손목에 근강직이 나타난다(induced rigidity)(그림 A-9).
- 다른 방법으로, 앉은 자세를 취한 후 한쪽 수관절에서 근긴장을 진찰하면서 다른 손으로 회내/회외운동 또는 가위바위보를 반복하도록 지시하면 동일한 근긴장이 항진하는 것을 확인할 수 있다.
- 근강직은 발병 초기에는 한쪽에만 보이는 경우가 많다.
- 고령자에서는 양쪽에서 고화징후가 보이는 경우도 있다.

근긴장저하(hypotonia)

- 신장 시 저항이 저하된 상태를 말한다.
- 진찰 시에는, 근신장 시의 저항이 작고, 사지를 수동적으로 움직였을 때 말초 부분의 과잉 동요(피동성의 항진), 관절의 과도한 굴곡과 신전 등의 특징으로 판단된다.
- 안정 시의 근육을 만지면 정상보다 부드럽고, 또한, 엎드린 자세에서는 발이 외회전하는 경우도 많다.
- 근긴장저하의 기전은 신장반사궁을 형성하는 전핵세포·말초신경·근육의 장애로 저하한다.
- 원인 질환에는 소아마비후근위축증, 척수성진행성 근위축증, 다발신경염, 근이영양증, 다발성 근염, Huntington 무도병 등이 있다.
- 뇌졸중의 편마비 초기나 소뇌 질환 등으로 나타나는 경우가 있다.

그림 A-9 프로망(Froment)의 고화 징후 진찰

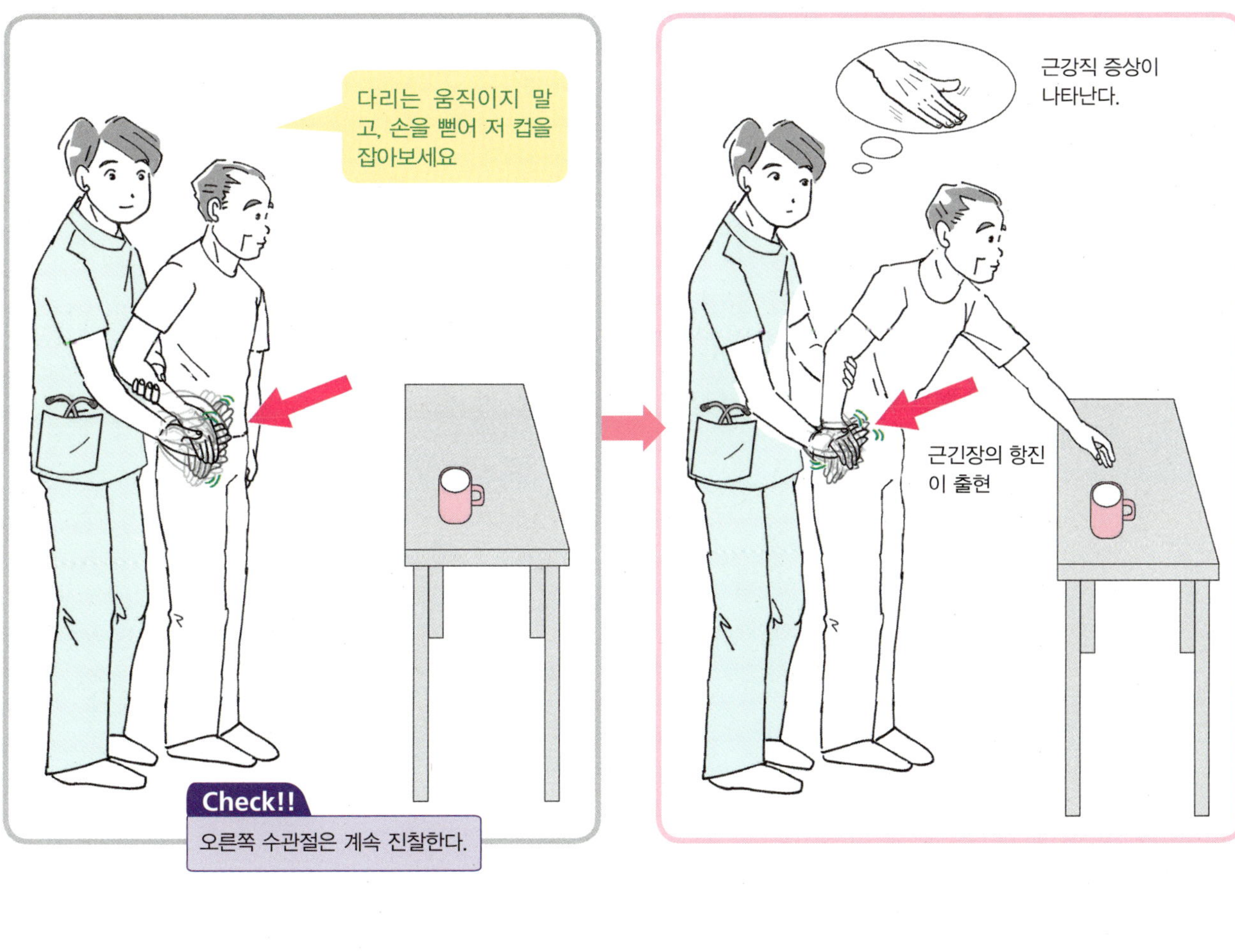

진단 과정으로 알 수 있는 근육, 근긴장의 진찰

■ 근육, 근긴장의 진찰에서 얻은 임상 소견을 이용하여 3가지 관점에서 병소 부위 진단에 연결하는 것이 가능하다. '신경원성 근위축인가, 근원성 근위축인가', '추체로 장애인가, 추체외로장애인가', '상위운동신경세포장애인가, 하위운동신경세포장애인가'이다.

신경원성 근위축인가, 근원성 근위축인가

신경원성 근위축

뇌간의 운동신경핵과 척수전각에 있는 근육을 직접 지배하는 하위운동신경세포의 장애로 발생하여,

① 근력저하
② 근위축
③ 근긴장저하(이완성)
④ 건반사 감약~소실
⑤ 섬유속성 수축(fasciculation)
⑥ 신경원성 근전도 소견
⑦ 신경원성 근생검(muscle biopsy) 소견

등이 보인다.

하위운동신경세포의 세포체장애는 운동신경세포 질환이나 폴리오바이러스(poliovirus)에 의한 급성척수전각염 등에서 보인다. 척수전근의 장애는 추간판탈출증 등의 경추·요추 질환에서 많다. 전근(ventral root)과 후근(posterior root)이 합쳐진 말초신경은 일반적으로 운동신경과 감각신경이 혼재되어 있기 때문에, 그 장애에서는 운동마비뿐만 아니라 감각장애도 수반되는 경우가 많다. 신경원성 탈력이나 근위축은 보통 사지원위부에서 우위이지만, 운동신경세포 질환 중 구척수성 근위축증이나 Kugelberg-Wellander 병 등은 근위부 우위로 주의가 필요하다. 또한, 탈수성 병변에서는 신경전도 속도의 저하는 볼 수 있지만, 축삭이 유지되고 있으면 근위축은 발생하지 않는다.

근원성 근위축

근원성 근위축(근육병증, myopathy), 즉 근육 자체의 장애 특징은,

① 근력저하
② 근위축
③ 근긴장저하(이완성)
④ 건반사 감약~소실
⑤ 감각장애를 수반하지 않음
⑥ 혈청효소 크레아틴 키나아제(creatine kinase)의 상승
⑦ 근원성 근전도 소견
⑧ 근원성 근생검 소견

이상 8가지이다.

많은 질환이 있고, 각종 근이영양증, 염증·면역 질환으로서의 다발성 근염·피부근염, 내분비 질환에 따른 근위축 등이 많다. 근위축은 보통 근위부에 우위이지만, 근강직성 이영양증이나 원위형 근위축(distal myopathy) 원위부 우위이다.

추체로장애인가, 추체외로장애인가

표 1 추체로장애와 추체외로장애 비교

	추체로장애	추체외로장애
근긴장의 항진 특징 그 분포	Spasticity clasp−knife phenomenon 상지에서는 신근, 하지에서는 굴근	Rigidity cogwheel phenomenon plastic rigidity 사지, 몸통의 근육
불수의운동	(−)	(+)
운동마비	(+)	(−) 또는 경도(+)
건반사	항진	정상(또는 경도항진)
병적반사	(+)	(−)

상위운동신경세포장애인가, 하위운동신경세포장애인가

표 2 상위운동신경세포장애와 하위운동신경세포장애의 비교

	상위운동신경세포장애	하위운동신경세포장애
근긴장	항진, spasticity, 경성 마비	저하, 이완, 이완성 마비
근위축	눈에 띄지 않는다(불용성 위축 있음)	현저
섬유속성 수축	(−)	(+)
건반사	항진	감약 또는 (−)
병적반사	(+)	(−)

상위운동신경세포(추체로)에 대해서

① 추체로의 명칭은 상위운동신경세포의 섬유가 연수의 추체를 주행하는 것에서 유래했다. 즉, 피질척수로를 가리킨다.

② 추체로의 주행운동영역에서의 섬유가 중심이 되어 내포후각(posterior limb of internal capsule), 중뇌 레벨에서는 대뇌각의 거의 중간 1/3을 주행하며, 교뇌 레벨에서는 다수의 섬유속이 되어 복측을 주행한다. 연수 레벨에서 추체를 주행하고, 대부분(75~90%)의 섬유가 연수의 하부/경수의 상부 추체교차에서 반대쪽으로 향해, 반대쪽 척수측삭을 외측피질척수로가 되어 하행한다. 남은 섬유는 같은 쪽, 척수의 전삭 내측부를 전피질척수로로서 하행하고, 극히 일부의 섬유는 비교차(uncrossed)인 채로 측삭(lateral funiculus)을 하행한다.

③ 추체로 징후란 건반사의 항진, Babinski반사 등의 병적반사의 출현, 복벽반사의 소실, 경련성 근력저하의 출현을 가리킨다. 추체교차보다 위쪽의 병변에서는 반대쪽에, 추체교차보다 아래쪽의 병변에서는 같은 쪽의 상하지에 나타난다(그림 B-1).

그림 B-1 추체로(피질척수로) 주행

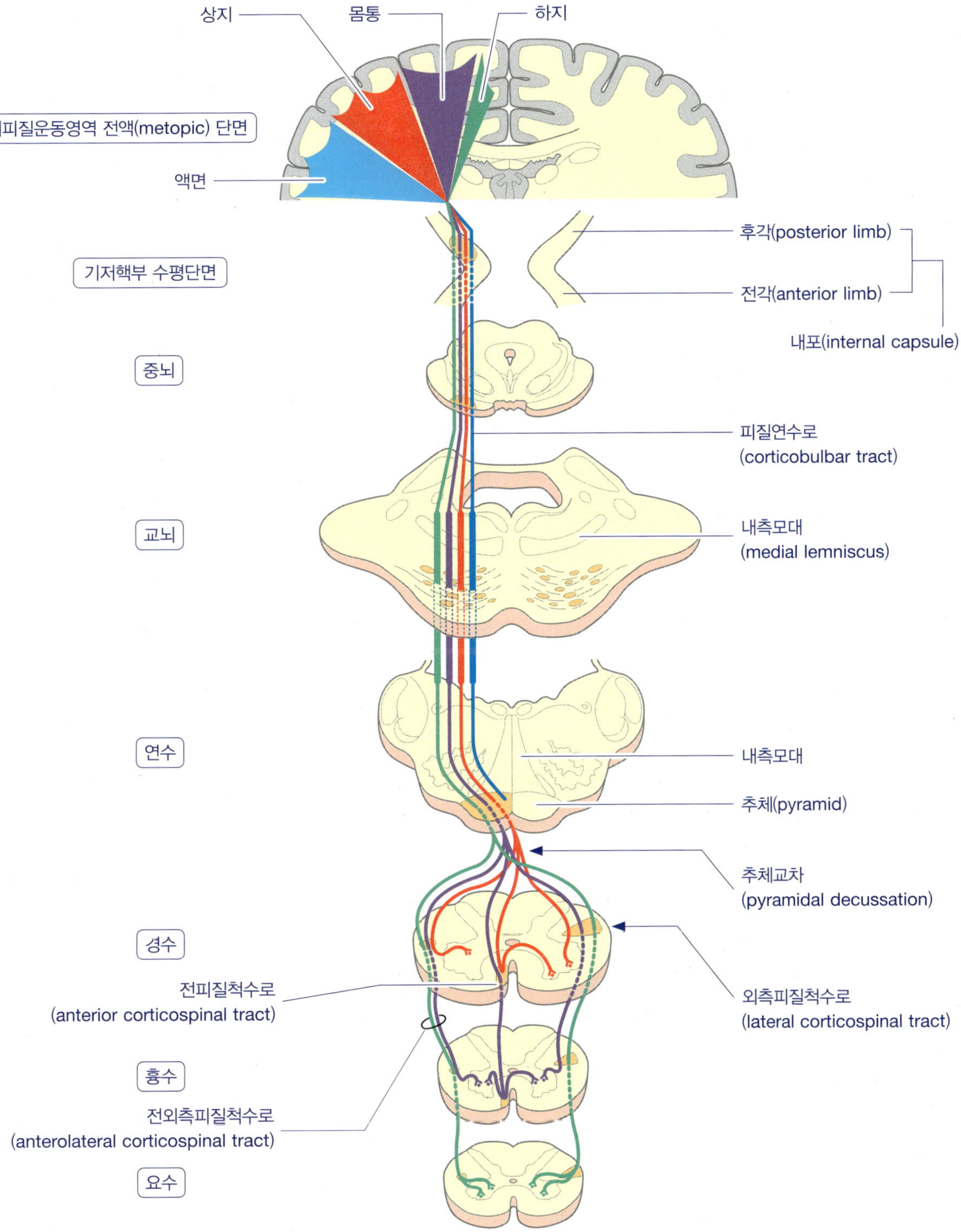

운동계 / 근력 검사

진찰 방법

- 근력저하, 운동마비는 대뇌피질운동영역으로부터의 상위운동신경세포에서 하위운동신경세포, 골격근근섬유까지의 신경경로 중 어딘가에 장애가 나타나도 발생할 수 있다.
- 수의운동(voluntary movement)의 완전 소실은 완전마비(paralysis), 경도의 저하는 불완전마비(paresis)라고 한다. 그 외에 마비를 나타내는 단어에는 plegia, palsy 등이 있으며 plegia는 거의 paresis와 동일한 의미로 사용되고 있다.
- 전신의 골격근은 모두 600개 이상이지만, 신경진단에 필요한 근육은 한정되어 있다.
- 신경진단 상, 중요한 근육에 대해서 기초 수준(Barré 징후 및 일상의 신경학적 진찰에 있어서 필수로 여겨지는 상지근 6개, 하지근 5개)과 전문의 수준으로 나눠 진찰 방법에 대해 설명하고, 그 근육의 해부와 기능, 신경 지배를 함께 기재하였다.

도수근력검사의 평가

- 도수근력검사 시에는 중력의 부하가 가해지는 자세를 취해 수동적 관절가동범위의 최종점에서 최대의 힘을 이끌어 내는 것이 원칙이다. 검사자는 이에 대해 저항하여 평가한다(표 1).
- 저항은 천천히, 조금씩 힘을 가하는 것이 중요하다(그림 A-1).

표 1 도수근력검사(manual muscle testing, MMT) : 6단계 평가 기준

5 : 강한 저항에 대항하여 모든 관절가동범위의 운동이 가능
4 : 약한 저항에 대항하여 모든 관절가동범위의 운동이 가능
3 : 중력에 대항하여 모든 관절가동범위의 운동이 가능
2 : 중력을 제외하면 관절가동범위의 운동이 가능
1 : 근수축은 일어나지만 관절의 운동은 보이지 않음
0 : 근수축이 전혀 보이지 않음

그림 A-1 도수근력검사의 평가법(상완이두근)

근력저하에 따라 자세를 궁리해 진찰할 필요가 있다는 점에 주의한다.

MMT 4~5
이와 같이 저항을 가해도 정상적으로 팔꿈치를 굽힐 수 있다.

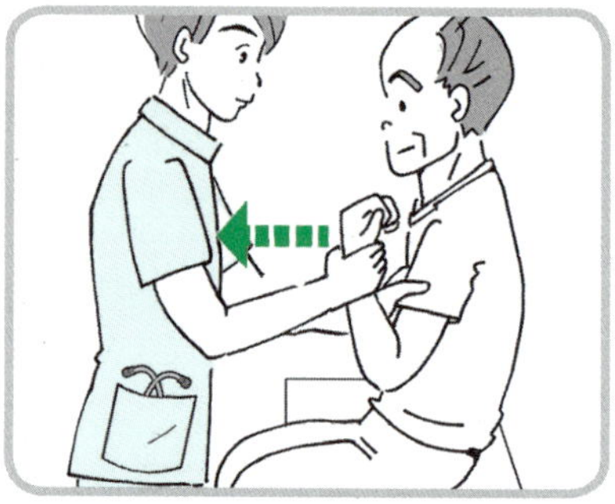

MMT 3
전완을 내린 자세에서 중력에 저항하여 충분히 굽힐 수 있다(정상 가동역 0°~160°).

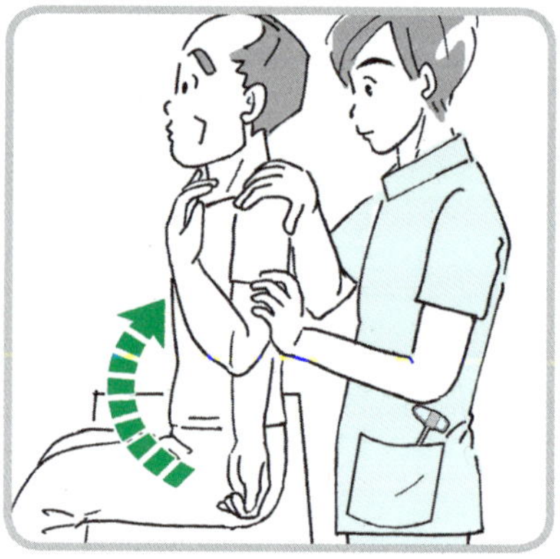

MMT 2
중력의 영향을 제외한 상태(예를 들어 바로 누운 자세에서 견관절 90° 외전·외회전 자세)에서 전완을 침대 바닥에 대고 움직이도록 하면 충분히 굽힐 수 있다.

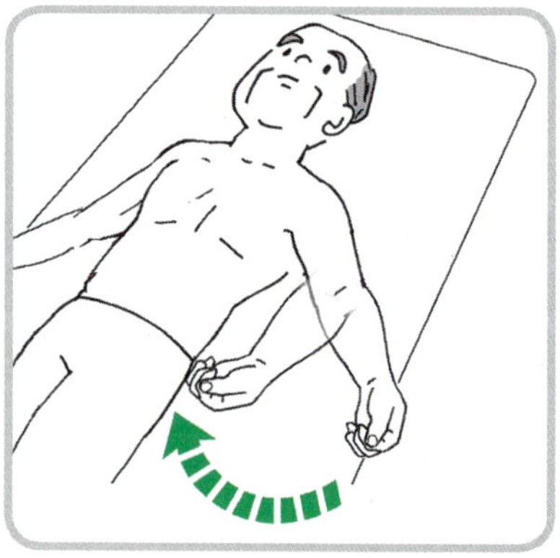

MMT 1
상완이두근의 힘줄을 주관절에서 촉진한다.

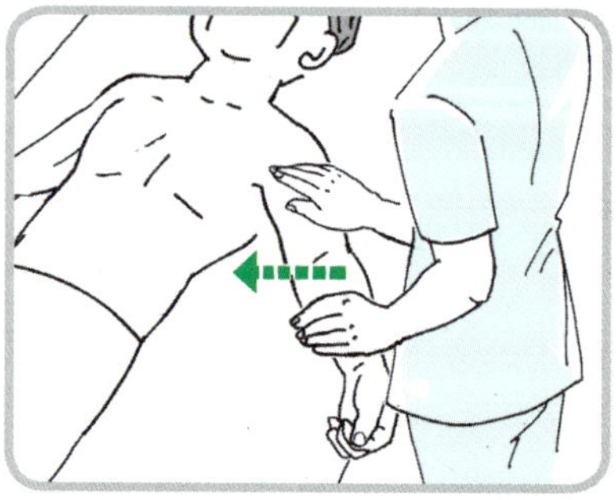

도수근력검사에 의한 진찰법/기초 수준

- Barré 징후 및 일상의 신경학적 진찰에서 필수로 여겨지는 상지근(6개)과 하지근(5개)에 대해서 기재한다. 또한, 근력의 정확한 판정을 위해서는 꾸준한 경험이 필수적이다.
- 기본적으로 아래와 같이 신체의 위에서 아래로 순서에 맞는 진찰을 하는 습관을 들이는 것이 중요하다.
- 초보자는 근력이 정상이라고 여겨지는 환자에게도 도수근력검사를 실시하여 정상인 근력(남성/여성, 젊은층/고령자로 각각 경험을 쌓는 것이 필요하다)을 잘 습득해야 한다.
- **어느 손잡이인가 :** 처음에 주로 사용하는 손이 어디인가를 묻는 것이 중요하다.
- **악력 :** 악력계를 사용한다. 환자에게 쥐어야 할 부위를 알려주고, 한쪽 손으로 가능한 한 세게 쥐도록 한다. 반드시 양쪽을 검사한다.
- **상지 Barré 징후 :** 양손을 앞으로 뻗고, 손가락을 붙여 손바닥이 위로 향하게 한다. 양쪽 눈을 감게 하여 그대로 손을 내리지 말고 긴장 상태를 유지한다. 장애 쪽 상지는 회내하고 점점 아래로 내려온다(그림 A-2).

그림 A-2 상지 Barré 징후 진찰

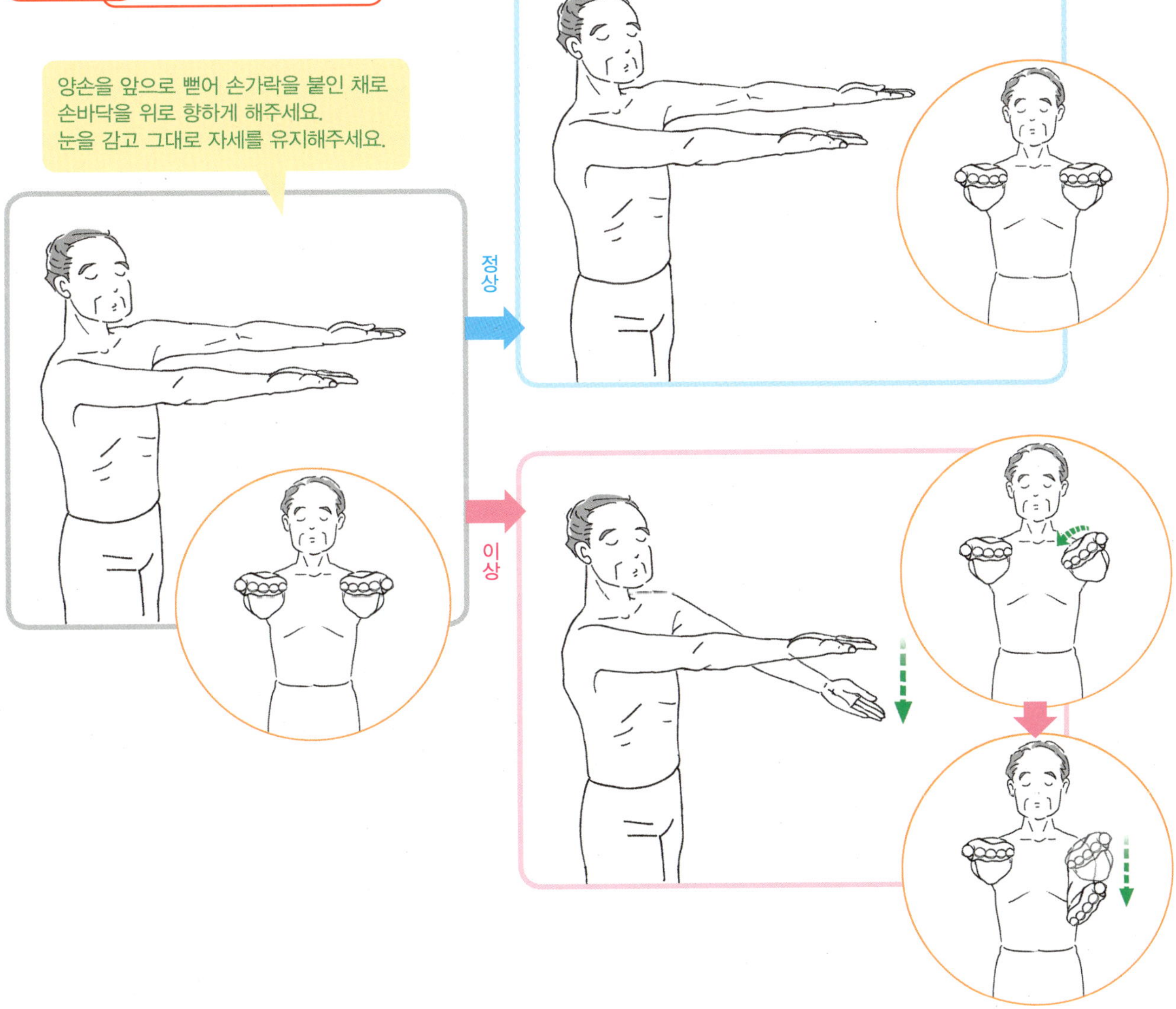

- **하지 Barré 징후 :** 환자를 엎드리게 한 후, 양쪽 슬관절이 벌어지는 자세를 취하게 한다. 장애 쪽은 자연스럽게 낙하한다(그림 A-3).

- **Mingazzini 징후 :** 바로 누운 자세에서 고관절, 슬관절을 거의 90°로 종아리를 바닥에 수평으로 유지시킨다. 근력저하가 있는 쪽의 종아리만 낙하한다(그림 A-4).

그림 A-3 하지 Barré 징후 진찰

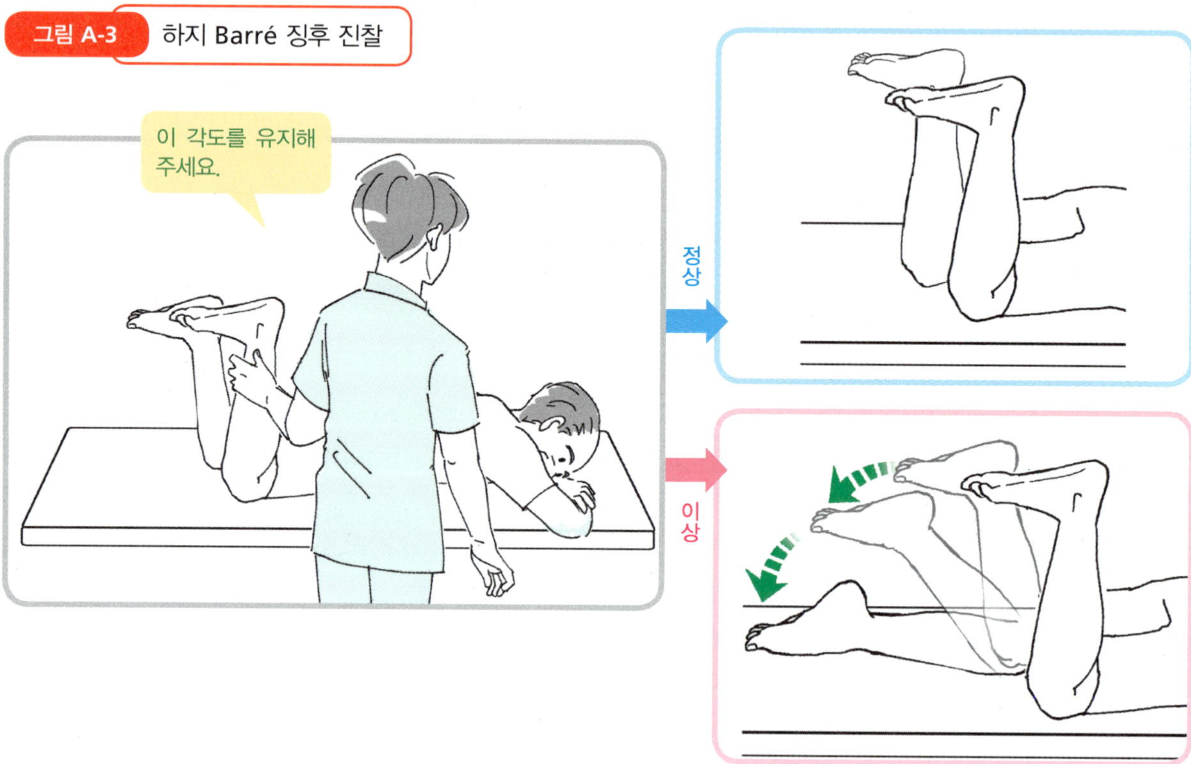

그림 A-4 Mingazzini 징후

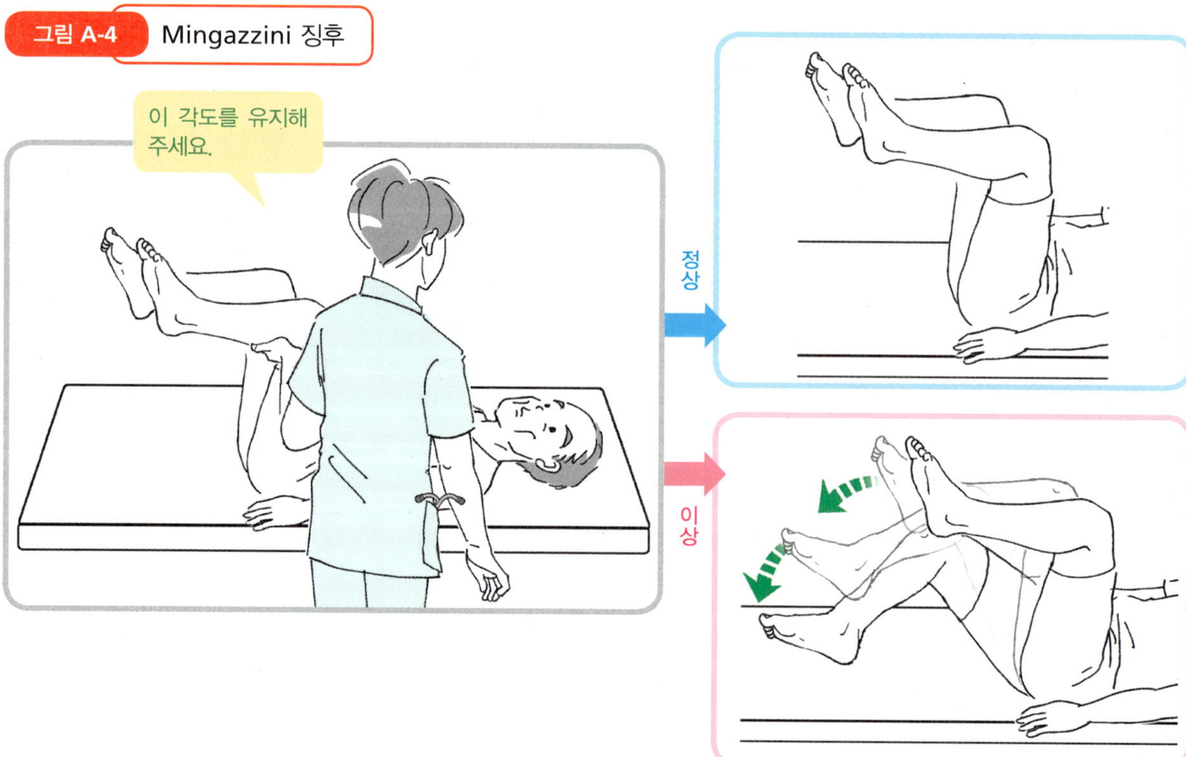

- **삼각근(deltoid) :** 환자는 상지를 약 90°로 올리고, 검사자는 몸통 방향으로 상지를 눌러 환자에게 저항하게 한다(그림 A-5).
- **상완이두근(biceps brachii) :** 환자는 전완을 회외하여 주관절에서 굴곡한다. 검사자는 이에 저항한다(그림 A-6).
- **상완삼두근(triceps brachii) :** 환자는 주관절을 펴도록 한다. 검사자는 이에 저항한다(그림 A-7).
- **수근신근군(수관절의 배굴, wrist extensor) :** 환자에게 수관절을 배굴(dorsal flexion)시키고, 검사자는 수관절을 장굴(palmar flexion)시켜 저항하는 근력을 판정한다(그림 A-8).

그림 A-5 삼각근 진찰

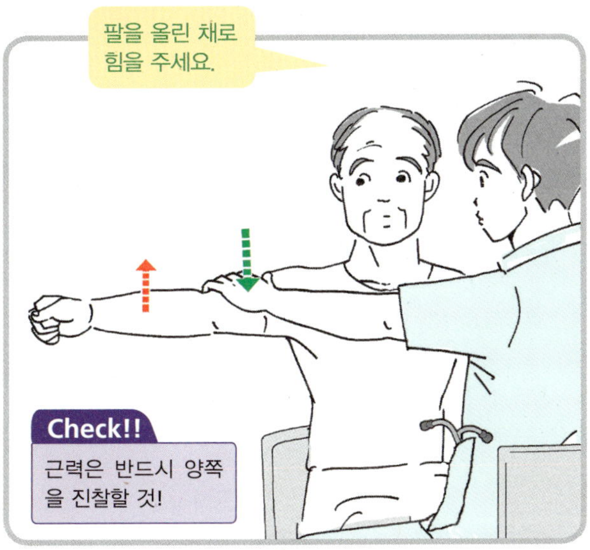

지배신경분절: C5, 6
지배말초신경: 액와신경(axillary N.)

그림 A-6 상완이두근 진찰

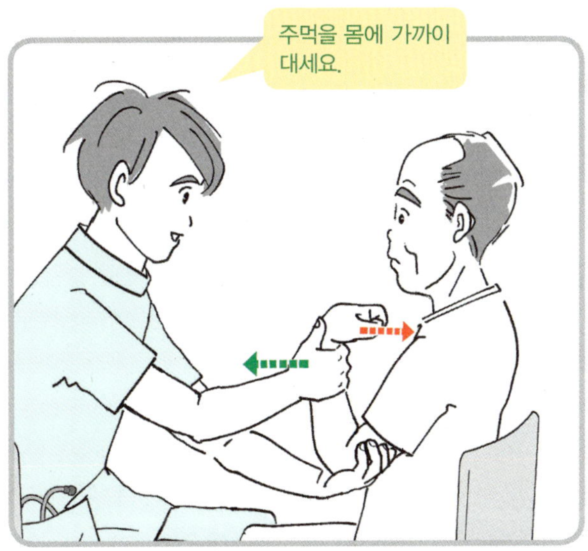

지배신경분절: C5, 6
지배말초신경: 근피신경(musculocutaneous N.)

그림 A-7 상완삼두근 진찰

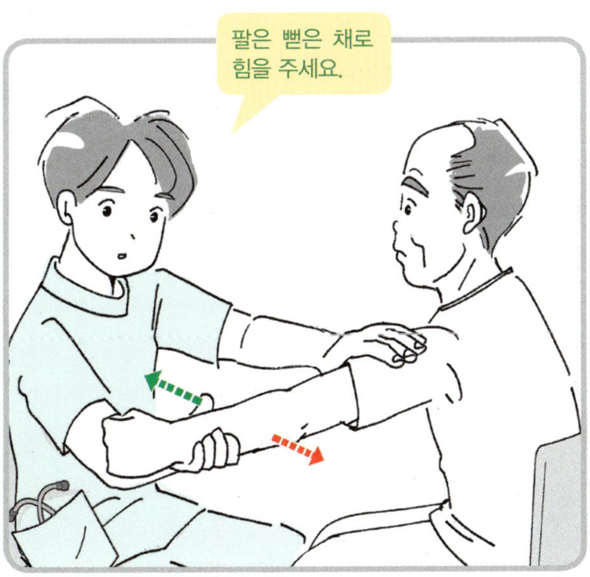

지배신경분절: C6~8
지배말초신경: 요골신경(radial N.)

그림 A-8 수관절의 배굴 진찰

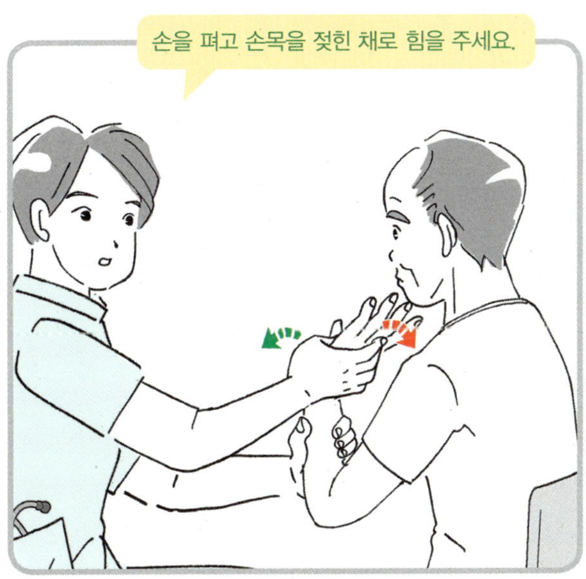

- **수근굴근군(수관절의 장굴, wrist flexor)** : 환자에게 수관절을 장굴시키고, 검사자는 수관절을 배굴시켜 저항하는 근력을 판정한다(그림 A-9).
- **무지대립근(opponens pollicis)** : 환자는 엄지손가락과 새끼손가락의 끝을 붙이고 힘을 준다. 검사자는 이를 떨어뜨리고자 한다(그림 A-10).
- **장요근(iliopsoas)** : 환자는 바로 누운 자세에서 허벅지를 굴곡시킨다. 검사자는 이에 저항한다(그림 A-11).
- **대퇴사두근(quadriceps femoris)** : 환자는 바로 누운 자세에서 무릎을 신전시킨다. 검사자는 이에 저항한다(그림 A-12).

그림 A-9 수관절의 장굴 진찰

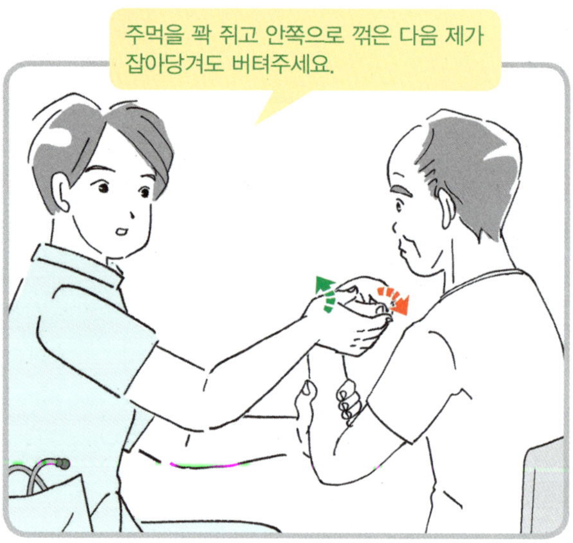
주먹을 꽉 쥐고 안쪽으로 꺾은 다음 제가
잡아당겨도 버텨주세요.

그림 A-10 무지대립근 진찰

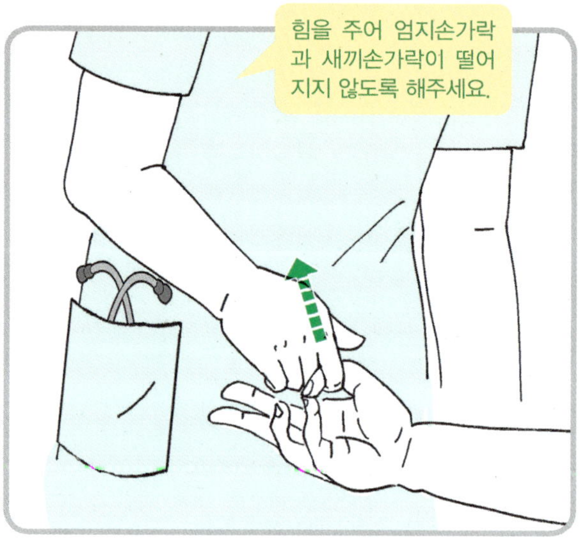
힘을 주어 엄지손가락
과 새끼손가락이 떨어
지지 않도록 해주세요.

지배신경분절: C8, T1
지배말초신경: 정중신경(median N.)

그림 A-11 장요근 진찰

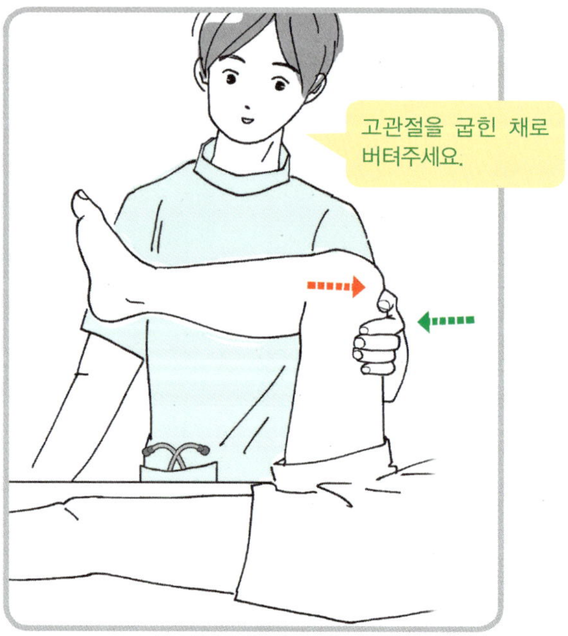

지배신경분절: L1~3
지배말초신경: 대퇴신경(femoral N.)

그림 A-12 대퇴사두근 진찰

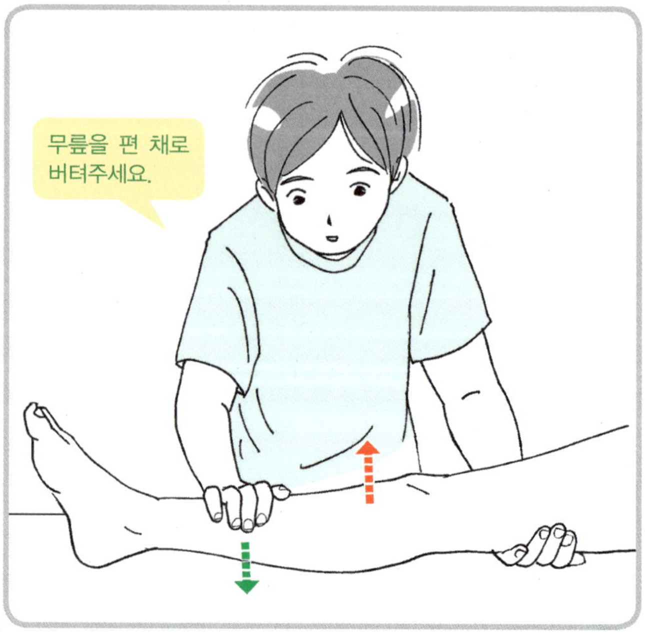

지배신경분절: L2~4
지배말초신경: 대퇴신경(femoral N.)

- **슬굴근군(hamstrings) :** 환자는 바로 누운 자세에서 무릎을 굴곡시킨다. 검사자는 이에 저항한다(그림 A-13).
- **전경골근(tibialis anterior) :** 환자는 발을 배굴시킨다. 검사자는 이에 저항한다(그림 A-14).
- **비복근(gastrocnemius) :** 환자는 발을 저굴(plantar flexion)시킨다. 검사자는 이에 저항한다(그림 A-15).

그림 A-13 슬굴근군 진찰

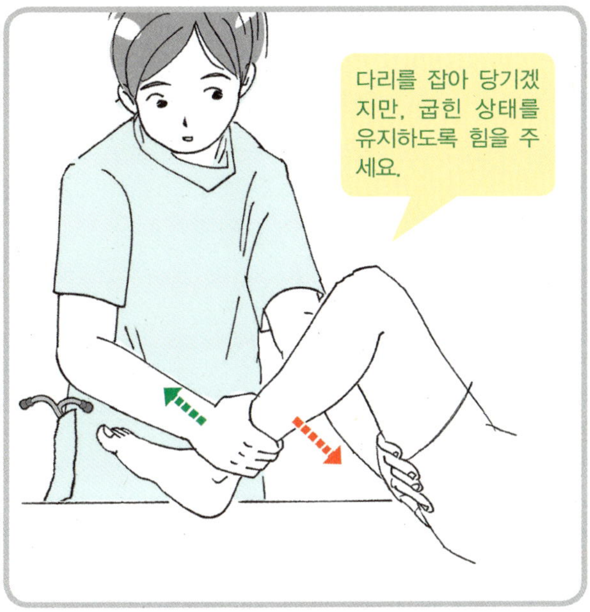

지배신경분절: L4, 5, S1, 2
지배말초신경: 좌골신경(sciatic N.)

그림 A-14 전경골근 진찰

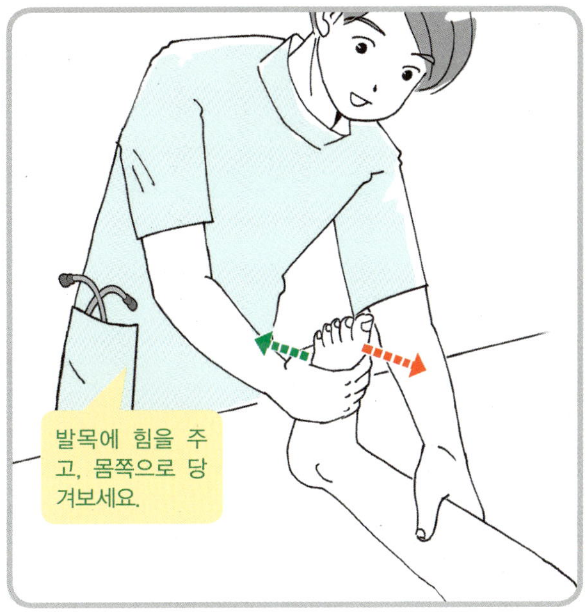

지배신경분절: L4, 5
지배말초신경: 심비골신경(deep peroneal N.)

그림 A-15 비복근 진찰

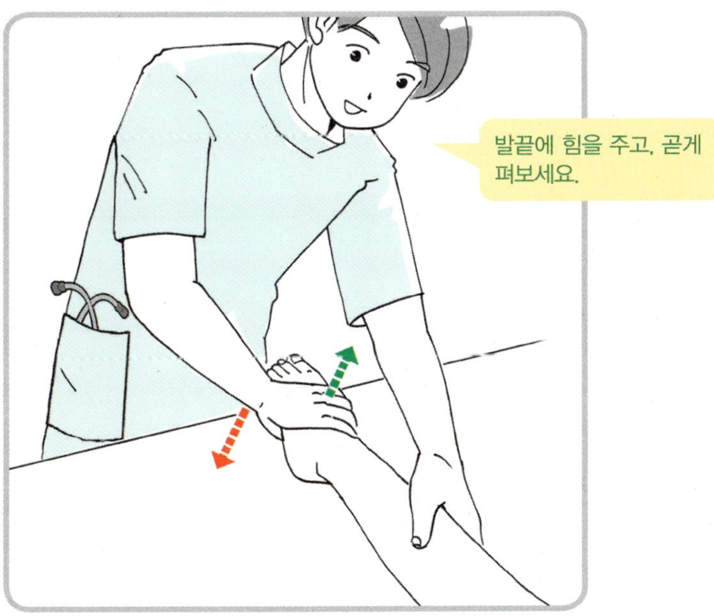

지배신경분절: L5, S1, 2
지배말초신경: 경골신경(tibial N.)

도수근력검사에 의한 진찰법/전문의 수준

- 모든 골격근을 검사하는 것이 이상적이라고 할 수 있지만, 실제 임상에서는 시간도 한정되어 있고, 또한, 필요성도 높지 않다.
- 환자의 상태에 따라 보다 상세한 근육군에 대해 도수근력검사가 필요하다.

상지근위부의 근육

(그림 A-16)에 나타냈다.

그림 A-16 상지근위부의 근육 진찰

부위	진찰 방법	지배신경분절	지배말초신경	그림
극상근 (supraspinatus)	환자는 상지를 내린 위치에서 옆으로 올리고, 검사자는 이에 저항한다.	C4~6	견갑상신경 (suprascapular N.)	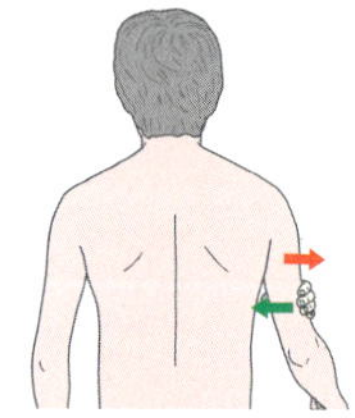
극하근 (infraspinatus)	환자는 주관절을 옆구리로 붙이고, 팔꿈치를 90° 굽힌 전완을 뒤로 돌리도록 한다. 검사자는 이에 저항한다.	C4~6	견갑상신경 (suprascaplar N.)	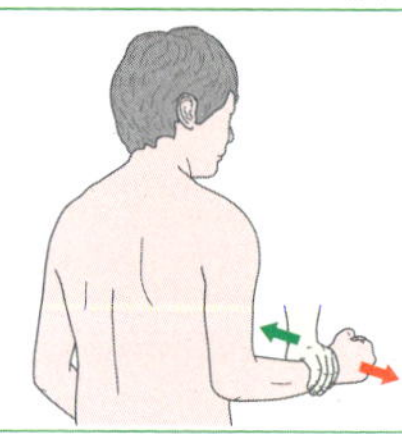
능형근 (rhomboids)	환자는 손을 허리에 대고 주관절을 뒤로 돌리듯이 힘을 준다. 검사자는 이에 저항한다.	C4, 5	견갑배신경 (dorsal scapular N.)	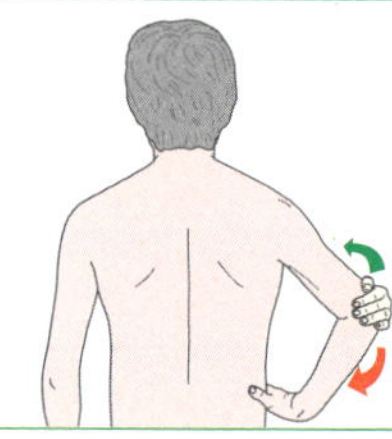
전거근 (serratus anterior)	환자는 상지를 앞으로 내밀고 손을 벽에 붙여 강하게 민다. 근력저하가 있으면, 견갑골이 익상(alar)으로 돌출한다.	C5~7	장흉신경 (long thoracic N.)	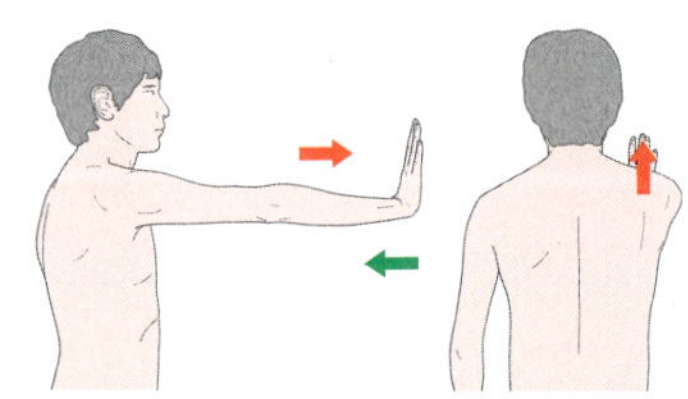
대흉근 (pectoralis major)	환자는 상지를 약 60° 옆으로 벌리고 팔꿈치를 약간 굽힌 위치에서 앞으로 손을 모으듯이 움직인다. 검사자는 이에 저항한다.	C5~8, T1	내측 및 외측 흉근신경 (medial and lateral pectoralis N.)	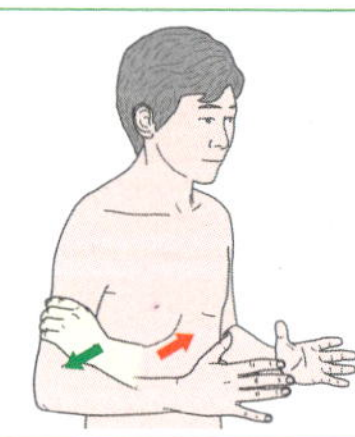
광배근 (latissimus dorsi)	환자는 상지를 90° 옆으로 올린 위치에서 내리려고 한다. 검사자는 이에 저항한다.	C6~8	흉배신경 (thronacodorsal N.)	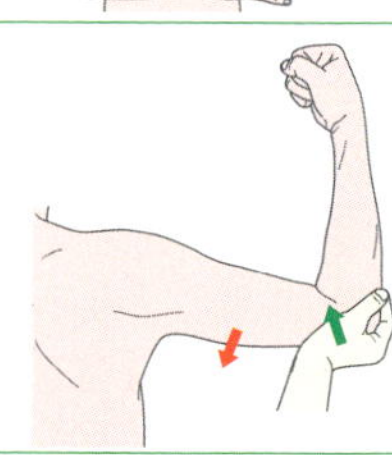

상지원위부의 근육

(그림 A-17)에 나타냈다.

그림 A-17 상지원위부의 근육 진찰(1)

부위	진찰 방법	지배신경분절	지배말초신경	그림
완요골근 (brachioradialis)	환자는 전완을 약간 회내위(엄지손가락을 위로)로 하여 엄지손가락을 코쪽으로 당기듯이 힘을 준다. 검사자는 이에 저항한다.	C5, 6	요골신경 (radial N.)	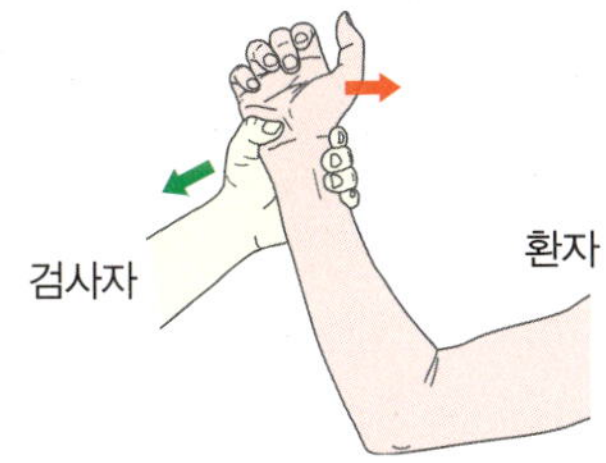
장요측수근신근 (extensor carpi radialis longus)	환자는 손가락을 절반 정도 뻗고 수근관절에서 손을 요골측으로 배굴한다. 검사자는 이에 저항한다.	C6~8	요골신경 (radial N.)	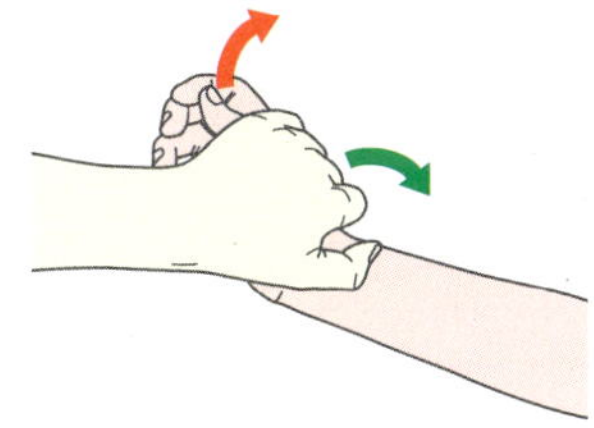
척측수근신근 (extensor carpi ulnaris)	환자는 손가락을 절반 정도 뻗어 수근관절에서 손을 척측으로 배굴한다. 검사자는 이에 저항한다.	C6~8	요골신경 (radial N.)	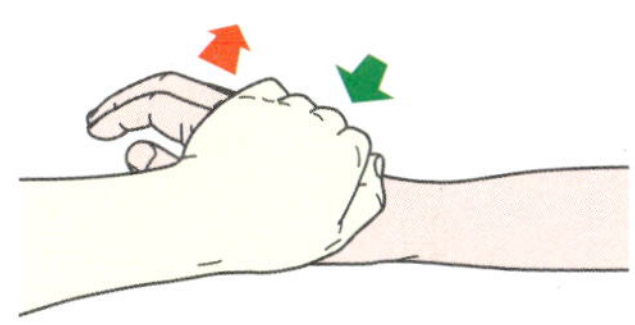
지신근 (extensor digitorum)	환자가 중수지절관절(metacar-pophalangeal joint)에서 신전하려고 하는 손가락을 검사자는 굽히려고 한다.	C6~8	요골신경 (radial N.)	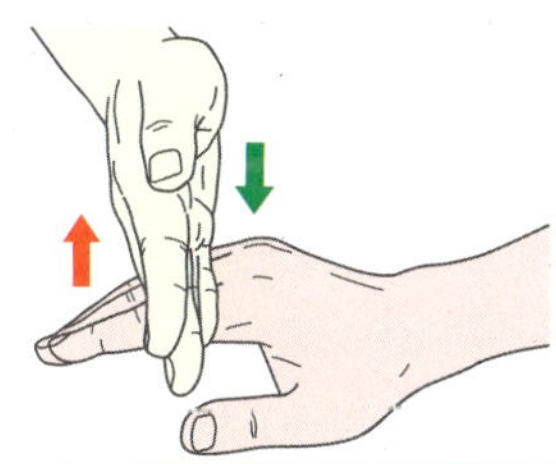
요측수근굴근 (flexor carpi radialis)	환자는 수근관절을 요골측으로 굽히려 하고, 검사자는 이에 저항한다.	C6, 7	정중신경 (median N.)	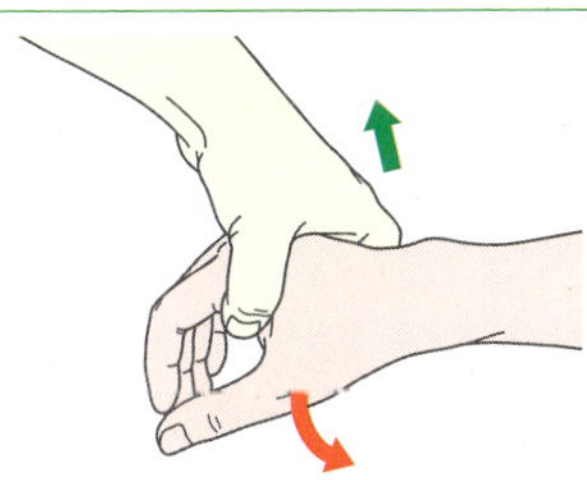
척측수근굴근 (flexor carpi ulnaris)	환자는 손목을 척골측으로 굴곡 시킨다. 검사자는 이에 저항한다.	C7, 8, T1	척골신경 (ulnar N.)	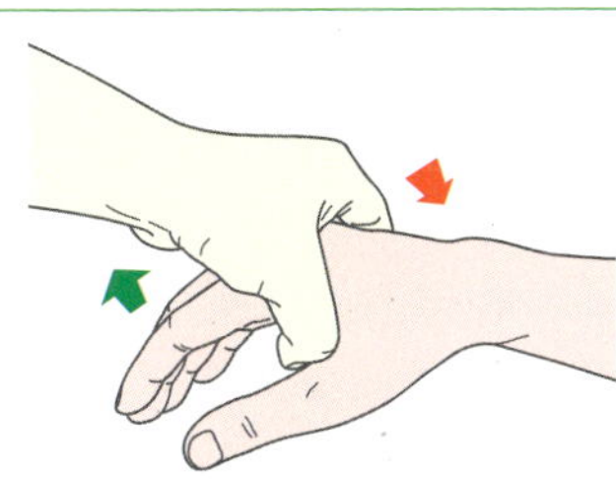

손의 근육

(그림 A-18)에 나타냈다.

그림 A-18 상지원위부의 근육 진찰(2)

부위	진찰 방법	지배신경분절	지배말초신경	그림
회외근 (supinator)	환자는 전완을 회외하고, 검사자는 이에 저항한다.	C5~7	요골신경 (radial N.)	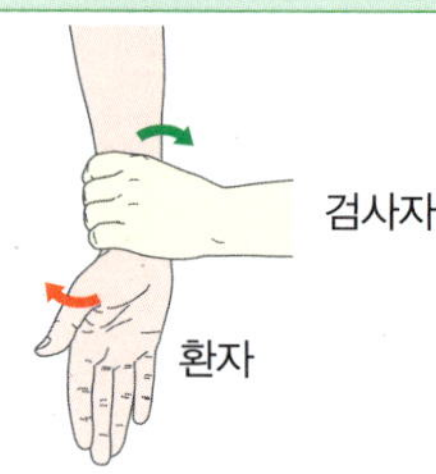
원회내근과 방형회내근 (pronator teres & quadratus)	환자는 전완을 회내하고, 검사자는 이에 저항한다.	C6, 7 (pronpron teres), C7, 8, T1 (pronator quadratus)	정중신경 (median N.)	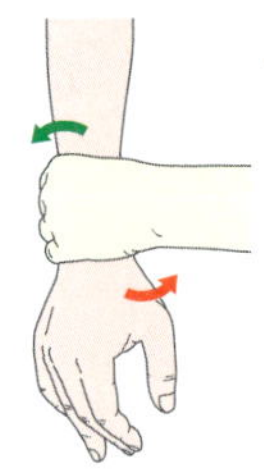
천지굴근 (flexor digitorum superficialis)	환자는 손가락을 근위지절간관절(proximal interphalangeal joint)에서 굽히고, 검사자는 중절골(middle phalanges)에 댄 손가락으로 저항한다.	C7, 8, T1	정중신경 (median N.)	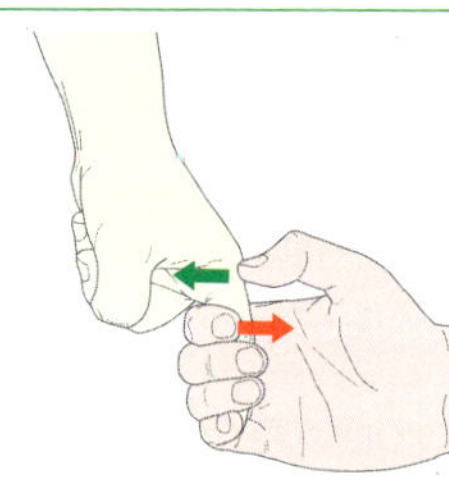
심지굴근 (flexor digitourm profundus)	환자는 손가락의 끝마디를 굽히고, 검사자는 이에 저항한다.	C7, 8, T1	정중신경 (median N.)(I, II), 척골신경 (ulnar N.)(III, IV)	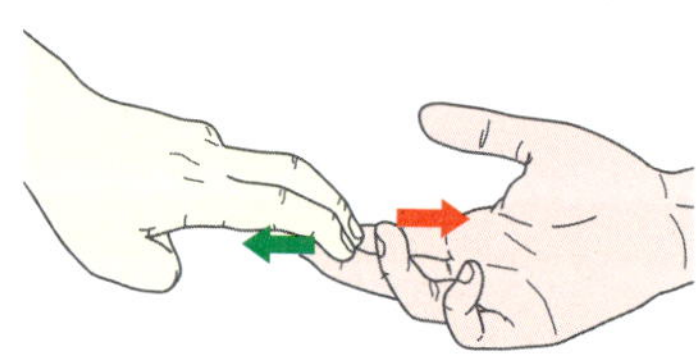
고유시지신근 (extensor indicis proprius)	환자는 검지손가락을 뻗으려고 하고, 검사자는 이에 저항한다.	C6~8	요골신경 (radial N.)	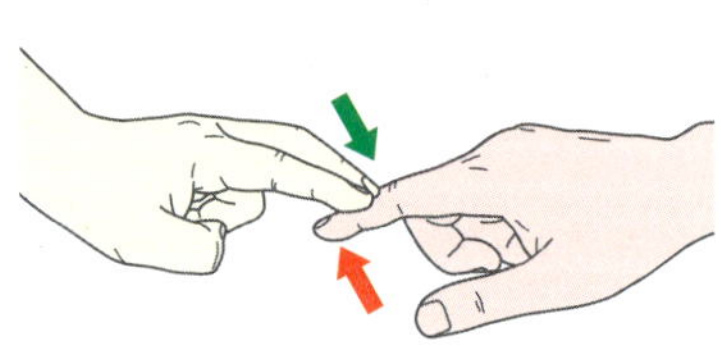
소지굴근 (flexor digiti minimi)	환자는 손가락이 붙은 부분으로 새끼손가락을 굽히려고 하고, 검사자는 이에 저항한다.	C7, 8, T1	척골신경 (ulnar N.)	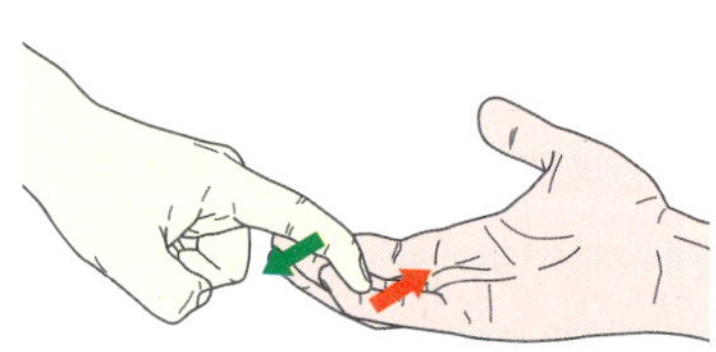

부위	진찰 방법	지배신경분절	지배말초신경	그림
소지외전근 (abductor digiti minimi)	환자는 새끼손가락을 외전하고, 검사자는 이에 저항한다.	C8, T1	척골신경 (ulnar N.)	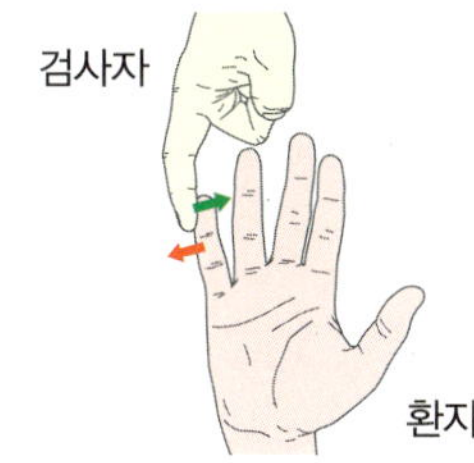
소지대립근 (opponens digiti minimi)	환자는 새끼손가락으로 엄지손가락이 붙은 부분을 만지려 하고 검사자는 이에 저항한다.	C7, 8, T1	척골신경 (ulnar N.)	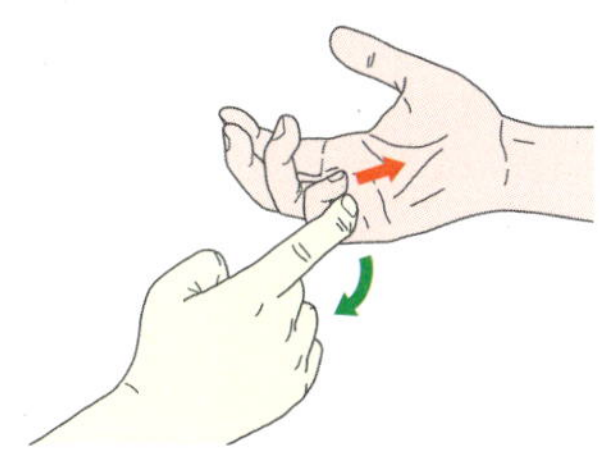
충양근 (lumbricales)	환자는 손가락을 지절간관절(interphalangeal joint)에서 뻗으려고 하고 검사자는 이에 저항한다. 중수지절관절(metacarpophalangeal joint)에서 굴곡하는 움직임도 있다. 골간근(interosseous muscle)에도 이러한 움직임이 있다.	C8, T1	정중신경 (median N.) (I, II), 척골신경 (ulnar N.) (III, IV)	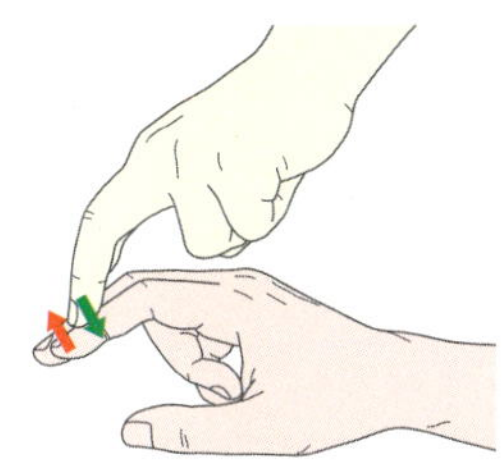
배측골간근 (dorsal interossei)	환자는 검지, 약지, 새끼손가락을 외전시키려 하고, 검사자는 이에 저항한다.	C8, T1	척골신경 (ulnar N.)	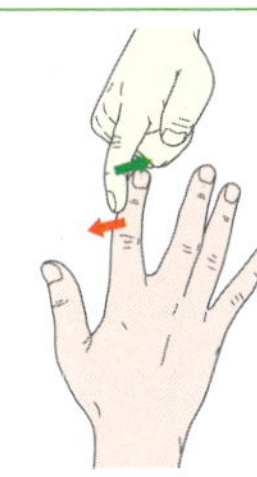
장측골간극 (palmar interossei)	이 근육은 검지, 약지, 새끼손가락이 닫히도록 움직인다. 환자는 검사자의 손가락을 끼우고, 검사자는 여기서 빠져나오도록 한다.	C8, T1	척골신경 (ulnar N.)	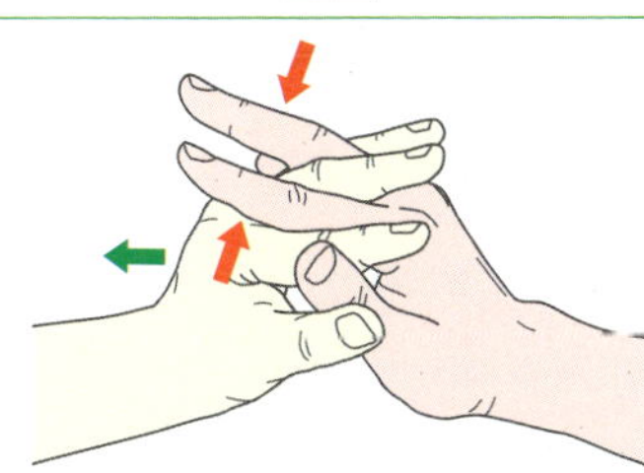
	Froment 징후 : 종이를 엄지손가락과 검지손가락 사이에 끼워 좌우로 잡아 당긴다. 무지내전근(adductor pollicis) 장애 쪽(*)의 엄지손가락이 그림과 같이 된다. 가벼운 척골신경마비 진단에 유용하다.			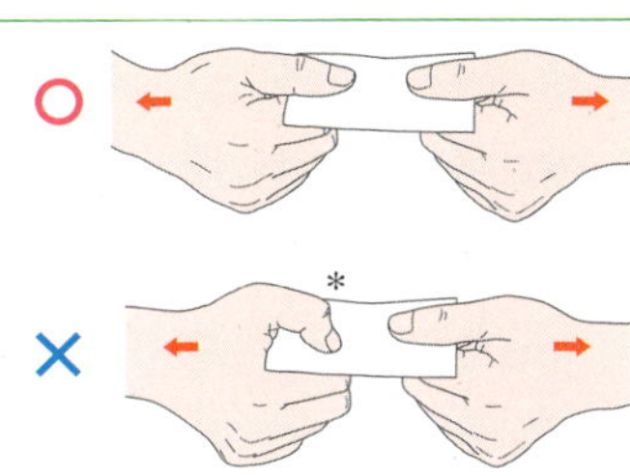

부위	진찰 방법	지배신경분절	지배말초신경	그림
무지내전근 (adductor pollicis)	환자는 엄지손가락과 검지손가락 사이에 종이를 끼워 꽉 쥔다. 검사자는 종이를 잡아 당기며 저항한다.	C8, T1	척골신경 (ulnar N.)	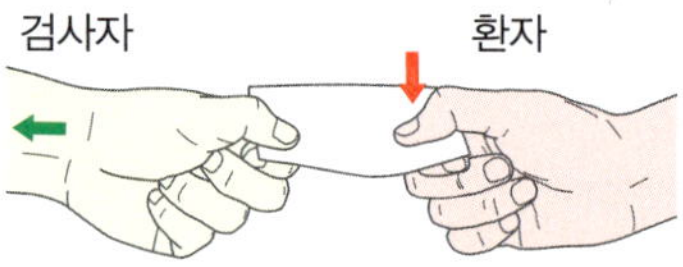
단무지외전근 (abductor pollicis brevis)	환자는 펜과 같은 물건을 엄지손가락과 검지손가락 사이에 끼워, 엄지손가락을 강하게 외전시킨다. 검사자는 이에 저항한다.	C7, 8, T1	정중신경 (median N.)	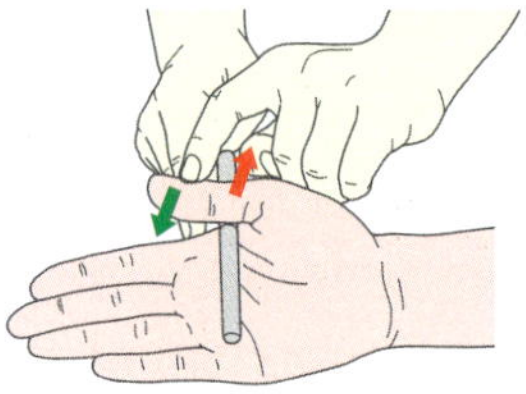
장무지굴근 (flexor pollicis longus)	검사자는 환자의 엄지손가락 끝마디를 신전하려고 한다. 환자는 이에 저항한다.	C7, 8, T1	정중신경 (median N.)	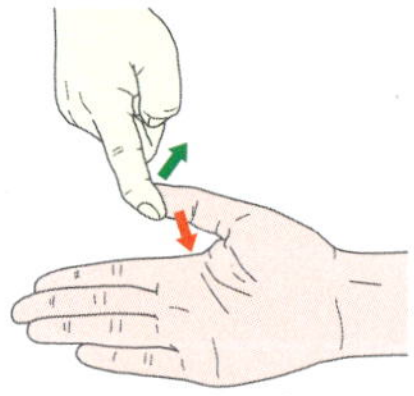
단무지굴근 (flexor pollicis brevis)	검사자는 환자의 엄지손가락 첫마디를 신전하려고 한다. 환자는 이에 저항한다.	C7, 8, T1	정중신경 (median N.)	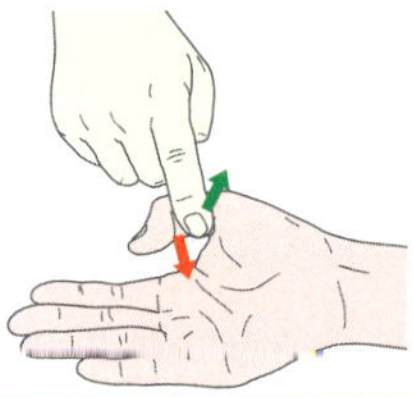
장무지외전근 (abductor pollicis longus)	환자는 엄지손가락을 외전 자세로 유지하려고 하고, 검사자는 이에 저항한다.	C7, 8	요골신경 (radial N.)	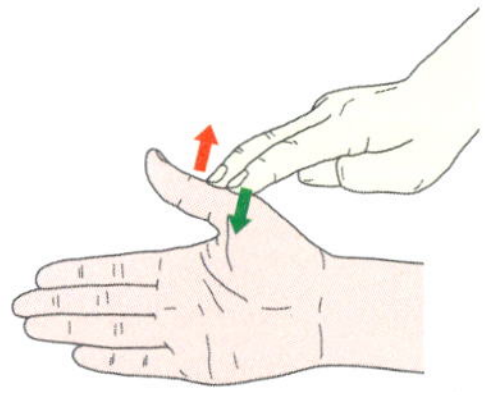
단무지신근 (extensor pollicis brevis)	환자는 엄지손가락을 수배측(dorsum manus)으로 움직이려고 하고, 검사자는 이에 저항한다.	C7, 8	요골신경 (radial N.)	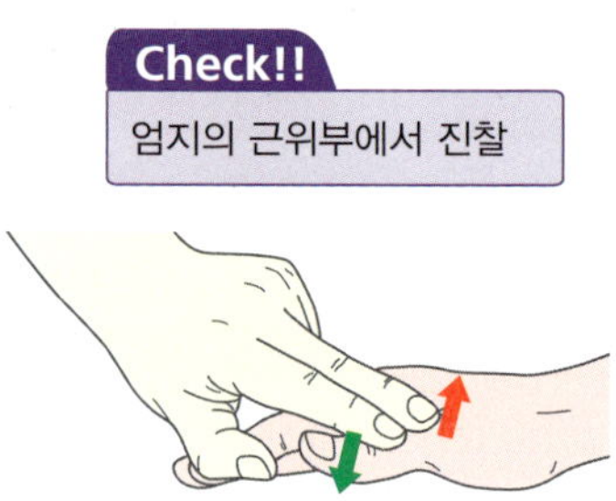
장무지신근 (extensor pollicis longus)	환자는 엄지손가락을 수배측으로 움직이려고 하고, 검사자는 이에 저항한다.	C6~8	요골신경 (radial N.)	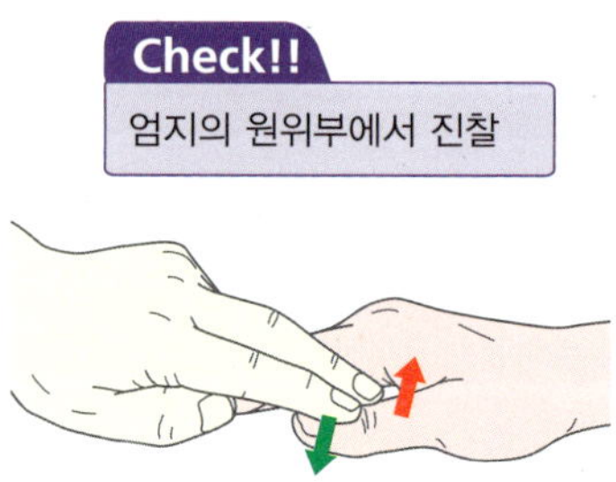

하지근위부의 근육

(그림 A-19)에 나타냈다.

그림 A-19 하지근위부의 근육 진찰

부위	진찰 방법	지배신경분절	지배말초신경	그림
대둔근 (gluteus maximus)	환자는 엎드린 자세에서 대퇴(thigh)를 올리고, 검사자는 이에 저항한다.	L4, 5, S1, 2	하둔신경 (inferior gluteal N.)	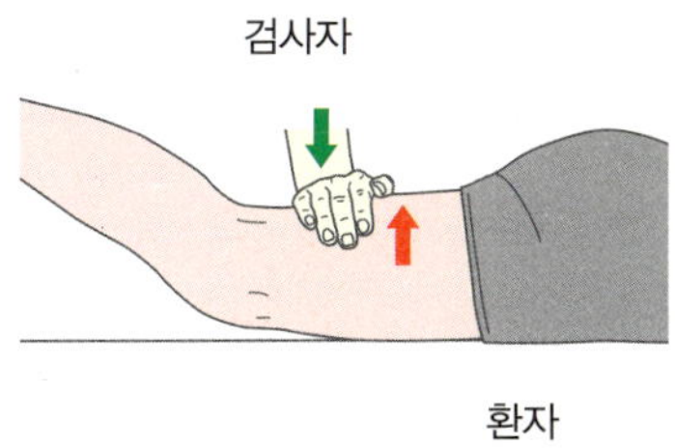
중둔근, 소둔근 (gluteus medius & minimus)	**중둔근 :** 환자는 엎드린 자세에서 무릎을 굴곡시키고, 대퇴를 회내시킨다. 검사자는 이에 저항한다.	L4, 5, S1	상둔신경 (superior gluteal N.)	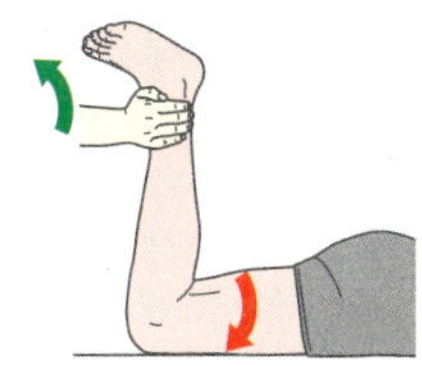
	소둔근 : 환자는 바로 누운 자세에서 대퇴를 외전시킨다. 검사자는 이에 저항한다.			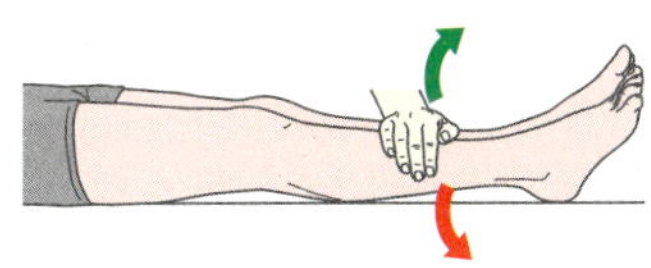
Hoover 징후	바로 누운 자세의 환자 양쪽 뒤꿈치 아래에 검사자의 손을 넣는다. 한쪽 발씩 올리게 하여 손에 가해지는 힘을 관찰한다. 장애 쪽을 올리면 정상 쪽 뒤꿈치에 강한 힘이 가해진다. 정상 쪽을 올릴 때는 장애 쪽 뒤꿈치에 가해지는 힘은 약하다. *장애 쪽을 올려도 정상 쪽 다리에 전혀 힘이 들어가지 않는 경우에는 본 징후 양성 및 심인성 마비일 가능성이 시사된다.			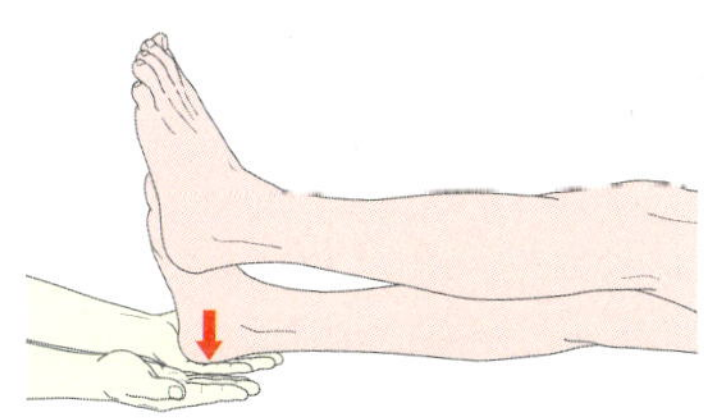

하지원위부의 근육

(그림 A-20)에 나타냈다.

그림 A-20 하지원위부의 근육 진찰

부위	진찰 방법	지배신경분절	지배말초신경	그림
후경골근 (tibialis posterior)	환자는 발을 내회전시킨다. 검사자는 이에 저항한다.	L5, S1	경골신경 (tibial N.)	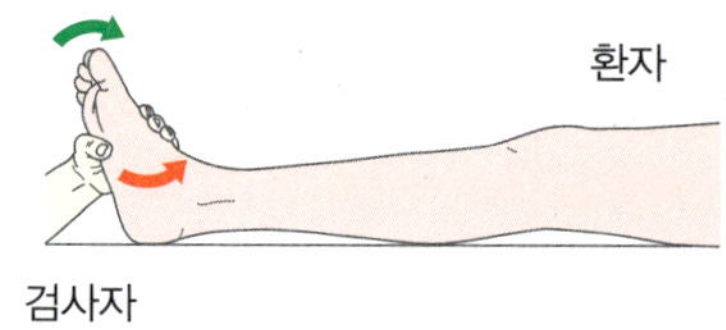
장무지신근 (extensor halluces longus)	환자는 엄지발가락을 배굴시킨다. 검사자는 이에 저항한다.	L4, 5, S1	심비골신경 (deep peroneal N.)	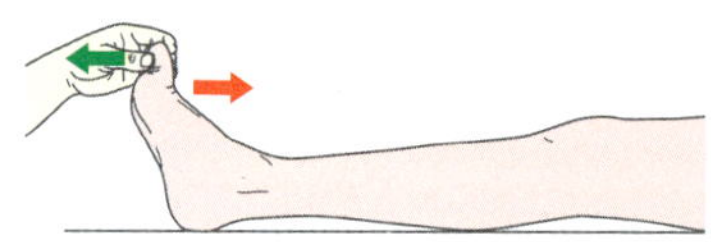
장지신근 (extensor digitorum longus)	환자는 발가락(II~V)을 배굴시킨다. 검사자는 이에 저항한다.	L4, 5, S1	심비골신경 (deep peroneal N.)	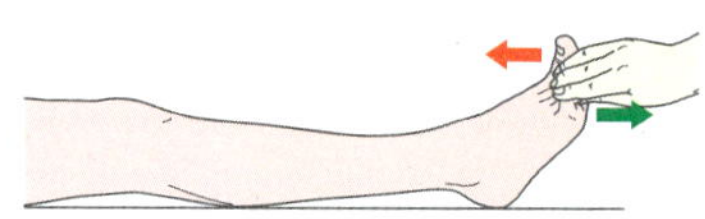
비골근 (peroneus longus & brevis)	환자는 발을 외회전시킨다. 검사자는 이에 저항한다.	L5, S1	천비골신경 (superficial peroneal N.)	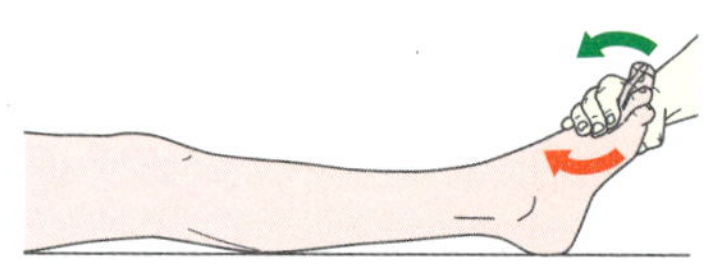
장지굴근 (flexor digitorum longus)	환자는 발가락(II~V)의 끝마디를 굴곡시킨다. 검사자는 이에 저항한다.	L5, S1, 2	경골신경 (tibial N.)	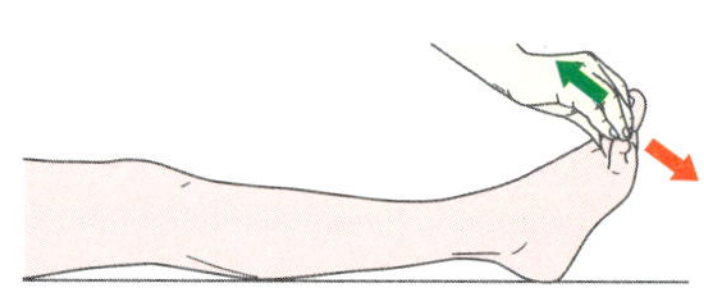

부위	진찰 방법	지배신경분절	지배말초신경	그림
장무지굴근 (flexor halluces longus)	환자는 엄지발가락의 끝마디를 굴곡시킨다. 검사자는 이에 저항한다.	L5, S1, 2	경골신경 (tibial N.)	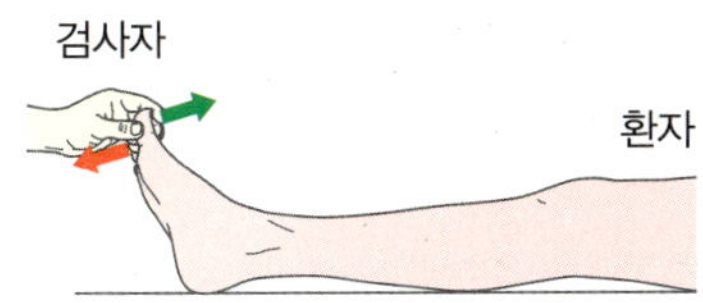
단무지굴근 (flexor halluces brevis)	환자는 엄지발가락을 굴곡시킨다. 검사자는 이에 저항한다.	L5, S1, 2	경골신경 (tibial N.)	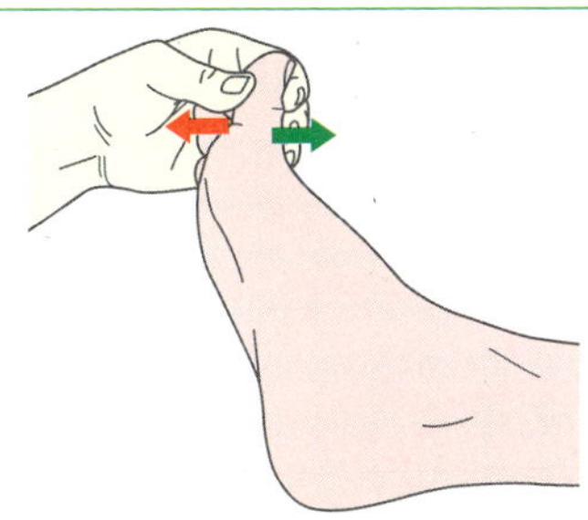
단무지신근, 단지신근 (extensor halluces brevis & extensor digitorum brevis)	환자는 발가락(I~IV)을 배굴시킨다. 검사자는 이에 저항한다.	L4, 5, S1	심비골신경 (deep peroneal N.)	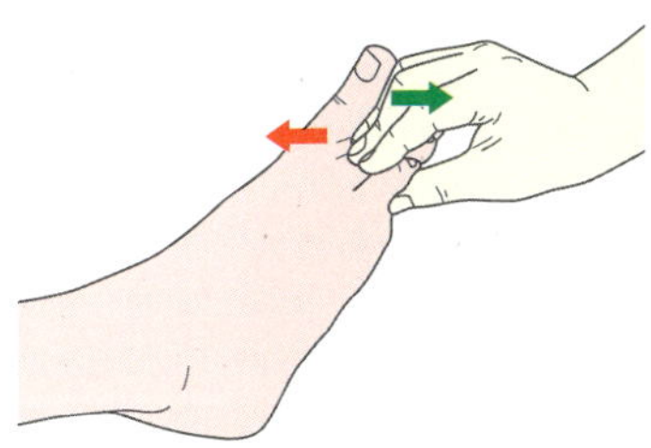
단지굴근 (flexor digitorum brevis)	환자는 발가락(II~V)을 굴곡시킨다. 검사자는 이에 저항한다.	L5, S1	경골신경 (tibial N.)	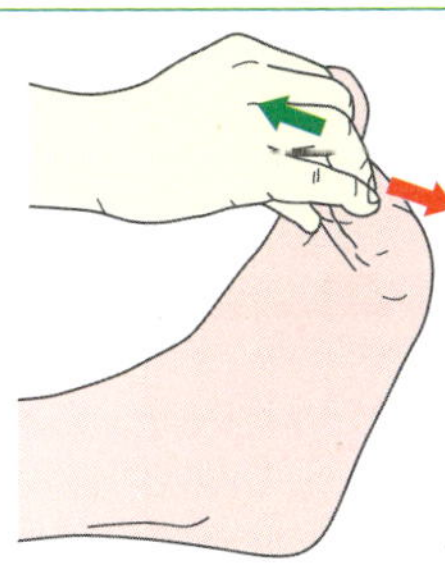

몸통의 근육

(그림 A-21)에 나타냈다.

그림 A-21 몸통의 근육 진찰

부위	진찰 방법	지배신경분절	지배말초신경	그림
복직근 (rectus abdominis)	**Beevor 징후 :** 복직근 장애를 나타내는 징후로 알려져 있다. 그림과 같이 상반신을 수평위에서 일으킬 때, 하부 복직근이 마비되어 있으면 배꼽이 위쪽으로 편위(deviation)한다.	상부(T6~T9) 하부(T10~L1)	하부늑간신경 (lower intercostal N.)	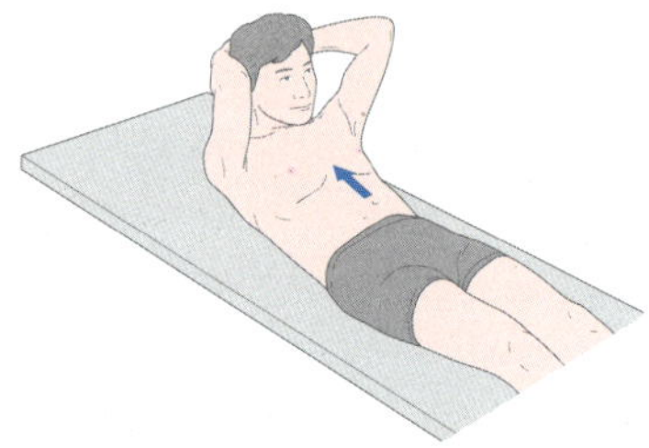
복직근 (rectus abdominis)	검사자는 바로 누운 자세의 환자 하지를 누르고 환자는 머리를 올린다.	상부(T6~T9) 하부(T10~L1)	하부늑간신경 (Lower intercostal N.)	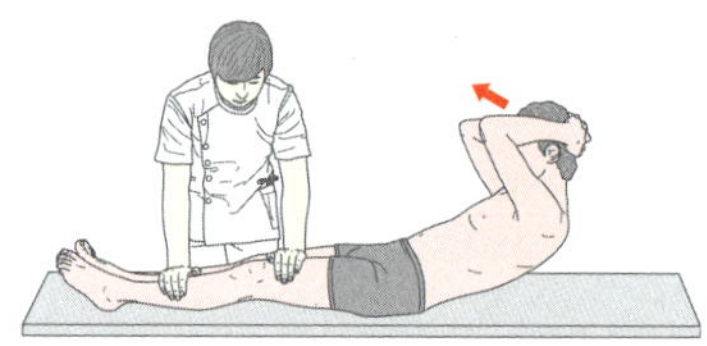
경부신근군 (neck extensor)	환자는 엎드린 자세에서 머리를 배굴한다. 검사자는 이에 저항한다.	C3, 4	척수신경 (spinal N.)	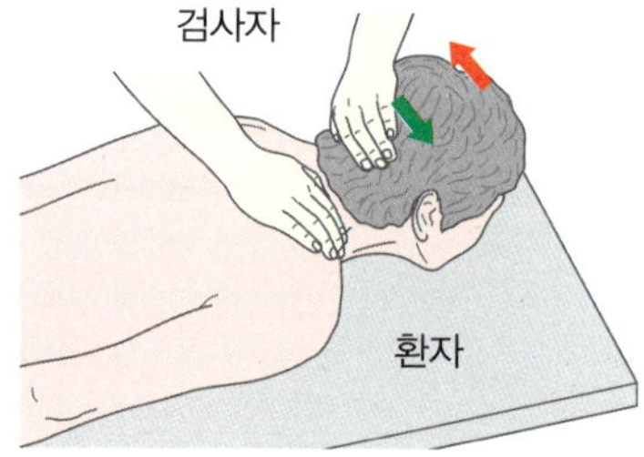
체간신근군	환자는 엎드린 자세에서 몸통을 신전하고 머리를 올린다.		척수신경 (spinal N.)	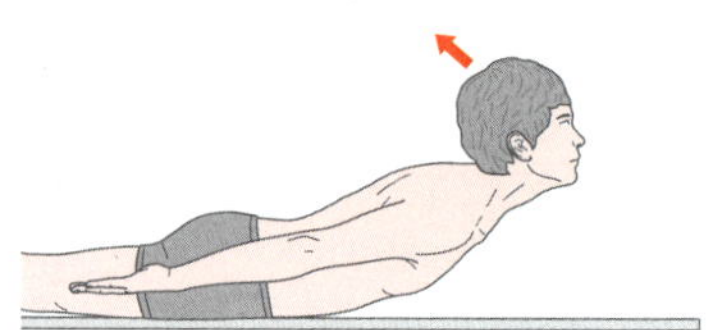

운동계 / 근력 검사

진단 과정으로 알 수 있는 근력의 진찰

신경학적인 국소 진단에서 장애 근육의 분포는 매우 중요하다. 손상된 근육의 분포를 통해 척수에서의 병소 레벨 진단(확산을 포함)이 가능하다. 또한, 말초신경장애 시에도 감각장애의 분포 정보와 함께 부위를 추정할 수 있다. 장애 근육의 분포는 근육 질환의 감별진단에도 중요하다(p.70~73, '운동계/근육, 근긴장, 진단 과정으로 알 수 있는 근육, 근긴장의 진찰'을 참조).

진단을 위해서는 (표 1)에 나타냈듯이 상하지 근육의 지배신경 이름과 함께 해부학적 위치와 신경총의 구조(그림 B-1~4)를 파악하는 것이 필요하다. 또한, 상지와 하지에서 중요한 신경과 각각의 운동 및 감각기능에 대해서는 (표 2)와 (표 3)에 나타냈다.

표 1 말초신경과 지배 근육 및 그 기능

신경	근육	근육의 기능	신경근(nerve root)
척수부신경 (spinal accessory nerve)	승모근	견완의 거상, 견갑골 고정	XI뇌신경, C3, C4
횡격막신경 (phrenic nerve)	횡격막	흡기	C3, C4, C5
견갑배신경 (dorsal scapular nerve)	능형근 견갑거근	견갑골 내상방으로 올라간다. 견갑골 거상	C4, **C5**, C6 C3, C4, C5
장흉신경 (long thoracic nerve)	전거근	팔 거상으로 견갑골 고정	C5, C6, C7
외측흉근신경 (lateral pectoral nerve)	대흉근 쇄골부	어깨를 앞쪽으로 당긴다.	**C5**, C6
내측흉근신경 (medial pectoral nerve)	대흉근 늑골부 소흉근	상완의 내전과 내회전 견갑골 하제, 어깨를 앞쪽으로 당긴다.	C6, **C7**, C8, Th1 C6, C7, C8
견갑상신경 (suprascapular nerve)	극상근 극하근	상완골 0~15° 외전 상완골 외회전	**C5**, C6 **C5**, C6
견갑하신경 (subscapular nerve)	견갑하근 대원근	상완골 내회전 상완골 내전과 내회전	C5, C6 C5, C6, C7
흉배신경 (thoracodorsal nerve)	광배근	상완골 내전과 내회전	C6, **C7**, C8
액와신경 (axillary nerve)	소원근 삼각근	상완골 내전과 외회전 상완골 15° 이상의 외전	C5, C6 **C5**, C6
근피신경 (musculocutaneous nerve)	상완이두근 상완근 오구완근	주관절 굴곡과 외전 주관절 굴곡 상완 내전과 굴곡	C5, C6 C5, C6 C6, **C7**
요골신경 (radial nerve)	상완삼두근 완요골근 요측수근신근(장단)	주관절의 신전 전완의 굴곡 손의 배굴과 요굴	C6, **C7**, C8 C5, **C6** C5, **C6**
후골간신경 (posterior interosseous nerve)	회외근 척측수근신근	전완의 회외 손의 배굴과 척굴	C6, C7 **C7**, C8
요골신경의 분지	총지신근 소지신근 장무지외전근 무지신근(장단) 시지신근	제2~제5지 신근 소지의 신근 무지의 외전 무지의 신전 시지의 신전	**C7**, C8 **C7**, C8 **C7**, C8 **C7**, C8 **C7**, C8
정중신경 (median nerve)	원회내근 요측수근굴근 장장근 천지굴근 (충양근I, II) 무지대립근 단무지외전근 단무지굴근(천두)	전완의 회내와 굴곡 손의 굴곡과 요굴 손목의 굴곡 제2~제5 PIP관절 굴곡 제2~제3 MP관절 굴곡 DIP, PIP관절 신전 무지의 대립과 굴곡 무지의 외전 무지의 굴곡(MP관절)	C6, C7 C6, C7 C7, **C8**, T1 C7, **C8**, T1 C8, **T1** C8, **T1** C8, **T1** C8, **T1**
전골간신경 (anterior interosseous nerve)	심지굴근(II, III) 장무지굴근	제2~제3 DIP관절 굴곡 무지의 굴곡(MP관절)	C7, **C8** C7, C8
정중신경의 가지	방형회전근	전완의 회내	C7, **C8**, **T1**
척골신경 (ulnar nerve)	척측수근굴근 심지굴근(IV, V) 충양근(III, IV)	손의 장굴과 척굴 제4~제5 DIP관절 굴곡 제4~제5 MP관절 굴곡 DIP, PIP관절 신근	C7, **C8**, T1 C7, **C8** C8, **T1**

척골신경	장측골간근	손가락 내전 MP관절 굴곡	C8, **T1**
(ulnar nerve)		DIP, PIP관절 신전	
	배측골간근	손가락 외전 MP관절 굴곡	C8, **T1**
		DIP, PIP관절 신전	
	단무지굴근(심두)	무지의 굴곡과 내전(MP관절)	C8, **T1**
	무지내전근	무지의 내전	
	소지대립근	소지의 대립	C8, **T1**
	소지외전근	소지의 외전	C8, **T1**
	단소지굴근	소지 MP관절 굴곡	C8, **T1**
			C8, **T1**
폐쇄신경	외폐쇄근	하지 외선과 내전	**L2**, **L3**, L4
(obturator nerve)	장내전근	대퇴 내전	**L2**, **L3**, L4
	대내전근	대퇴 내전	**L2**, **L3**, L4
	단내전근	대퇴 내전	**L2**, **L3**, L4
	박근	대퇴 내전	**L2**, **L3**, L4
대퇴신경	장요근	고관절 굴곡	L2, **L3**, L4
(femoral nerve)	대퇴사두근		
	대퇴직근	슬관절 신전, 고관절 굴곡	L2, **L3**, **L4**
	외측광근	슬관절 신전	L2, **L3**, **L4**
	중간광근	슬관절 신전	L2, **L3**, **L4**
	내측광근	슬관절 신전	L2, **L3**, **L4**
	치골근	고관절 내전	**L2**, **L3**, L4
	봉공근	하지 내선, 고관절, 슬관절 굴곡	**L2**, **L3**, L4
좌골신경	대내전근	대퇴 내전	L4, L5, S1
(sciatic nerve)	대퇴굴근군		
	반건양근	슬관절 굴곡, 대퇴 내전, 고관절 신전	L5, **S1**, S2
	반막양근	슬관절 굴곡, 대퇴 내회전, 고관절 신전	L5, **S1**, S2
	대퇴이두근	슬관절 굴곡, 고관절 신전	L5, **S1**, S2
경골신경	비복근	족관절의 저굴	S1, S2
(tibial nerve)	가자미근	족관절의 저굴	S1, S2
좌골신경의 가지	슬골근	족관절의 저굴	L4, L5, S1
	후경골근	족관절의 저굴, 족관절을 내반	L4, L5
	족저근	족관절의 저굴	L4, L5, S1
	장지굴근	제2~제5지 굴곡(PIP관절)	L5, **S1**, **S2**
	장무지굴근	엄지를 저측 방향으로 당긴다.	L5, **S1**, **S2**
천비골신경	장비골근	족관절 외반과 저굴	L5, S1
(superficial peroneal nerve)	단비골근	족관절 외반과 저굴	L5, S1
심비골신경	전경골근	족관절 배굴과 내반	L4, L5
(deep peroneal nerve)	장지신근	제2~5지 배굴과 외반	**L5**, S1
좌골신경의 가지	장무지신근	무지의 신전(IP관절)	**L5**, S1
	제3비골근	족관절의 배굴과 외반	L4, **L5**, S1
	단지신근	제2~제4지 신전	L5, S1
상둔신경	중둔근	대퇴 외전, 약간의 내회전	**L4**, **L5**, S1
(superior gluteal nerve)	소둔근	대퇴 외전, 약간의 내회전	**L4**, **L5**, S1
	대퇴근막장근	대퇴 외전, 약간의 내회전	**L4**, **L5**, S1
하둔신경	대둔근	대퇴 신전, 고관절 외회전	**L5**, **S1**, S2
(inferior gluteal nerve)			

굵은 고딕글씨는 가장 중요한 신경근
MP관절(중수지절간관절, metacarpophalangeal joint)
DIP관절(원위지절간관절, distal interphalangeal joint)
PIP관절(근위지절간관절, proximal interphalangeal joint)
(Blumenfeld H: Neuroanatomy through Clinical Cases, Sinauer, Massachusetts, pp309-311, 2002를 인용 개변)

그림 B-1 상지의 말초신경

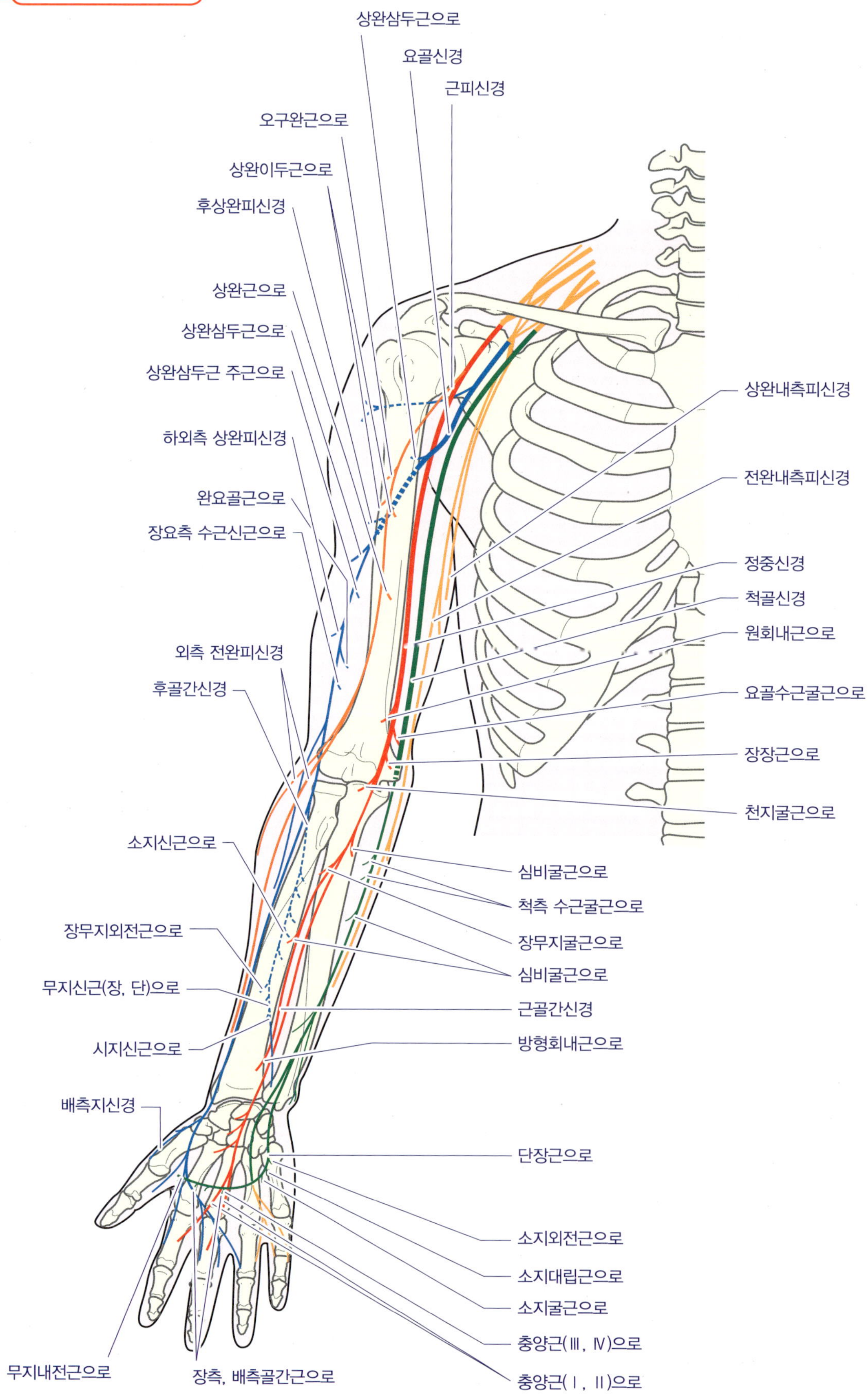

그림 B-2 완신경총(brachial plexus)의 구조 및 간략도

① 완신경총의 구조

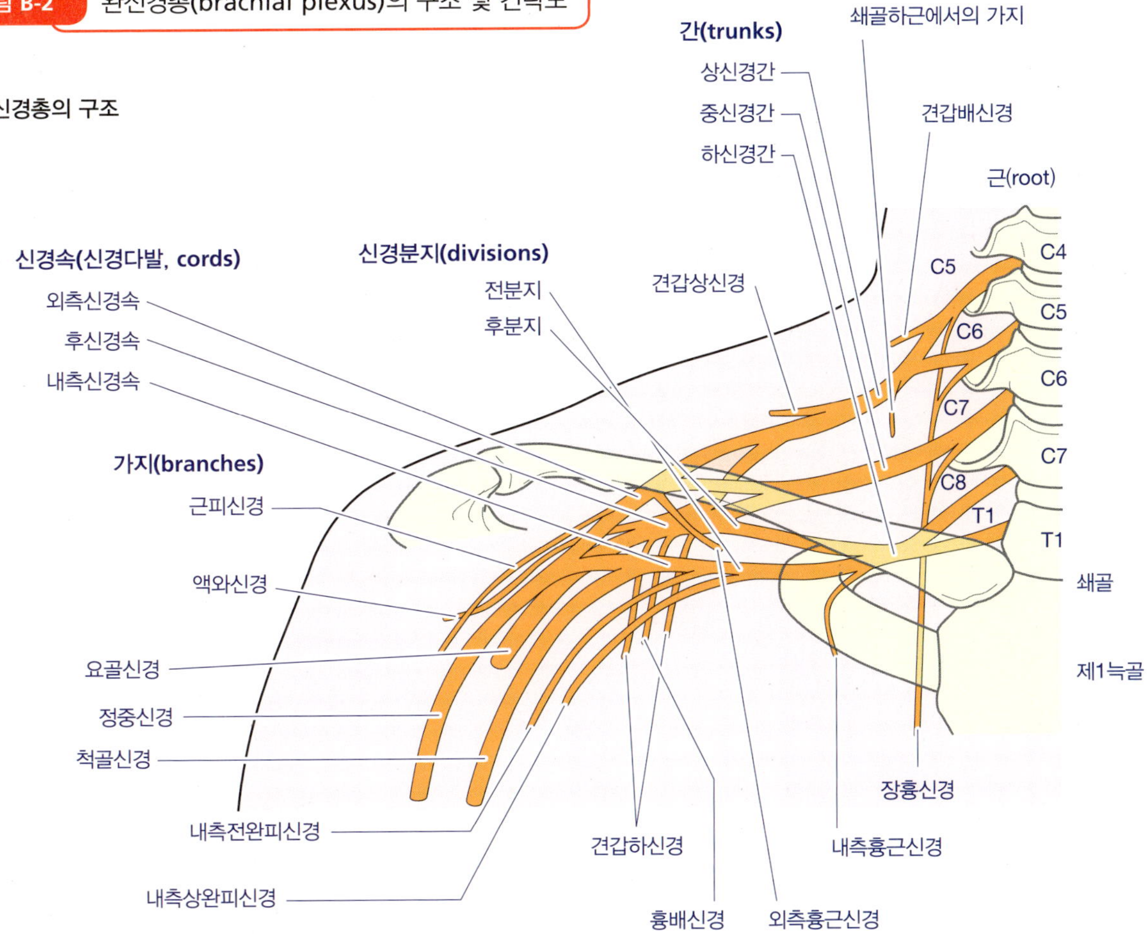

② 완신경총의 간략도

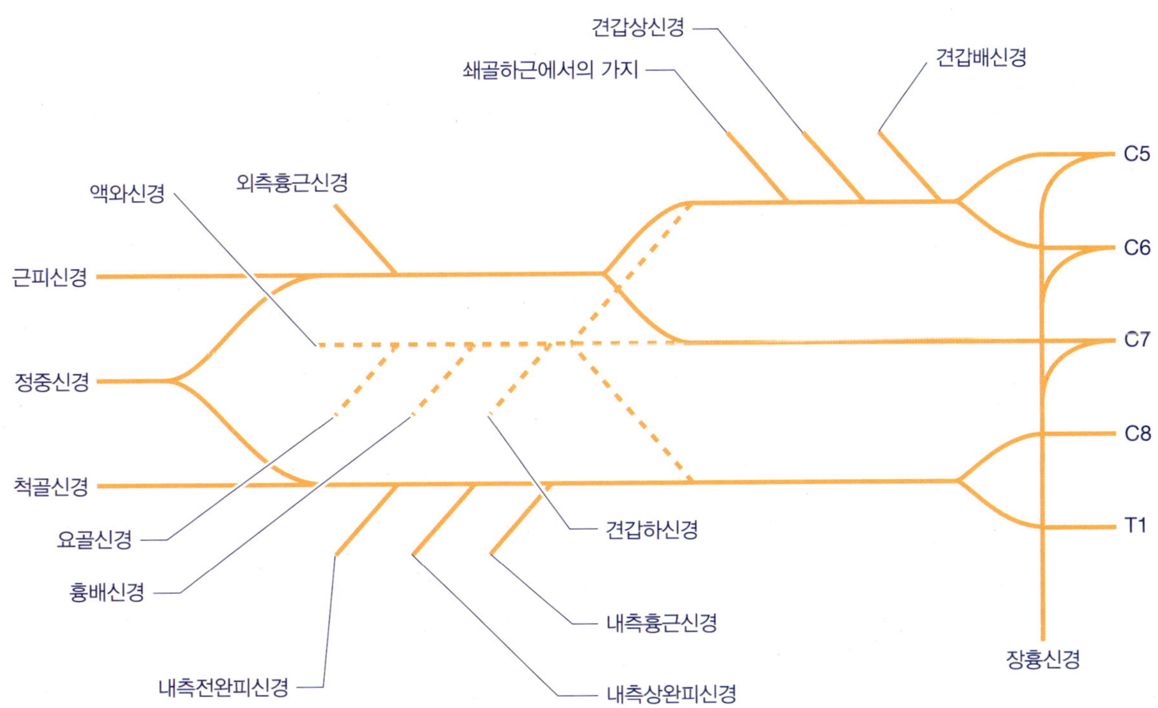

그림 B-3 하지의 말초신경과 지배 근육

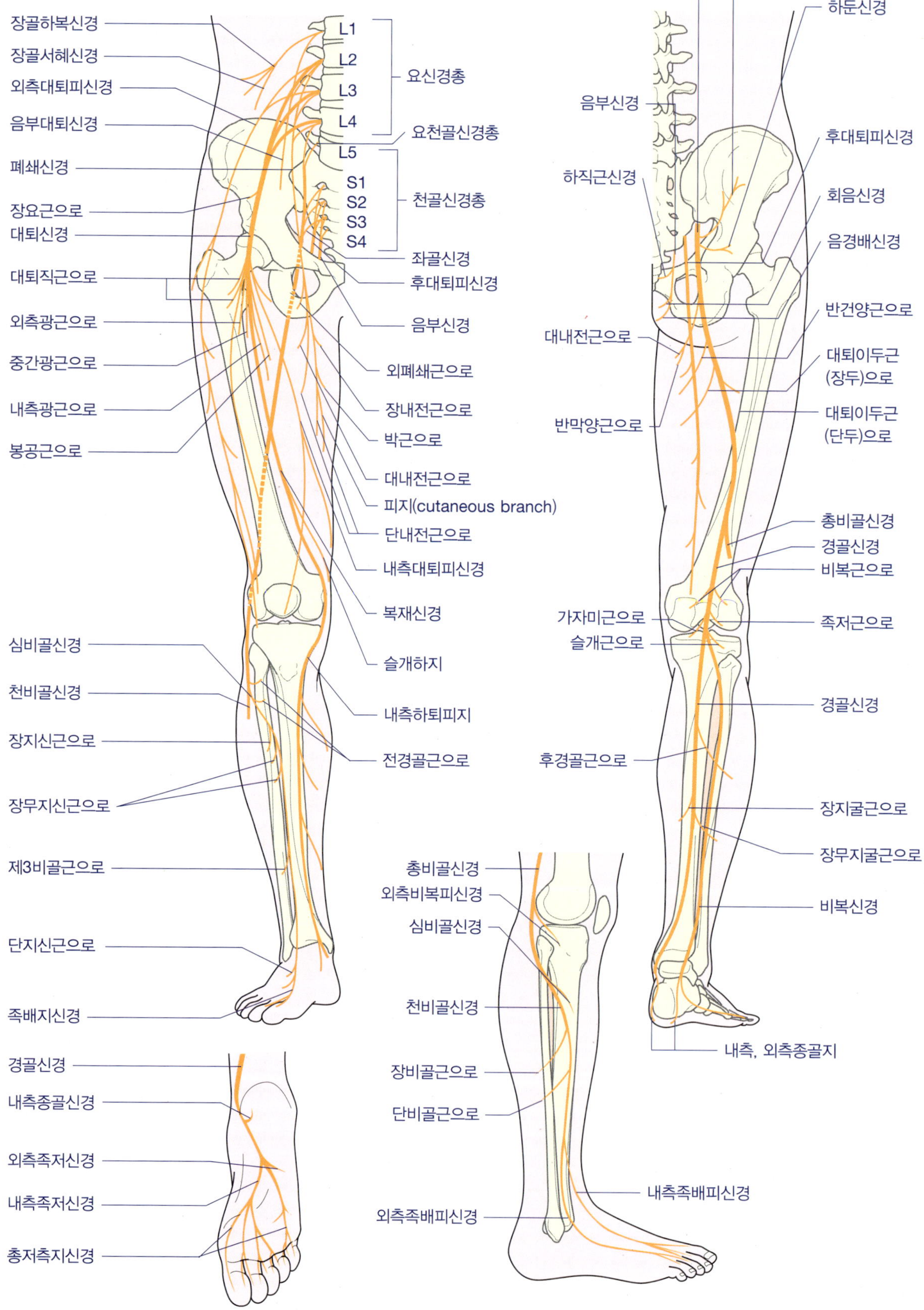

그림 B-4 요천골신경총(lumbosacral plexus)의 구조 및 간략도

① 요천골신경총의 구조

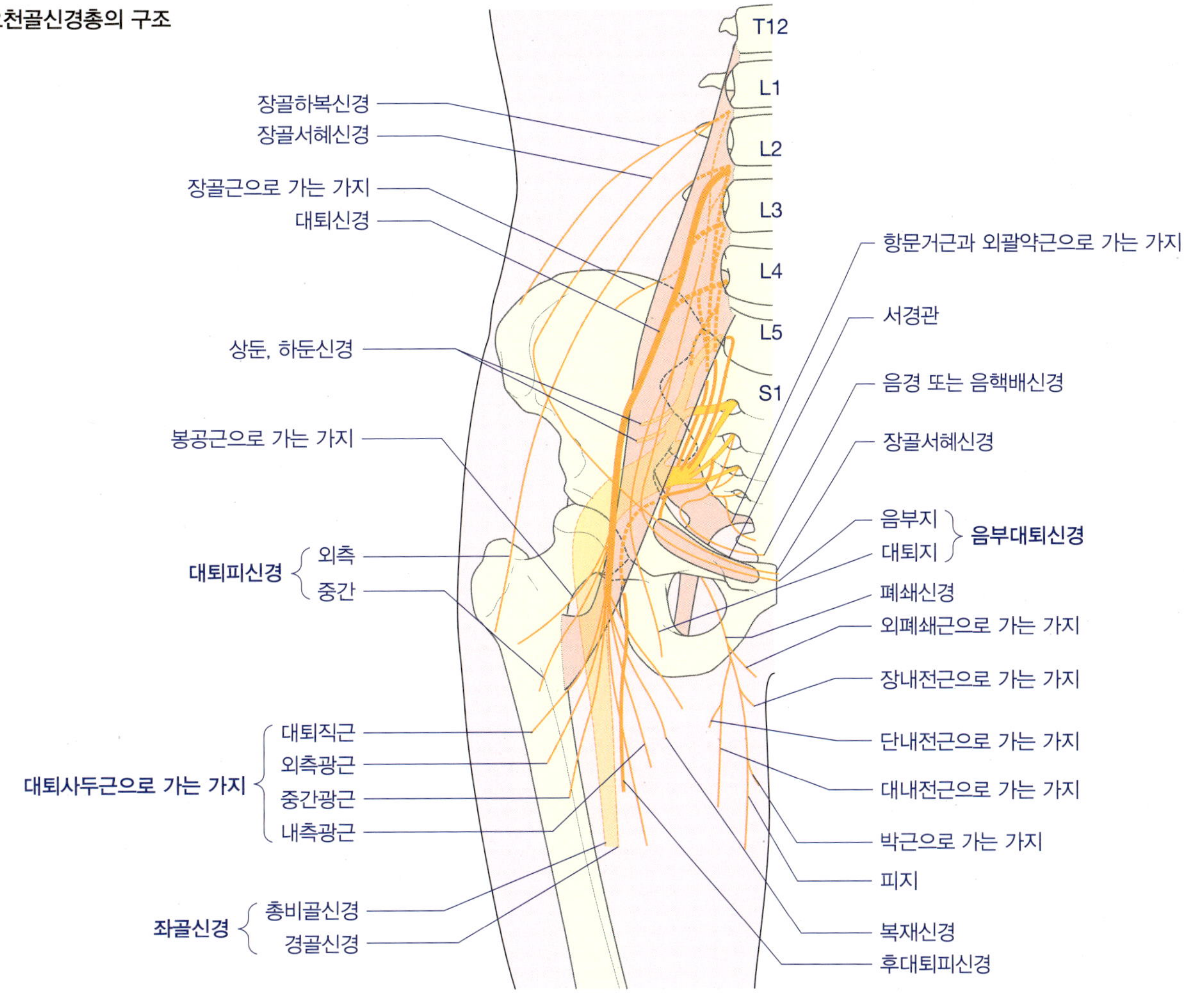

② 요천골신경총의 간략도

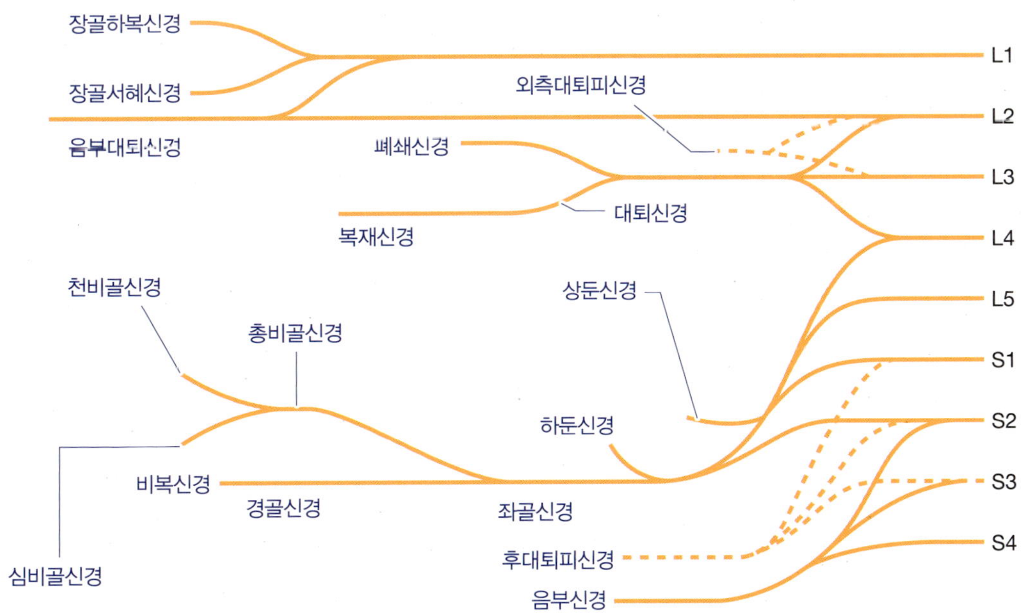

(Blumenfeld H: Neuroanatomy through Clinical Cases. Sinauer, Massachusetts, pp342, 2002를 인용 개변)

표 2 상지에 분포하는 주요 신경과 그 역할

신경	운동기능	감각지배영역
요골신경 (radial nerve)	어깨 이하, 팔, 손, 지관절 신전 전완의 회외 무지 외전	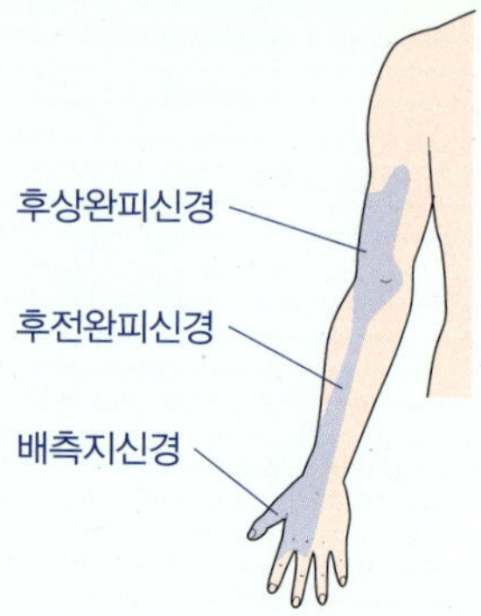
정중신경 (median nerve)	무지 굴곡과 대립 제2, 3지 굴곡 손목의 굴곡과 외전 전완의 회내	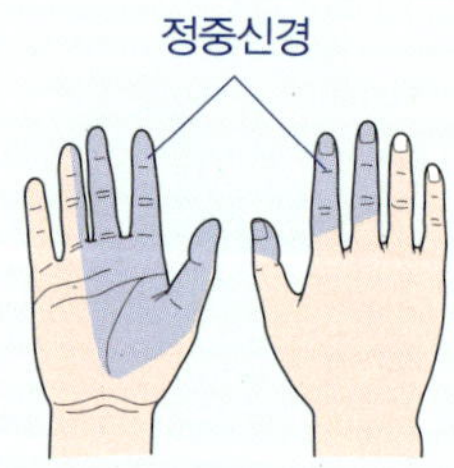
척골신경 (ulnar nerve)	무지 이외의 손가락 내전과 외전 무지 내전 제4, 5지 굴곡 손목 굴곡과 내전	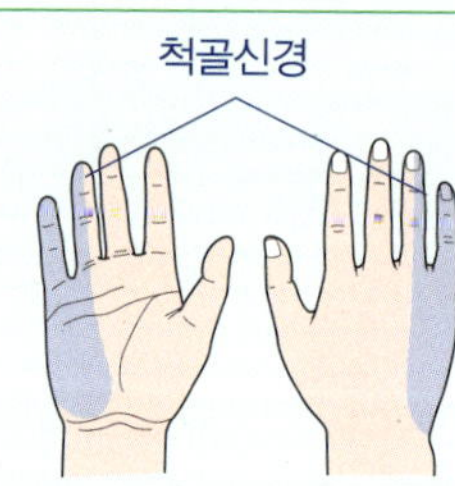
액와신경 (axillary nerve)	상완 외전(15° 이상부터)	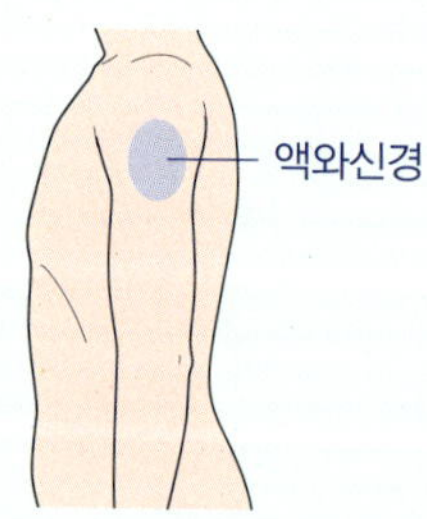
근피신경 (musculocutaneous nerve)	주관절에서의 상완과 전완의 굴곡 전완의 회외	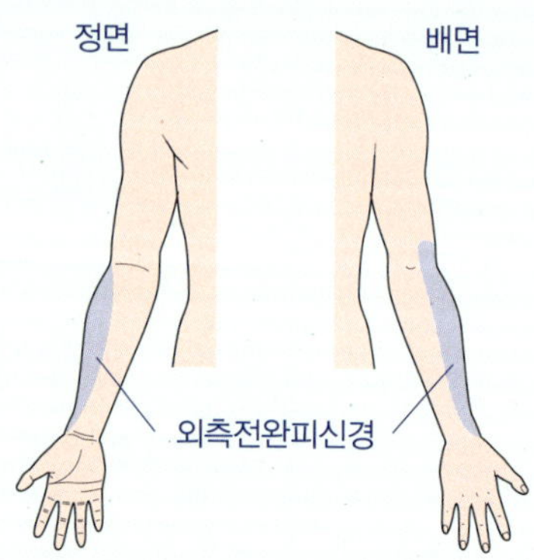

(Blumenfeld H: Neuroanatomy through Clinical Cases. Sinauer, Massachusetts, pp342, 2002를 인용·개변)

표 3 하지에 분포하는 주요 신경과 그 역할

신경	운동기능	감각지배영역
대퇴신경 (femoral nerve)	고관절에서의 하지 신전 슬관절에서의 하지 신전	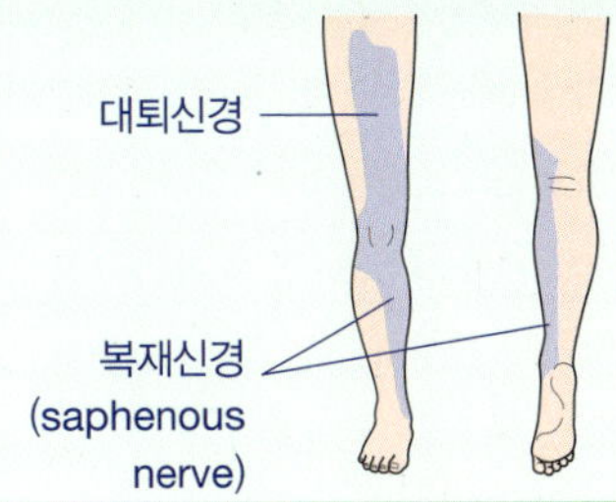
폐쇄신경 (obturator nerve)	대퇴 내전	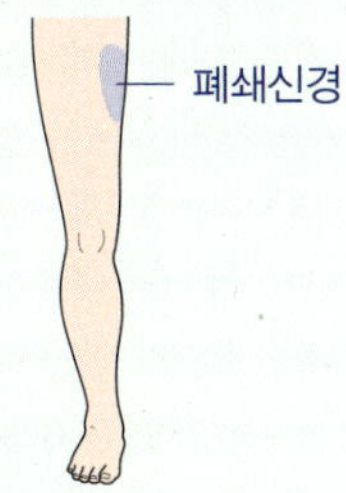
좌골신경 (sciatic nerve)	슬관절에서의 하지 굴곡	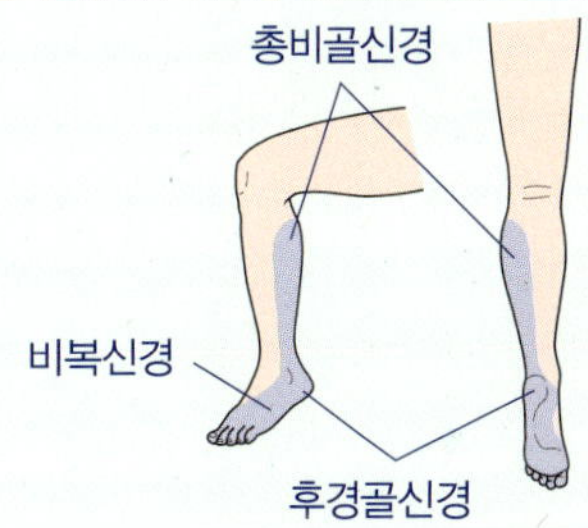
경골신경 (tibial nerve)	족관절의 저굴과 내반 발가락의 굴곡	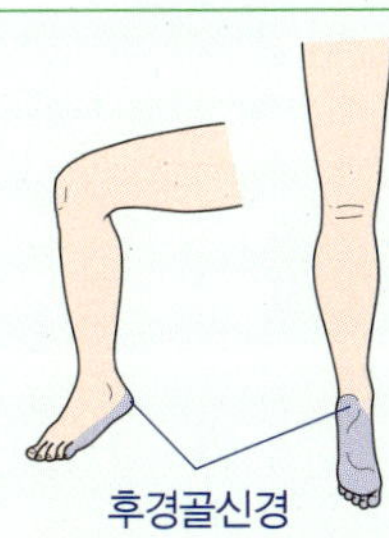
천비골신경 (superficial peroneal nerve)	족관절의 외번	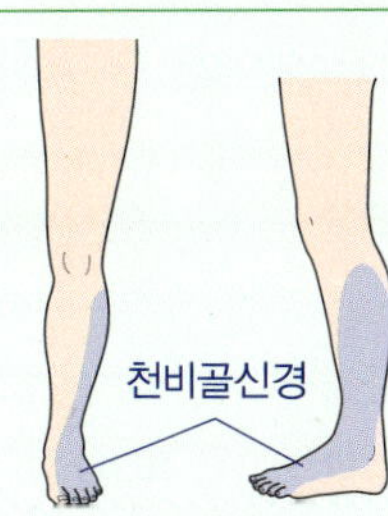
심비골신경 (deep peroneal nerve)	족관절의 배굴 발가락의 배굴	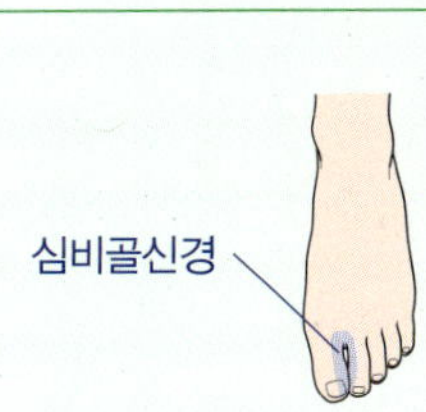

(Blumenfeld H: Neuroanatomy through Clinical Cases. Sinauer, Massachusetts, pp345, 2002를 인용개변)

진찰 방법

불수의운동(involuntary movement)은 신체의 일부 또는 전신에서 불수의적으로 나타나는 비정상적인 운동을 말한다. 중추신경계, 특히 대뇌기저핵을 중심으로 하는 추체외로계의 병변에 동반하여 나타나는 경우가 많다. 크게 율동성인 것과 비율동성인 것으로 나뉘며 율동성에는 여러가지 떨림(tremor), 클로누스(clonus), 율동성 근육간대경련(rhythmic myoclonus) 등이, 비율동성에는 무도병(chorea), 무정위운동(athetosis), 도리깨질증(ballism), 근육긴장이상(dystonia), 근육간대경련(myoclonus), 자세고정불능증(asterixis), 운동이상증(dyskinesia), 틱(tic) 등이 포함되어 있다.

진찰 포인트는 그 운동을 잘 관찰하는 것이다. 우선, 환자에게 손을 무릎에 두고 편안하게 앉도록 한 뒤, 안정 시 불수의운동의 유무를 관찰한다. 자세나 동작으로 유발되는 움직임은 그것을 진찰실에서 실시하지 않으면 관찰할 수 없다. 일반적으로 양팔을 앞으로 뻗어 손가락을 조금 펴게 하고, 손가락의 동작 시 떨림의 유무를 관찰한다. 또한, 증상이 나타나는 상황에 대해 잘 듣는 것도 중요하다.

① 어떤 부위에 불수의운동이 나타나는가를 문진한다. 원위근 또는 근위근인지, 경부나 얼굴에 출현하는지 등이다. 일부 근육에 불수의운동이 있을 경우, 각각 다른 근육 사이에서의 운동관계, 상반성이 있는가, 동기해서 움직이고 있는가도 관찰의 대상이 된다.

② 어떤 패턴의 운동인지를 관찰하는 것이다. 규칙적인지 불규칙적인지, 규칙적이라면 빈도를 확인한다. 운동 속도가 빠르거나 늦는지도 중요한 포인트이다. 가장 빠른 것은 근육간대경련이며 가장 늦는 것은 근육긴장이상(dystonia)이라고 할 수 있다.

③ 언제 출현하는가이다. 안정 시에서 출현하는지, 앉거나 선 자세와 같이 자세를 취할 때 나타나기 쉬운지 등이다. 또한, 정신적 스트레스(계산 등)로 악화되는지도 주의점 중 하나이다.

떨림(tremor)

- 골격근의 규칙적이며 율동적인 반복운동에 의해 발생하는 이상운동이다.
- 중립적인 자세를 중심으로 한 반복성 왕복운동이다.
- 정상 상태에서도 생리적떨림(physiologic tremor)이라고 불리는 8~12Hz 전후의 진동이 나타나는 경우가 있다.

안정떨림(resting tremor)
파킨슨병(그림 A−1)

- 파킨슨병(Parkinson disease)에서 나타나며 정지 시 신체 부위에 발생한다.
- 규칙적, 율동적(4~7Hz 전후).
- 자세 유지나 동작 개시에 따라 떨림이 소실, 개선된다(단, 일부의 증례에서는 자세를 유지하고 수 초~수십 초의 잠복기 후에 안정떨림과 비슷한 형태의 떨림이 재출현하기도 한다 : re-emergent tremor).
- 대화나 암산 부하 등의 정신적인 긴장으로 악화.
- 일반적으로 좌우 차이가 나타난다.
- 환약말이떨림(pill rolling tremor)이 유명하다.
- 수면 중에는 소실.

자세떨림(postural tremor)
본태성 떨림(essential tremor)(그림 A−2)

- 몸의 자세를 일정하게 유지하면 출현하는 떨림으로 손가락에서는 7~11Hz 전후.
- 상염색체 우성 유전을 나타내고 가족성으로 나타난다.
- 자세를 취한 신체 부위에 바로 나타난다(잠복기 없음).
- 상지와 경부에서 주로 나타난다.
- 규칙적, 율동적이며 진폭은 작고 주파수는 7~11Hz로

파킨슨병의 떨림보다 빠르다.

- 음주로 개선된다고 알려져 있다(환자 자신이 알고 있는 경우가 많으며 문진 상 매우 유용한 정보이다).

그림 A-1 안정떨림, 파킨슨병

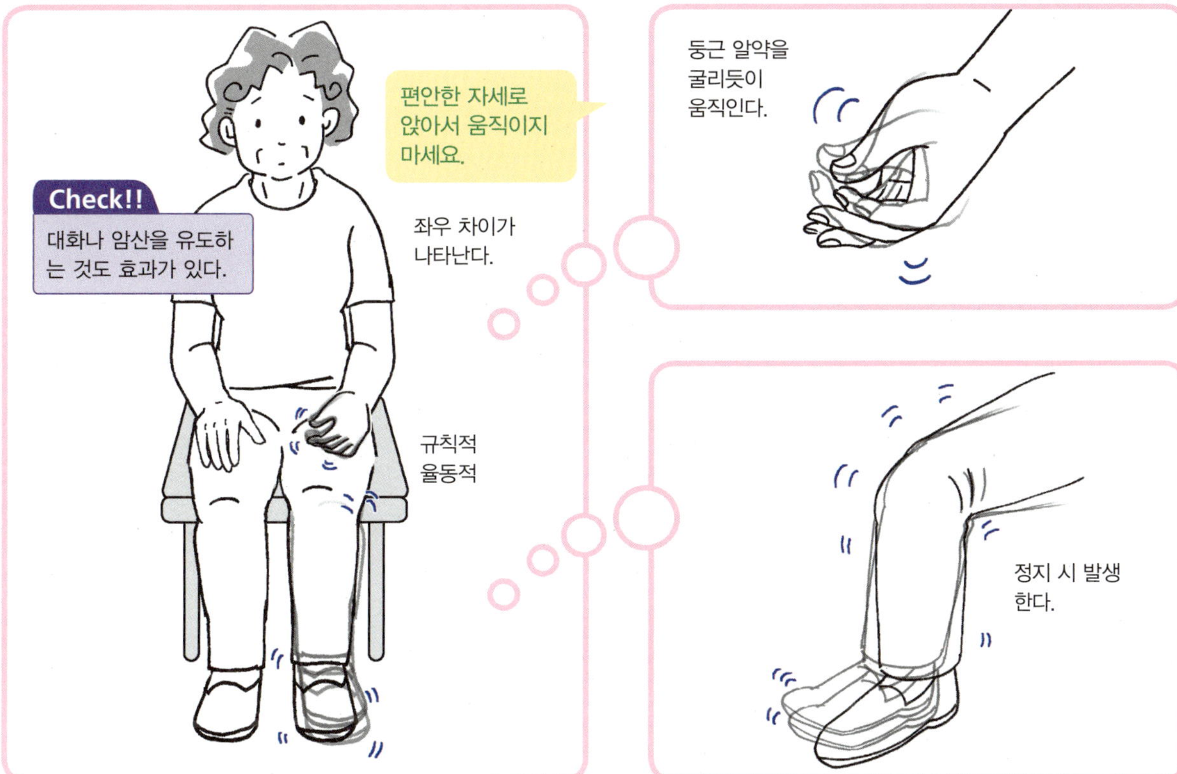

그림 A-2 자세떨림, 본태성 떨림

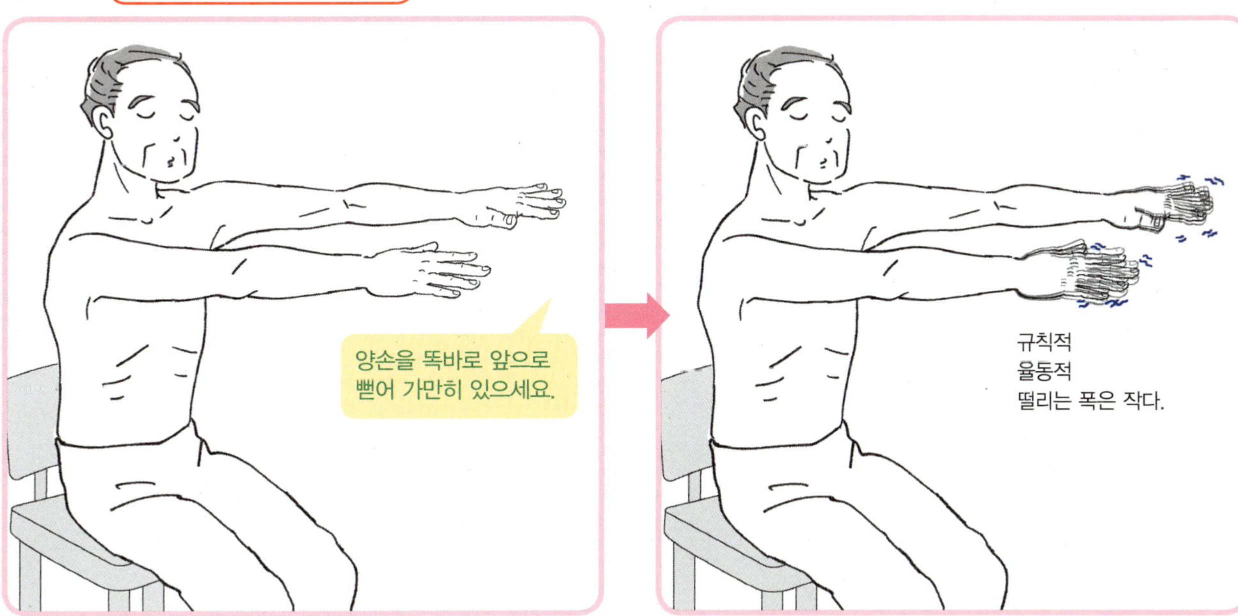

무도병(chorea)(그림 A-3)

- 목적이 없는 빠른 불수의운동으로, 마치 정신없이 춤을 추고 있는 것처럼 보인다.
- 안면이나 사지에 많지만 그 외의 신체 부위에서도 나타날 수 있다.
- Huntington무도병(Huntington chorea)이나 소무도병(chorea minor)에서 보인다.
- 불규칙적이며 빠르고 거침없는 불수의운동.
- 사지의 원위부나 안면에 많다.
- 대화나 암산 부하 등의 정신적인 긴장이나 수의운동으로 악화.
- 안정으로 개선, 수면으로 소실.

틱(tic)(그림 A-4)

- 순간적인 운동.
- 정상인의 몸짓과 비슷하다.
- 상동성(stereotypy)이 보인다.
- 정신적 긴장으로 감소한다.

그림 A-3 무도병

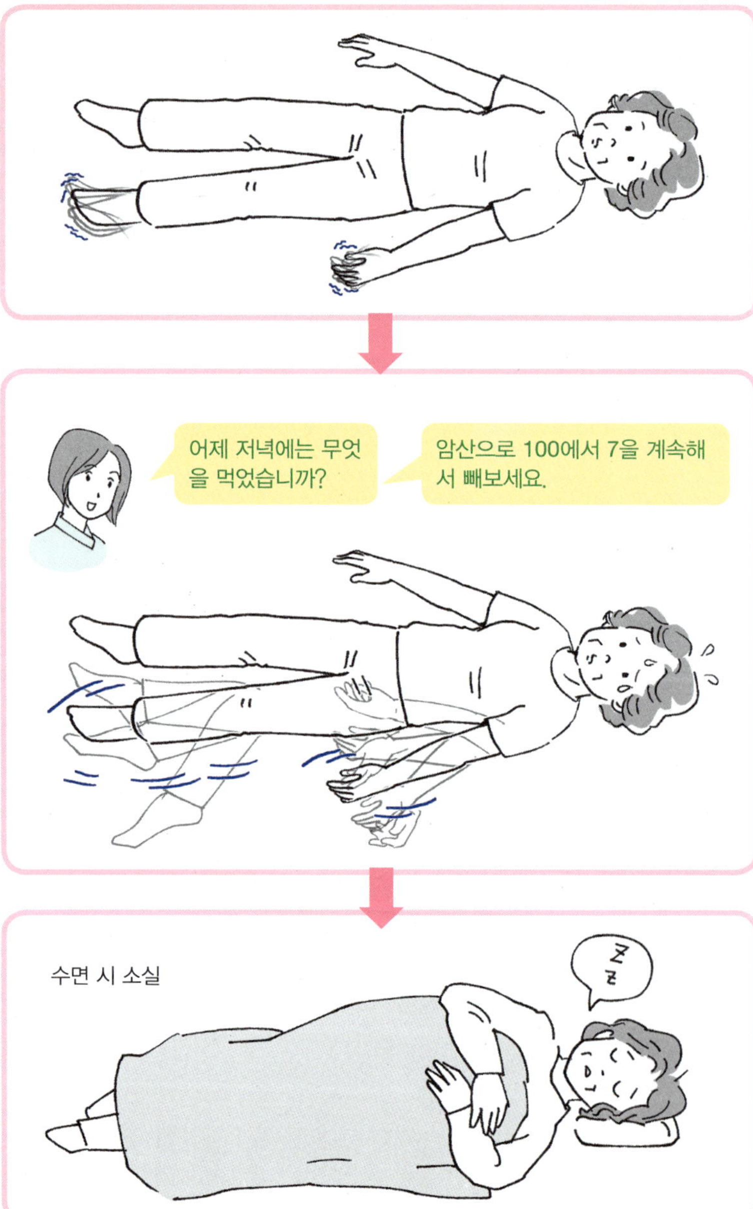

그림 A-4 틱

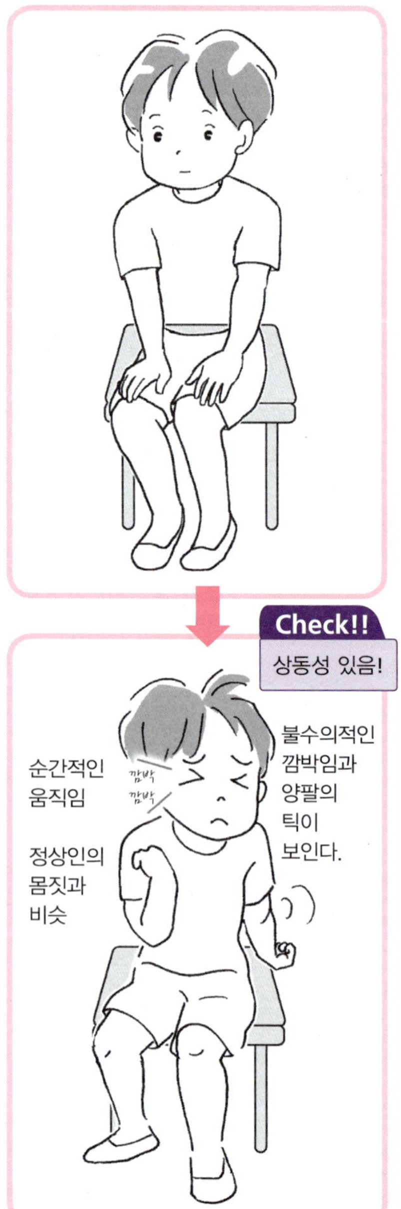

무정위운동(athetosis)(그림 A-5)

- 무도병보다 느리며 계속해서 구부러지는 지속적 운동이다. Athetosis의 어원은 '일정한 자세를 유지할 수 없다'이다. 상지의 신전과 회내, 손가락의 굴곡과 신전을 반복하는 경우가 많다.
- 대부분은 선천성으로 핵황달(kernicterus)이나 뇌성마비 등에서 보인다.
- 힘이 들어간 것 같은 기이한 운동으로 움직임은 완만하고 불규칙적이다.
- 사지의 원위부, 안면, 경부에 많이 나타난다.
- 정신적인 긴장, 수의운동, 감각자극으로 유발되며 악화된다.
- 안정으로 개선, 수면으로 소실.

그림 A-5 무정위운동

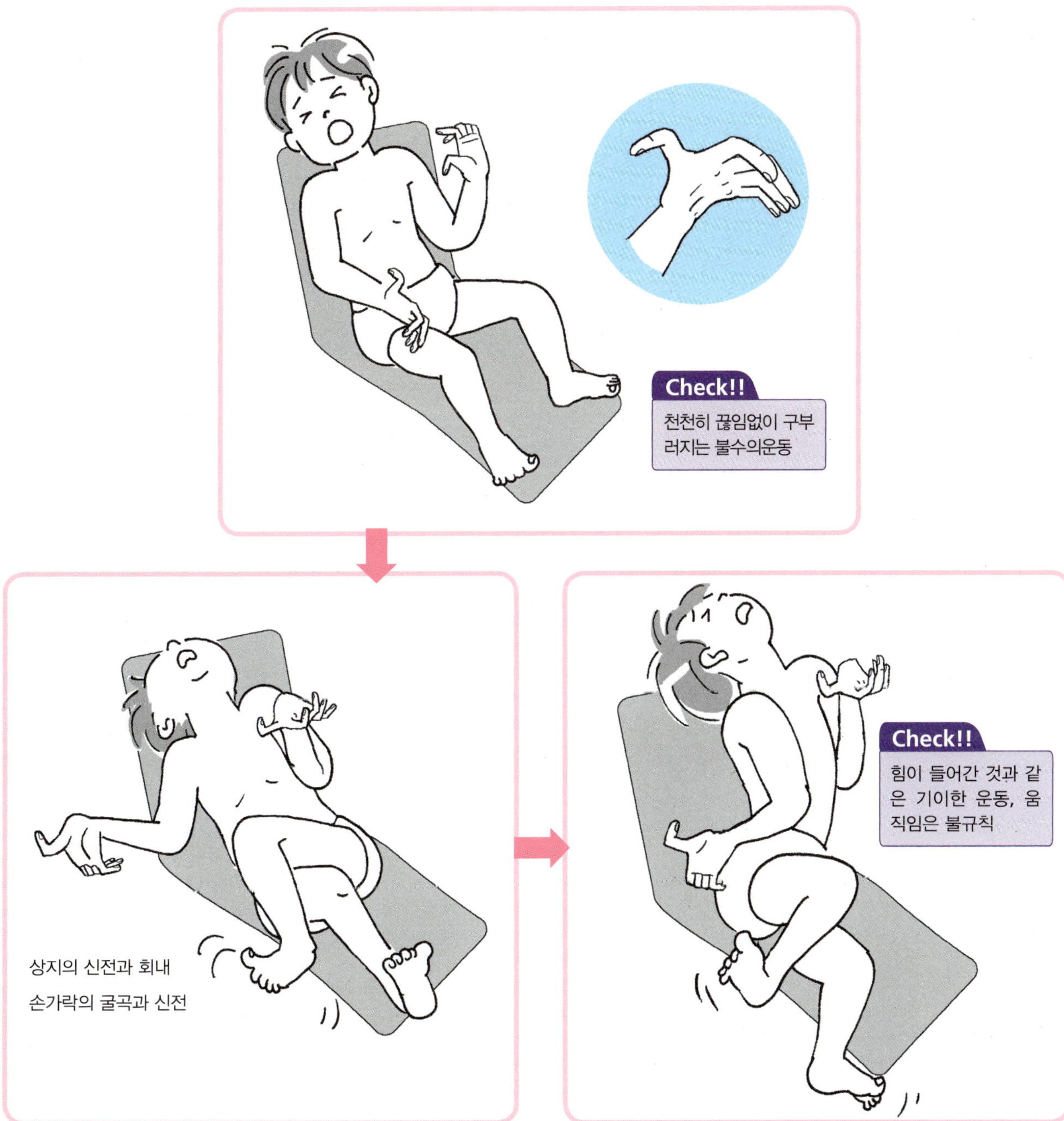

도리깨질증(ballism)(그림 A-6)

- 몸통에 가까운 사지에서 일어나고, 급속도록 거칠고 크게, 사지를 내던지는 듯한 운동이 지속된다.
- 상동성이 나타나지만, 불수의운동 자체는 비율동적이다.
- 한쪽의 상하지에서 보인다 하여 편무도병(hemiballismus)이라고 부른다.
- 자신의 의사로 멈출 수 없다.
- 정신적인 긴장이나 수의운동으로 악화.
- 수면 중에는 멈추지만, 극심한 불수의운동에 의해 잠들기 어렵다.
- 반대쪽 시상하핵의 장애로 나타난다.

그림 A-6 ① 편무도병(hemiballismus)

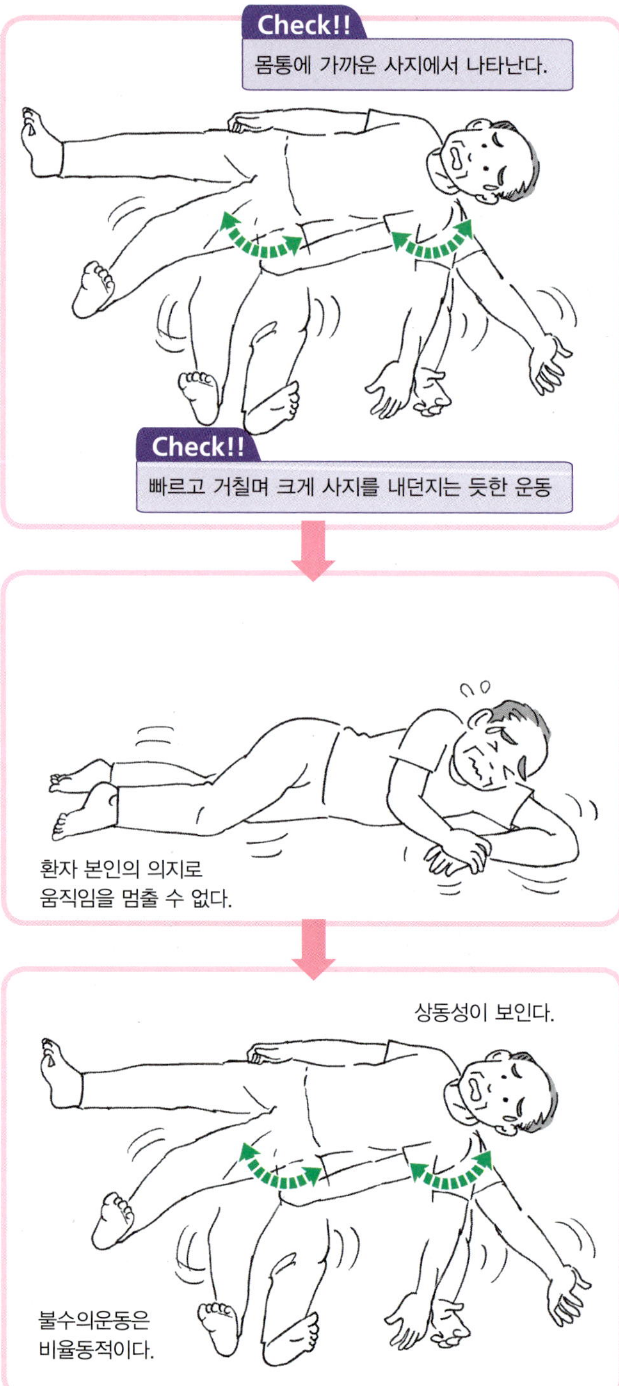

근육간대경련(myoclonus)

- 빠르고 순간적인 불수의 근수축이며, 연속적으로 또는 간격을 두고 반복성으로 반복된다.
- 다수의 근육에서 나타나는 경우도 있다.

안정 시 근육간대경련

- 안정 상태에서 자발적으로 나타난다.

연구개 근육간대경련(palatal myoclonus)(그림A-7)

- 연구개(입천장)의 율동적, 규칙적인 수축이 보인다(그 규칙성으로 palatal tremor라고 부르는 경우도 있다).
- 주파수는 1~3Hz 정도.
- 장애 부위는 Guillain-Mollaret 삼각(Guillain-Mollaret triangle, p.188 참조)
- 인두, 후두, 안구, 횡격막으로도 확대되는 경우가 있다.

그림 A-6 ② 편무도병(hemiballismus)

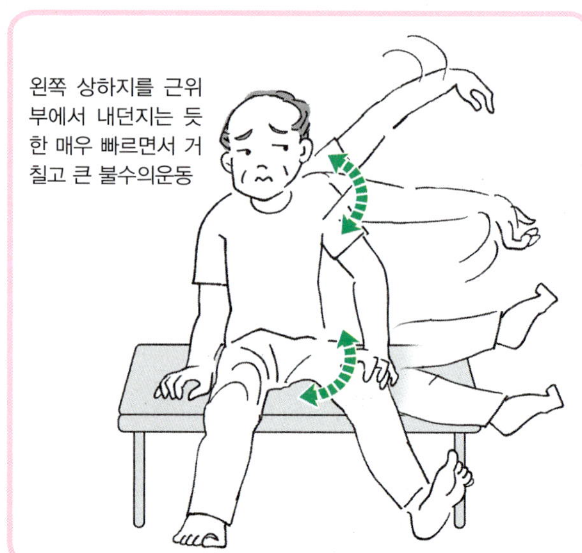

대뇌피질성 근육간대경련(그림 A-8)

- 전신성의 규칙적인 율동성 근수축.
- 주기는 수 초에 1회 정도.
- 신체의 각 근육이 대뇌피질의 방전과 함께 동기성으로 수축한다(뇌파에서 주기성 동기성 방전, periodic synchronous discharge에 일치한다).

그림 A-7 연구개 근육간대경련

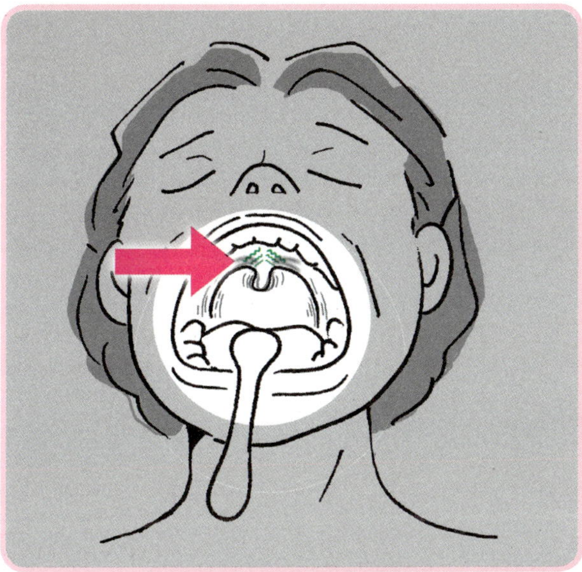

그림 A-8 대뇌피질성 근육간대경련

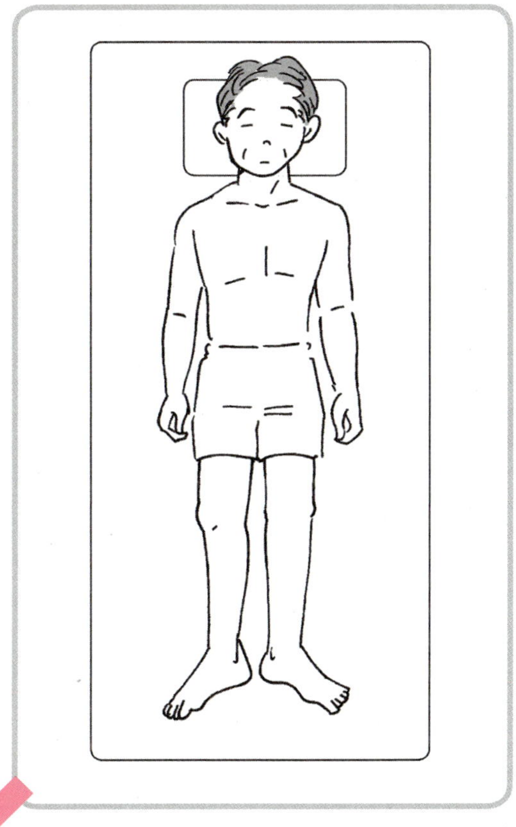

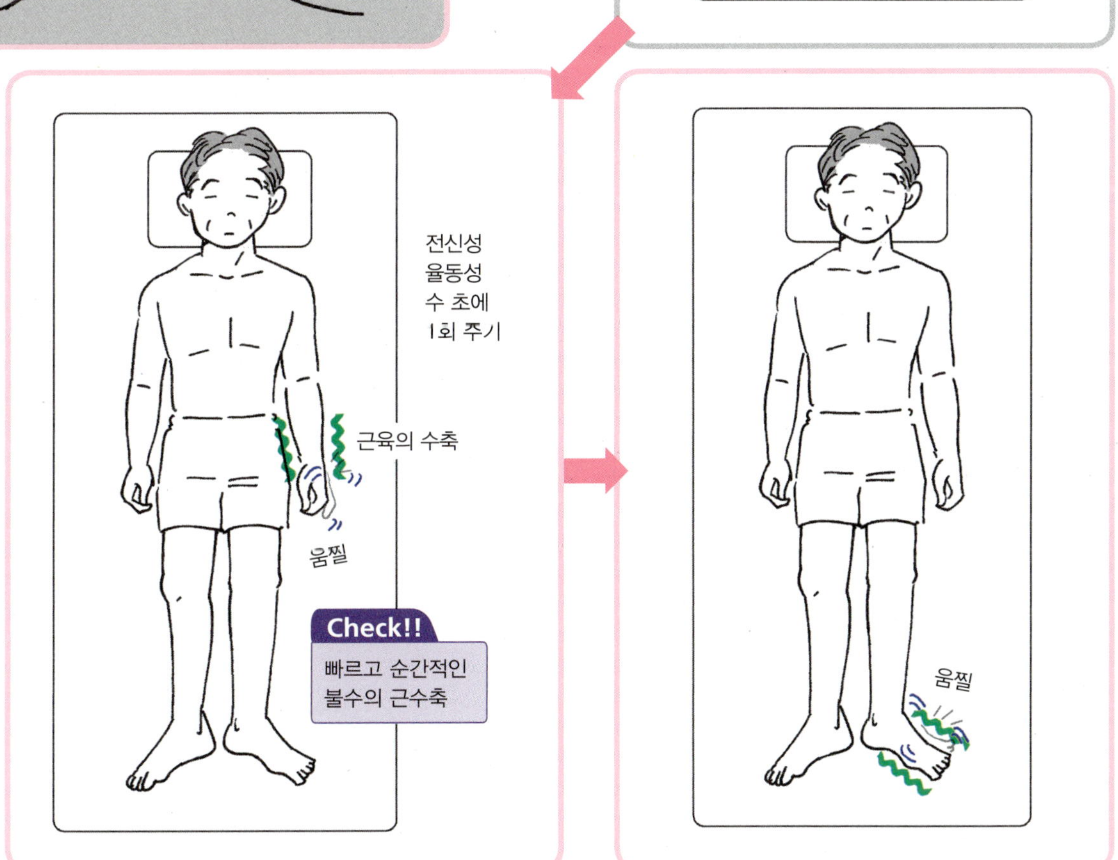

동작성 근육간대경련

- 동작에 의해 유발/악화된다(그림 A-9).

Lance–Adams증후군

- 저산소뇌증의 대뇌기저핵 병변에 의해 나타나는 경우가 많다.
- 동작으로 유발되는 비주기성, 비율동성 근수축.
- 의사(intention)나 기도(attempt) 동작으로 악화되고, 심신의 안정으로 개선된다.
- 감각자극 등 각종 자극으로도 유발될 수 있다.

근긴장이상(dystonia)

- 근긴장의 이상 항진에 따른 이상 자세로 몸통의 비틀림, 경부의 비틀림이나 상하지의 과신전, 비틀림 등이 있다. 연축사경(spasmodic torticollis)도 근긴장이상의 일종이다.
- 앉은 자세/선 자세 등의 일정한 동작에서 나타나는 이상 자세이다(누운 자세를 취하면 소실한다).
- 같은 동작을 취할 때마다 동일한 이상 자세가 나타나고, 특정 환자의 근긴장이상의 이상 자세 또는 운동 패턴은 정도의 차이는 있더라도 일정하고, 변동하지 않는다(상동성, stereotypy).

그림 A-9 동작성 근육간대경련

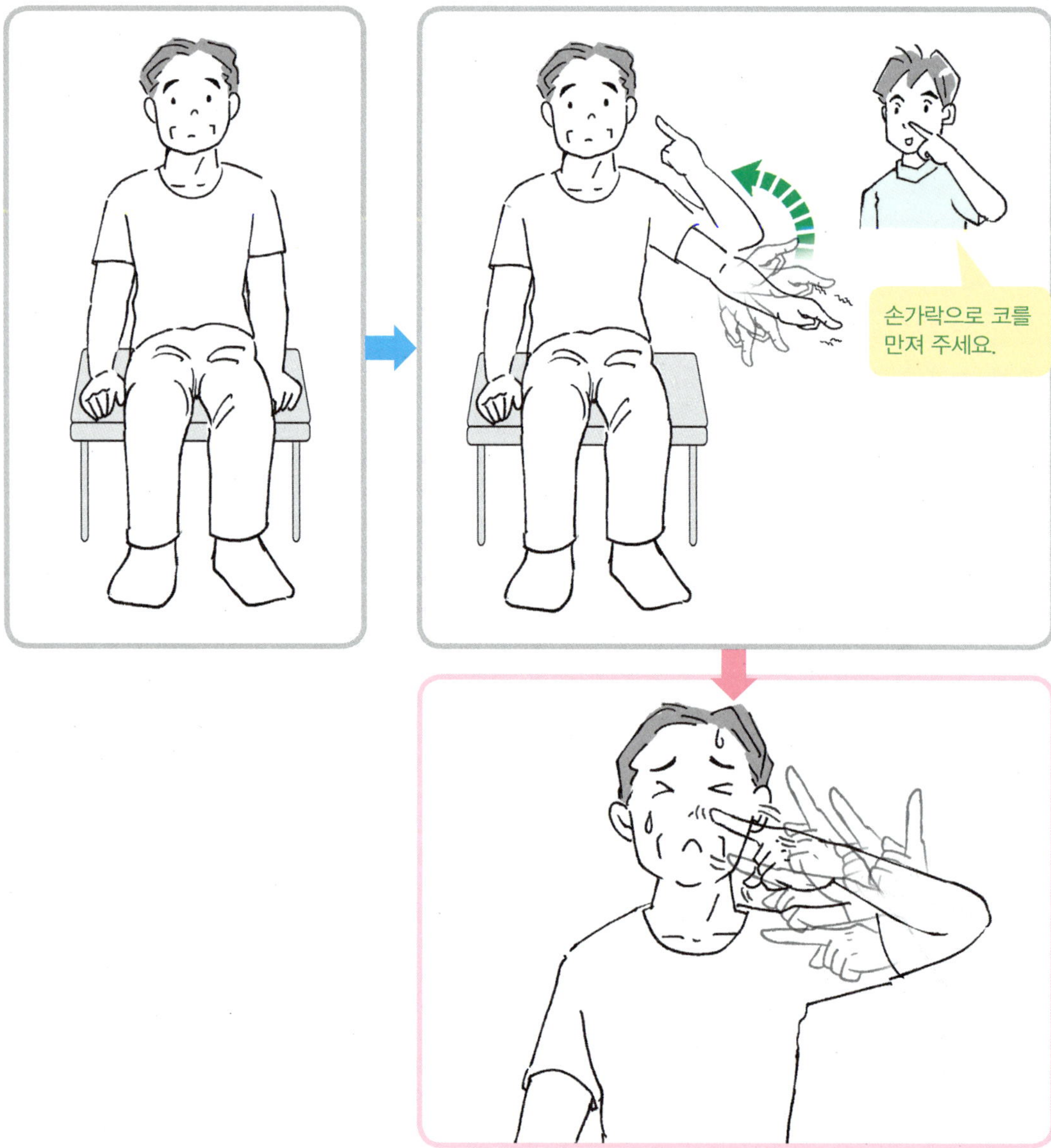

- 특정한 동작이나 환경에 따라 나타나기도 한다(동작 특이성, task specificity).
- 특정한 감각자극에 의해 근긴장이상이 개선된다. 이 동작을 가리켜 감각 트릭(sensory trick)이라고 부른다.
- 이상 자세가 나타나는 부위에 따라 국소성과 광범성으로 분류된다(그림 A-10).
  - **국소성 근긴장이상 :** 연축사경, 서경(graphospasm) 등
  - **광범성 근긴장이상 :** 염전성(torsion) 근긴장이상

그림 A-10 근긴장이상

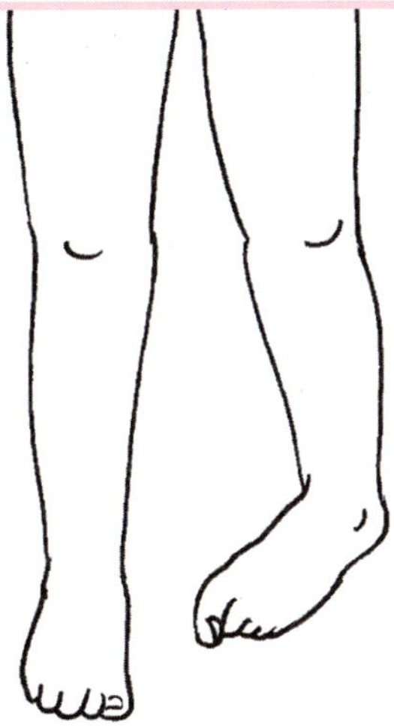

Check!!
특정 부위, 동작에서 나타난다!

① 왼쪽 하지에서 나타나는 국소성 근긴장이상(내반첨족위)

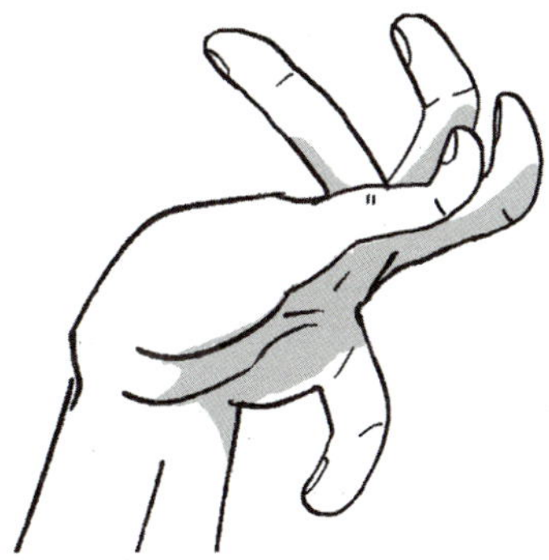

② 상지에서 나타나는 국소성 근긴장이상

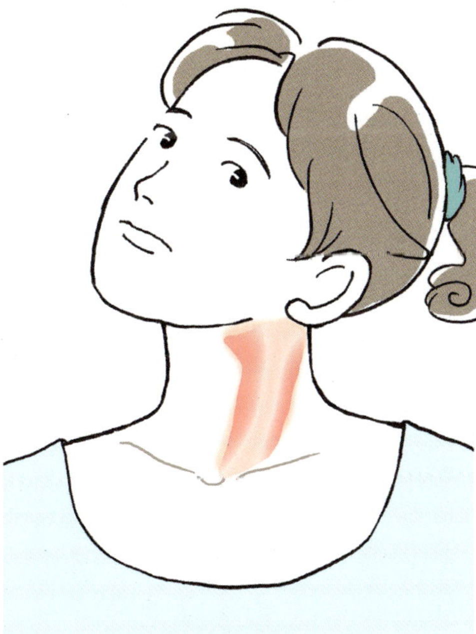

왼쪽 흉쇄유돌근(sternocleidomastoid muscle)을 중심으로 하는 국소성 근긴장이상

③ 연축사경

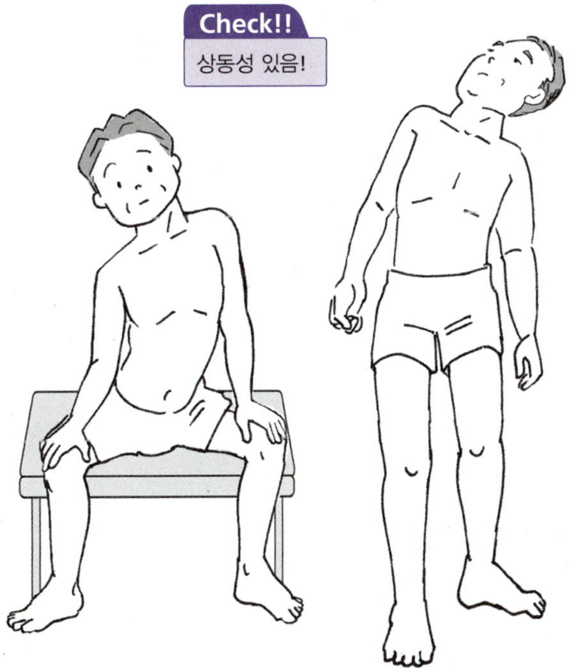

Check!!
상동성 있음!

④ 염전성 근긴장이상(앉은 자세와 선 자세)

운동이상증(dyskinesia)

- 처음에는 항정신병약에 의한 장기 치료의 부작용으로 나타나는 지연성 이상 운동을 의미했다.
- 현재는 항파킨슨병 치료제(L-dopa)에 의한 부작용 등으로 확대되어 사용되고 있다.
- 특정 불수의운동의 형식을 나타내는 것이 아니라 개념적인 증상 명칭이라고 생각해야 한다.
- 운동 형식과 함께 무도병과 같은 운동이상증(그림 A-11), 떨림과 같은 운동이상증, 도리깨질증(ballism)과 같은 운동이상증(그림 A-12) 등으로 기재하였다.

구설운동이상증(orolingual dyskinesia)(그림 A-13)

- 입 주변과 혀에 나타난다.
- 본태성(고령자)과 약물성이 있다.
- 입 주변, 혀, 아래턱에 상동성이 있는 무도병과 같은 불수의운동이 반복된다.

그림 A-11 무도병의 운동이상증

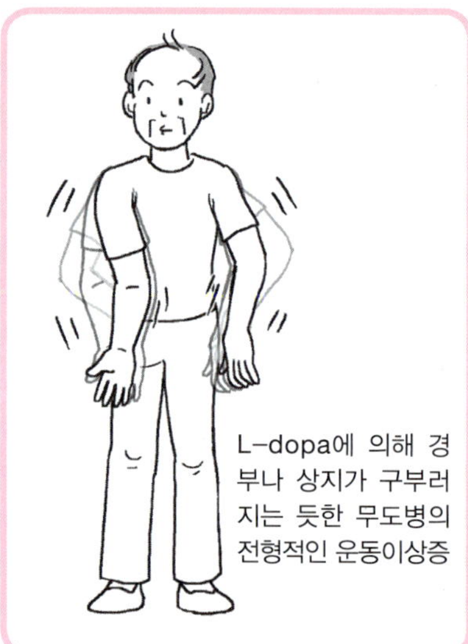

그림 A-12 도리깨질증의 운동이상증

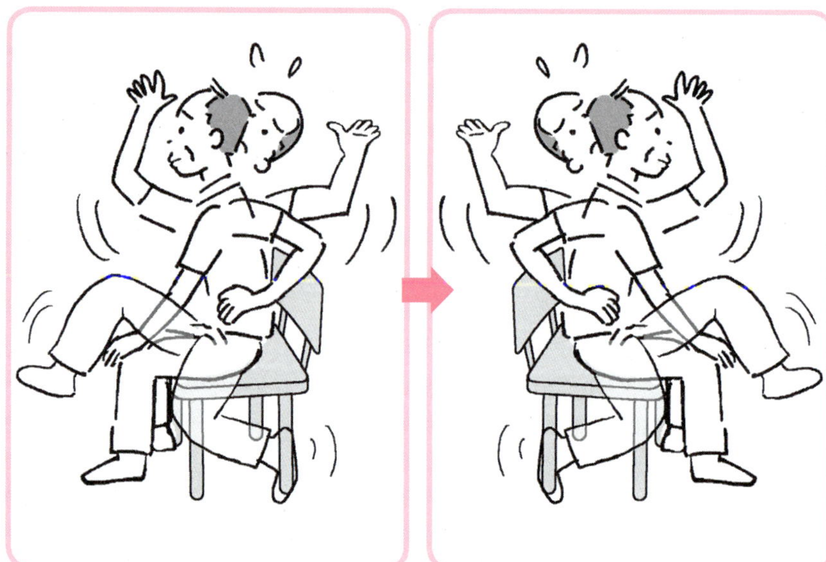

그림 A-13 구설운동이상증

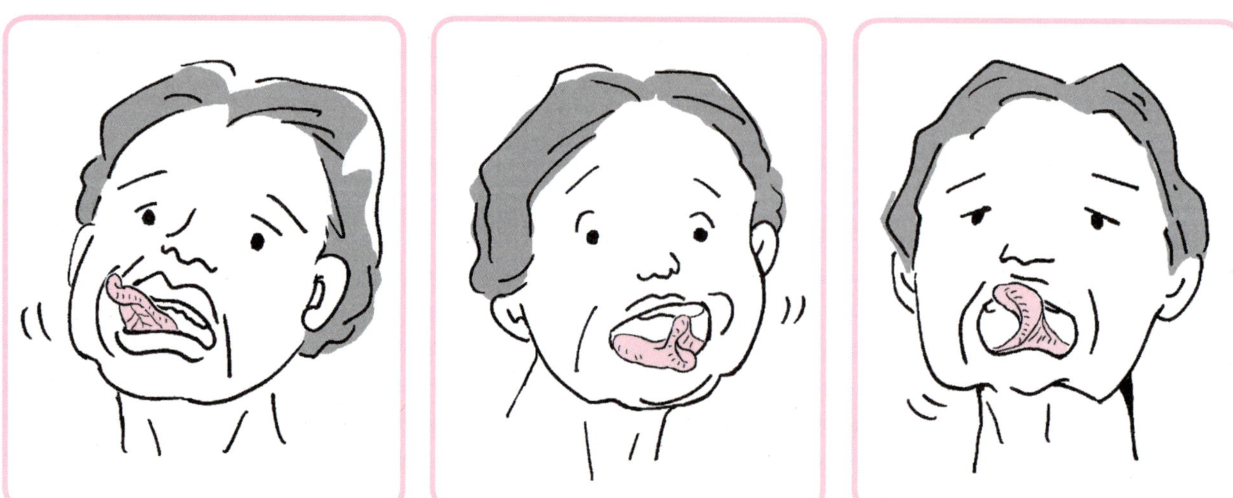

자세고정불능증(asterixis)(그림 A-14)

- 자세고정불능증(asterixis) 또는 퍼덕떨림(flapping tremor)이라고 불리며, 손가락을 신전한 채 손목을 배굴시키면 수관절과 중수지관절의 급격한 장굴과 배굴위로 돌아가려는 동작이 반복된다.
- 간성혼수(hepatic coma) 등의 대사성 뇌증에서 보인다.
- 자세를 취하면 근육간대경련과 언뜻 비슷해 보이고, 사지 등의 수의적인 자세를 유지할 때 나타나는 급격한 불규칙적인 불수의운동이다. 그러나, 자세고정불능증은 자세를 유지하는 근육의 지속성 수축이 순간적으로 중단함으로써 발현되는 것이며, 근육의 이상 수축에 의해 나타나는 근육간대경련과는 명백하게 기전이 다르다. 하지만, 외견상의 유사성으로 'negative myoclonus'라고 불리는 경우도 있다.

가성무정위운동(pseudoathetosis)

- 심부감각/위치각(자기고유감각, proprioceptive sensation) 장애에 수반하여 나타난다.
- 손가락에 많고 정지 시나 자세를 취할 때 출현하며, 가성무정위운동(pseudoathetosis)이라고 불린다.
- 엄지 찾기 시험 및 관절 위치각 이상을 보인다.

그림 A-14 자세고정불능증

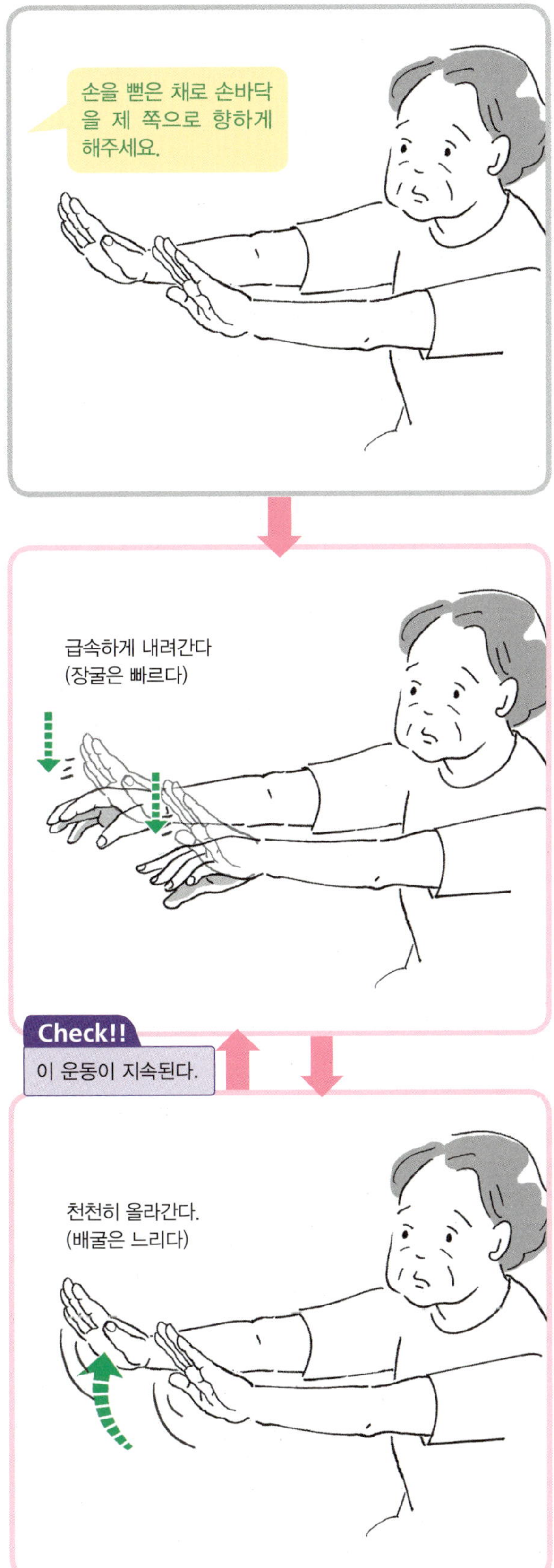

진단 과정으로 알 수 있는 불수의운동의 진찰

추체외로에 대해서

정의

현재 임상적으로는 '추체로, 소뇌계 이외에서 운동기능을 제어하는 계통(system)'이라는 의미로 사용되고 있다고 생각해도 좋다. Wilson이 정의 하였으나, 그 정의는 처음부터 명확하지는 않았다. 추체로나 감각로의 장애에서는 각 신경학적 이상 소견으로 병소 부위를 추정하고 신경 국소 진단을 실시할 수 있지만, 추체외로계에서는 동일한 접근이 조금 어렵다. 하지만, 불수의운동을 유발하는 책임 부위로 생각된다.

추체외로의 신경회로

추체외로는 다음의 4가지 부위, 즉 ① 대뇌기저핵에 포함된 미상핵(caudate nucleus)·피각(putamen)·담창구(globus pallidus)·흑질(substantia nigra)·시상하핵(선조체 : 미상핵과 피각, 렌즈핵 : 피각과 담창구), ② 시상, ③ 대뇌피질, ④ 대뇌피질에서 척수로의 하행로로 구성된다.

또한, 상호 연결로는 매우 복잡하며 ① 미상핵·피각을 중심으로 하는 구심로와 원심로, ② 창구를 중심으로 하는 구심로와 원심로, ③ 흑질을 중심으로 하는 구심로와 원심로로 나누어 생각할 수 있다.

기저핵을 중심으로 한 신경회로는 폐쇄회로라고 볼 수 있다.

중핵은 '선조체→담창구→시상[전복측핵(anterior ventral nucleus)과 외복측핵(lateral ventral nucleus)] →대뇌피질운동영역→선조체'이며 이것에 '선조체⇔흑질'과 '담창구⇔시상하핵'의 부회로가 관여한다.

기저핵은 기본적으로 시상에 대해 억제적으로 작용하며 이 장애로 회로의 '시상→대뇌피질운동영역'의 과잉 활동이 유발되어 불수의운동이 나타난다. 회로 자체는 동측성이기 때문에 임상 증상으로서의 불수의운동은 대뇌반구에서 교차 후의 추체로를 통해 병소 부위와 반대쪽에서 나타난다 (그림 B-1, 2).

그림 B-1 미상핵·피각을 중심으로 한 구심로와 원심로 및 담창구를 중심으로 한 구심로와 원심로

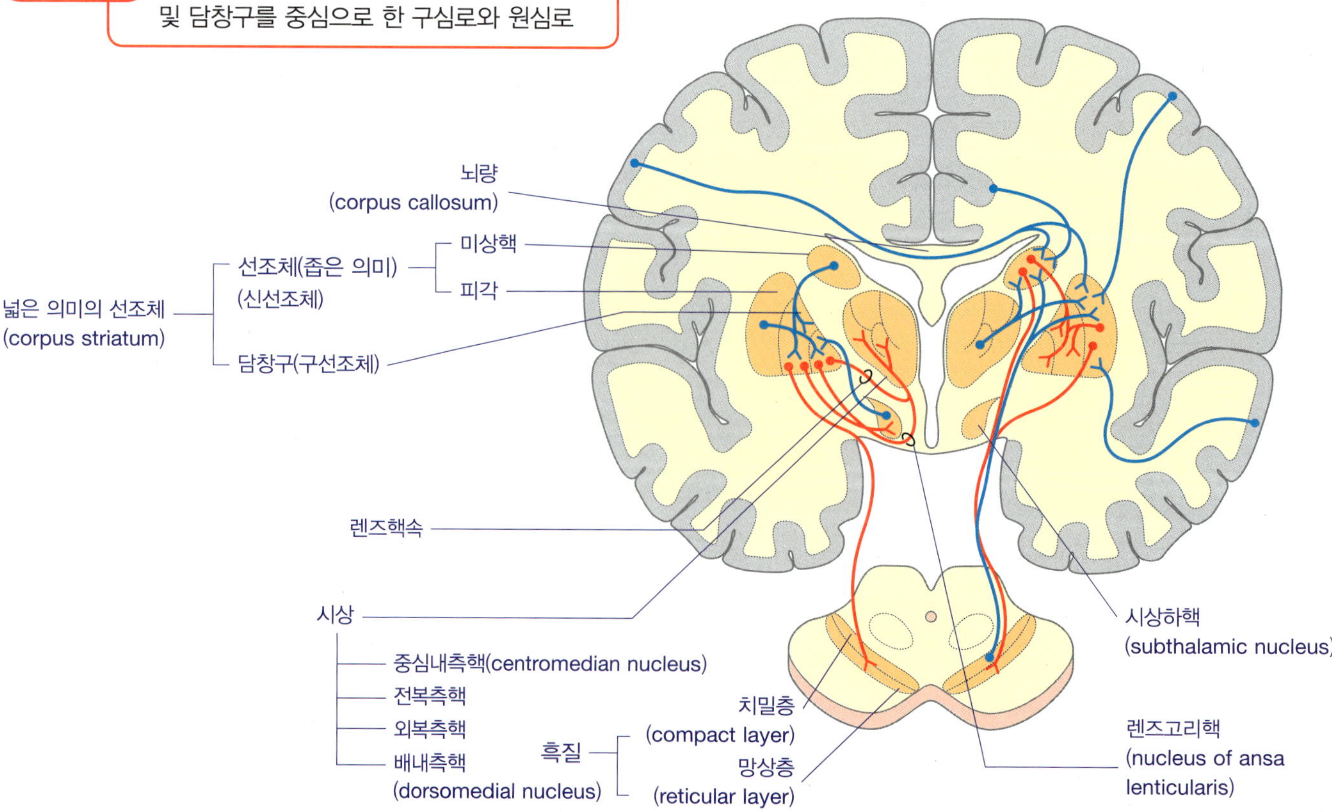

그림 B-2 흑질을 중심으로 한 구심로와 원심로

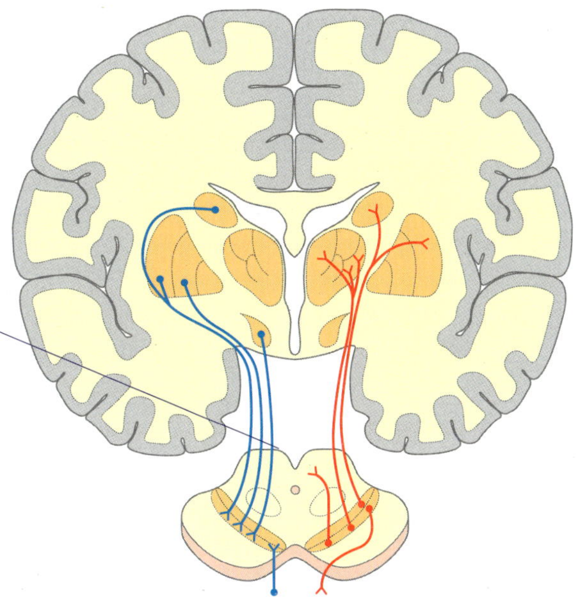

각종 불수의운동의 출현과 병소 부위의 관계

불수의운동(떨림, 무도병, 도리깨질증, 무정위운동 등)의 병소 부위와 근긴장장애 등의 추체외로 증상 관계, 그 원인 등을 주요 질환별로 (표 1)에 정리했다.

표 1 질환별 불수의운동, 병소 부위, 기타 추체외로 징후, 원인에 관하여

질환	불수의운동	근긴장	기타 신경 증상	대뇌기저핵의 병소 부위	기타 병소	원인
파킨슨병	떨림 (정지 시)	근강직	무동(akinetic), 자세유지장애, 비운동 증상(non-motor symptoms)	중뇌 흑질	청반핵(nucleus of locus ceruleus) 무명질(substantia innominata) 미주신경배측운동핵 (dorsal motor nucleus of vagus nerve) 봉선핵	신경변성 (일부 유전성)
Huntington 무도병	무도병	저하	인지기능저하	미상핵 피각	대뇌피질	신경변성 유전성
편무도병	도리깨질증	저하		반대쪽 시상하핵		주로 국소성 혈관장애
무징위운동	무정위운동	항진		피각 미상핵 담창구	시상	출생 시의 뇌장애 등
Wilson병	퍼덕떨림	항진	자세고정불능증	미상핵 피각	대뇌피질 치상핵(dentate nucleus) 상소뇌각 (superior cerebellar peduncle) 간 각막 (Kayser–Fleischer ring)	동대사(copper metabolism)이상 유전성

운동계 / 자세, 보행

진찰 방법

자세, 보행 진찰

- 진찰은 환자가 진찰실로 들어올 때부터 시작한다.
- 질환에 의해 특유의 자세이상이나 보행장애가 나타나는 경우가 있으므로 진찰실에 들어올 때부터 의자에 앉을 때까지의 자세(posture), 보행(gait) 상태를 자세하게 관찰한다.
- (표 1)에 보행장애의 원인, 분류에 대해 나타내었다.

표 1 보행장애의 원인, 분류

보행장애의 원인, 분류
1. 신경계 이상
① 마비에 의한 경우
ⓐ 상위운동신경세포장애(대뇌, 뇌간, 척수)
ⓑ 하위운동신경세포장애(전각, 전근, 말초신경)
ⓒ 신경근 접합부장애
ⓓ 근장애
② 근긴장이상에 의한 경우
ⓐ 경직 : 추체로장애
ⓑ 근강직 / 강직 : 추체외로장애
③ 자세반사장애나 무운동에 의한 경우
ⓐ 전두엽장애
ⓑ 추체외로장애
④ 불수의운동에 의한 경우
ⓐ 무도증
ⓑ 무정위운동
ⓒ 근긴장이상
⑤ 실조증에 의한 경우
ⓐ 소뇌성
ⓑ 전정미로성
ⓒ 감각성(척수성, 말초신경성)
2. 간헐성 파행증에 의한 경우
① 동맥경화성
② 척수성
③ 마미성
3. 정신계 이상
① 히스테리성
② 조울증이나 정신분열증
4. 뼈, 관절 질환
5. 통증이나 발열, 빈혈 등의 기타 요인

문진

- 우선, 보행에 대해 문진한다. 문진은 어떠한 증상에서도 중요하지만, 특히 보행장애의 경우에는 진찰실에서 확인할 수 없는 포인트가 문진으로 판명되는 경우가 있다.
- 이피로성[easy fatigability(중증근무력증 등)]과 간헐성 파행(동맥경화성이나 마미성)의 감별.
- 계단을 오르내릴 때 나타나는 이상[소뇌실조증이나 계상보행(steppage gait)]이나 반대로 계단에서의 증상 개선[파킨슨병에서의 역설운동(kinésie paradoxale) 등].
- 어두운 곳에서의 악화[심부감각장애에 따른 실조보행(ataxic gait)].

보행 관찰

- 진찰실 내 빈 공간에서 실시하며, 앉은자리에서 일어나 평소와 같이 보행하도록 지시한다. 가능하다면 복도 등을 사용한다. 또한, 환자의 병태에 따라서는 넘어지는 것을 고려하여 옆에서 보조하는 것도 중요하다.

일반적인 보행 관찰 포인트는,

- 좌우대칭성
- 보폭과 간격
- 팔의 흔들기나 불수의운동
- 보행 개시[고착보행(frozen gait)의 유무)], 정지 시나 방향 전환 시의 상태
- 보행 안전성
- 대퇴, 무릎, 족관절의 각도와 움직임(발을 드는 법, 붙이는 법 등)
- 통증 유무
- 전방돌진현상(보행 중 앞으로 기우뚱하는 것을 멈출 수 없는)의 유무
- 보행 시 불수의운동 유무
- 오래 걸었을 때의 보행 변화
- 계단을 오르내릴 때의 증상
- 복용 중인 약과의 관계성

등이 있다(그림 A-1).

일자보행과 방향 전환 (tandem gait, on turn)

- 한쪽 발끝과 다른 쪽 발의 뒤꿈치가 교차해 닿게 하면서 직선 위를 똑바로 걷게 하여 일자보행이 가능한지 진찰한다. 운동실조가 있으면 일자보행을 했을 때 휘청하거나 비틀거릴 수 있기에 환자 옆에 있으면서 안전에 충분히 주의한다. 운동실조가 있는 환자의 경우 방향 전환(뒤로 돌기)도 제대로 되지 않을 수 있다(그림 A-2).

그림 A-1 보행과 보폭에 대해서

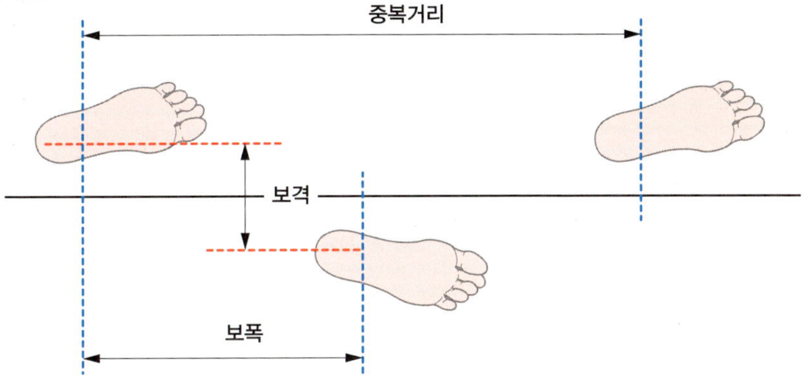

그림 A-2 일자보행과 방향 전환

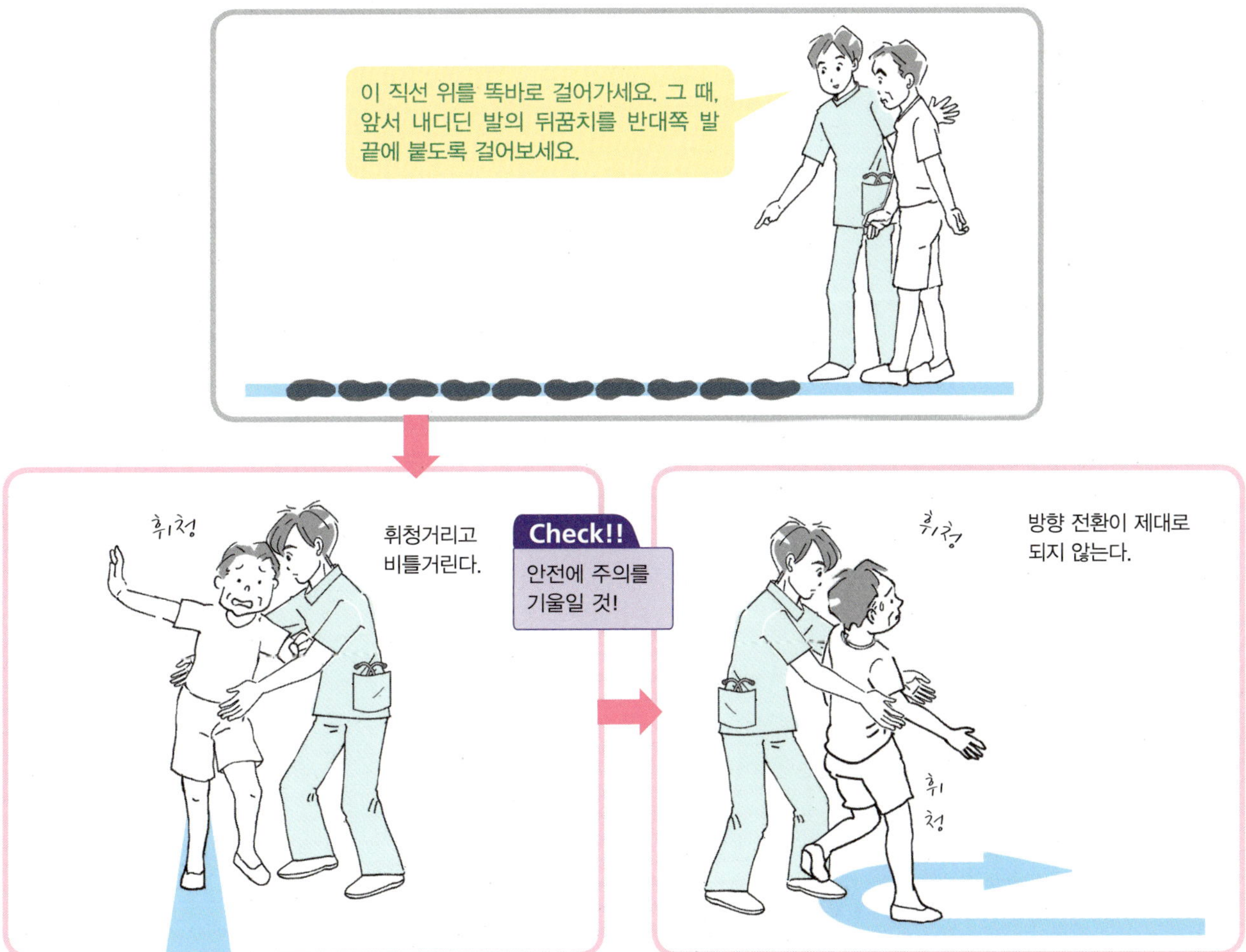

뒤꿈치보행, 까치발보행 (gait on toes, gait on heels)

■ 전경골근(tibialis anterior muscle)마비에서는 뒤꿈치보행, 비복근(gastrocnemius muscle)마비에서는 까치발보행이 불가능하므로 하지근력검사에 도움이 된다(그림 A-3).

■ 까치발보행(gait on toes)의 장애
→ 비복근마비

■ 뒤꿈치보행(gait on heels)의 장애+계상보행
→ 전경골근마비

그림 A-3 뒤꿈치보행, 까치발보행

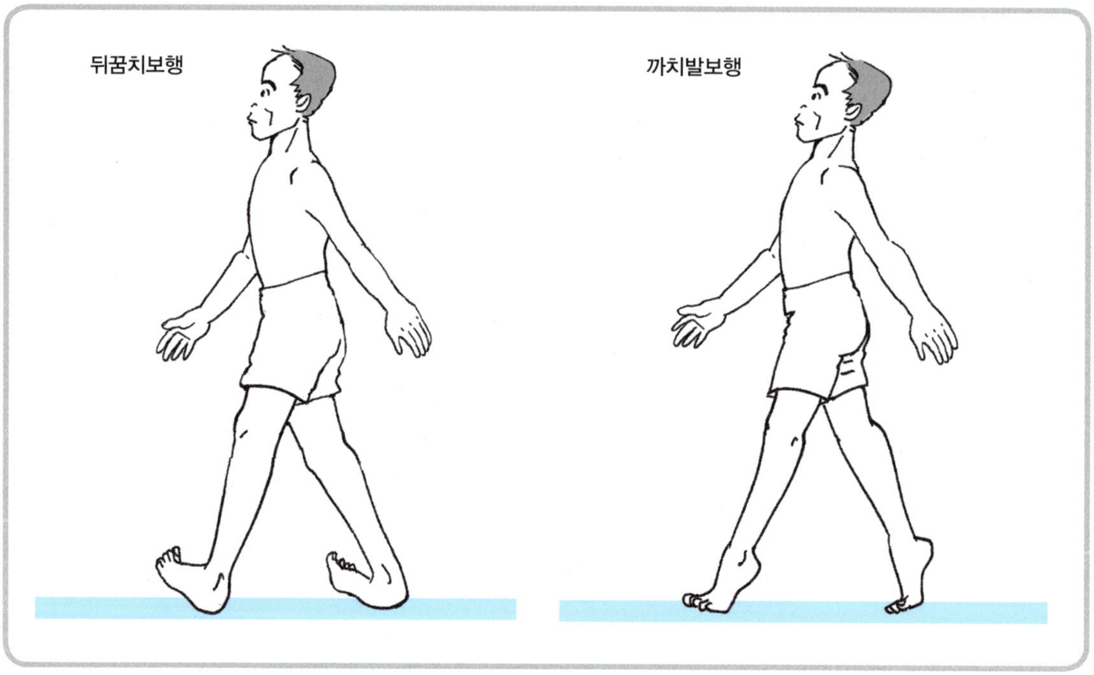

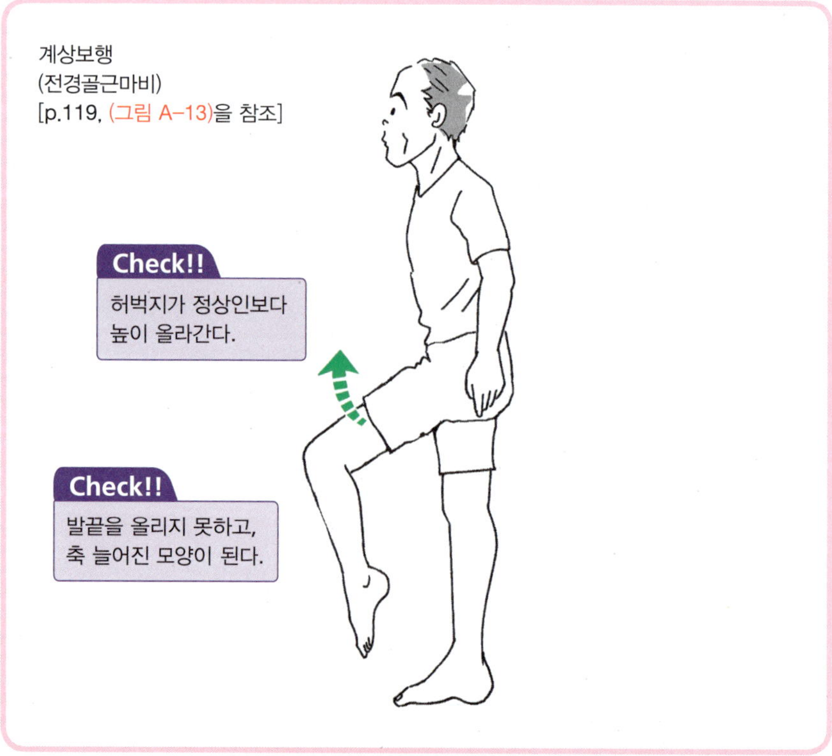

한쪽 다리로 서기

- 한쪽 다리로 서도록 지시한다. 운동실조가 있으면 중심을 잡지 못해 넘어질 듯 하고, 또한, 근력저하가 있으면 한쪽 다리로는 설 수 없다(그림 A-4).

그림 A-4 한쪽 다리로 서기

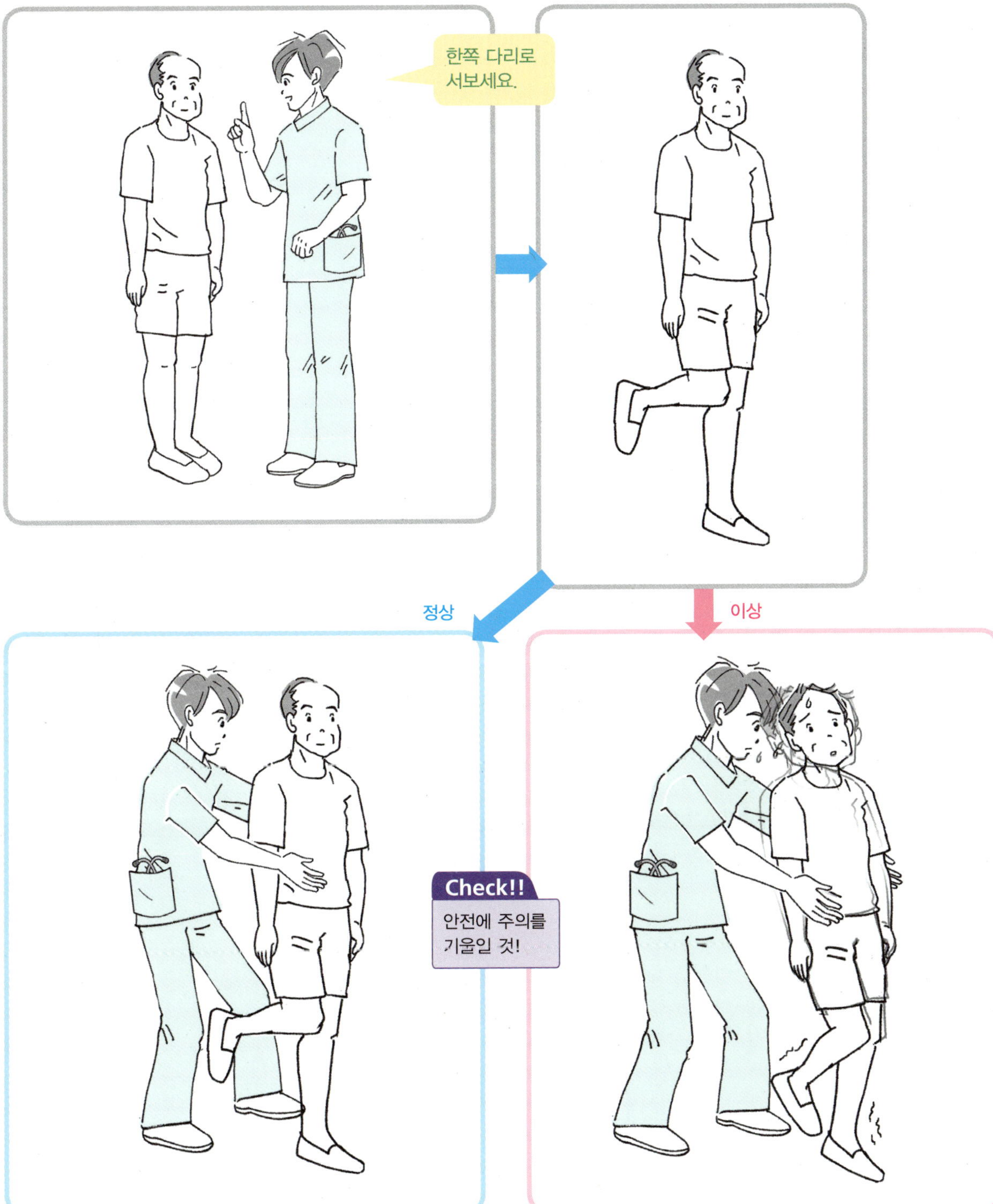

Romberg 징후

- 눈을 뜨고 선 자세를 취한 후에 눈을 감게 한다. 갑자기 흔들려 넘어질 것 같다면 양성이다. 심부감각장애(척수매독)에서는 시각에 의한 대상 기전이 작용하지 않기 때문에 양성이 된다. 비틀거리거나 휘청거릴 수 있기 때문에 위험하지 않도록 환자의 가까이에서 안전에 충분히 주의한다(그림 A-5).

그림 A-5 Romberg 징후

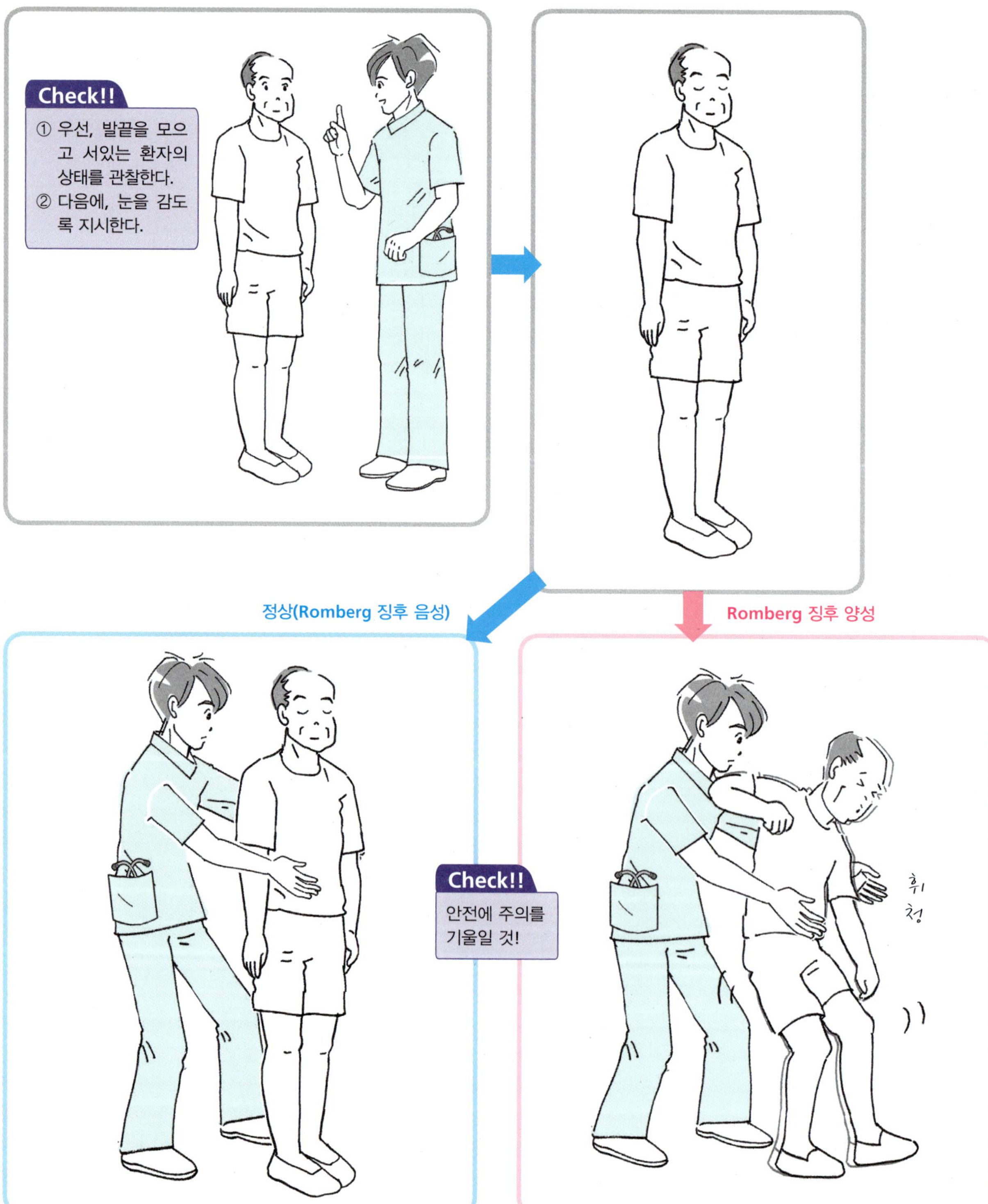

눈을 감고 제자리 걸음과 별 모양 보행

- 눈을 감은 상태에서 제자리 걸음을 시켜 어느 쪽으로 편위하는지 관찰한다(그림 A-6 ①). 편위한 쪽의 전정소뇌계에 장애가 있다.
- 눈을 감은 채, 앞뒤 방향으로 번갈아 5~6회 보행을 반복하도록 지시한다. 소뇌장애에서는 앞뒤 모두 아픈 쪽으로 기우는데, 전정미로장애에서는 전진은 아픈 쪽으로 후진은 정상 쪽으로 기울기 때문에 걸음은 그림과 같은 별 모양이 된다(그림 A-6 ②).

그림 A-6 눈을 감고 제자리걸음과 별 모양 보행

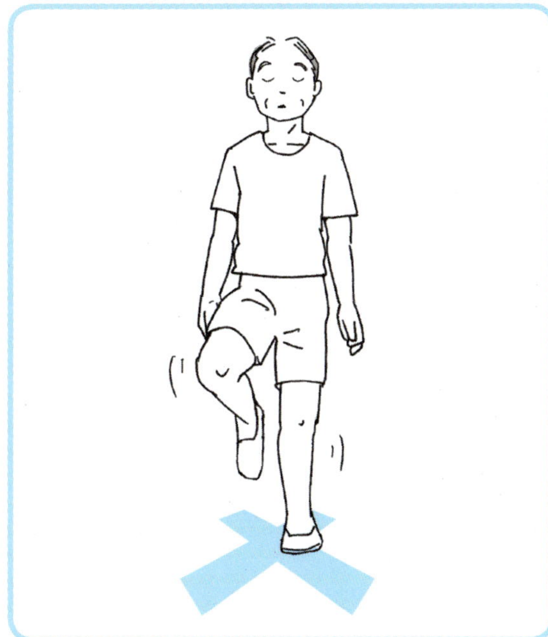

① 눈 감고 제자리 걸음

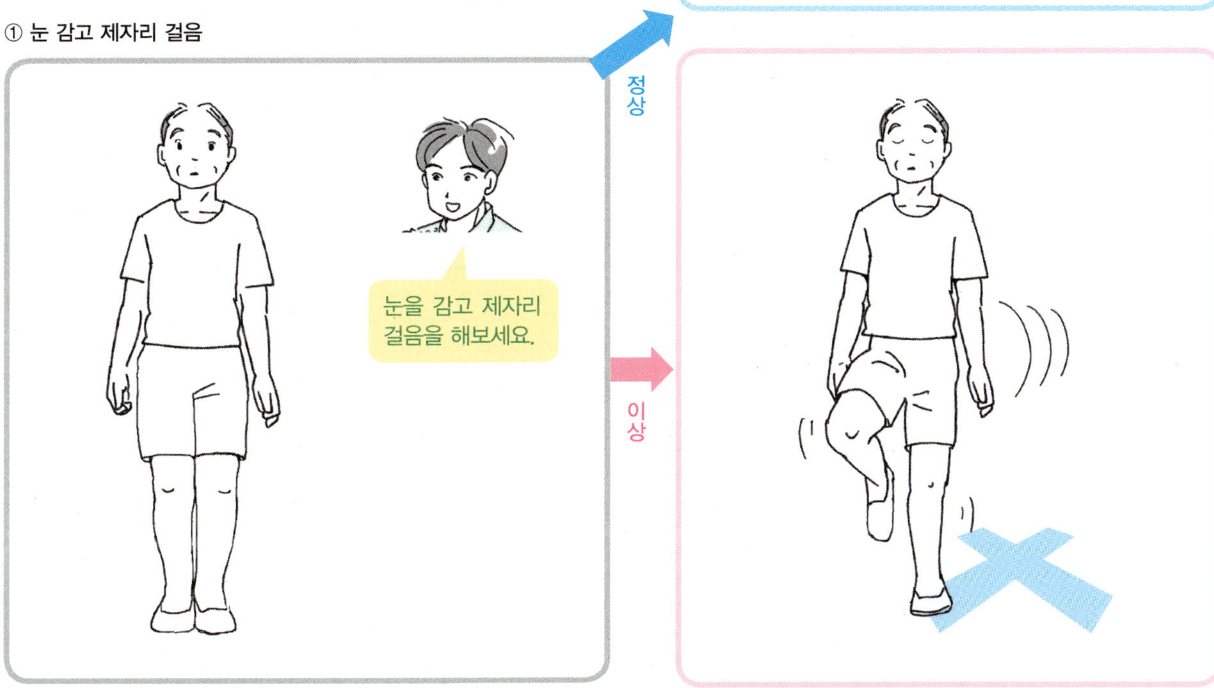

② 정상인과 '미로장애 환자의 별 모양 보행'의 비교

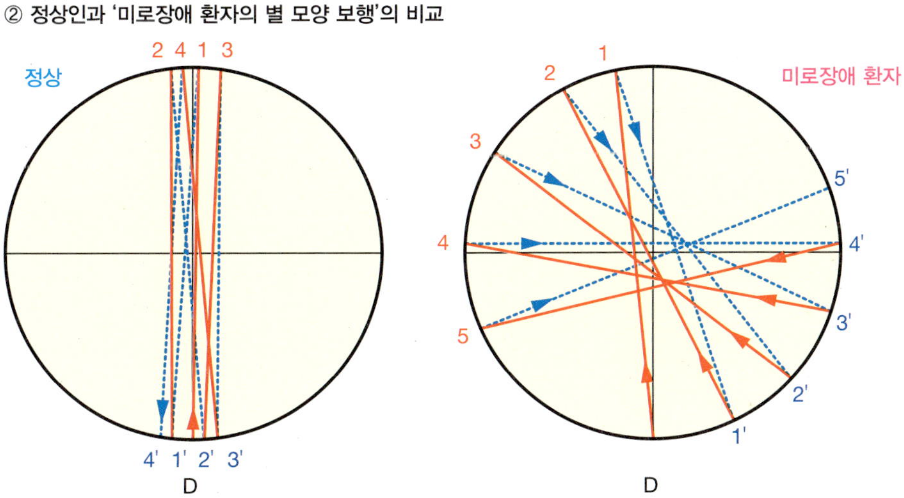

Push test / pull test

- 환자를 자연스러운 자세로 편안하게 서게 하고 검사자는 환자의 양쪽 어깨를 잡아 앞으로 당긴다. 또한, 좌우로도 밀어본다.
- 그 후, 환자의 뒤에 서서 뒤쪽으로 당긴다.
- 바로 서 있지 못하고 종종걸음이 나타나며 넘어지려고 하는 경우에는 돌진현상(pulsion) 양성이다.
- 주로 파킨슨증(Parkinsonism)의 자세유지 장애를 확인한다. 파킨슨병 환자에게서는 후방돌진현상(retropulsion)이 나타나기 쉽다(그림 A-7).

그림 A-7 Push test, pull test

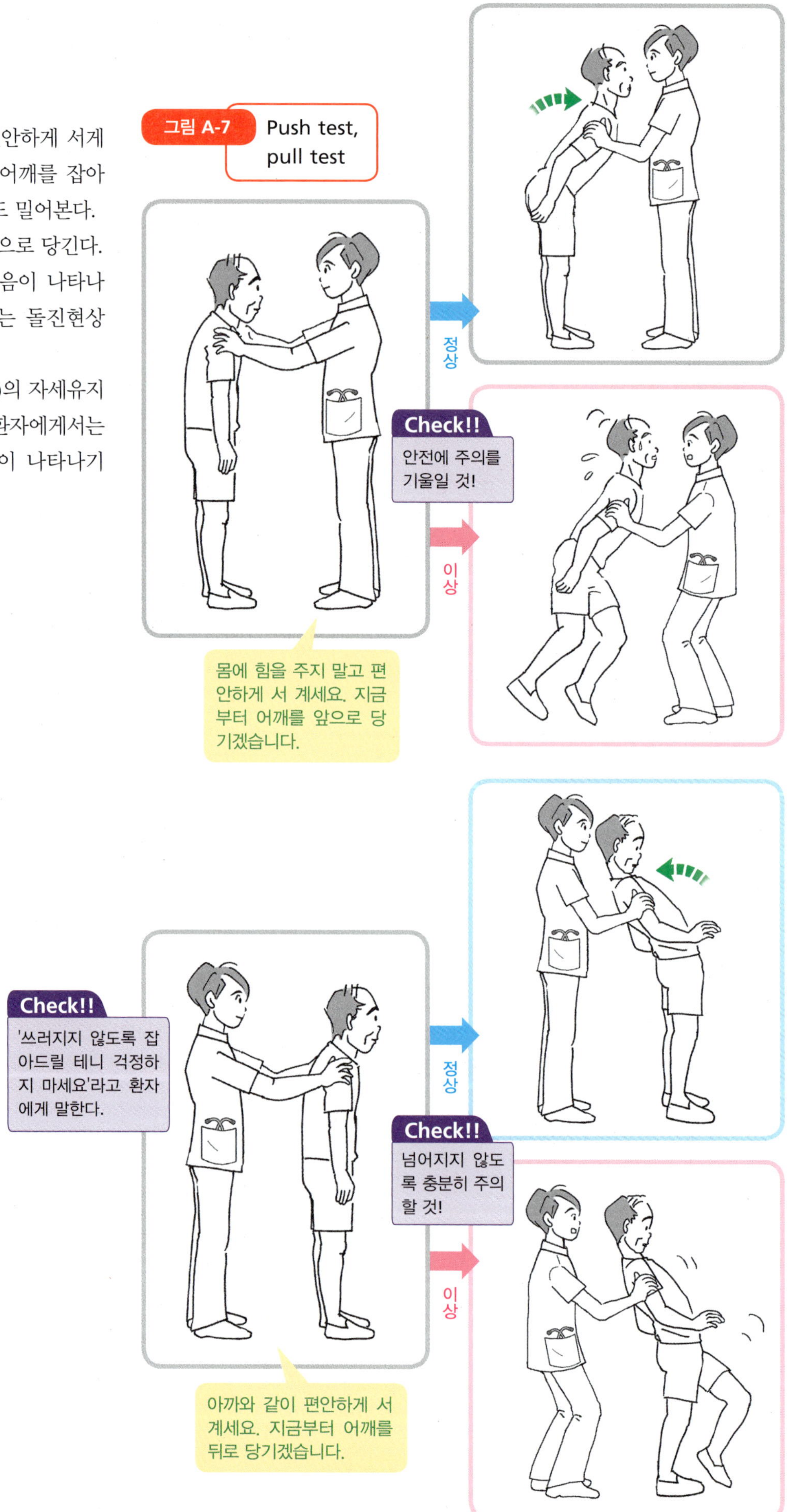

Push & release test

- 또 다른 하나의 자세유지장애 진찰 방법이다.
- 선 자세의 환자의 견갑골 부분을 검사자의 양손으로 지지하고, 검사자의 양손에 몸을 신듯이 기대 보라고 지시한다.
- 그리고 재빨리 지탱하던 손을 뗀다.
- 정상이라면 상체가 반응하여 일어나, 발을 뒤로 내디딜 필요가 없거나, 발을 뒤로 내밀어도 3걸음 이내에 스스로 서는 것이 가능하다.
- 가만히 서 있지 못하고 뒷걸음질 치는 현상이 나타나면서 넘어지려고 하는 경우, 후방돌진현상(retropulsion) 양성이다.
- Pull test와 비교해 감도와 특이도가 양호하고 검사자에 따른 차이도 적다(그림 A-8).

그림 A-8 Push & release test

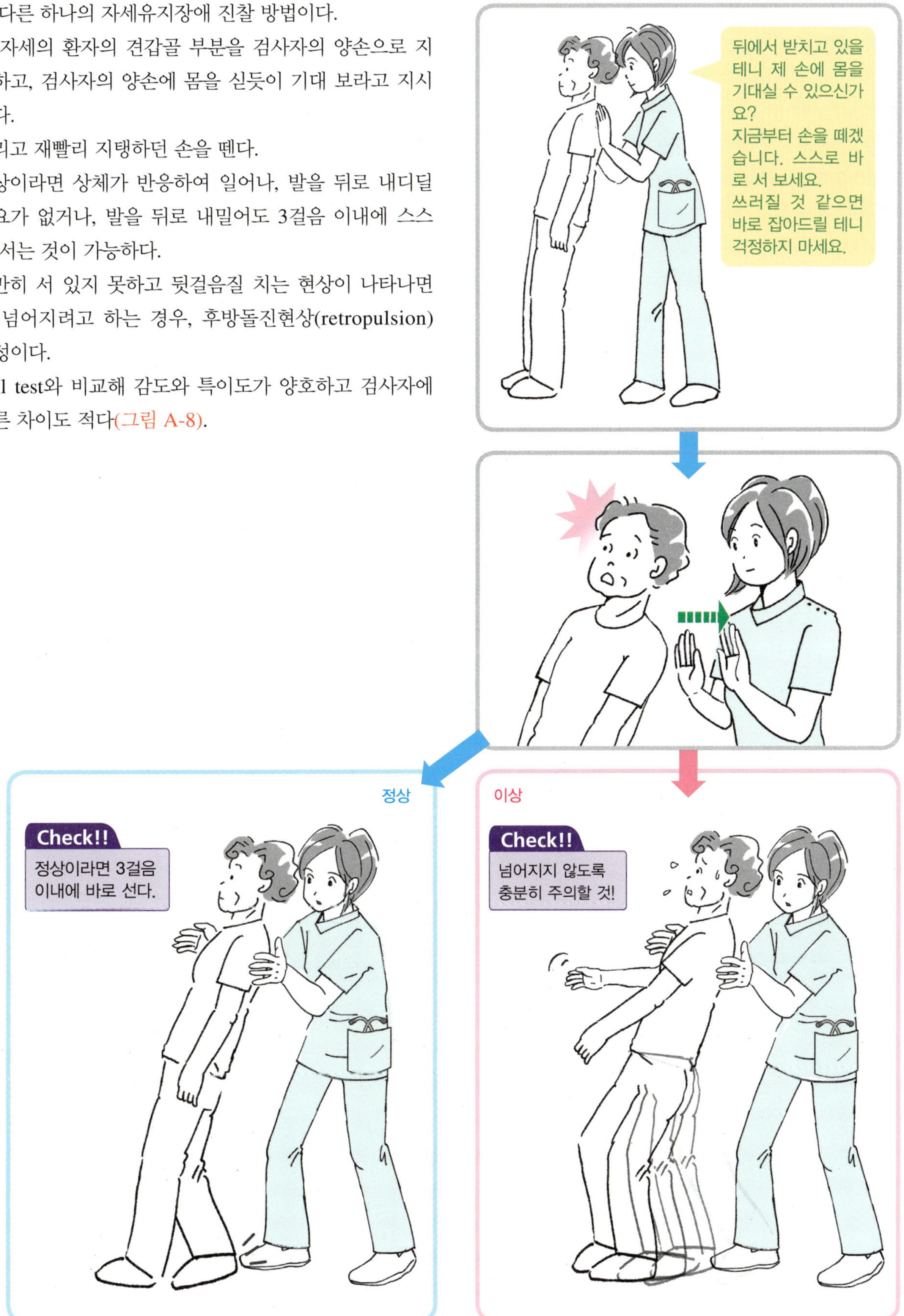

주요 보행이상

경직성 편마비보행 (spastic hemiplegic gait)

- 상지는 안쪽으로 굴곡하고 손가락, 손목, 팔꿈치는 굴곡한 상태로 굳어가고, 하지는 신전된 상태로 고정되는 특유의 자세를 취하는 경우가 많다(Wernicke-Mann의 자세).
- 보행 시에는 바깥쪽에서 고관절을 중심으로 신전한 하지로 반원을 그리듯이 걸으며 발끝은 지면을 끈다(circumduction).
- 뇌혈관장애에 의한 경직성 편마비에서 흔히 볼 수 있다(그림 A-9).

경직성 하반신마비보행 (spastic paraplegic gait)

- 양다리가 경직성 마비인 경우에는 하지는 신전한 상태로 바닥에서 거의 떼지 못하는 내반첨족(equinovarus)으로, 발의 바깥쪽만 이용해 바닥을 쓸면서 좁은 보폭으로 걷는다.
- 하지를 가위 모양으로 걷기 때문에 가위보행(scissor gait)이라고 한다(그림 A-10).
- 척수장애, 경직성 하반신마비에서 흔히 볼 수 있다.
- 요대근(psoas muscle)의 근력저하 시에 나타난다.

동요성 보행(waddling gait)

- 골반의 고정이 나쁘기 때문에, 허리와 상체를 좌우로 흔들며 걷는다.
- 근이영양증, 다발성 근염 등에서 보인다.
- 이러한 질환에서는 방척주근(paravertebral muscle)의 근력저하가 있기 때문에 척주의 전만도 수반하며 허리를 내밀듯이 걷는다(그림 A-11).
- Gowers 징후: 근이영양증, 특히 Duchenne형 근이영양증에서는 Gowers 징후(등반성 기립, 바닥이나 대퇴에 손을 대고 보조하면서 일어난다)가 나타난다(그림 A-12).

계상보행(steppage gait)

- 발과 발가락 배굴근의 말초성 마비, 특히 전경골근이나 장·단비골의 마비일 때 나타난다.
- 마비 쪽 발이 아래로 쳐져 배굴할 수 없기 때문에, 그 쪽 대퇴를 높게 올려서 걷는다.
- 병변 쪽에서는 뒤꿈치보행이 불가능하다.
- 발이 바닥에 착지할 때, 우선 발끝이 착지하고 다음에 뒤꿈치가 닿기 때문에 일반적으로는 '툭'하는 하나의 착지음이 들리는 대신에 '툭·쿵'인 두 개의 착지음이 들린다(steppage).
- 계상보행은 보행의 시각적 특징을 기반으로 한 용어이다.
- 소아마비, 비골신경마비(peroneal paralysis), 다발신경염 등의 질환으로 나타난다(그림 A-13).

그림 A-9 경직성 편마비보행

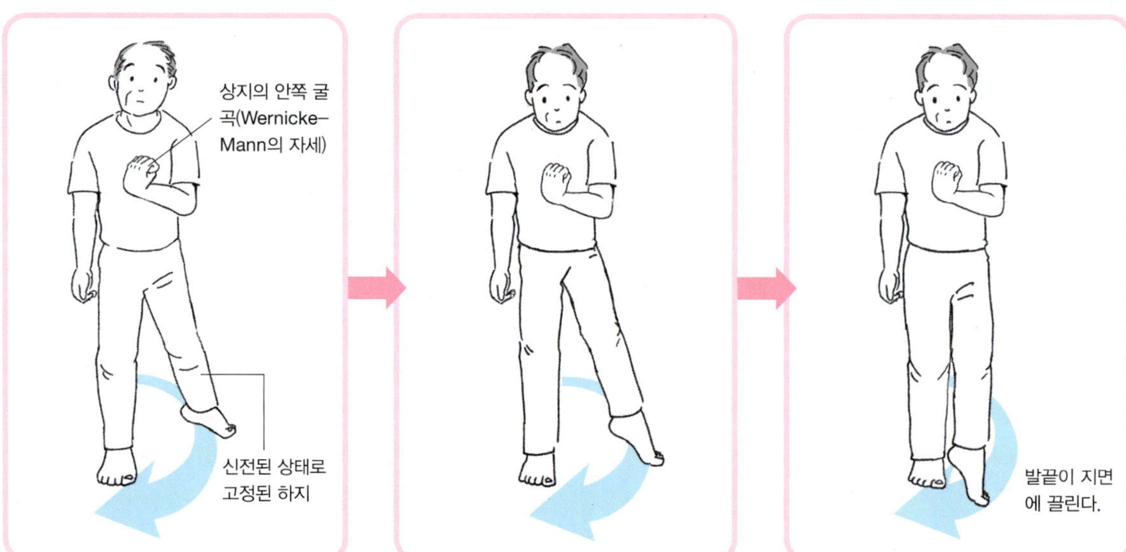

그림 A-10 경직성 하반신마비보행(가위보행)

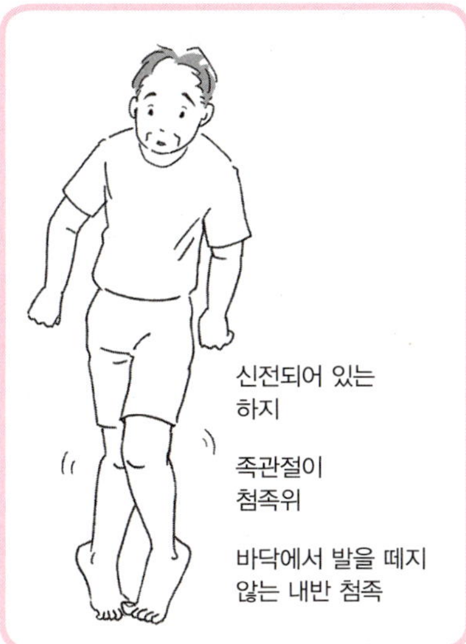

그림 A-11 동요성 보행

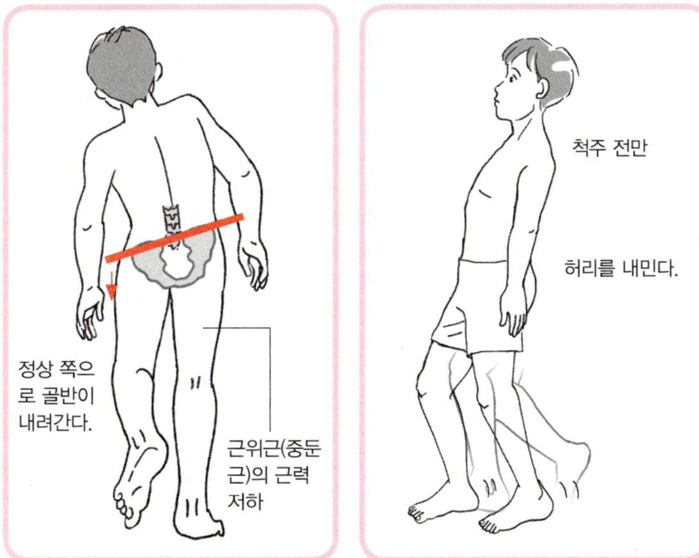

그림 A-12 Gowers 징후(등반성 기립)

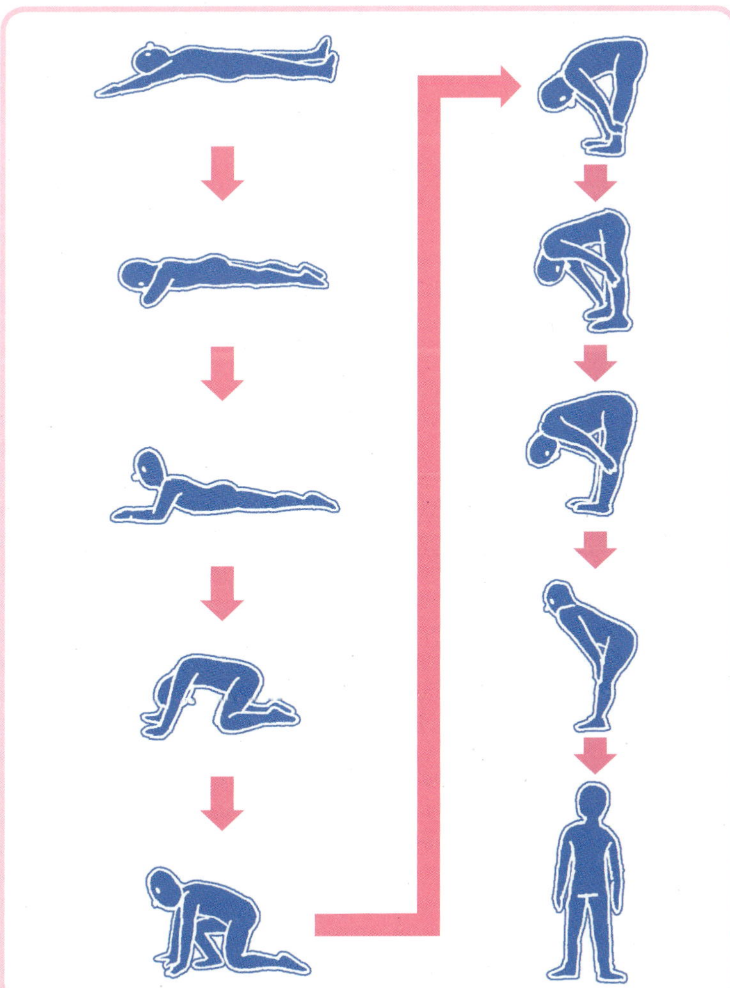

그림 A-13 계상보행

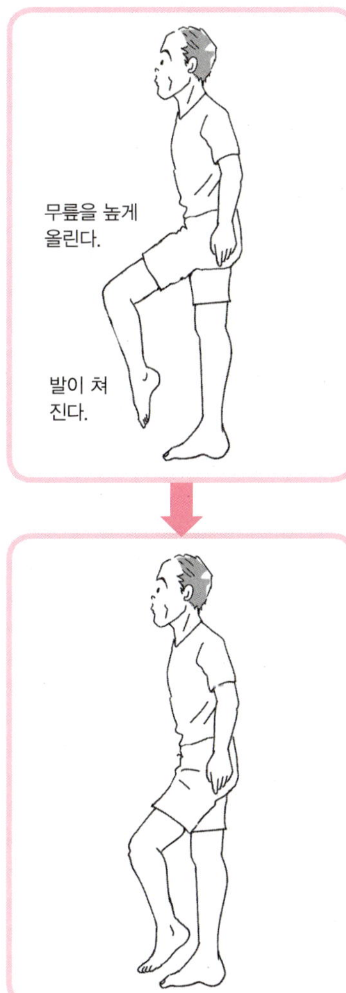

실조보행(ataxic gait)

- 실조보행에는 아래의 3가지 병태가 있다. 각각 특징적인 진찰 소견을 나타내기 때문에 진찰실에서의 감별이 가능하다(그림 A-14).
  - 소뇌성
  - 심부감각장애(척수후삭장애)
  - 전정미로성

소뇌성 운동실조(cerebellar ataxia)

- 양쪽 다리를 넓게 벌리고(wide based) 전신성 동요가 심하고 불안정하다.
- 경도의 증상은 일자보행, 뒤돌기를 시키면 이상이 명확해진다.
- 소뇌성 운동실조의 경우, 눈을 감아도 악화되지는 않는다.
- 소뇌충부(cerebellar vermis)의 장애에서는 사지에 운동실조가 없어도 체간운동실조(truncal ataxia)에 의해 선 자세, 앉은 자세, 보행이 장애된다.

그림 A-14 실조보행

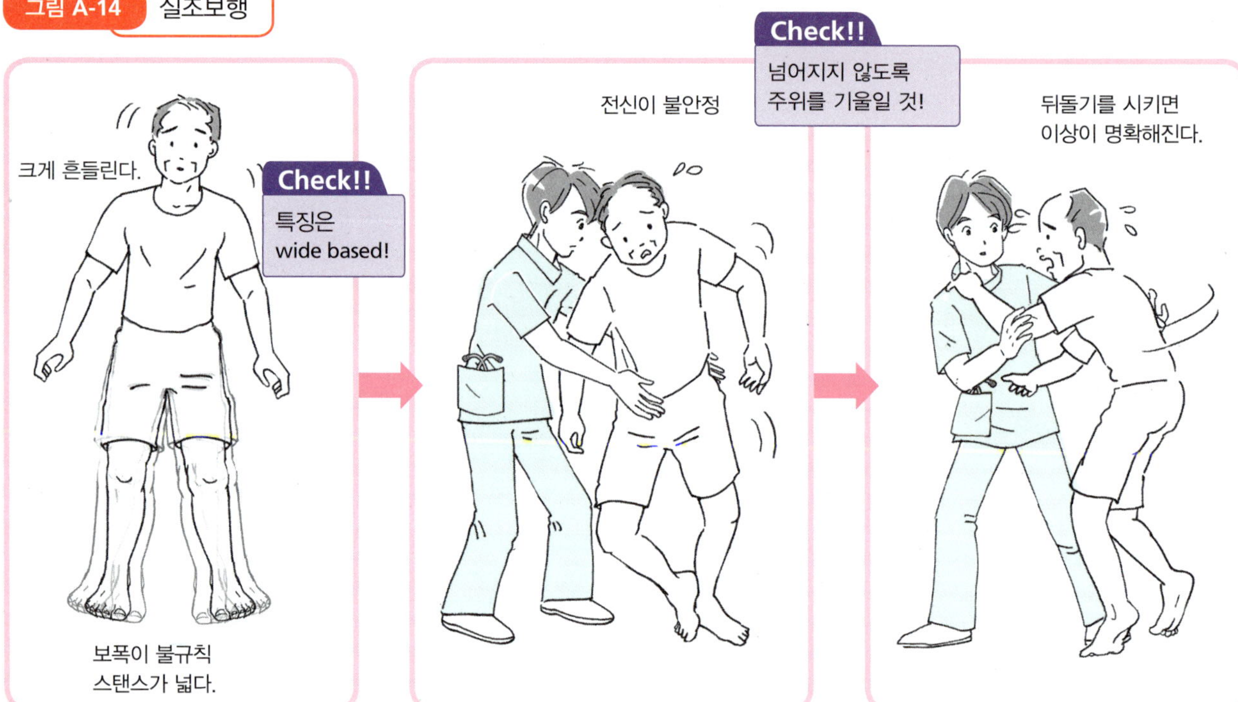

그림 A-15 심부감각장애에 따른 실조보행

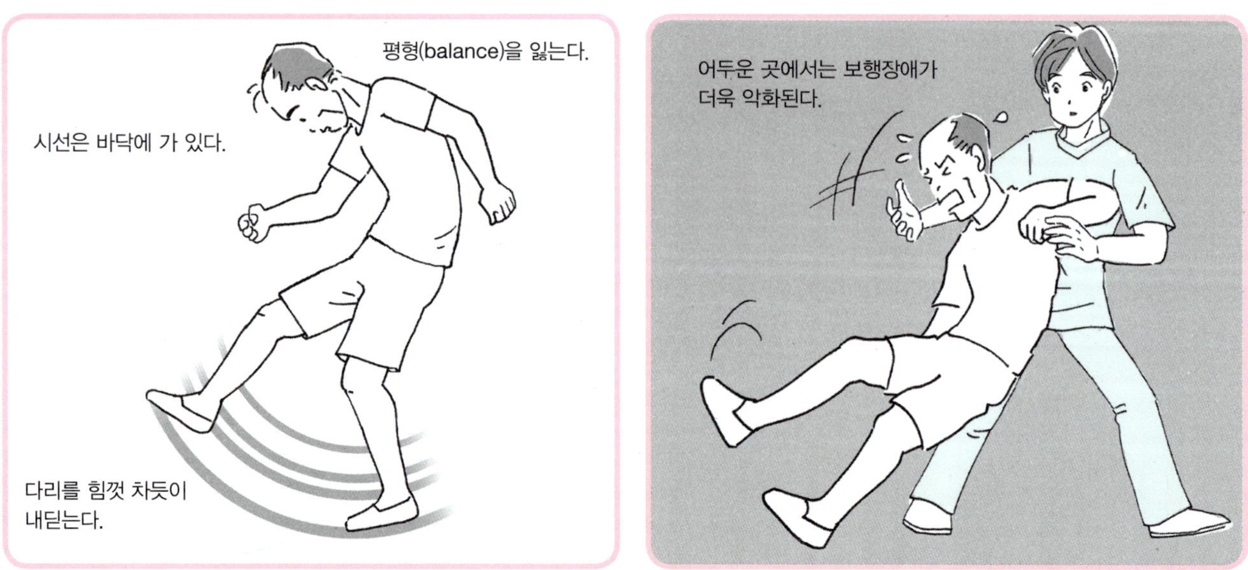

심부감각장애(척수후삭장애)에 따른 실조보행(그림 A-15)

- 다리를 있는 힘껏 차듯이 앞으로 내민다. 높이 올린 다리를 발꿈치로 지면을 두드리듯이 내린다.
- 협조성이 없어 동요하고 평형(balance)을 잃는다.
- 보행 중 시선은 항상 바닥을 향하고 어두운 곳에서는 보행장애가 악화된다.
- 눈을 감으면 현저하게 악화되고, 아예 보행할 수 없는 경우도 있다.
- 쇼그렌증후군(Sjögran syndrome)에 따른 감각실조성 신경병증(sensory ataxic neuropathy)이나 척수매독 등에서 보인다.

전정미로성 실조보행(그림 A-16)

- 양다리를 넓게 벌리고(wide based), 전신성 동요가 심하고 불안정하다.
- 경도의 증상은 일자보행, 뒤돌기를 시키면 이상이 명확해진다(p.111, 그림 A-2 참조).
- 눈을 감아도 악화되지 않는다.
- 일측성 장애에서는 일자보행이 불가능하며 병변 쪽으로 기운다. 이것을 교정하려고 지그재그보행을 한다.
- 양측성 장애에서는 다리가 교차하고 보행 시에도 다리가 꼬이기 쉬워 넘어지는 일이 많다.

그림 A-16 전정미로성 실조보행

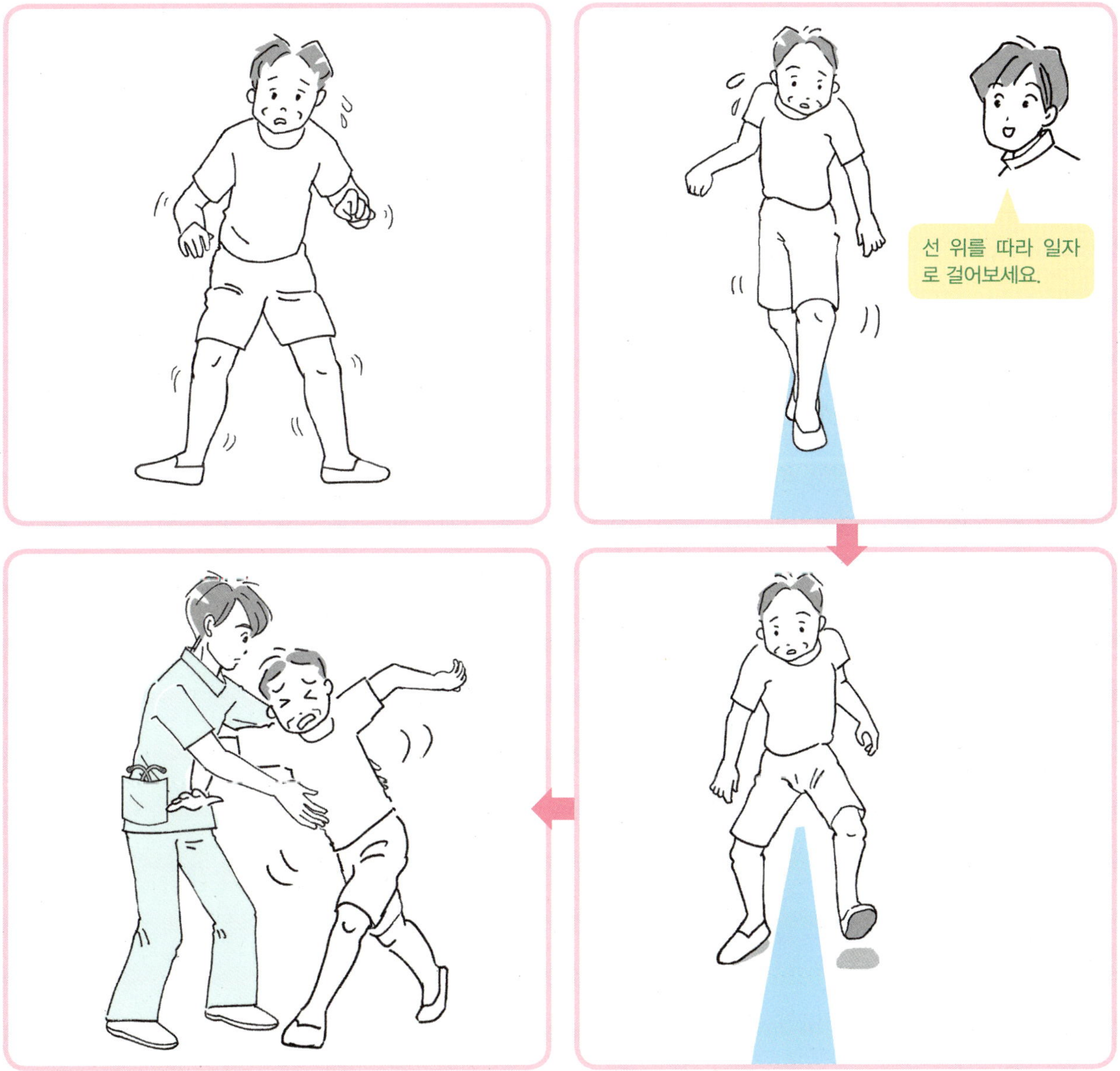

추체외로장애

- 추체외로장애로 인한 보행에는 아래의 3가지 병태가 있다. 소뇌실조증과 마찬가지로 각각 특징적인 진찰 소견을 나타내기 때문에 진찰실에서의 감별이 가능하다.
  - 파킨슨보행(Parkinsonian gait)
  - 그 외의 파킨슨증으로 나타나는 보행(lower body Parkinsonism)
  - 근긴장이상보행

파킨슨병으로 나타나는 보행장애(Parkinsonian gait), (그림 A–17)

- 종종걸음(marche à petits pas).
- 보격도 좁고, 발 안쪽을 서로 스치듯이 보행한다(그림 A-18의 foot print 참조).
- 발을 끌면서 보행(limping gait).
- 팔의 움직임이 적다(poor arm swing).
- 가속보행(festination).
- 보행 중 앞으로 넘어질 것 같으면서도 멈추지 않는다(전방돌진현상).
- 동결보행(freezing gait).

그 외 파킨슨증으로 나타나는 보행(lower body Parkinsonism)

- 혈관파킨슨증후군(vascular Parkinsonism, VP)은 일반적으로 대뇌기저핵의 다발성 열공경색증(multiple lacunar infarctions)이나 대뇌피질하백질의 광범위한 경색으로 발생, 보행장애를 중심으로 하는 병태를 나타내는 증후성 파킨슨병이다. VP에서는 lower body Parkinsonism이라고 불리는 특징적인 보행장애가 나타나며 이것은 파킨슨병의 보행과는 다르다.
- 정상뇌압수두증(normal pressure hydrocephalus, NPH)에서 보이는 다리 벌림, 종종거리며 미끄러지듯 이동하는 것은 VP와 비슷하다.
  - 발증과 경과가 서서히 진행되지는 않는다.
  - 좌우 차이가 불명확하다.
  - 몸통은 직립자세로, 파킨슨병에서 나타난 것과 같은 전굴(anteflexion)이나 전경(anteversion)은 나타나지 않는다.
  - 양다리를 약간 외전하듯이 신전하고, 이것을 바닥에서 떼는 일 없이 조금씩 종종거리며 앞으로 미끄러지듯

그림 A-17 파킨슨병 환자의 전경(anteversion)자세

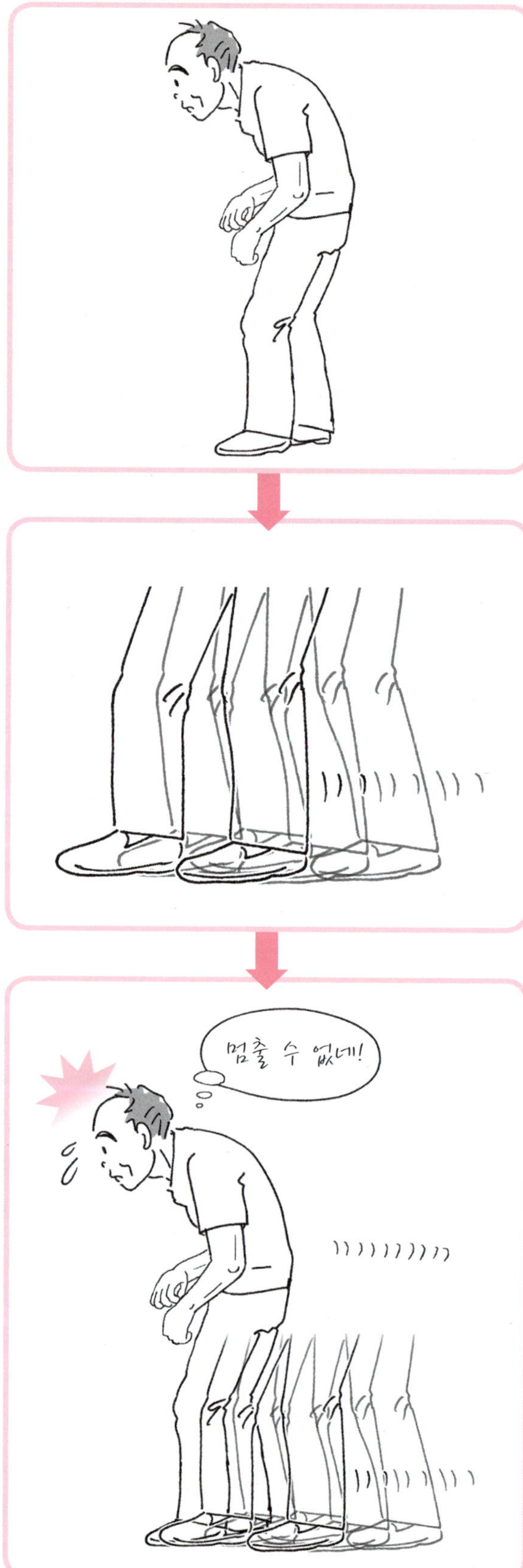

걸어간다. 또한, 발을 벌려(wide-based), 약간 외회전 경향을 보이는 점이 특징이다. Foot print는 그림과 같이 팔(八)자를 보인다(그림 A-18).

- 특징적인 보행장애가 초기 증상이며, 발병 초기에 출현한다.
- 상지의 떨림은 정지하거나, 보행 시에도 보이지 않는다.
- 근경직이 납파이프 모양, 전두엽 증상으로서의 Gegenhalten(저항증)*이 나타나는 경우도 있다.
- 하반신 증상이 주체이며, 안면이나 상지 증상이 경미하다.
- 추체로 징후가 많이 나타나며, 가성구마비(pseudobulbar palsy)나 피질하성(subcortical) 인지장애의 합병도 많다.

등을 들 수 있다.

* : 수동운동 시 무의식적으로 힘이 들어가는 현상.

그림 A-18 파킨슨증후군(VP나 NPH, 오른쪽)과 파킨슨병(PD, 왼쪽)의 foot print 비교

PD : PD에서는 보격도 좁고, 발의 안쪽을 서로 스치듯이 보행한다.

Lower body Parkinsonism(VP나 NPH) : 다리를 벌리고 종종걸음, 미끄러지듯이 걷는다. Foot print는 그림과 같이 팔(八)자 모양이며, PD와 다르다.

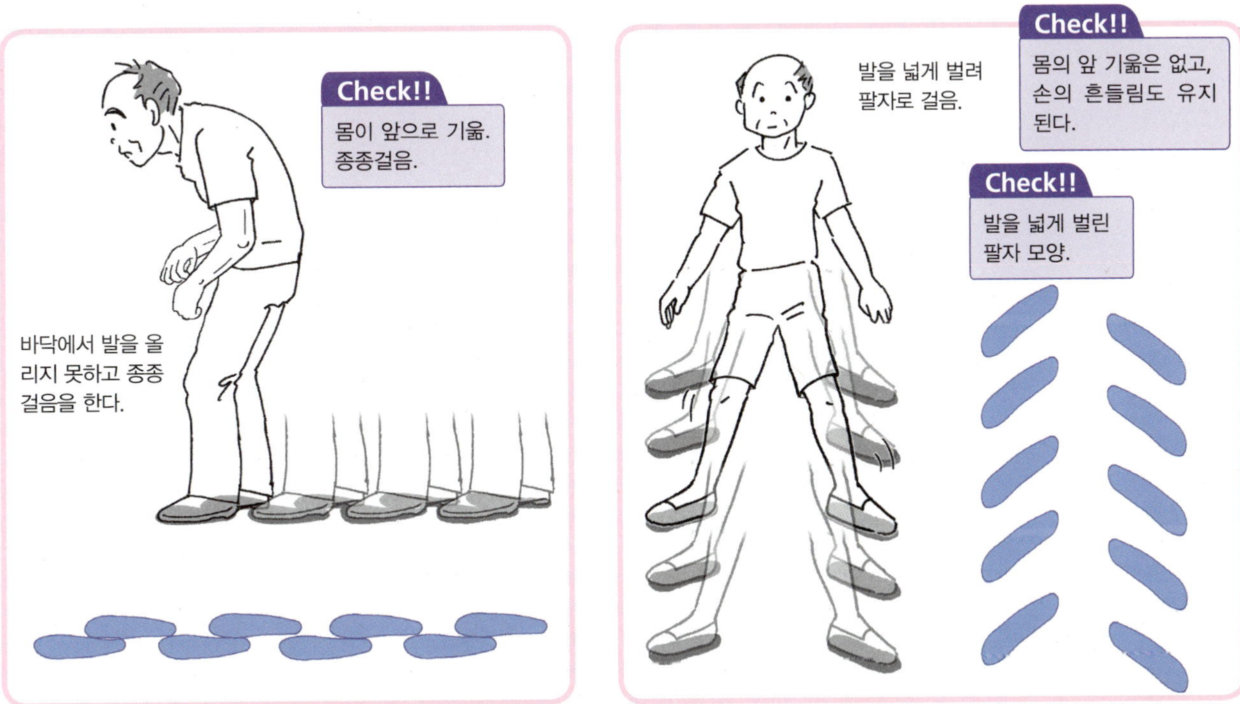

근긴장이상보행(dystonic gait)(그림 A-19)

- 염전성(torsion) 근긴장이상이나 증후성 근긴장이상에서 나타난다.
- 근긴장이상에서 좌우 차이가 나타나는 경우가 많고, 보행이상에서도 좌우 차이가 있는 경우가 많다.
- 경직성 하반신마비의 가위보행과 비슷하기도 하지만, 다리의 당김 정도에 비해 몸통이나 상지의 자세이상이 두드러진다.
- 척추의 후만, 측만, 염전(torsion)이 보이며, 상지는 내선·신전하여 등 뒤로 돌려 자주 내전시키는 경우도 많다. 허리에 손을 얹고 걷거나, 상지를 등 뒤로 크게 굴곡시켜 걷기도 한다.
- 가끔 전진에 비해 후퇴가 양호한 것은 특징 중 하나이다. 뒤로 걷기에서는 이상 소견이 경감·소실하고 보행 자체가 원활하게 되는 경우가 있다.

그림 A-19 근긴장이상보행의 예

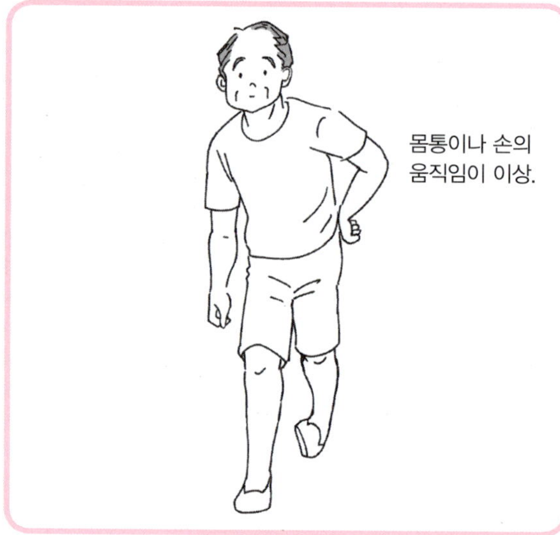

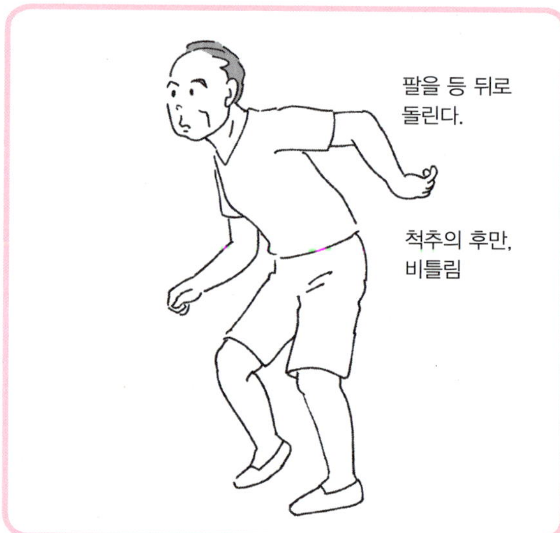

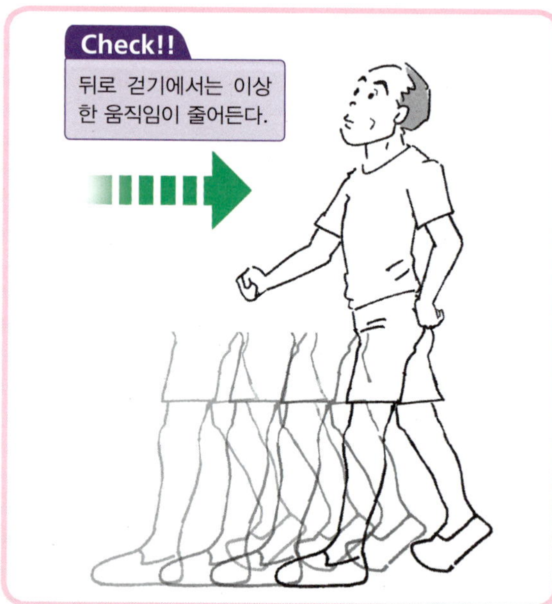

진단 과정으로 알 수 있는 자세, 보행의 진찰

지금까지 해설한 보행장애의 종류와 원인이 되는 주요 질환에 대해서 정리했다.

보행장애의 종류	주요 질환
경직성 편마비보행(spastic hemiplegic gait)	뇌혈관장애에 의한 경직성 편마비 등
경직성 하반신마비보행(spastic paraplegic gait)	척수장애, 경직성 하반신마비 등
동요성 보행(waddling gait)	근이영양증, 다발성 근염 등의 근육 질환
계상보행(steppage gait)	뇌성마비, 비골신경마비, 다발신경염 등
실조보행(ataxic gait)	
① 소뇌성 운동실조	소뇌위축증, 척수소뇌변성증 등
② 심부감각장애(척수후삭장애)에 따른 실조보행	쇼그렌증후군에 따른 감각실조성 신경병증이나 척수매독
③ 전정미로성 실조보행	전정신경염 등 이비인후과 질환
추체외로장애에 따른 보행이상	
① 파킨슨병으로 나타나는 보행장애 (Parkinsonian gait)	파킨슨병
② 그 외 파킨슨증으로 나타나는 보행	혈관파킨슨증후군, 정상뇌압수두증
③ 근긴장이상보행(dystonic gait)	전신성, 국소성 근긴장이상

반사

진찰 방법

반사란 감각수용기로부터의 자극이 반사궁(reflex arc)을 통해 효과기(effector)를 무의식적으로 흥분시키는 현상으로 임상에서는 건반사, 표재반사, 병적반사 등이 있으며, 국소 진단 시 중요하다. 반사의 최대 이점은 객관적이고 간단한 도구를 이용해 실시할 수 있다는 점이다. 또한, 반사를 정확하게 파악하고 이론적으로 확립시킬 수 있다면 신경 질환의 국소 진단에 유용한 정보를 얻을 수 있다. 반사 유발에는 망치를 이용하는 경우가 많다. 망치를 꽉 쥐지말고, 균형을 잡을 수 있는 부분을 잡아 적절한 강도와 속도로 손목의 스냅을 이용해 두드린다.

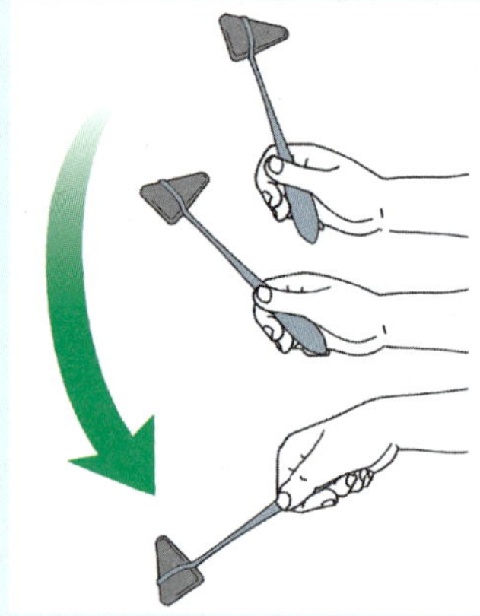

건반사 진찰

- 건반사(tendon reflex)는 정상인에서도 보이는 기본적인 반사로, 심부반사(deep reflex) 또는 심부건반사(deep tendon reflex)라고도 불린다.
- 건반사를 확인할 때는 다음 사항에 주의한다.
  ① 환자의 긴장감, 불안감을 없애고 편안한 상태에서 검사한다. 필요하다면 환자의 주의를 다른 곳으로 돌리는 방법을 찾는다(대화나 Jendrassik* 증강법 등). [* : 옌드라시크 또는 젠드라시크라고 발음된다.]
  ② 자극의 위치, 강도가 적절한가?
  ③ 적절한 자세를 취하게 하고, 자극을 가하는 근육에 적당한 신전을 가할 것.
- 흔히 볼 수 있는 잘못된 수기는 다음과 같다.
  ① 관절의 과신전이나 과굴곡이 있다.
  ② 근육이 완전한 안정을 취하지 못하고, 특히 길항근에 지속적인 수의수축이 보인다.
  ③ 자극 부위가 부적절하고, 건(tendon)에서 떨어진 지점, 특히 근복(Belly)을 두드리고 있다.
  ④ 자극의 반복 빈도가 너무 빠르다.

그림 A-1 하악반사의 구심·원심로 및 중추

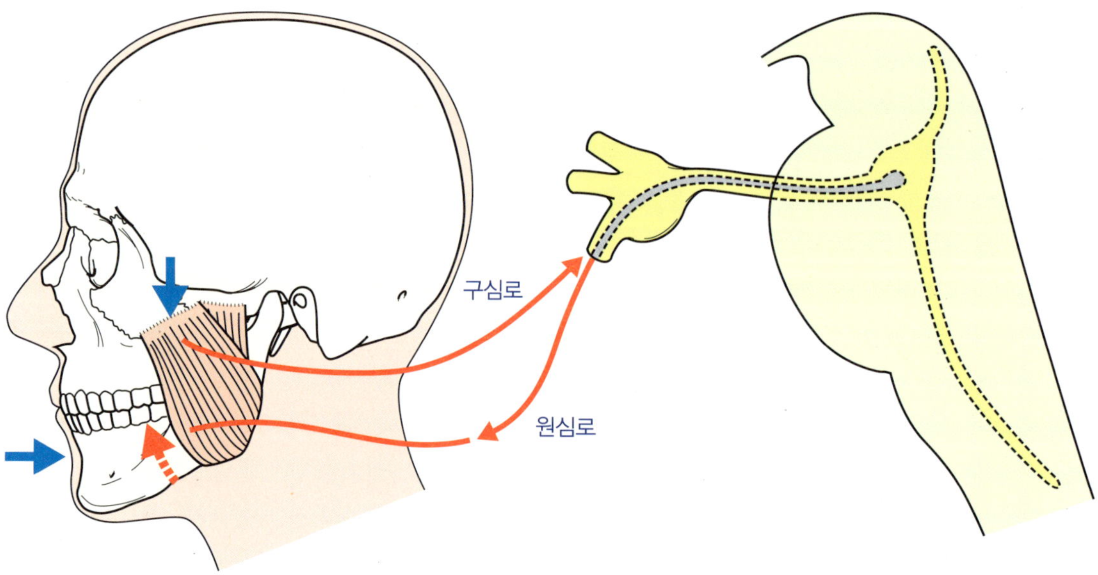

하악반사

- 하악반사(jaw reflex)란, 교근(masseter muscle)의 심부 반사로써, 반사로는 구심로, 원심로 모두 삼차신경 제3지에 있고, 중추는 교뇌의 삼차신경운동핵에 있다(그림 A-1).
- 환자에게 입을 살짝 벌리게 하여 아래턱의 정중앙에 검사자의 제2지(index finger)의 바닥 쪽 끝마디를 수평하게 대고, 손가락의 DIP관절(distal interphalangeal joint) 부근을 망치로 두드리면 양쪽 교근의 수축으로 아래턱이 상승하는 반사이다(그림 A-2).
- 정상이라면 이 반사는 거의 출현하지 않기 때문에 유발된 경우는 항진이라고 판단한다. 삼차신경보다 고위의 양쪽 추체로장애일 때에 항진한다.

그림 A-2 하악반사

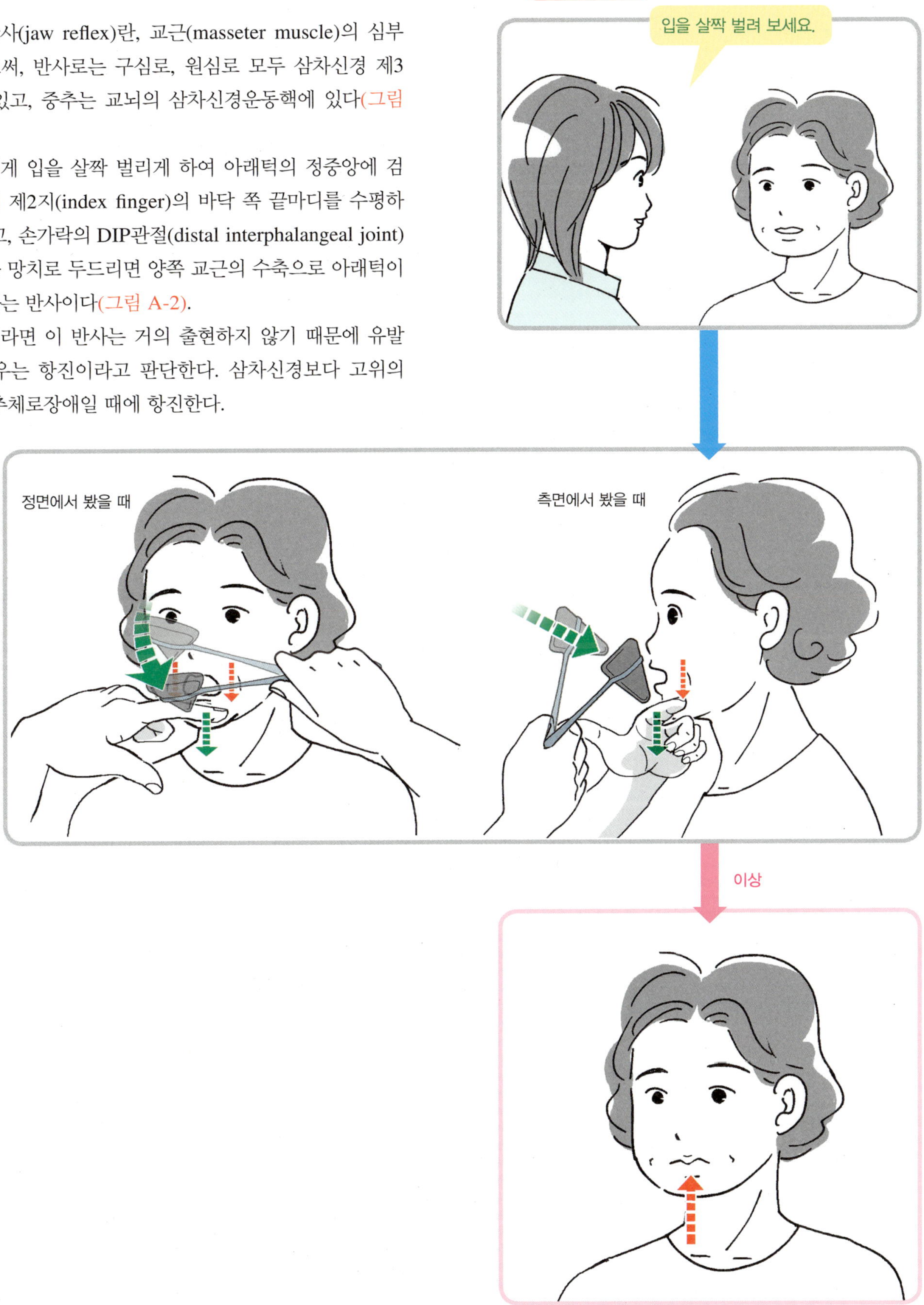

상완이두근반사

- 상완이두근반사(biceps reflex)란, 상완이두근의 고유반사로, 반사중추는 C5, 6, 반사궁을 형성하는 것은 근피신경이다(그림 A-3).
- 상완을 가볍게 외전하고 전완을 가볍게 굴곡시켜 상완이두근의 건을 검사자의 제1지(thumb)로 눌러 손가락을 망치로 두드리면 반사에 의해 전완이 굴곡한다.
- 눕거나 앉은 자세에서 실시하기도 한다(그림 A-4).
- 반사가 항진하는 경우에는 대뇌피질에서 상부 경수에 이르는 추체로 병변의 존재를 나타낸다.
- 감소 또는 소실하는 경우에는 C5, 6 레벨의 하위운동신경세포의 병변을 시사한다.

그림 A-3 상완이두근반사의 구심·원심로 및 중추

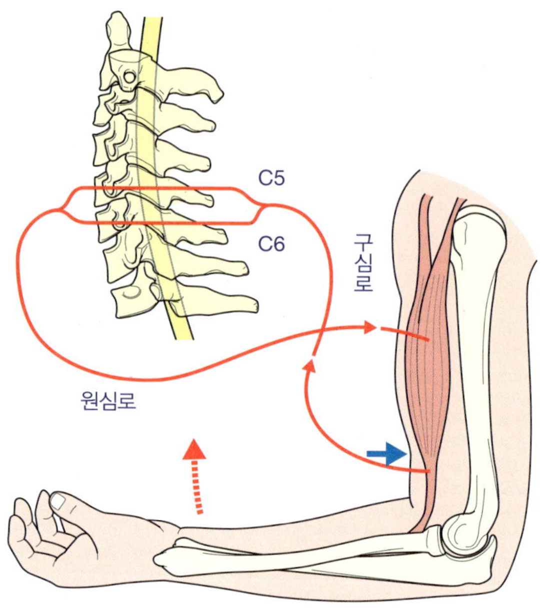

그림 A-4 상완이두근반사

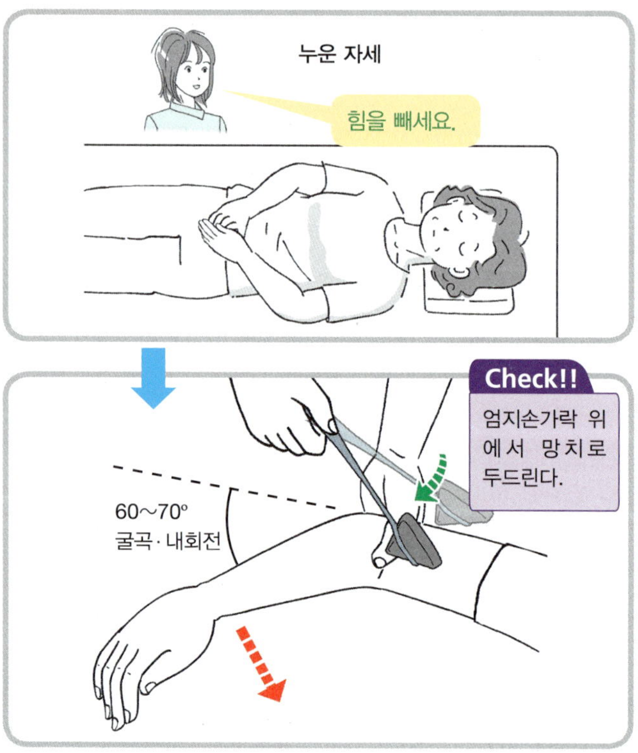

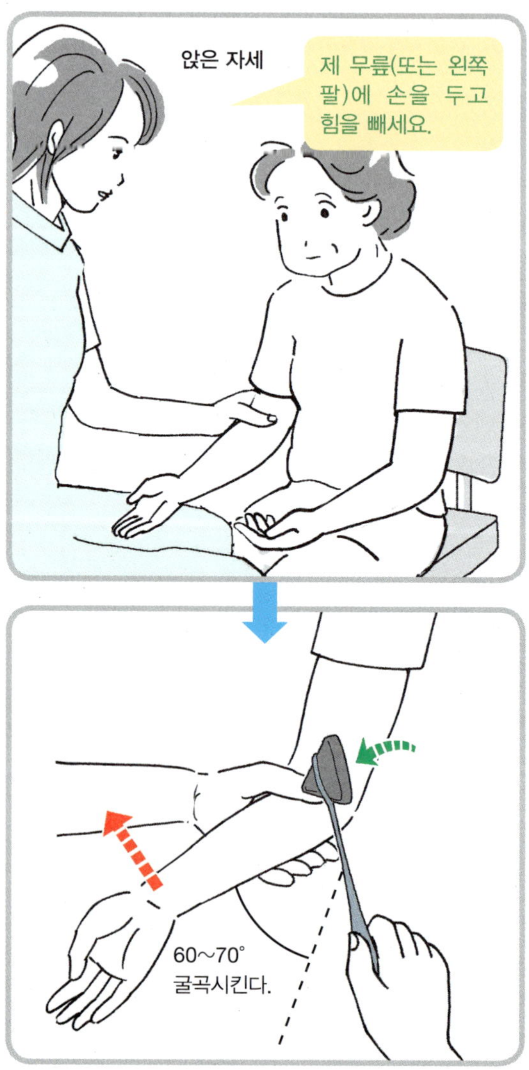

상완삼두근반사

- 상완삼두근반사(triceps reflex)란, 상완삼두근의 고유반사로, 반사중추는 C6~8, 말초가지는 요골신경(radial nerve)에 포함된다(그림 A-5).
- 근육을 가볍게 신전시키기 위해 전완을 가볍게 잡고 팔꿈치를 반굴위(deflection attitude)로 하고, 주두(olecranon) 위의 삼두근건을 직접 두드리면 전완이 신전한다.
- 누운 자세 또는 앉은 자세에서 실시하기도 한다(그림 A-6).
- 선 자세에서 환자의 손을 허리에 가볍게 대고 검사하는 경우에는, 검사자의 조작이 환자에게 보이지 않기 때문에 긴장을 풀기 쉽다는 이점이 있다(그림 A-6).
- 반사의 의의에 대해서는 상완이두근반사와 같지만, 정상인에서는 일반적으로 상완이두근반사보다 약하고, 출현시키는 것이 어려운 경우도 많다.

그림 A-5 상완삼두근반사의 구심·원심로 및 중추

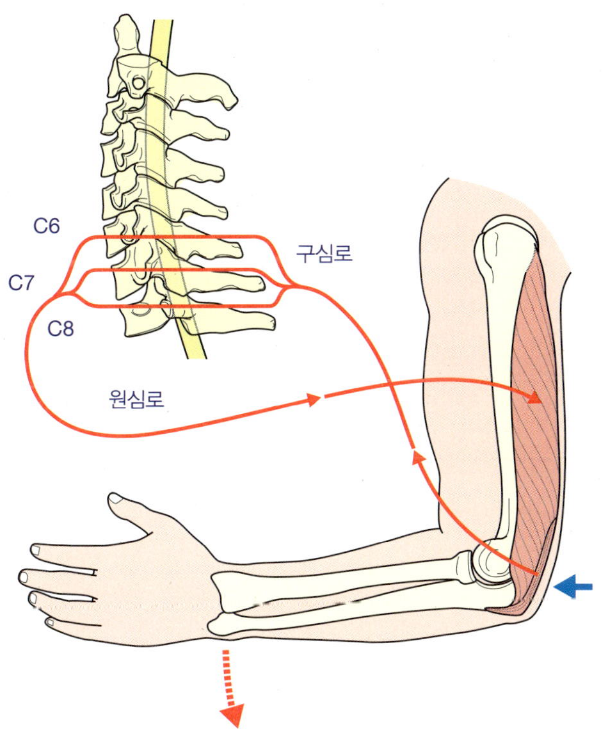

그림 A-6 상완삼두근반사

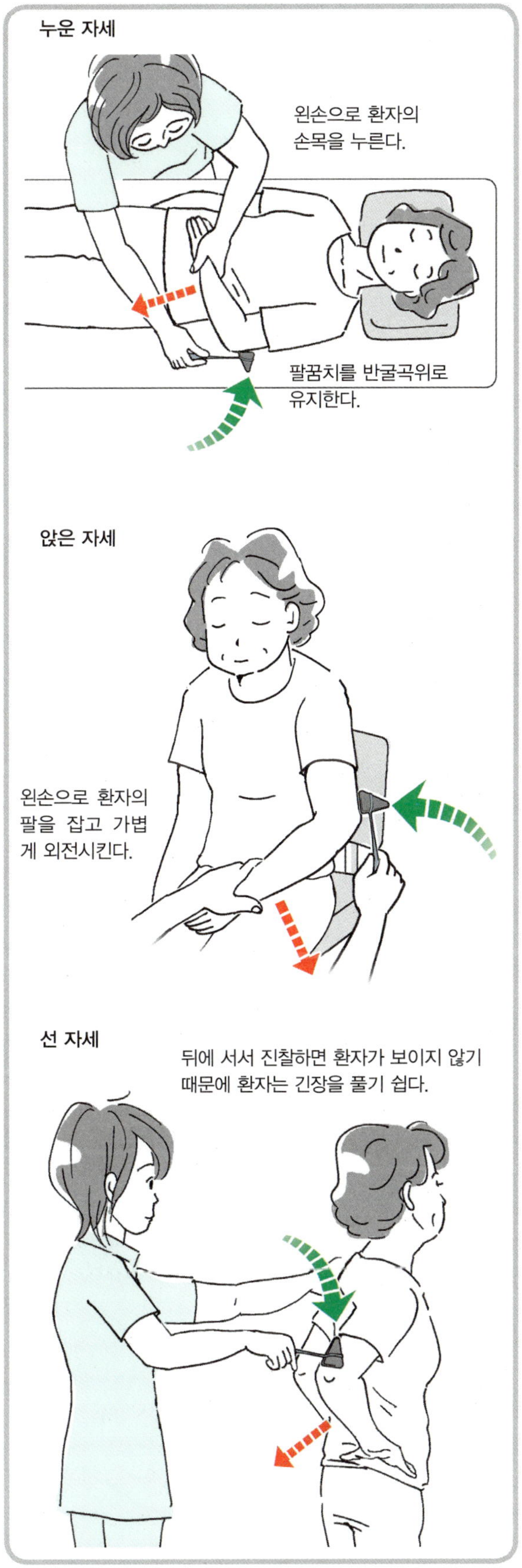

완요골근반사

- 완요골근반사(brachioradialis reflex)란, 완요골근에 더해, 회외근(supinator muscle) 등의 전완신근군의 고유반사이며, 반사중추는 C5, 6, 말초가지는 요골신경에 포함된다(그림 A-7).
- 전완을 팔꿈치에서 반굴위로 하여 회내, 회외의 중간정도로 한다.
- 요골원위단을 수직으로 망치로 두드리면 반사에 의해 아래팔이 회외, 굴곡한다.
- 누운 자세 또는 앉은 자세로 실시하기도 한다(그림 A-8).

그림 A-7 완요골근반사의 구심·원심로 및 중추

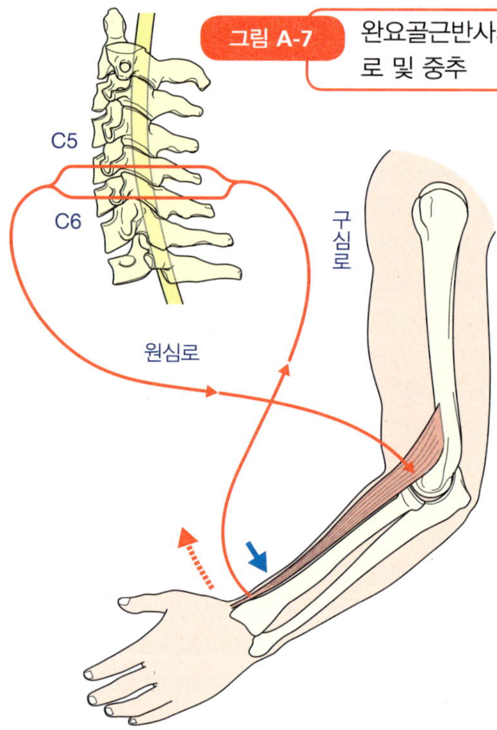

그림 A-8 완요골근반사

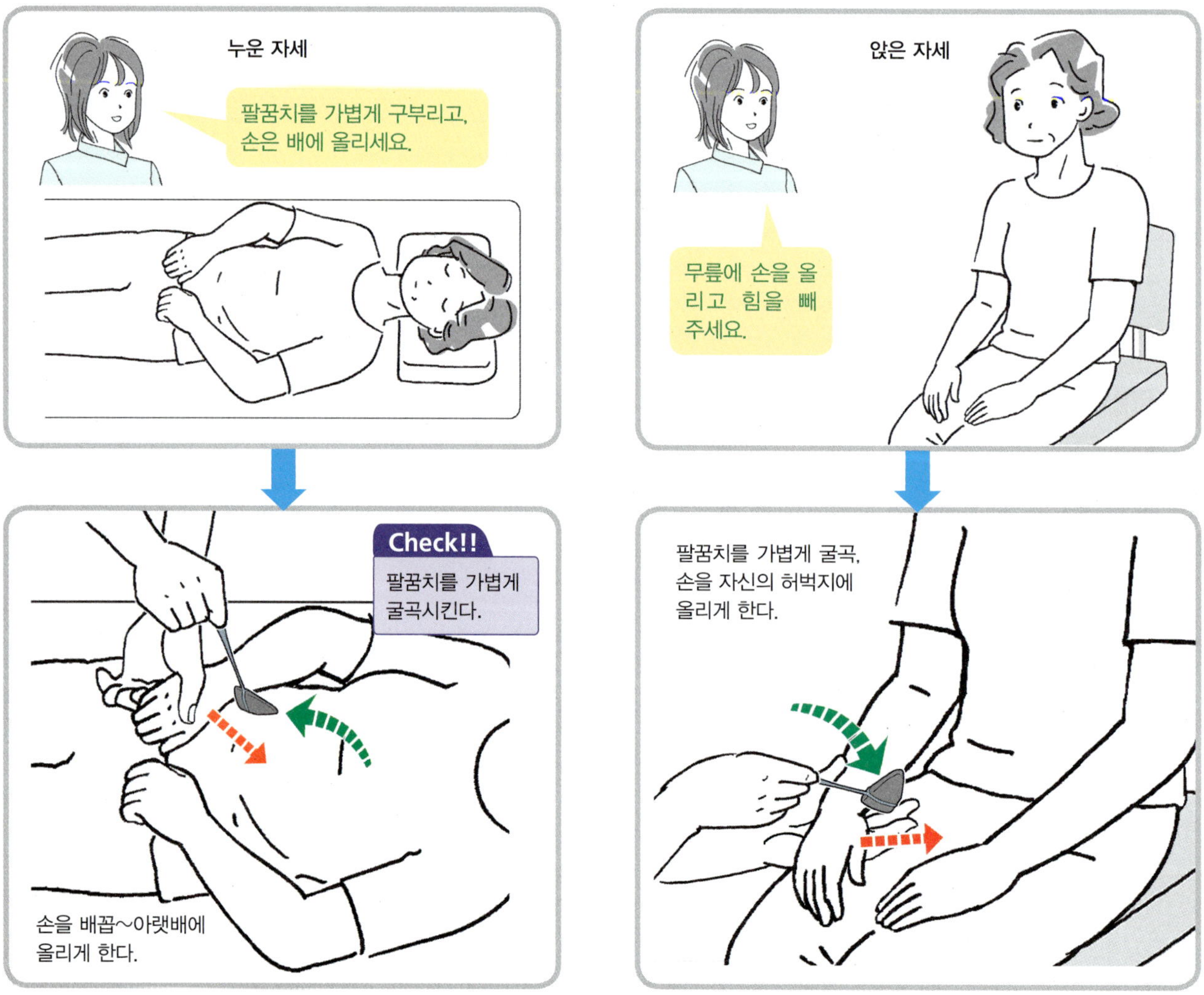

슬개건반사

- 슬개건반사(quadriceps reflex)는 별칭으로 knee jerk, patellar tendon reflex이라고도 불린다.
- 대퇴사두근(quadriceps femoris muscle)의 근신전반사로, 반사중추는 L2~4, 말초가지는 대퇴신경에 포함된다(그림 A-9).
- 앉은 자세로 검사하는 경우는 환자를 의자에 제대로 앉게 하고, 바로 누운 자세에서는 양쪽 무릎을 약 120~150° 굴곡시켜 슬개골(patella) 아래에 있는 사두근의 건을 두드린다.
- 이때, 대퇴사두근에 검사자의 왼손을 가볍게 대면 그 수축을 느낄 수 있다.
- 반사가 감소 또는 소실하고 있는 경우에는 바로 누운 자세에서 다리를 꼬거나 피검자에게 양손을 강하게 당기게 한 순간에 건을 두드리는 Jendrassik 증강법 등이 시행된다(그림 A-10).
- 건강한 사람의 경우 좌우 같은 정도로 대퇴사두근이 수축하고 하지가 신전하지만, 개인차가 있어 좌우 차이가 중요하다.
- 반사가 항진하는 경우에는 대뇌피질에서 요수(lumbar cord)에 이르는 상위신경세포의 장애를 나타낸다.
- 감소 또는 소실하는 경우에는 말초신경, 후삭, 전각세포의 장애, 완전한 횡단성 척수마비가 의심된다.

그림 A-9 슬개건반사의 구심 · 원심로 및 중추

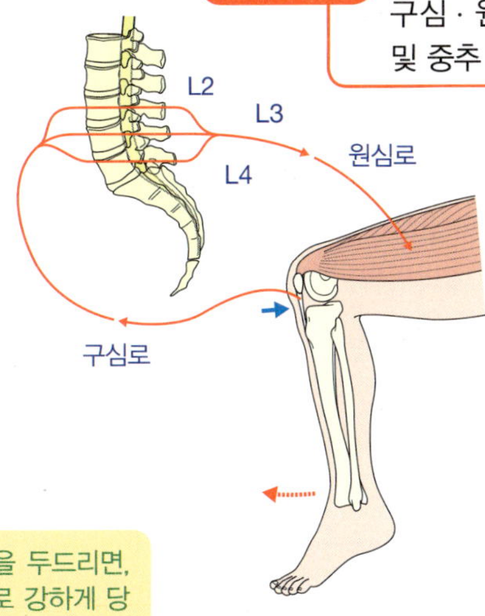

그림 A-10 슬개건반사

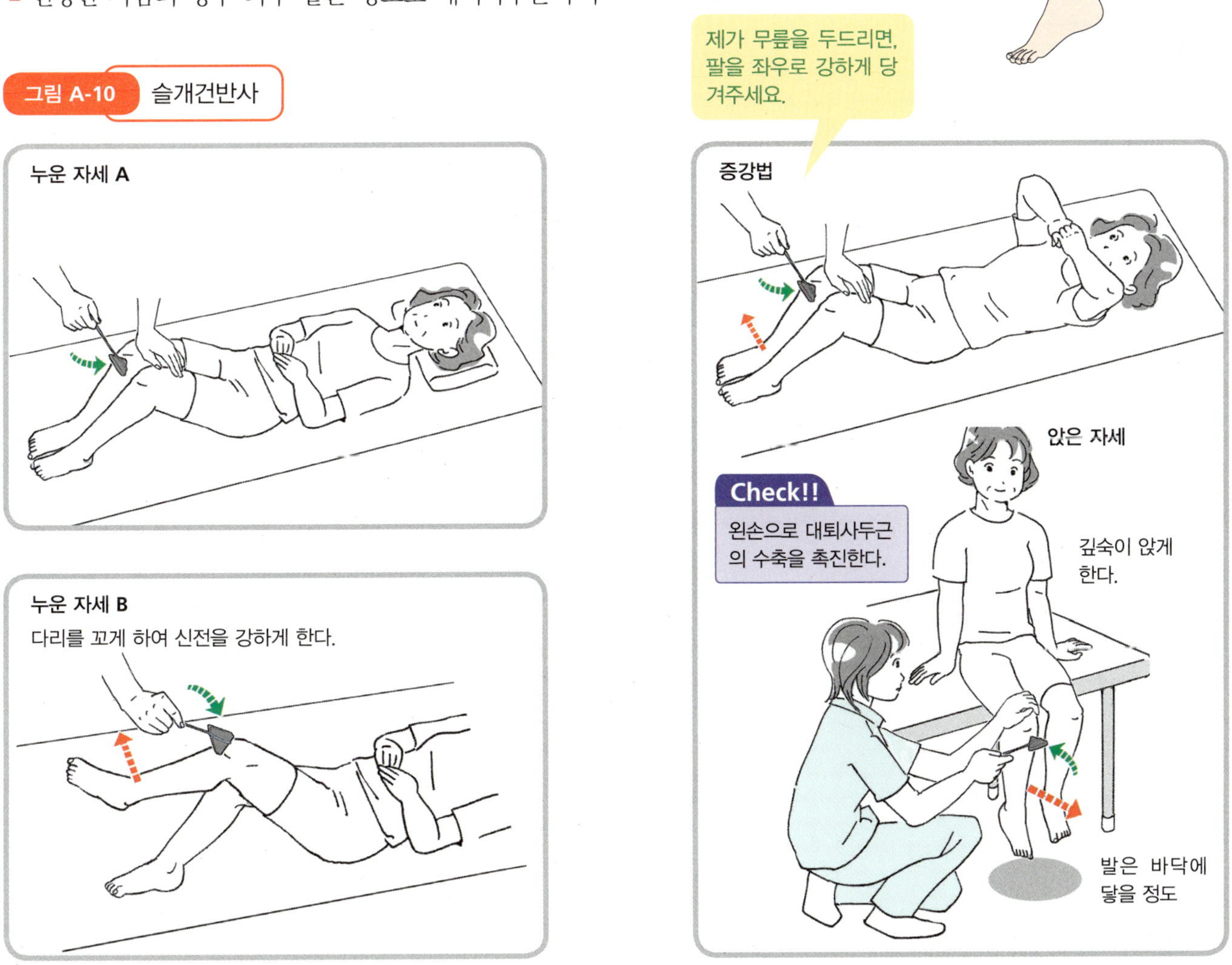

아킬레스건반사

- 아킬레스건반사(Achilles reflex)는 별칭으로 ankle jerk 라고도 한다.
- 하퇴삼두근(triceps surae muscle)의 근신전반사로, 반사중추는 L5~S2(특히 S1), 말초가지는 경골신경(tibial nerve)에 포함된다(그림 A-11).
- 바로 누운 자세에서 하지를 약간 외전시켜 슬관절을 가볍게 굴곡하고, 발을 왼손으로 잡아 족관절을 배굴시킨 위치에서 아킬레스건을 망치로 두드리면 발이 저굴한다.
- 검사하는 발을 다른 쪽 발 위에 가볍게 올려놓으면 망치 조작이 쉬워진다.
- 앉은 자세에서는 검사자의 왼손을 환자의 발바닥에 대고 족관절을 가볍게 배굴시키면서 아킬레스건부를 두드린다.
- 증강법으로서 환자를 뒤돌게 하고, 발을 10cm 정도 침대 끝으로 나오게 하여 왼손으로 가볍게 발바닥을 누르면서 아킬레스건 부위를 두드리는 방법이 있다(그림 A-12).

그림 A-11 아킬레스건반사의 구심·원심로 및 중추

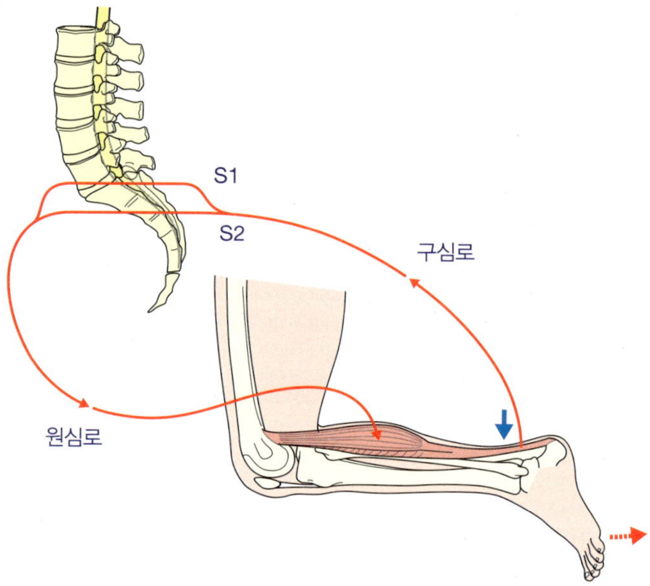

그림 A-12 아킬레스건반사

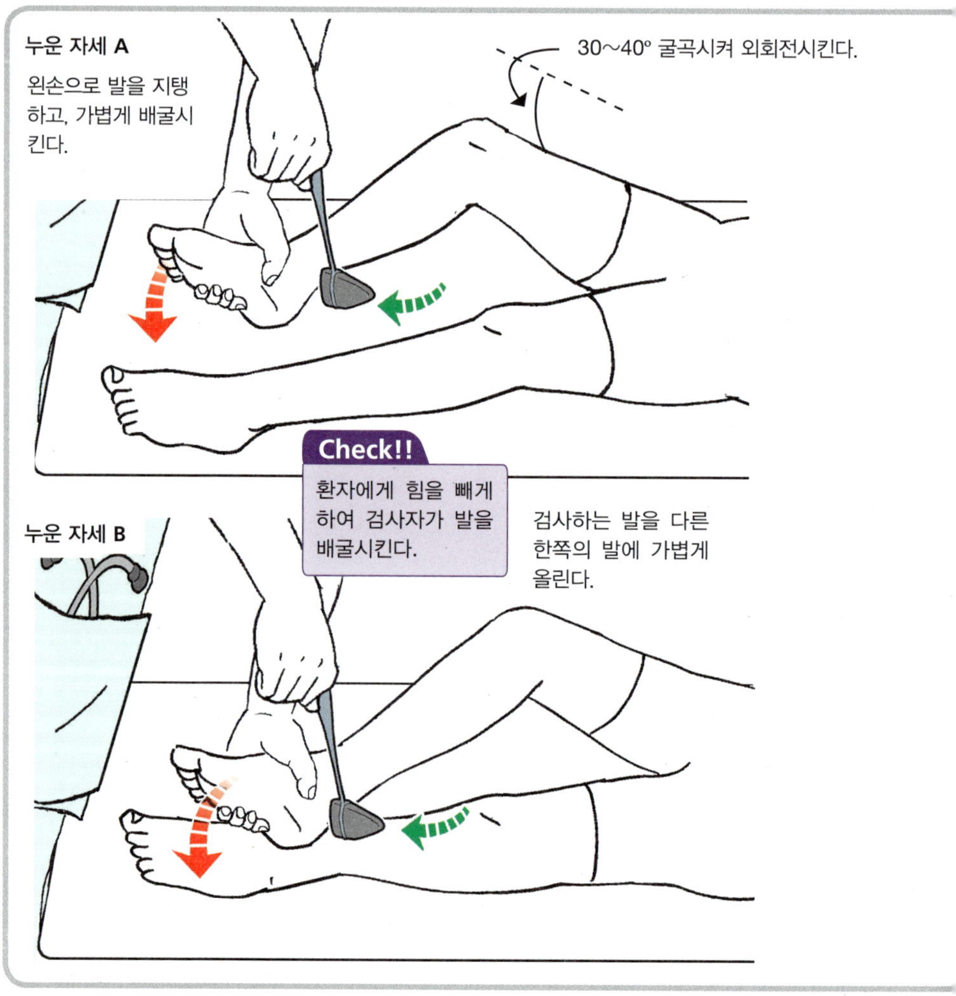

- 반사가 항진하는 경우에는 대부분 슬개건반사 항진을 동반하는 추체로 징후를 생각해 볼 수 있다. 감소나 소실하는 경우에는 반사궁을 형성하는 신경근이나 말초신경장애를 의심할 수 있다.
- 갑상선기능저하증에서는 본 반사의 지연이 특이적이다.
- 마미증후군(cauda equina syndrome)에서는 슬개건반사가 유지되고 있음에도 불구하고, 아킬레스건반사는 소실한다.

수지굴근반사

- 수지굴근반사(finger flexor reflex)는 수지굴근에서 보이는 건반사로 각각의 반사 유발법을 제창한 사람의 이름으로 불리지만, 그 임상적 의의는 동일하다.
- 이전에는 병적반사로 분류되었으나, 현재는 건반사로 분류되고 있다.

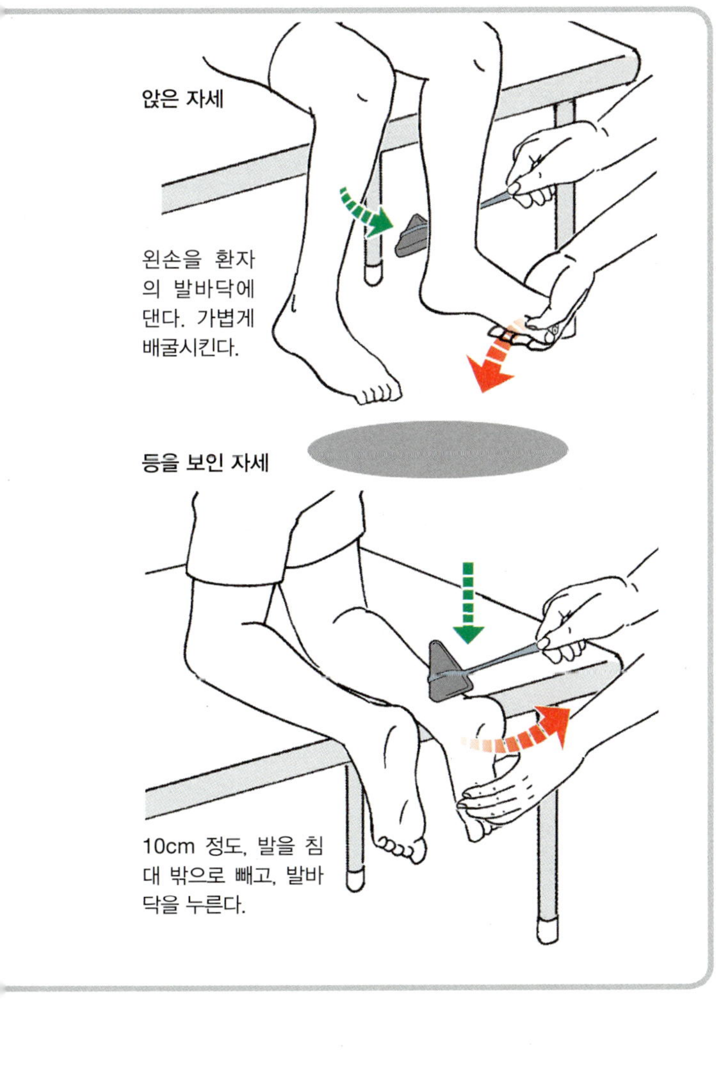

- 수지굴근의 신전반사로, 반사중추는 C6~Th1, 말초가지는 정중신경(median nerve)에 포함된다.
- 추체로장애에서는 항진하고, 한쪽에서만 양성인 경우에는 병적 의의가 있다.
- 환자의 제3지(middle finger)를 약간 배굴시켜 검사자의 제1지(thumb)와 제2지(index finger) 또는 제3지로 환자의 제3지 끝마디를 손바닥 쪽으로 튕기는 것이 호프만반사(Hoffmann refelx), 손바닥 쪽에서 바깥으로 튕기는 것이 트램너반사(Trömner reflex)이다. 어느 것이든 손가락이 굴곡하면 양성이다(그림 A-13).

그림 A-13 호프만 반사, 트램너 반사

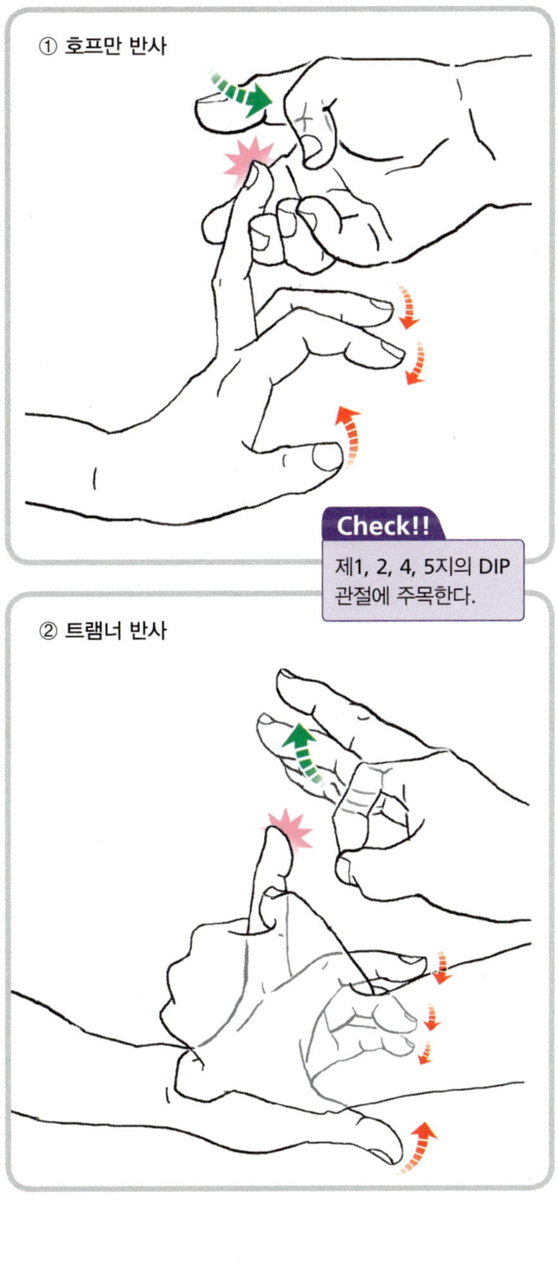

클로누스 진찰

- 슬개건반사 또는 아킬레스건반사가 항진하는 경우에 대퇴사두근 또는 하퇴삼두근에 지속적으로 긴장을 가하면 이러한 근육이 율동적으로 수축하는 현상이 보인다. 이것을 클로누스(clonus)라고 부르며 반사가 명확하게 항진하는 것과 같은 의의가 있다.
- 몇 번의 수축밖에 보이지 않는 경우를 가성 클로누스(pseudoclonus)라고 부른다.

무릎 클로누스(patellar clonus)

- 검사자는 하지를 신전시켜 제1지와 제2지로 환자의 무릎뼈를 잡고, 급격히 세게 아래로 밀면서 계속 힘을 가하면 무릎이 연속적으로 위아래로 움직인다(그림 A-14).

그림 A-14 무릎 클로누스

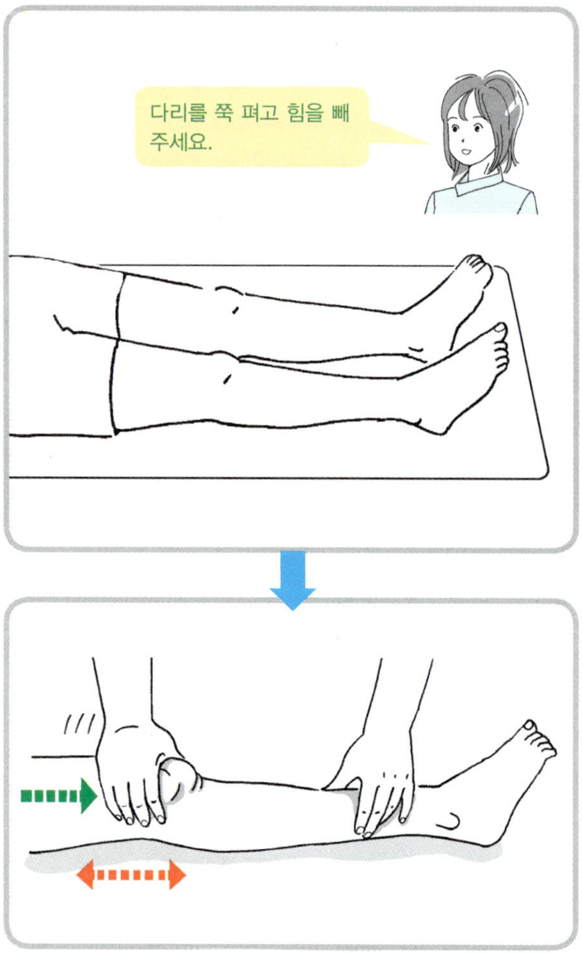

발목 클로누스(ankle clonus)

- 바로 누운 자세에서 무릎을 가볍게 굴곡시켜 검사자의 왼손으로 무릎 안쪽을 받치고, 검사자의 오른손을 발바닥에 대고 빠르게 발을 배굴시킨다. 그대로 계속 가볍게 힘을 가하면 하퇴삼두근의 클로누스 수축이 발생하여 발이 위아래로 연속적으로 경련한다(그림 A-15).

그림 A-15 발목 클로누스

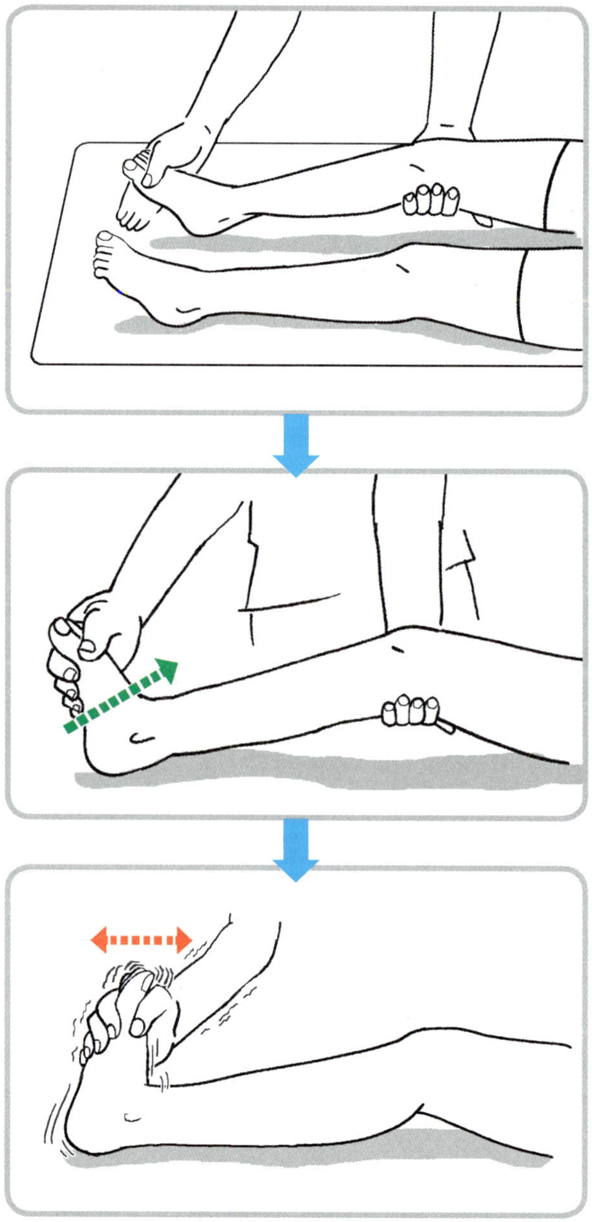

표재반사 진찰

- 피부 또는 점막에 가한 자극에 의해 근육이 반사적으로 수축하는 경우를 표재반사(superficial reflex)라고 한다.

복벽반사

- 복벽반사(abdominal reflex)는 상, 중, 하로 나뉘며 각각 Th7~9, Th9~11, Th11~L1의 늑간신경을 구심로로 하고, 각 높이의 척수에 중추를 갖는다(그림 A-16).
- 환자를 바로 누운 자세로 눕혀 안정시킨 후, 복벽을 끝이 무딘 핀이나 룰렛으로 문지르면서 복벽근의 수축을 관찰한다.
- 각각 배꼽과 늑골연(costal margin) 사이를 수평(상), 배꼽 높이를 수평(중), 배꼽보다 아래를 수평(하)으로 문지른다(그림 A-17).
- 비만인 등에서는 양쪽에서 소실하는 경우가 많고, 한쪽에서 소실하는 경우에 진단적 가치가 있다.
- 추체로장애에서는 같은 쪽에서 반사가 소실한다.
- 흉수 레벨의 고위 진단에서는 사지 근력이나 말초신경의 정보가 경수나 요수에 비해 적기 때문에 중요한 지표가 된다.

고환거근반사

- 고환거근반사(cremasteric reflex)는 하부복근의 피부반사 중 하나이며, 말초신경은 음부대퇴신경(genitofemoral nerve)이고, 중추는 L1, 2에 있다.
- 상부대퇴신경의 안쪽을 위에서 아래로 핀 등으로 문지르면 같은 쪽의 고환거근(cremaster muscle)에 의해 고환이 올라간다(그림 A-18).
- 추체로장애로 소실한다.

항문반사

- 항문반사(anal reflex)는 항문괄약근의 피부반사이며, 말초신경은 음부신경(pudendal nerve)이고, 중추는 L5~S2에 있다.
- 항문 주위를 핀 등으로 문지르거나, 손가락을 항문에 삽입하면 항문괄약근이 수축한다(그림 A-19).
- 양쪽 추체로장애로 소실한다.

그림 A-16 복벽반사의 구심·원심로 및 중추

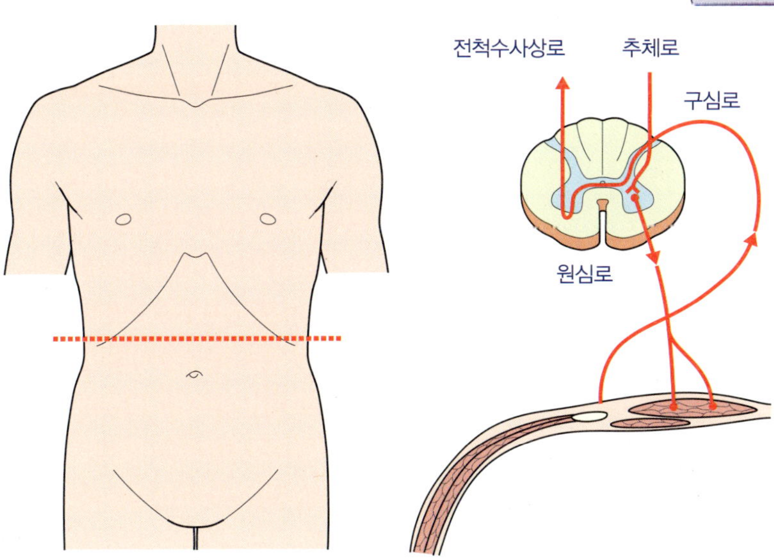

그림 A-17 복벽반사

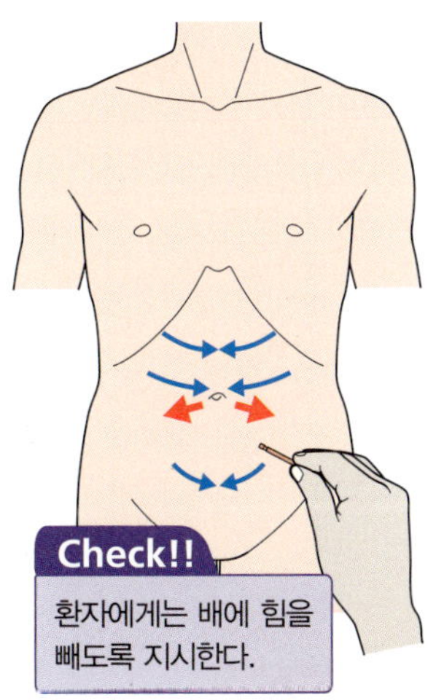

그림 A-18 고환거근반사

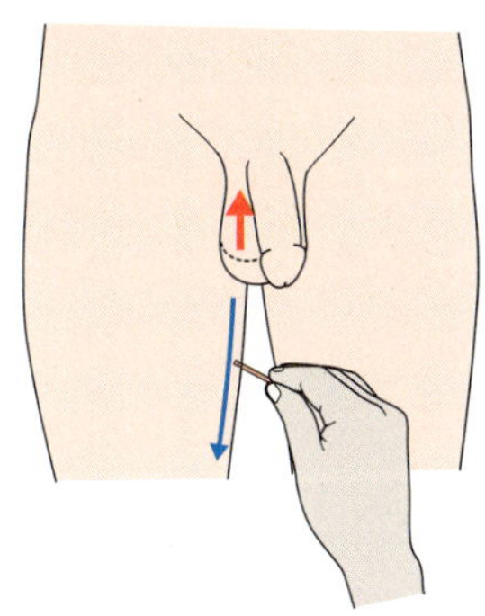

그림 A-19 항문반사

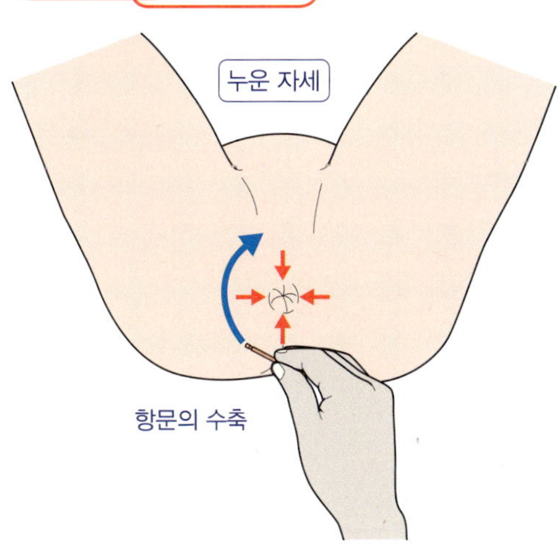

병적반사(pathologic reflex) 진찰

- 정상이라면 보이지 않는 반사이며, 이 반사의 대부분은 추체로장애로 나타나고 그 의의는 크다.

바빈스키 징후(반사)

- 바빈스키 징후(반사)[Babinski sign(reflex)]는 가장 중요한 병적반사로 제1족지(great toe)의 배굴현상과 제2~4족지(second~fourth toe)의 개선현상(fanning sign)으로 나타난다.
- 구심로는 L5~S1, 원심로는 L4, 5에 있다.
- 환자를 바로 눕게 하고, 발바닥의 바깥쪽을 뒤꿈치에서 위로 천천히 제3족지(third toe)의 뿌리 부근까지 문지른다.
- 제1족지의 배굴이 나타나면 양성이다(그림 A-20).
- 정상인에서는 바빈스키반사의 수기에 의한 자극으로 통상 발가락의 굴곡이 일어난다(그림 A-20).

그림 A-20 바빈스키 징후(반사)

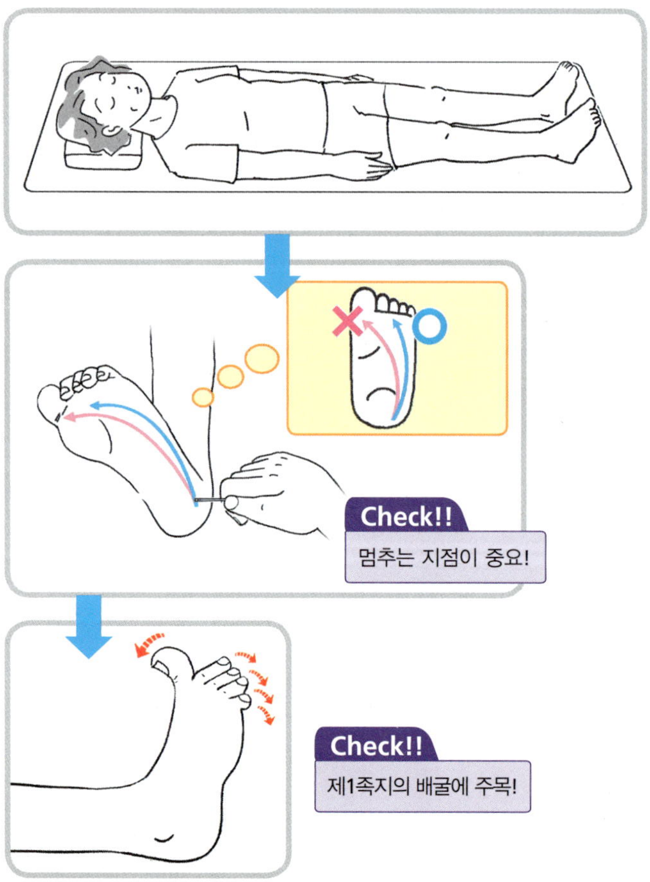

- 제1족지의 뿌리까지 문지르면, 정상인이라도 제1족지의 배굴이 나타나기 때문에 주의가 필요하다. 바빈스키 징후의 검사 도구로는 원래 망치의 자루나 열쇠 등이 사용되어 왔지만, 피부의 손상이나 감염 예방을 위해 이쑤시개 등 일회용품의 사용이 권장되고 있다.

차도크반사

- 차도크반사(Chaddock reflex)는 바빈스키반사의 다른 방법 중 하나이다(그림 A-21).
- 차도크 이외에도 셰퍼(Shaeffer), 오펜하임(Oppenheim), 고든(Gordon), 곤다(Gonda), 스트랜스키(Stransky) 등의 방법이 있지만, 모두 자극 부위나 수기가 다를 뿐, 거의 바빈스키반사와 비슷하다(그림 A-22).
- 발의 바깥쪽 복숭아뼈 아래를 뒤에서 앞으로 문지른다.
- 제1족지가 배굴하면 양성이다.

그림 A-21 차도크반사

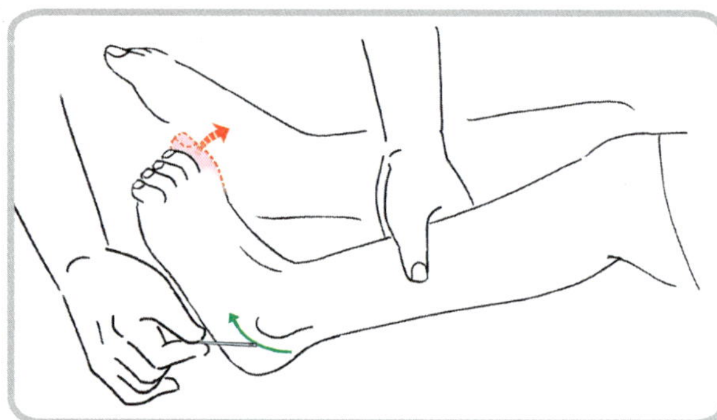

그림 A-22 기타 병적반사

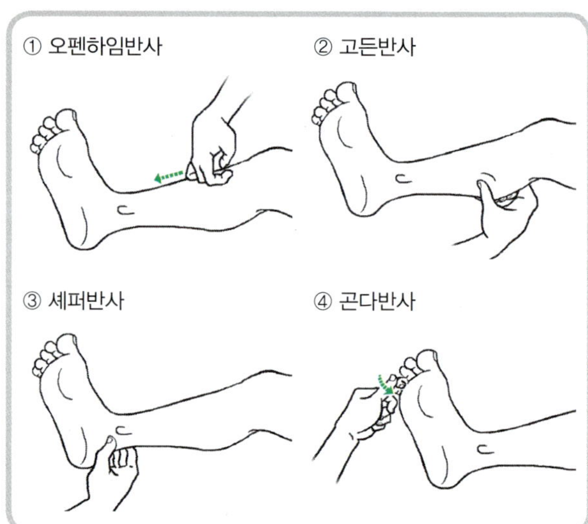

원시반사(primitive reflex) 진찰

- 신생아의 발달 과정에서 일정한 순서로 출현해 소실하는 반사이다.
- 신경과 영역에서는 성인의 증례로 대뇌피질이나 추체로 등 상위의 억제기구가 손상을 입었을 때, 탈억제에 의해 원시반사가 나타난다고 한다.

흡인반사

- 흡인반사(sucking reflex)는 입술을 입꼬리에서 중앙을 향해 설압자(tongue depressor) 등으로 빠르게 문지르면 입술이 수축하는 것을 말한다(그림 A-23).
- 성인의 경우 전두엽의 장애, 양쪽 대뇌의 광범위한 장애에서 나타난다.

입술(입내밀기)반사

- 입술반사(snout reflex)는 윗입술의 중앙을 망치로 가볍게 두드리면 입을 내미는 운동이 일어나는 것을 말한다(그림 A-24).

파악반사

- 파악반사(grasp reflex 또는 grasping reflex)는 망치의 자루로 손바닥을 두드리면 손가락으로 이것을 잡으려는 운동이 일어나는 것을 말한다.
- 성인의 경우, 전두엽의 장애로 나타난다(그림 A-25).

손바닥턱끝반사

- 손바닥턱끝반사(palmomental reflex)는 한쪽 손바닥의 무지구(thenar eminence)를 중추측에서 말초측을 향해 문지르면 같은 쪽의 턱근(mentalis muscle)이 수축하는 것을 말한다(그림 A-26).
- 가끔 안륜근(orbicularis oculi muscle)이나 구륜근(orbicularis oris muscle)의 수축을 수반하는 경우가 있다.
- 전두엽이나 추체로장애가 있는 환자의 경우 이 반사가 보이는 경향이 있지만, 정상이라도 나타나는 경우가 있다.

그림 A-23 흡인반사

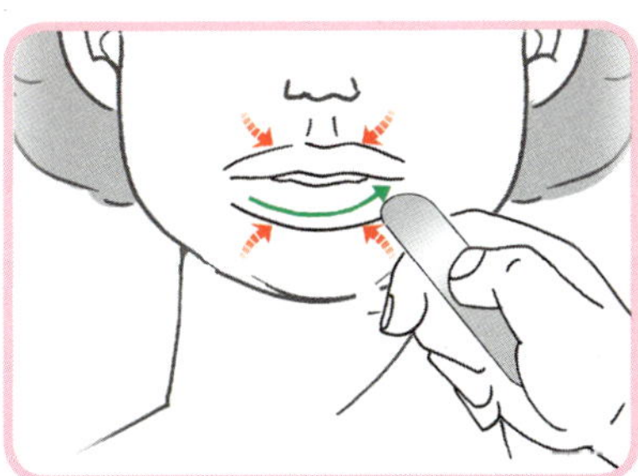

그림 A-24 입술반사

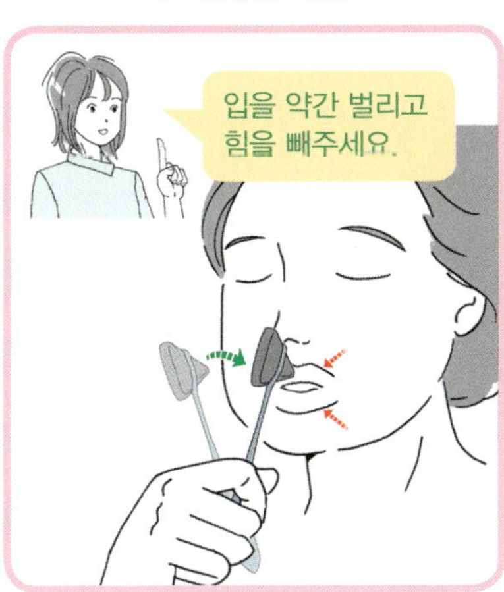

그림 A-25 파악반사

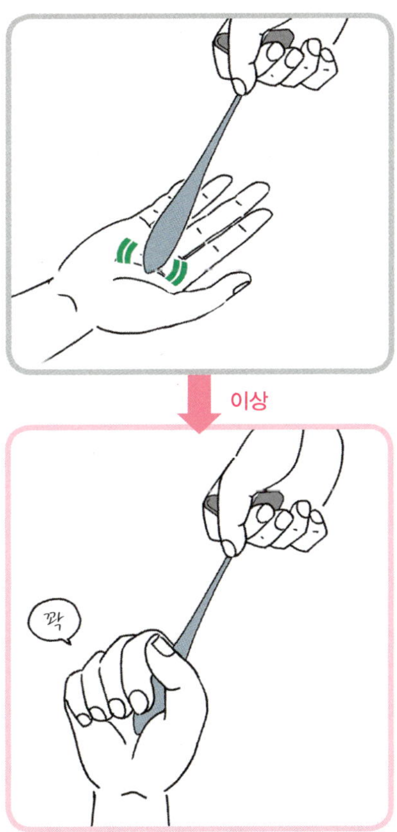

그림 A-26 손바닥턱끝반사

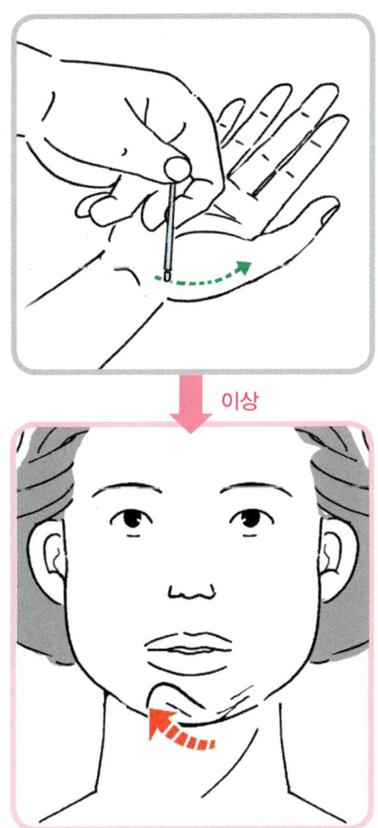

자세반사 진찰

- 자세반사(postural reflex)는 자세가 반사적으로 변하는 현상으로 영유아 검사에 사용된다.

긴장성 경반사

- 긴장성 경반사(tonic neck reflex)란, 머리 위치를 바꿈으로써 사지근긴장이나 자세가 반사적으로 변하는 현상을 말한다.
- 얼굴을 왼쪽(또는 오른쪽)으로 회전하면 왼쪽(오른쪽) 상하지의 신전과 오른쪽(왼쪽) 상하지의 굴곡이 일어난다(그림 A-27).
- 전굴(anteflexion)에서 상지 굴곡, 하지 신전, 후굴(recurvation)에서 상지 신전, 하지 굴곡이 일어난다.
- 생후 4개월 정도까지는 보이지만, 성인에서 보이는 경우는 정상이 아니다.

그림 A-27 긴장성 경반사(바로 누운 자세에서 실시하는 경우)

얼굴을 수동적으로 왼쪽(또는 오른쪽)으로 강하게 돌리면, 왼쪽(오른쪽) 주관절이 신전하고, 오른쪽(왼쪽) 하지가 슬관절에서 살짝 굴곡한다.

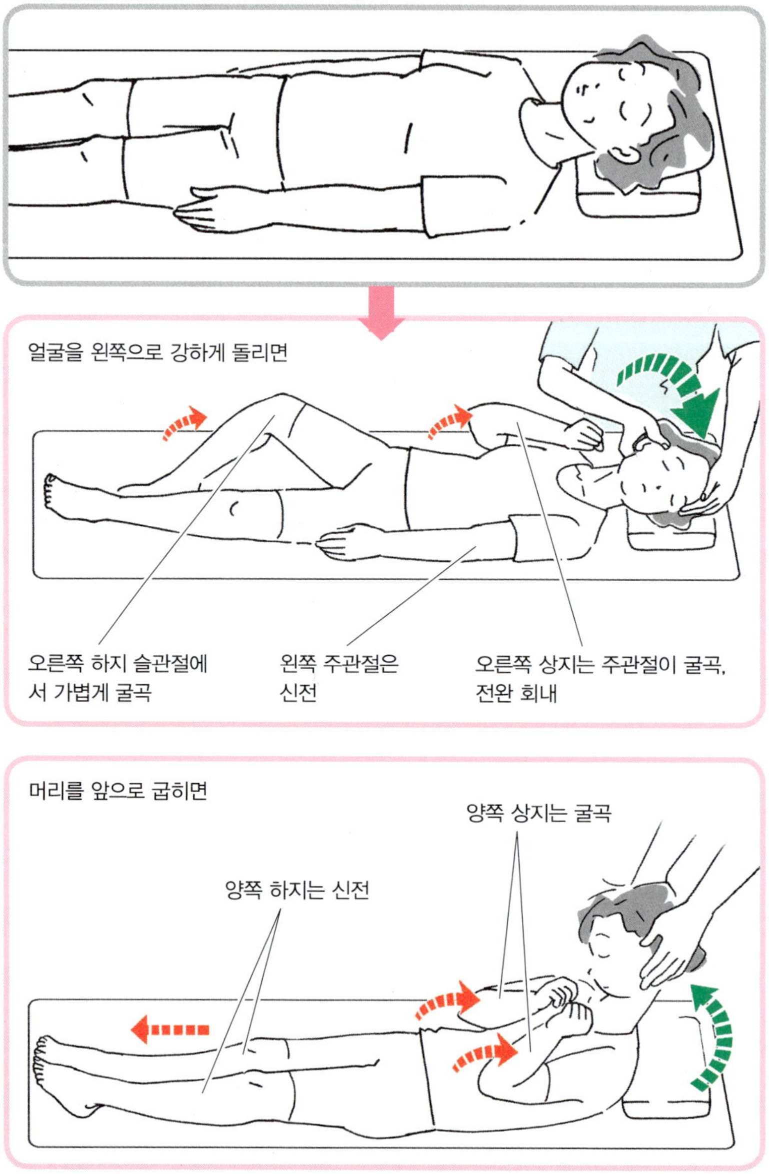

란다우반사(Landau reflex)

- 1~2세까지의 영유아를 엎드린 자세로 검사자의 손 위에 올리고, 몸이 바닥과 평행이 되도록 하면, 척추가 신전하고 머리가 후굴(recurvation)하여 활모양이 된다.
- 또한, 이 자세에서 머리를 복측(ventral)으로 굽히면 척추가 굴곡하고, 사지도 굴곡한다(그림 A-28).
- 생후 6개월부터 보이며, 2세 이후에 소실한다.

그림 A-28 란다우반사

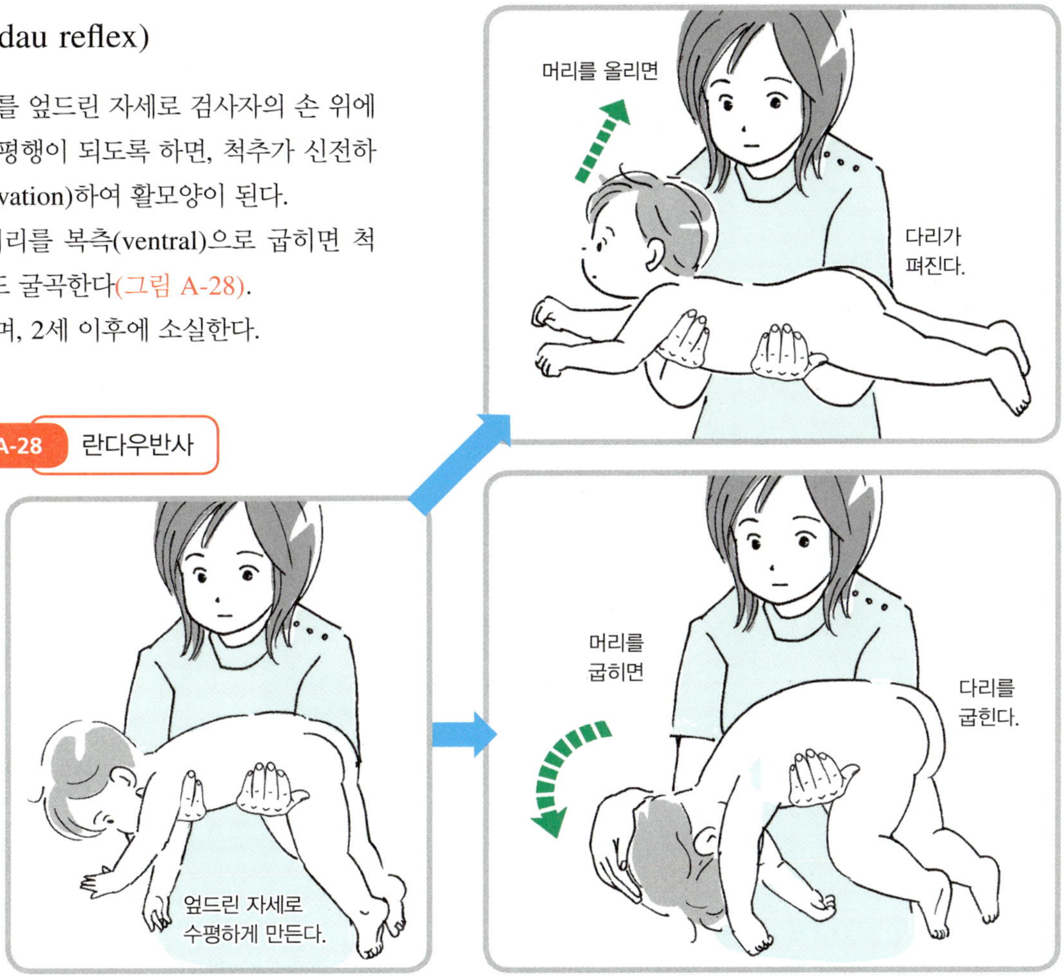

반사기록법

- 건반사의 기록 방법은 (그림 A-29)와 같이 반사 그림에 기록하는 것이 일반적이다.

그림 A-29 반사기록법

오른쪽과 같은 반사의 그림에 기록한다.

판정은 6단계의 부호로 나타낸다

−	소실(증강법을 시행해도 반사가 유발되지 않는다)
±	경도 감소(증강법을 시행해 처음으로 반사가 유발된다)
+	정상
++	약간 항진
+++	힝진(하지의 경우 pseudoclnus가 출현)
++++	현저하게 항진(하지의 경우는 clonus가 출현)

표재반사도 − : 소실, ± : 감소, + : 정상이라고 기록한다. 또한 병적반사에 관해서는 병적반사명을 기재하여 양성 +, 음성 −, 의양성 ± 중 하나를 기록한다. 또 바빈스키반사 등에 대해 양성은 ↑, 음성은 ↓, 의양성은 ↕로 반사 그림 속에 기록하는 경우도 있다.

① : 하악반사　② : 상완이두근반사
③ : 상완삼두근반사　④ : 완요골근반사
⑤ : 슬개건반사　⑥ : 아킬레스건반사
⑦ : 복벽반사

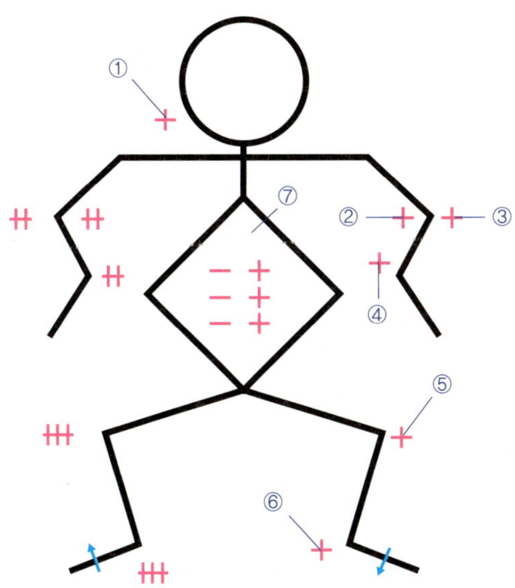

반사

진단 과정으로 알 수 있는 반사의 진찰

반사로 병소 부위를 알 수 있다

- 사지의 건반사에서는 항진과 소실 또는 감소 모두가 병적 상태를 의미한다.
- 건반사의 항진은 반사궁보다 고위에서 피질척수로(일명 추체로 또는 상위운동신경세포)가 손상을 입었다고 추측된다.
- 건반사의 소실은 반사궁이 손상을 입었다는 것을 의미하며 말초신경 또는 중추의 척수전핵세포 중 어느 하나가 손상을 입었다고 생각한다. 단, 하악반사는 항진만이 병적 상태를 의미하며 음성은 정상 상태이다.
- 하악반사의 항진은 피질교뇌로의 양측성 장애를 의미하고 연하장애(dysphagia)나 구음장애(dysarthria)를 수반하는 경우는 가성구마비(pseudobulbar palsy)라고 진단한다.
- 표재반사인 복벽반사는 소실만이 병적이며, 항진의 판정은 하지 않는다.
- 복벽반사의 소실은 추체로장애와 반사궁장애 양쪽에서 나타난다.
- 사지의 건반사 소실 또는 복벽반사의 일부만이 소실하는 경우에는 반사궁장애를 의심하고 사지의 건반사가 항진한 경우에는 추체로장애를 의심한다.
- 병적반사의 판정은 양성, 음성으로 실시한다.
- 중요한 것은 건반사의 항진이 없더라도 병적반사가 양성이라면 추체로가 손상을 입었다고 판단된다.
- 이것은 (표 1~3)과 같이 정리할 수 있다.

구체적인 예를 통해서 알 수 있다

구체적으로 나타내는 반사 소견에서 병소 진단을 생각해 본다(그림 B-1).

표 1 상위, 하위신경세포장애의 감별

	상위신경세포장애	하위신경세포장애
건반사	항진	감소 또는 소실
표재반사	감소	감소 또는 소실
병적반사	(+)	(−)
근긴장	경성	이완성
근위축	(−)	(+)
섬유속성 수축	(−)	(+)

표 2 건반사

반사	중추
하악반사	교뇌
두후굴반사	C1~4
상완이두근반사	C5, 6(주로 C5)
상완삼두근반사	C6~8(주로 C7)
완요골근반사	C5, 6(주로 C6)
회내근반사	C6~8, Th1
흉근반사	C5~Th1
수지굴근반사	C6~Th1
슬개건반사	L2~4
아킬레스건반사	L5, S1, 2
하지내전근반사	L3, 4
슬굴근반사	L4~S2

표 3 표재반사

반사	구심성 신경	중추	원심성 신경
각막반사	삼차신경	교뇌	안면신경
인두반사	설인신경	연수	미주신경
복벽반사	5~12 흉신경	Th5~12	5~12 흉신경
고환거근반사	대퇴신경	L1, 2	음부대퇴신경
족저반사	경골신경	L5, S1, 2	경골신경
항문반사	음부신경	S3~5	음부신경

그림 B-1 반사의 구체적인 예

① 정상

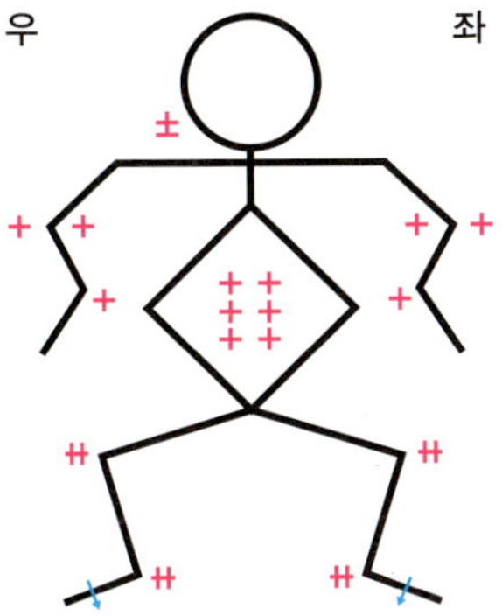

하악반사(±)는 정상. 또한, 하지에서는 좌우 차이가 없으며 전체(++)적으로 약간 항진하고 있지만, 병적반사도 나타나지 않기 때문에 정상이다.

② 양쪽 교뇌보다 고위에서의 중추신경장애

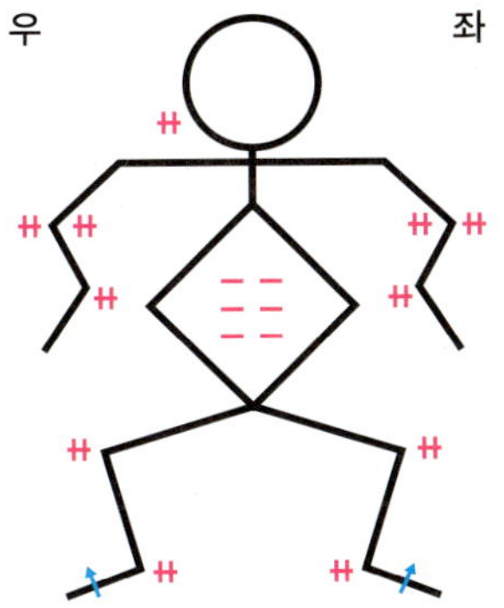

하악반사(++)는 이상이며, 양쪽 교뇌보다 고위에서의 추체로장애가 추정된다. 사지건반사는 모두 (++)이며 복벽반사 소실, 병적반사 양성이고 양쪽 추체로의 소견이다.

③ 양쪽 연수에서 고위경수의 중추신경장애

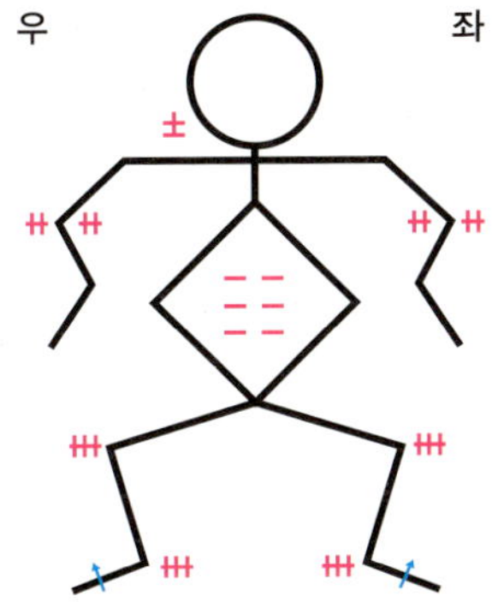

하악반사(±)는 정상이지만, 상지건반사는 양쪽 항진하고 있기 때문에 연수보다 아래, C4보다 고위에 장애가 있다. 복벽반사 소실, 병적반사 양성에서도 추체로의 소견이다.

④ 오른쪽 또는 왼쪽 경수의 중추신경장애

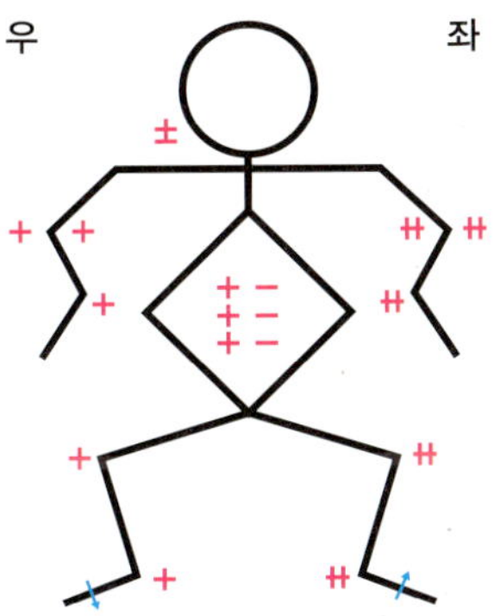

여기서는 좌우 차이가 있는 것이 중요하다. 하악반사(±)는 정상이지만, 왼쪽의 건반사는 모두 항진하고 있기 때문에 C4보다 고위에 장애가 있다. 좌복벽반사 소실, 병적반사 양성에서도 추체로 소견이다. 추체로가 교차하는 연수 하부보다 고위에 병소가 있다면 건반사 항진과 반대쪽인 오른쪽에, 연수 하부보다 아래에 병소가 있다면 같은 쪽인 왼쪽에 병소가 있다.

⑤ 왼쪽 C5, 6 레벨에서의 추체로를 포함한 척수장애

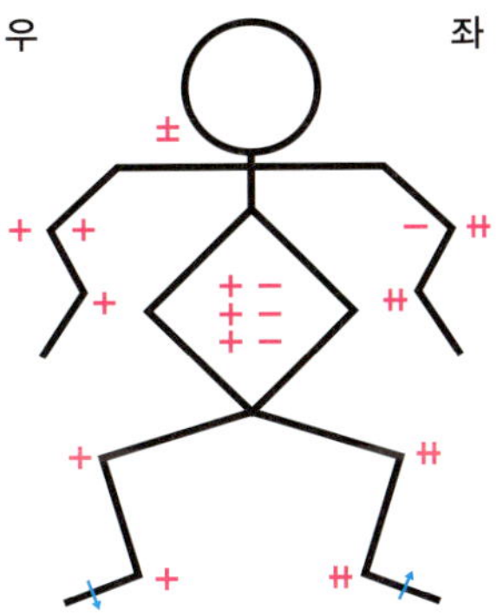

왼쪽 상완이두근반사가 소실하고 있기 때문에 C5, 6의 반사궁장애를 우선 생각할 수 있다. 게다가 왼쪽의 상완삼두근반사, 완요골근반사, 슬개건반사, 아킬레스건반사가 모두 (++)로 항진하고 복벽반사 소실, 병적반사 양성에서 C5, 6 이하의 추체로장애가 추정된다.

⑥ 양쪽 상부 흉수(C8에서 Th6의 사이)의 추체로를 포함하는 척수장애

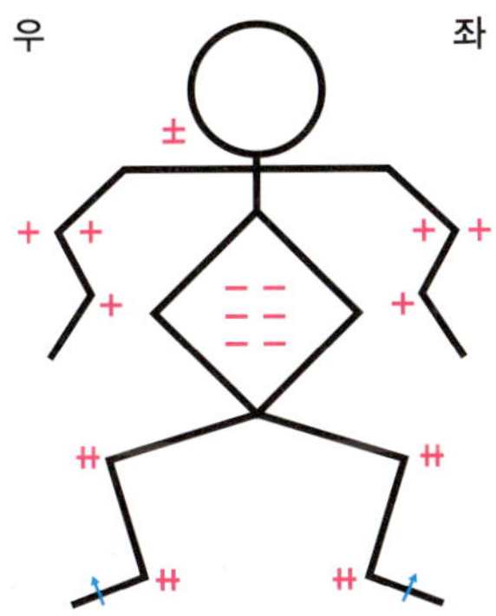

상지건반사는 모두 정상이며 복벽반사가 모두 소실되어 있기 때문에 C8 이하 Th6 이상의 병변이 추정된다. 하지건반사는 모두 (++), 병적반사 양성도 모순되지 않은 소견이다.

⑦ 왼쪽 Th9~11 레벨의 말초신경장애

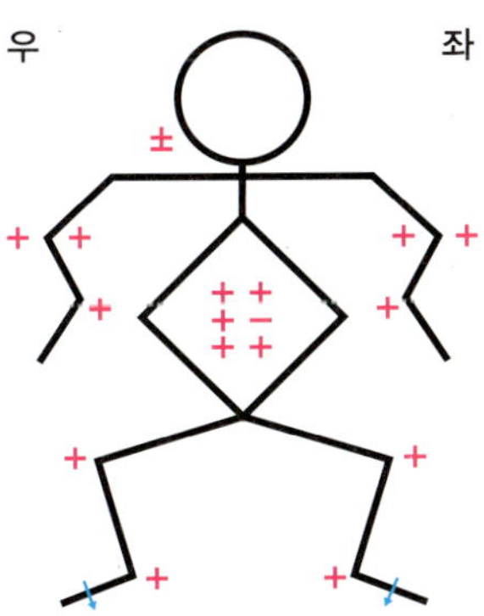

복벽반사의 왼쪽 Th9~11 레벨에서의 반사 소실이 있지만, 이 외의 레벨은 모두 정상이다. 또한, 건반사는 모두 정상, 병적반사는 없다는 점에서 추체로장애는 없다. 따라서, 말초신경장애에 의한 복벽반사 소실이라고 생각된다.

⑧ 왼쪽 L2~4 레벨의 추체로를 포함한 척수장애

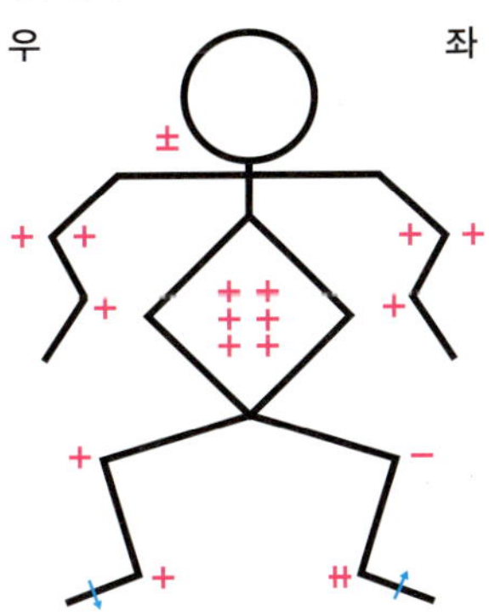

슬개건반사가 소실하고, 아킬레스건반사가 (++)로 항진하고 있기 때문에 요수 L2~4 레벨에서의 반사궁의 장애 및 추체로장애가 의심된다. 왼쪽 병적반사 양성도 추체로장애의 존재를 시사한다.

⑨ 말초신경장애, 특히 polyneuropathy

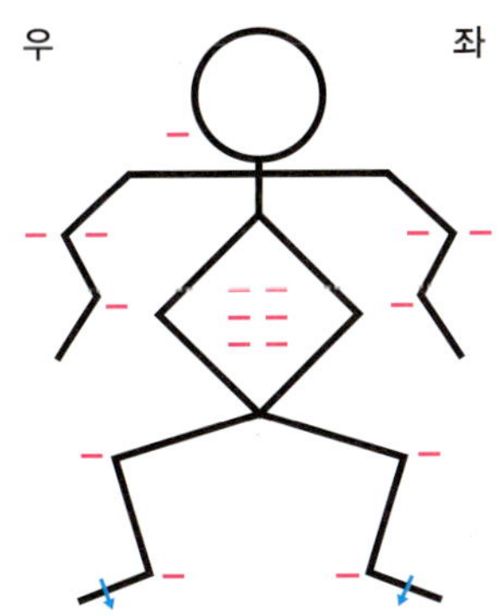

사지의 모든 건반사와 복벽반사가 소실되어 있으며 전신의 반사궁이 광범위하게 손상을 입고 있는 점에서 polyneuropathy라 생각된다.

감각계

진찰 방법

표재감각(superficial sensation)

촉각(tactile sensation) 진찰

- 탈지면, 티슈 등 한번 쓰고 버릴 수 있는 것을 사용하고 끝을 뾰족하게 말아서 쓴다. 예전에는 털을 풀어 만든 부드러운 붓 등을 사용했지만, 감염 예방을 위해 권장되지 않는다.
- 환자에게 검사 도구를 보여주고 사지·몸통의 촉각을 검사할 것이라고 알린다.
- 몸통 진찰도 실시하기 때문에 환자는 바로 누운 자세가 좋다.
- 압각(pressure sensation)을 자극하지 않도록 최대한 가볍게 접촉한다. 1점에서 알기 어려울 경우에는 조금 문지르듯이 실시해도 좋다. 문지를 때에는 피부분절에 따라 사지는 종축(longitudinal axis)과 평행하게, 흉부는 늑골에 평행하도록 항상 같은 길이를 문지른다.
- 검사는 상지, 몸통, 하지의 순서로 진행하는 것이 좋다.
- 대략적인 감각 이상 분포를 알기 위해서는 2곳을 비교하여 둔한 부분을 명확하게 하는 방법과 눈을 감은 상태에서 만지면 바로 대답하게 하는 방법이 있다. 2곳의 비교에서는 좌우 차이, 상지와 하지의 차이, 근위부와 원위부의 차이에 주의하며 대략적인 감각 이상 부위의 분포를

그림 A-1 촉각 진찰

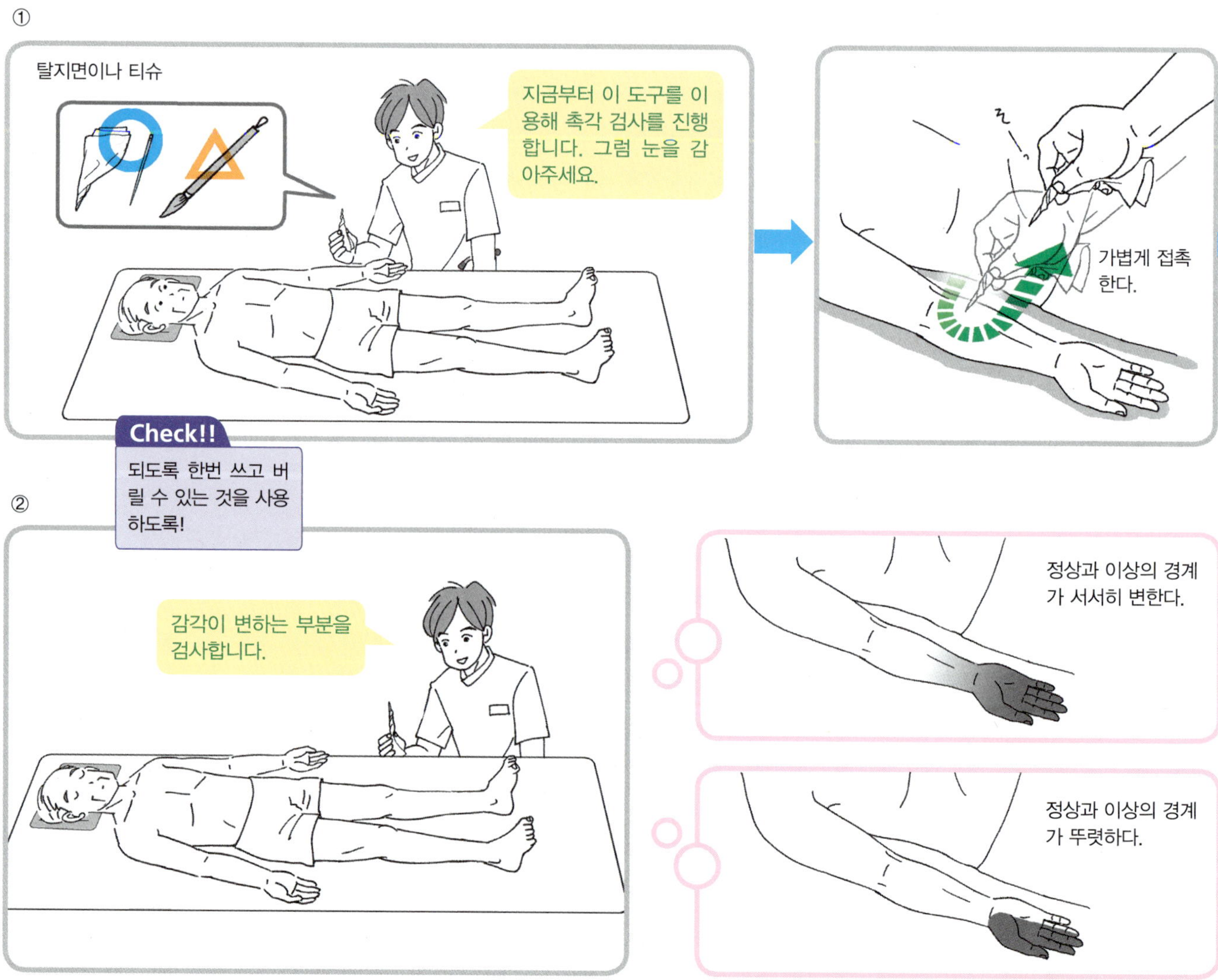

검출한다(그림 A-1 ①).

- 환자의 눈을 감게하고 자극을 가하는 것이 보이지 않도록 검사하면 보다 객관적인 결과를 얻을 수 있다.
- 자극하거나 자극하는 척을 해서 환자가 정확하게 대답하고 있는지를 검사하고 감각이 제대로 유지되고 있는지를 확인한다.
- 이로 인해 감각장애에 대한 환자의 '확신'이나 '의도적인 주장'을 어느 정도 배제할 수 있다.
- 대략적인 감각이상의 분포를 확인했다면, 다음은 말초신경의 분포(p.163 참조)에 따르고 있는지, 척수분절에 따른 피부분절(dermatome, p.164 참조)에 일치하는지를 염두에 두고 사지의 동일한 레벨(슬관절의 위 10cm의 레벨) 등을 한 바퀴 돌며 상세하게 검사한다.
- 경계에 주의한다. 정상과 이상의 경계를 선으로 그은 것처럼 명확한지, 서서히 감각이 변하는지(그림 A-1 ②)를 조사한다.
- 장애 부위는 피부분절 또는 말초신경지배(p.163 참조)의 삽입된 그림에 기입하면 알기 쉽다.
- 촉각의 둔화는 tactile hypesthesia(촉각둔화), 촉각의 소실은 tactile anesthesia(촉각소실), 촉각의 과민은 tactile hyperesthesia(촉각과민)이다.
- 외부로부터의 자극이 아닌 자발적으로 생기는 비정상적인 자각적 감각을 이상감각(불쾌감각), 외부로부터 받는 감각자극에 의한 것과는 다른 감각을 느끼는 것을 감각이상(착감각)이라고 한다.
- 이러한 용어에 해당하는 영어에는 dysesthesia, paresthesia가 있지만, 각각 이상감각, 감각이상 모두에 사용될 수 있으며, 사용을 자제하거나 보충 설명하는 등의 주의가 필요하다.

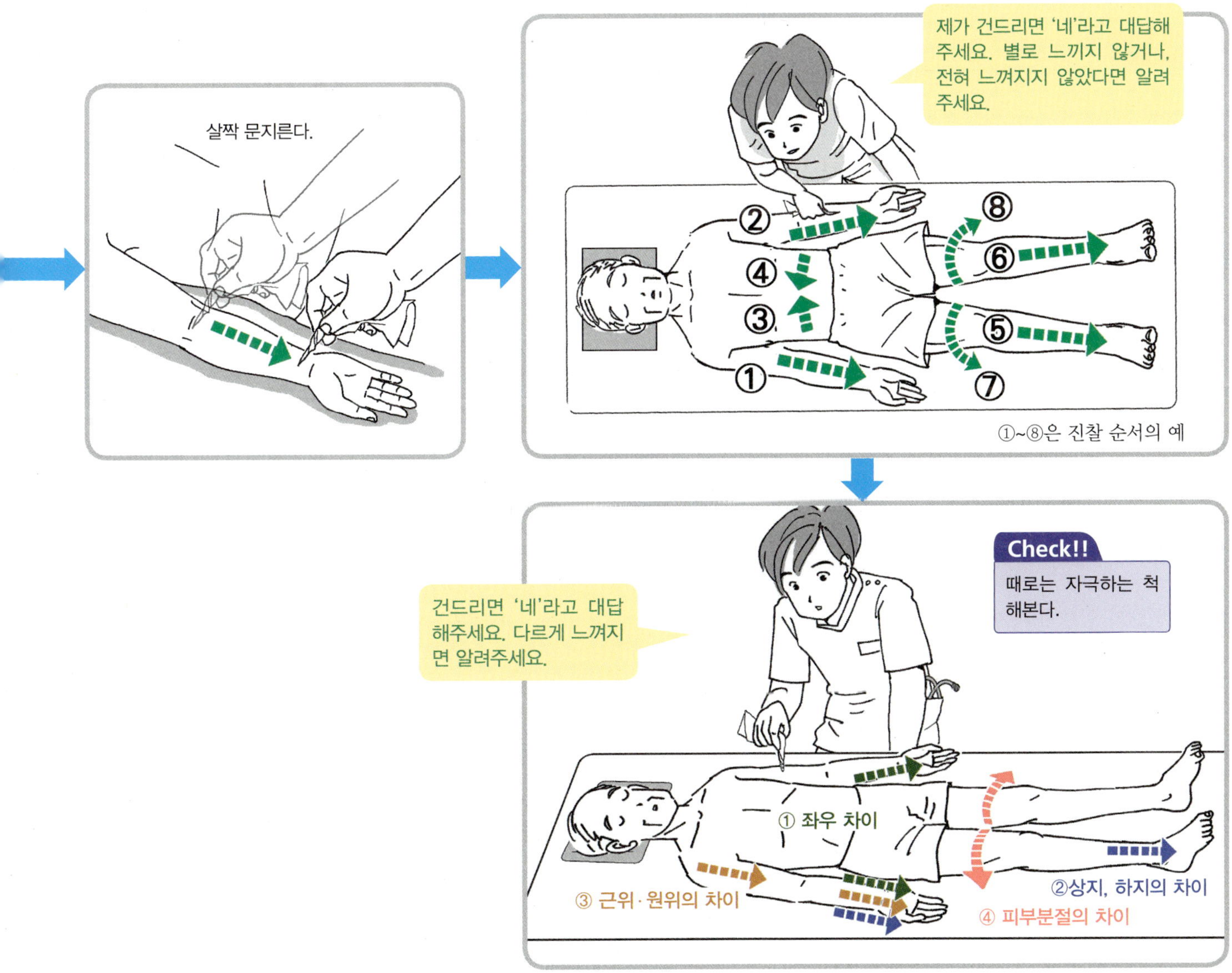

압각(pressure sensation) 진찰

- 압각은 단독으로 장애가 없어 검사가 어렵고, 병소 진단에 그다지 유용하지 않기 때문에 일상적인 임상에서는 검사되는 일은 적다.
- 압각 검사에서는 Frey의 자극모(Frey's irritation hair)를 사용한다. 이것은 얇은 봉의 끝에 직각으로 털을 붙인 것으로, 털의 끝부분을 피부에 대면 털의 탄성에 의해 일정한 압박이 피부에 가해진다. 이렇게 가해진 압력에 대한 감각을 확인한다.
- 감각장애 검사 시의 주의점

감각장애 검사는 환자의 판단에 의존하는 부분이 크고, 감각장애의 분포, 그 정도를 객관적으로 판단하기는 어렵다. 예를 들어 머리부터 발끝까지 검사해도 환자를 피곤하게 만들 뿐, 오히려 정확하고 필요한 정보를 얻을 수 없다. 환자의 의식 수준, 지능 수준, 정신 상태에 따라 환자의 협력을 충분히 얻을 수 있도록 노력하면서 검사를 요령있게 실시한다.

통각(sense of pain) 진찰

- 이쑤시개는 안전하며 한 번 쓰고 버릴 수 있기 때문에 통각 자극에 권장된다.
- 안전핀이나 바늘은 날카롭기 때문에, 가볍게 찔러도 상

그림 A-2 통각 검사와 검사 도구

①

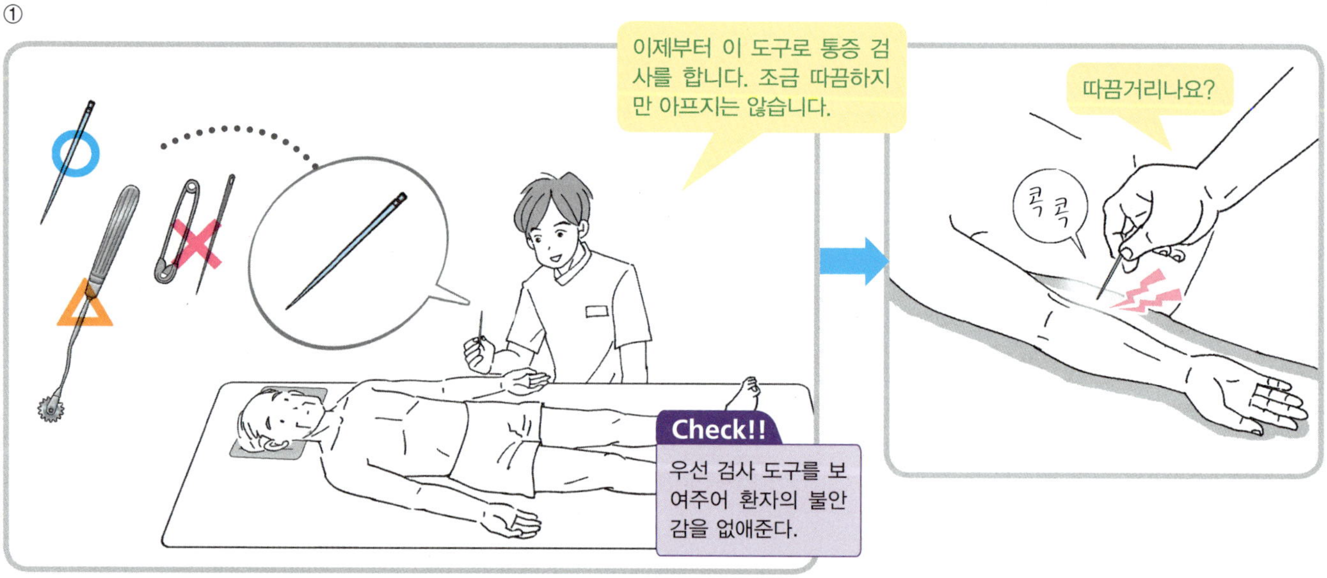

② 의식장애가 있는 환자의 경우

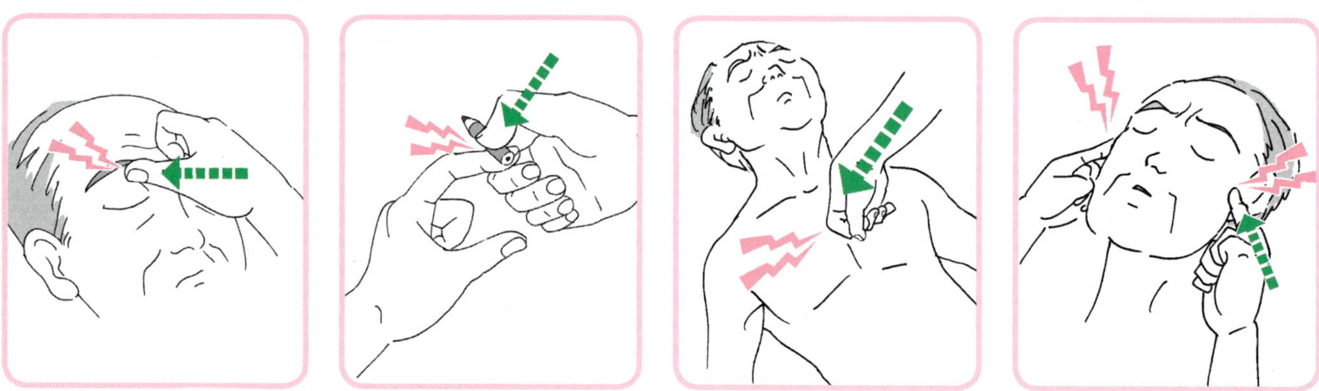

처가 나거나 재사용에 의한 감염이 우려되므로 검사 시에 적절하지 않다.

- 장애의 분포와 경계를 검사하기 위해서는 룰렛(roulette)이나 핀(pin wheel)이 편리하지만, 앞서 말한 이유로 권장되지 않는다(그림 A-2 ①).
- 환자에게 검사 도구를 보여주고 사지·몸통의 통각을 검사한다고 전달한다.
- 몸통의 진찰도 실시하기 때문에 환자는 바로 누운 자세가 좋다.
- 따끔할 정도의 강도나 뾰족한 물건에 찔린다는 것을 알 수 있는 강도로 피부를 가볍게 찌른다. 통각 검사이지만, 환자가 아플 정도의 강도는 적절하지 않다.
- 검사는 머리에서 발끝까지 대략적으로 실시하고 좌우, 상하를 비교한다.
- 의식장애가 있는 환자나 대답할 수 없는 환자는 약간 강한 자극을 가하면 손발을 움직이거나, 얼굴을 찌푸리기도 하므로 어느 정도의 통각 평가의 기준이 된다(그림 A-2 ②).
- 극도의 통증 자극은 표재감각뿐만 아니라 심부통각도 일으켜, 그 병소 진단에 있어서의 의의가 달라질 가능성이 있다.
- 대략적인 감각이상의 분포를 파악했다면, 다음은 말초신경의 분포(p.163 참조)에 따르고 있는지, 척수분절에 따른 피부분절(dermatome, p.164 참조)과 일치하는지를 염두에 두고 상세하게 검사한다.
- 경계선에 주의한다. 정상과 이상의 경계가 선을 그은 것

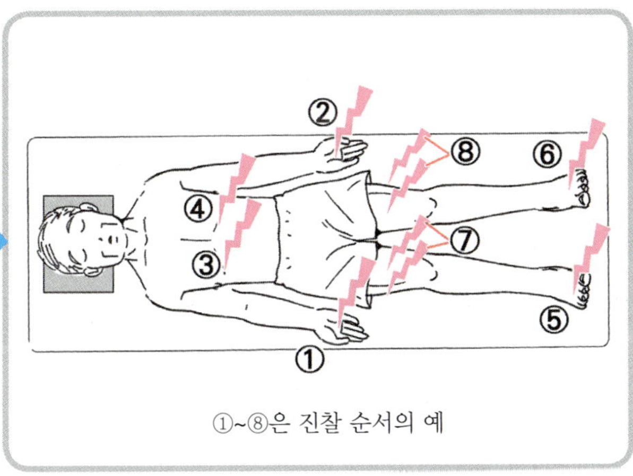

①~⑧은 진찰 순서의 예

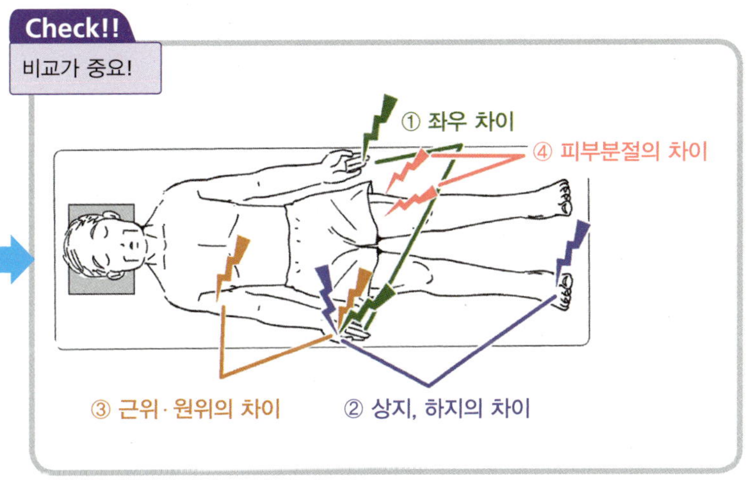

③

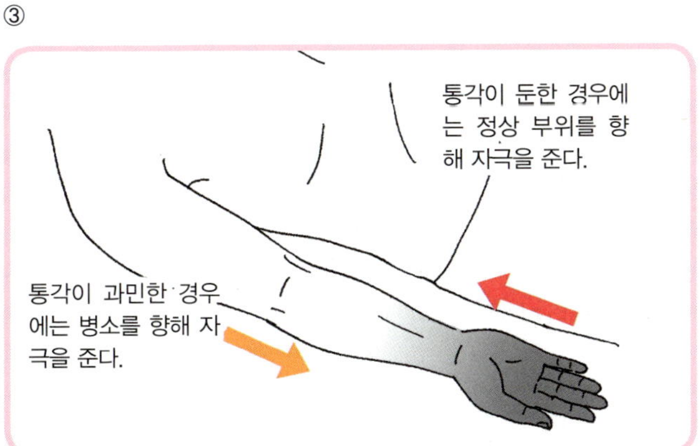

처럼 분명한지, 서서히 감각이 변하는지를 검사한다. 장애 부위는 피부분절(p.164 참조) 또는 말초신경지배(p.163 참조)에 삽입된 그림에 기입하면 알기 쉽다.

- 통각저하는 hypalgesia, 무통증은 analgesia, 통각과민은 hyperalgesia라고 부른다.
- Hyperpathia라는 것은 자극을 주면 비정상적으로 강한 불쾌한 통증을 느끼는 것이다. 그 통증은 방산되기 쉬우므로 통증이 발생하는 위치를 환자 자신이 정확히 지적하기도 어려울 정도이다.
- 통각과민에서는 자극역치(stimulus threshold)가 저하되고, 약간의 자극에도 강한 통증을 느끼게 된다.
- Hyperpathia에서는 자극역치가 상승하고 통각은 둔해지지만 그 역치를 넘으면 극도의 통증을 일으킨다.
- Hyperpathia를 일으키는 대표적인 병소는 시상(thalamus)이다.
- 일반적으로 통각저하에서는 장애 부위에서 정상적인 부위를 향해 검사하고, 통각과민은 정상 부위에서 장애 부위를 향해 검사해 나가면, 경계에서 자극이 강해지기 때문에 경계를 결정하기 쉽다(그림 A-2 ③).

온도감각(sense of temperature) 진찰

- 검사에는 유리 시험관 또는 플라스크(flask)에 온수와 냉수를 넣은 것을 사용한다. 이때, 시험관 표면이 젖어있지 않은지를 확인한다.
- 시험관은 큰 것을 사용해 온도가 쉽게 변화하지 않도록 한다. 온수는 40~50℃ 정도, 냉수는 10℃ 정도가 좋다. 그 이상의 고온이나 저온에서는 통각을 유발할 수 있다.
- 검사 도구를 보여주고, '이제부터 온도감각을 검사하기 위해 따뜻한 시험관과 차가운 시험관을 대겠습니다'라고 말한다.
- 시험관을 피부에 밀착시켜 온도가 전해질 때까지 3초 정도 기다려 판별한다.
- 온도감각은 피부의 부위에 따라 차이가 크기 때문에 반드시 대칭 부위를 동일한 상태에서 검사하고, 비교한다(그림 A-3).
- 온도감각 자극용 기구가 시중에서 판매되고 있으며, 봉 모양의 기구의 끝을 고온과 저온으로 간단하게 설정할 수 있다.
- 온도감각저하를 thermohypesthesia, 온도감각소실을 thermoanesthesia, 온도감각과민을 thermohyperesthesia라고 한다.
- 극단적인 온도감각과민은 반대쪽의 시상장애를 의심한다. 고령자나 말초순환부전의 환자라면 확실한 신경장애가 없더라도 온도감각이 둔해지기가 쉽다.

그림 A-3 온도통각 검사

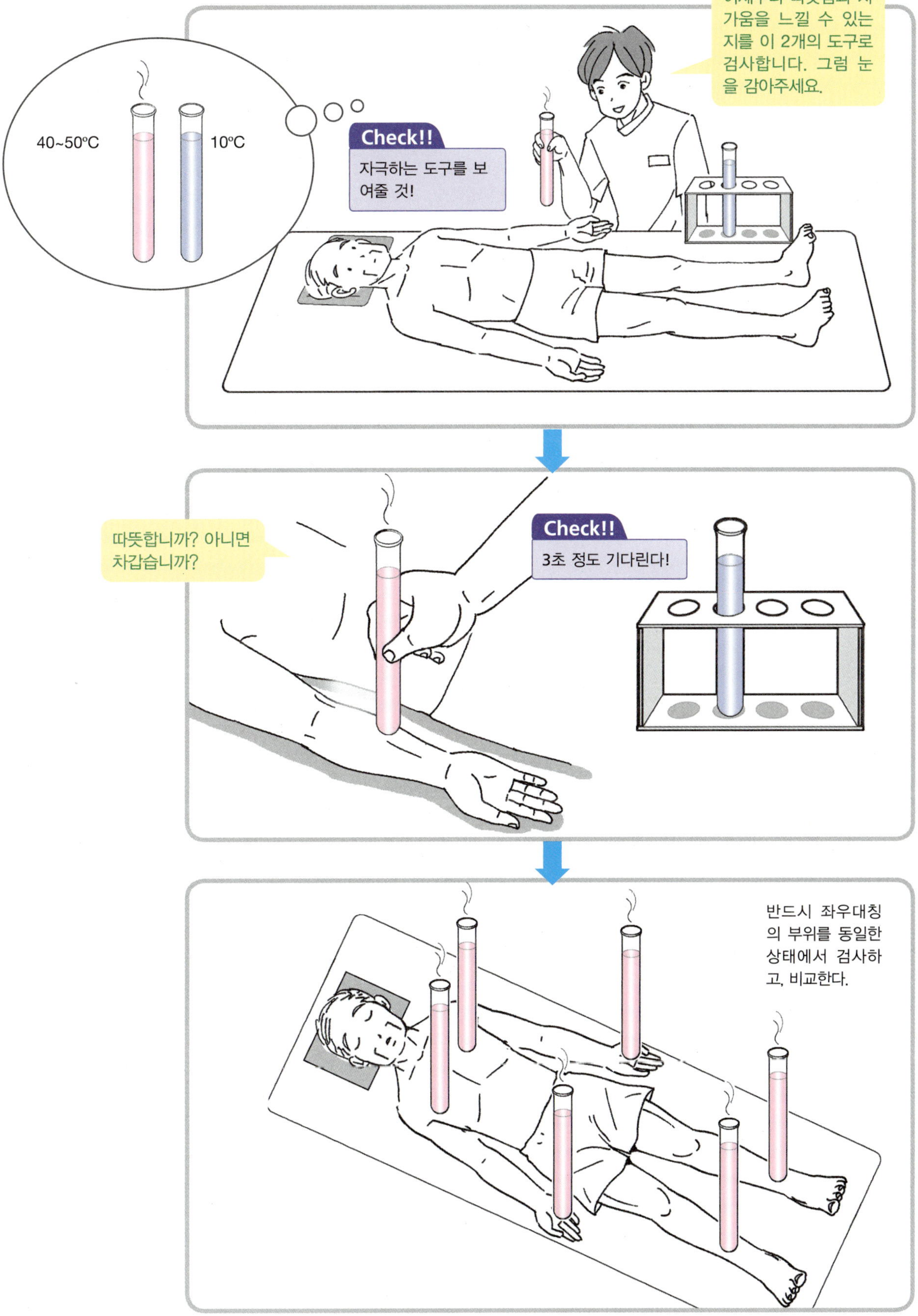

이제부터 따뜻함과 차가움을 느낄 수 있는지를 이 2개의 도구로 검사합니다. 그럼 눈을 감아주세요.
40~50℃
10℃
Check!!
자극하는 도구를 보여줄 것!
따뜻합니까? 아니면 차갑습니까?
Check!!
3초 정도 기다린다!
반드시 좌우대칭의 부위를 동일한 상태에서 검사하고, 비교한다.

심부감각(deep sensation)

진동감각(vibration sense, pallesthesia) 진찰

- 진동수가 적은 소리굽쇠(tuning fork, 일반적으로 C128)를 진동시켜 몸통이나 사지의 피하조직이 얇은 곳에 존재하는 뼈의 돌기에 소리굽쇠를 댄다.
- 진동수가 높은 소리굽쇠나 작은 소리굽쇠에서는 바로 진동이 감소되어 평가하기 어렵기 때문에 적당하지 않다.
- 검사하는 부위는 ① 흉골(sternum), ② 쇄골(clavicle), ③ 주두(olecranon), ④ 척골의 경상돌기(ulnar styloid process), ⑤ 수지말단(fingertip), ⑥ 상전장골극(anterior superior iliac spine), ⑦ 척추극돌기(spinous process), ⑧ 슬개골(patella), ⑨ 경골(tibia)의 중앙, ⑩ 외과(lateral malleolus) 등이다.
- 한쪽 부위에 소리굽쇠를 대고 환자에게는 진동이 멈추면 '네'라고 말하도록 지시한다.
- 그 후 바로 반대쪽의 같은 부위로 옮겨, 여전히 진동하고 있는지를 묻고 좌우 차이를 비교한다.
- 진동이 느껴지지 않을 때까지의 시간을 초 단위로 표시하기도 한다.
- 검사자의 관절에 대고 진동의 역치를 검사하면서 동시에 진동이 없어질 때까지의 시간을 측정하고 객관적인 지표로 삼기도 한다(그림 A-4).
- 환자의 대답을 믿을 수 없을 때는 눈을 감게 하여 검사 중에 소리굽쇠에 손을 대고 진동을 멈춘 뒤 환자가 여전히 진동을 느끼는지를 시험하는 것도 필요하다.
- 진동감각의 저하는 hypopallesthesia, pallhypesthesia, 소실은 apallesthesia, pallanesthesia라고 부른다.
- 진동감각은 60세 이상의 고령자의 하지에서는 특히 기질적 장애가 없더라도 좌우 동일하게 감소하는 경우가 있으므로 주의가 필요하다.
- 살찐 사람은 마른 사람에 비해 둔한 경우가 많은데, 피하지방에 의해 진동이 전달되기 어려운 것이 원인 중 하나라고 생각된다.

그림 A-4 진동감각 검사

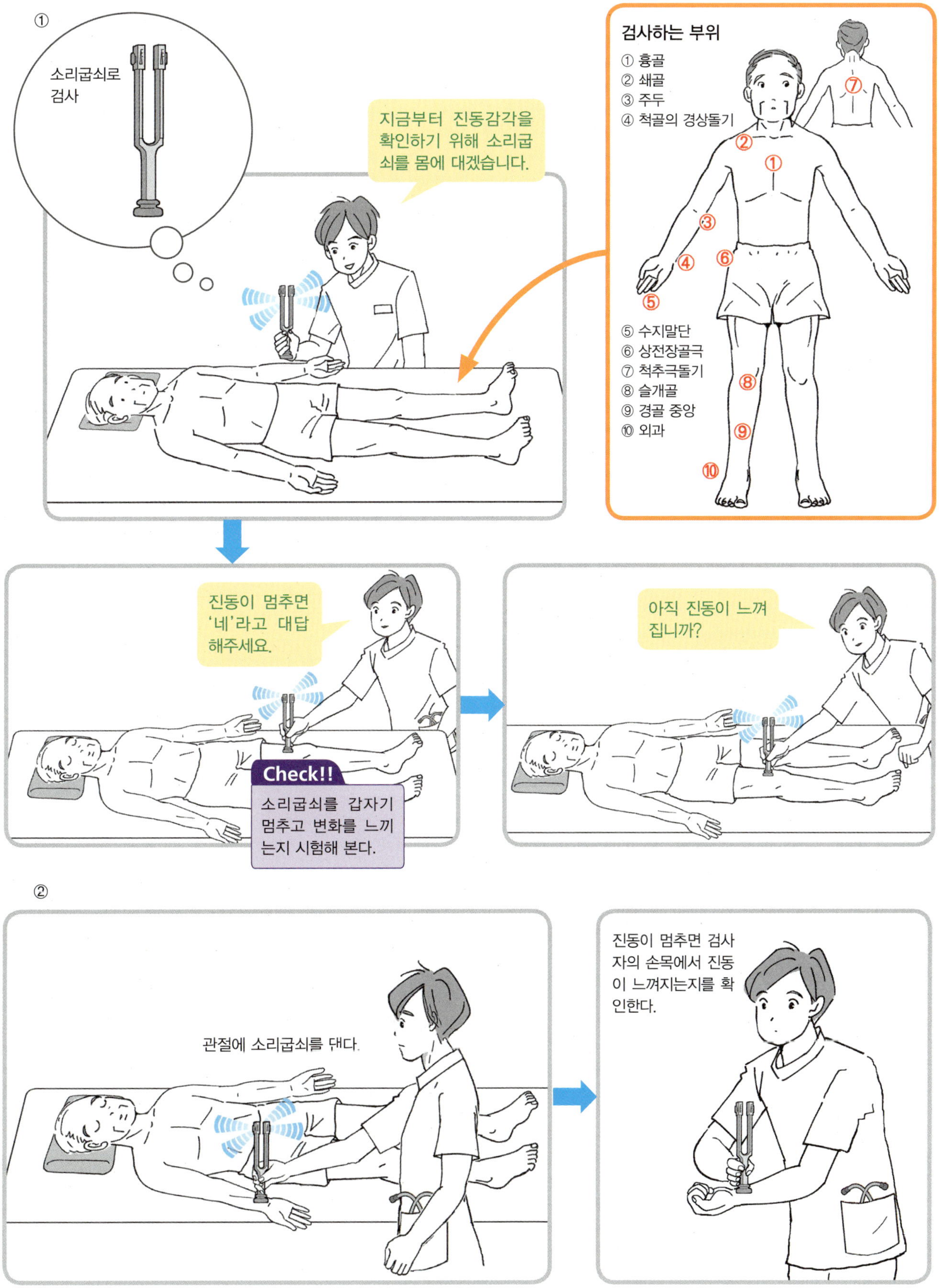
①
소리굽쇠로 검사
지금부터 진동감각을 확인하기 위해 소리굽쇠를 몸에 대겠습니다.
검사하는 부위
① 흉골
② 쇄골
③ 주두
④ 척골의 경상돌기
⑤ 수지말단
⑥ 상전장골극
⑦ 척추극돌기
⑧ 슬개골
⑨ 경골 중앙
⑩ 외과
진동이 멈추면 '네'라고 대답해주세요.
Check!!
소리굽쇠를 갑자기 멈추고 변화를 느끼는지 시험해 본다.
아직 진동이 느껴집니까?
②
관절에 소리굽쇠를 댄다.
진동이 멈추면 검사자의 손목에서 진동이 느껴지는지를 확인한다.

위치감각(sense of position) 진찰

■ 위치감각을 검사할 때에는 눈을 감게 하고 사지의 관절 중 하나를 수동적으로 일정한 위치에서 굴곡시키고, 반대쪽의 사지에서 그 위치를 똑같이 따라 하거나[검사법 1, (그림 A-5)], 움직이지 않은 쪽의 검지로 엄지발가락을 가리키게 한다[검사법 2, (그림 A-6)].

그림 A-5 위치감각 검사법 1

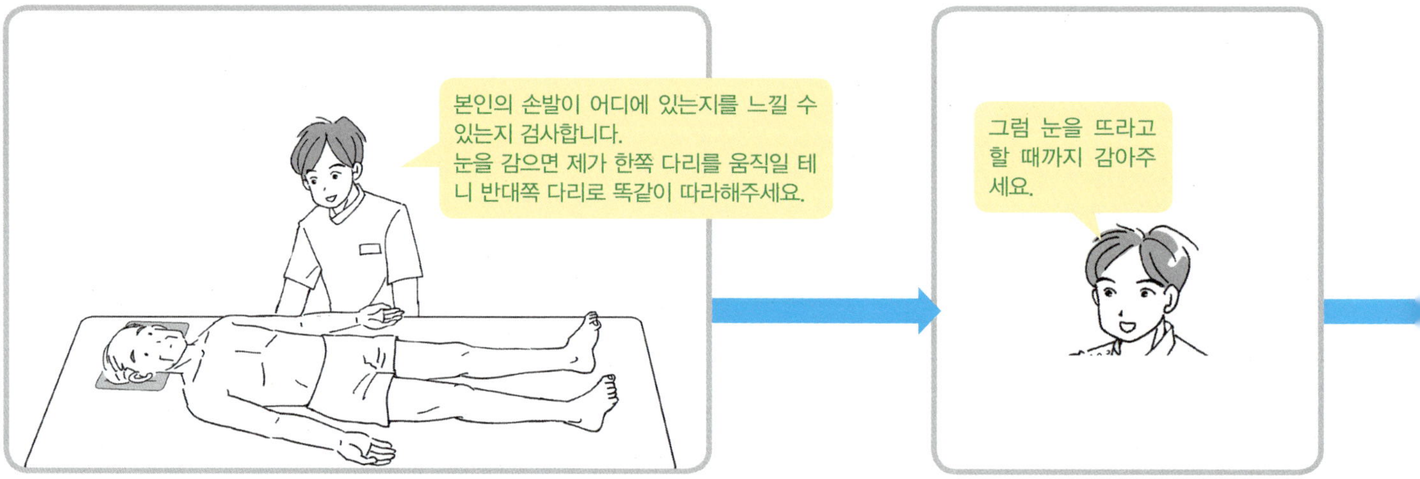

그림 A-6 위치감각 검사법 2

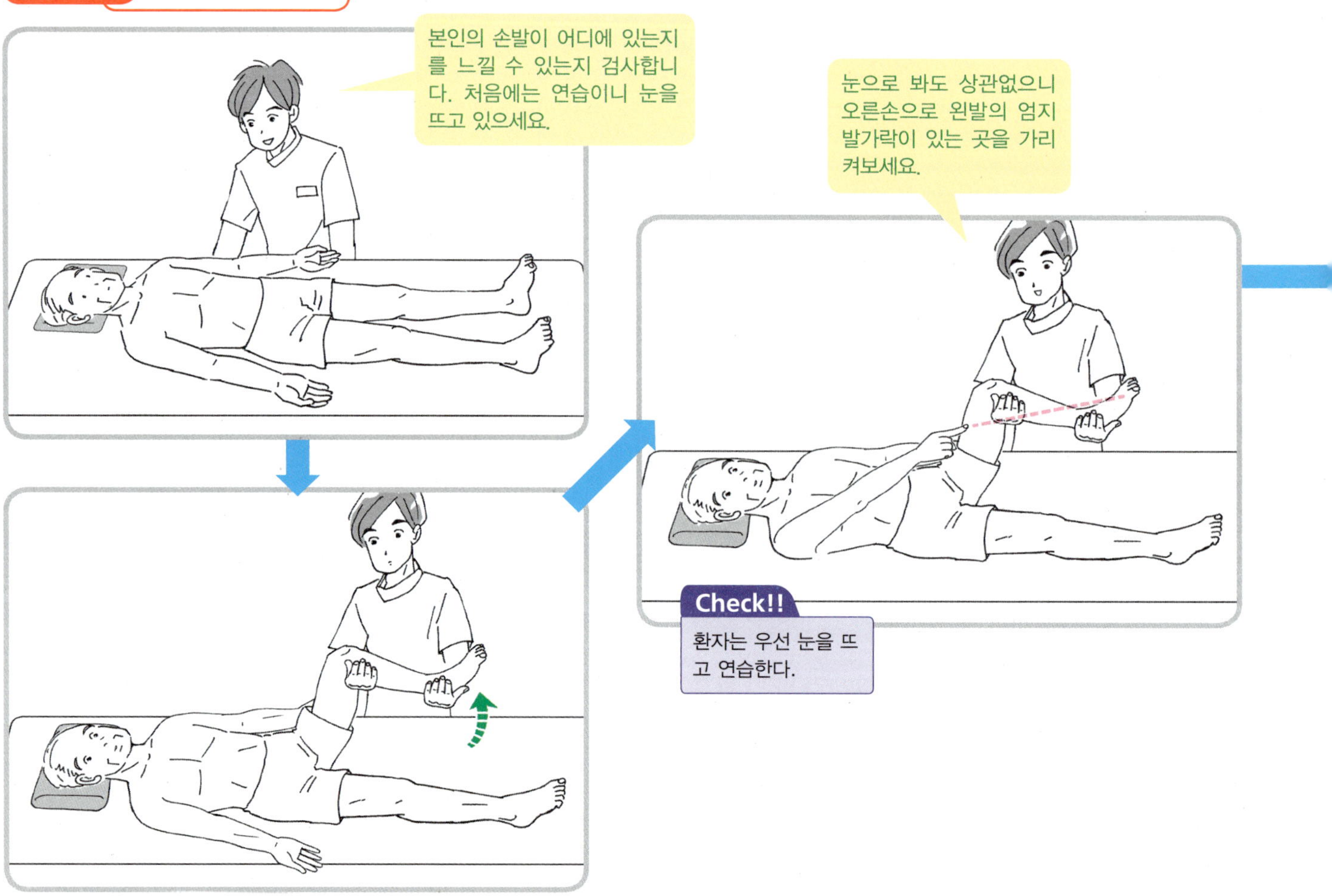

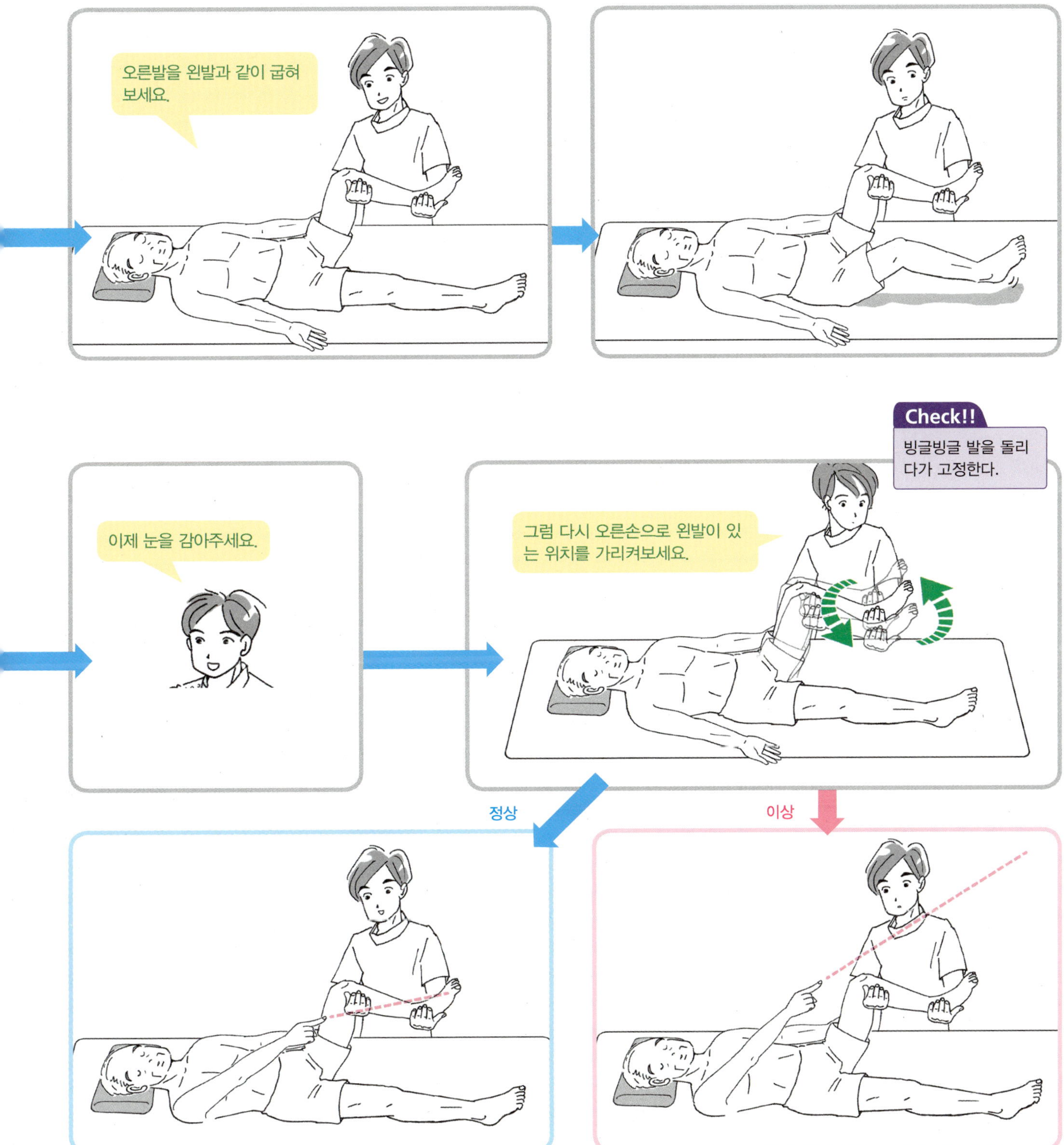
오른발을 왼발과 같이 굽혀 보세요.
Check!!
빙글빙글 발을 돌리다가 고정한다.
이제 눈을 감아주세요.
그럼 다시 오른손으로 왼발이 있는 위치를 가리켜보세요.
정상
이상

■ 그 외 위치감각을 검사하는 방법으로 엄지손가락 찾기[검사법 3, (그림 A-7)]가 있다. 이것은 한쪽 손의 엄지손가락을 세우고 다른 4개의 손가락을 쥔 상태에서 눈을 감게한 뒤, 환자의 손을 수동적 움직여 다른 한 손으로 이 엄지손가락을 쥐도록 하는 방법이다.

■ 눈을 감은 상태에서 양팔을 벌리고 양쪽 검지손가락을 서로 붙이게 하는 방법[검사법 4, (그림 A-8)]도 있다.

■ 양손을 벌리고 양팔을 수평으로 유지시켜 눈을 감게하면 위치감각장애에 의해 팔이 불안정해져 위아래로 움직이거나, 마치 손가락이 피아노를 치듯이 위아래로 움직이게 된다(피아노 연주 운동, piano playing movement)[검사법 5, (그림 A-9)]. 무정위운동(athetosis)과 비슷하다는 점에서 가성무정위운동(pseudoathetosis)이라고 한다.

그림 A-7 위치감각 검사법 3

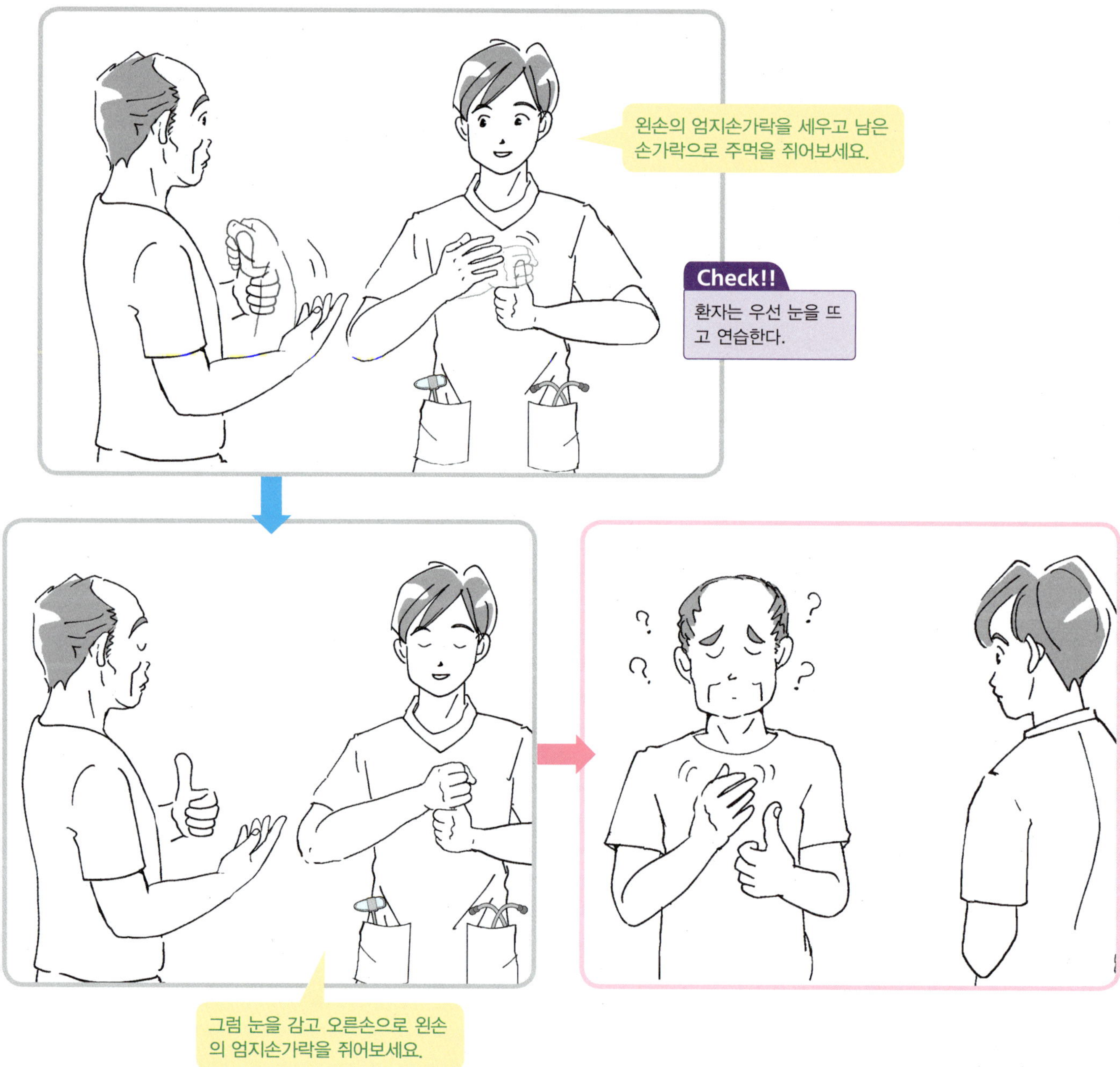

그림 A-8 위치감각 검사법 4

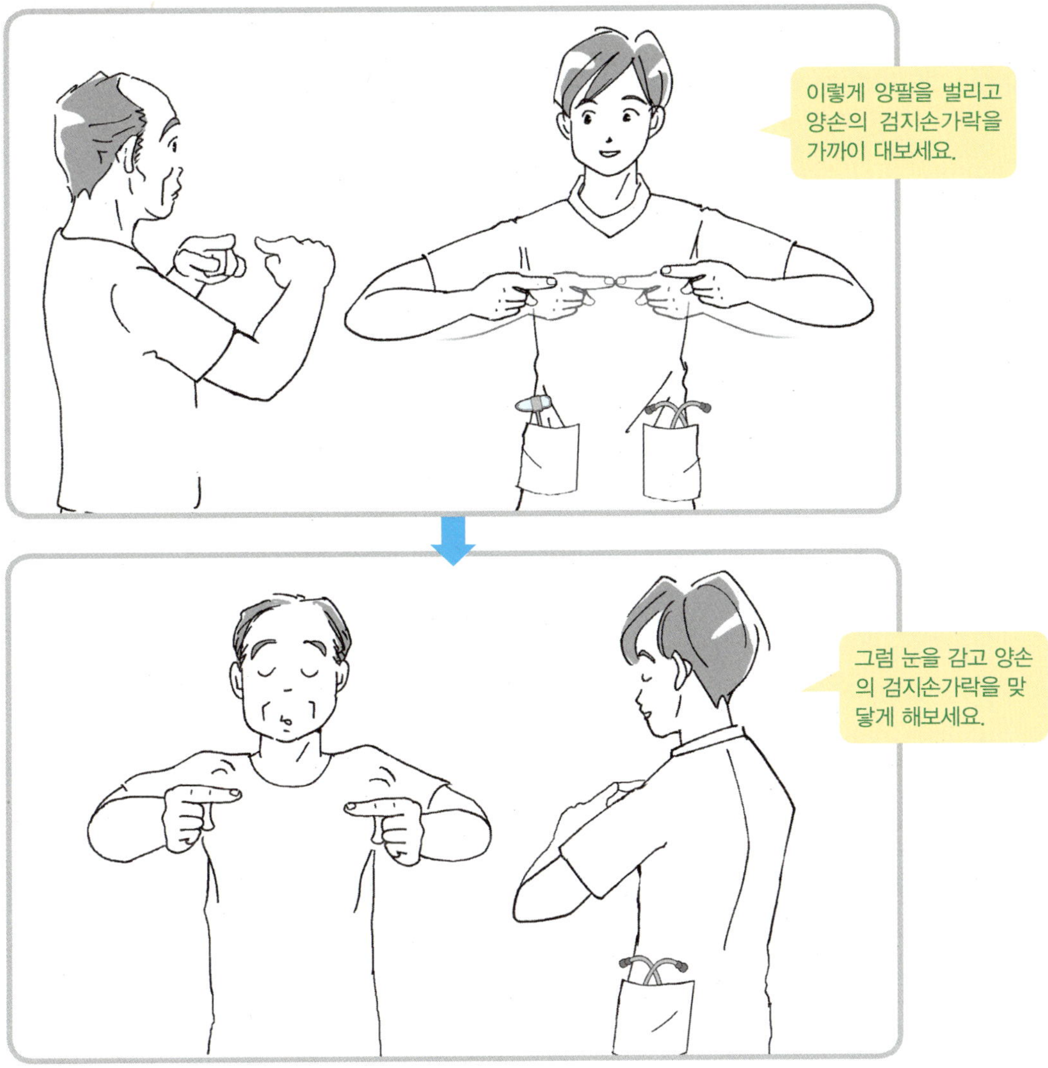

그림 A-9 위치감각 검사법 5

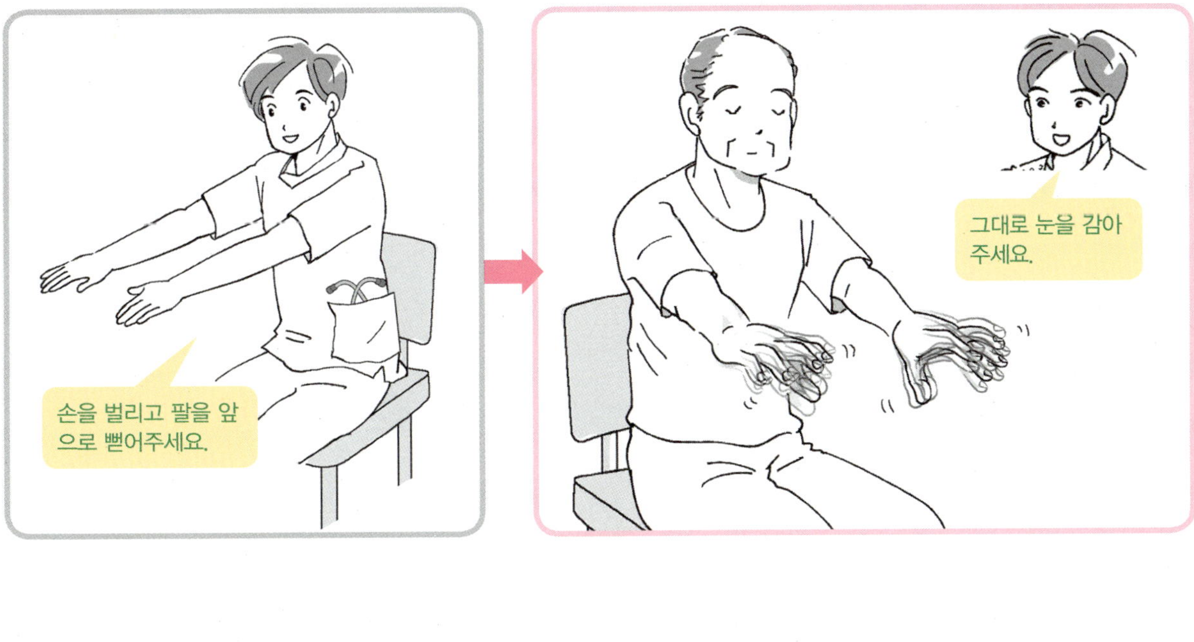

그림 A-10 위치감각 검사법 6 : Romberg's test

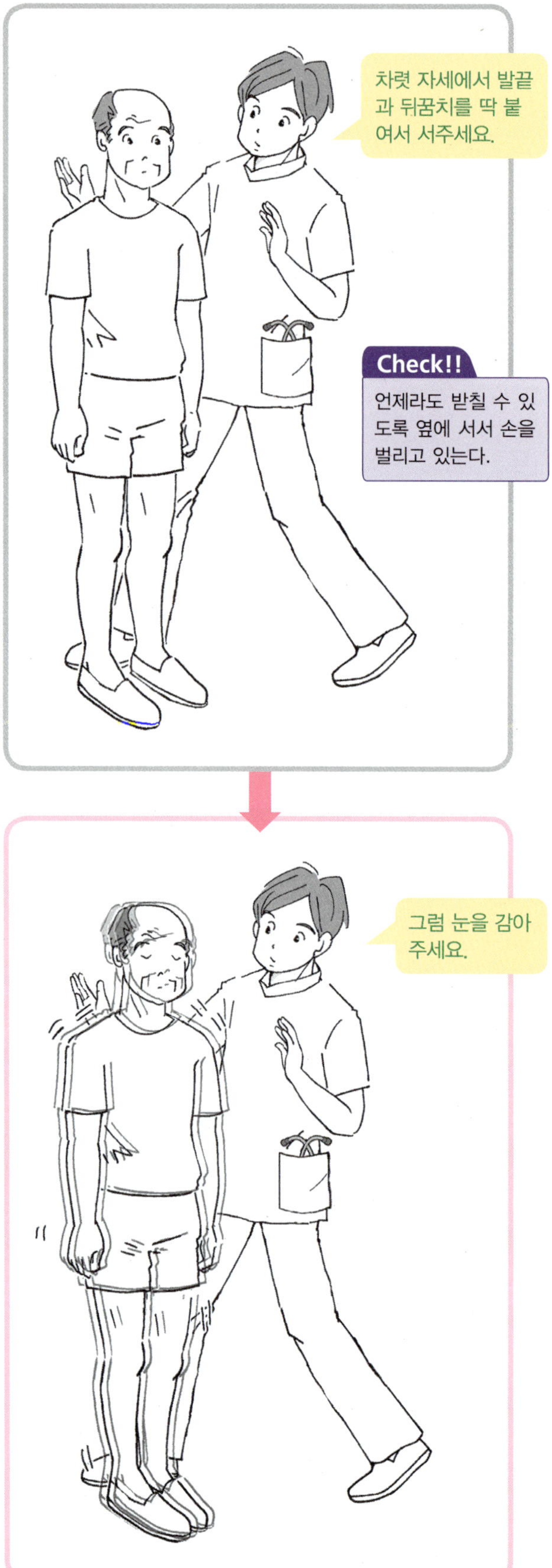

- 선 자세에서 발끝을 모아 차렷 자세를 취한 상태에서 눈을 감게 하는 검사를 Romberg's test라고 한다[검사법 6, (A-10)]. 이때 갑자기 균형이 무너지면 Romberg 징후 양성이라 하며 위치감각장애에 의한것이다.
- 위치감각에 장애가 생기면 보행 시 쭈뼛거리며 발밑을 살피고, 다리를 크게 내디딘 후 발을 바닥에 붙이듯이 걷는다[검사법 7, (그림 A-11)]. 이것은 원래 척수매독에서 종종 나타나기 때문에 일반적으로 척수매독보행(tabetic gait)이라고 불리지만, 다른 질환에 의한 경우에는 척수매독과 구별하기 위해 가성척수매독보행(pseudotabetic gait)이라고 하는 경우도 있다.

그림 A-11 위치감각 검사법 7

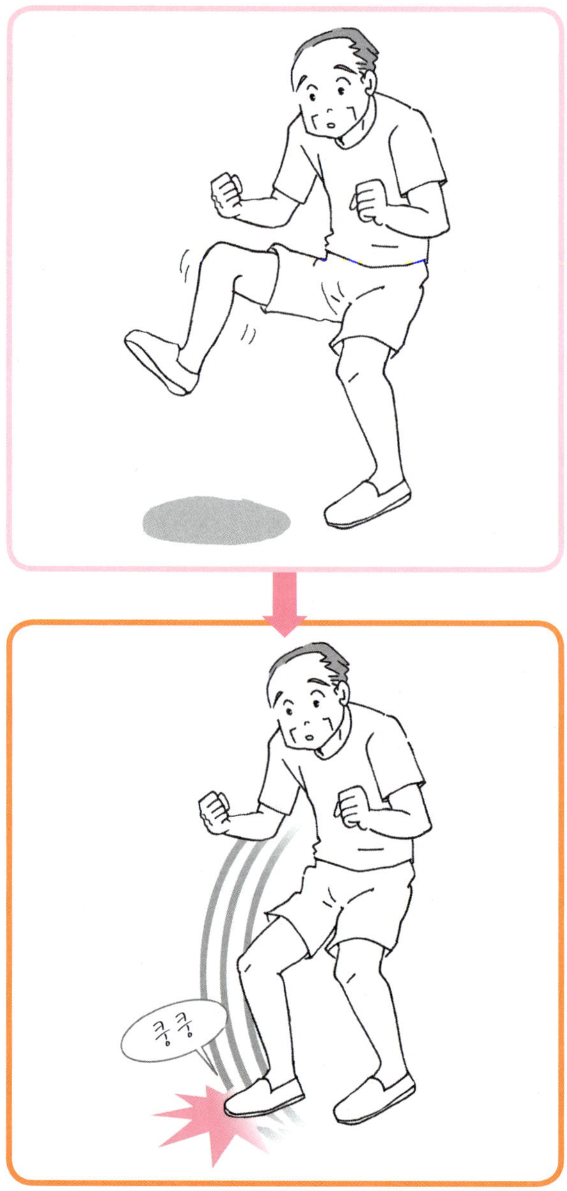

- 이러한 7개의 검사법은 감각장애를 확인하는데 중요한 검사이다.
- 일정한 자세에서 관절의 움직임을 느끼는 감각은 운동감각이라고 불린다.
- 검사는 손가락이나 발가락을 수동적 굴곡 또는 신전시켜 이를 눈을 감고 판단하게 한다.
- 검사자는 검사하는 손가락, 발가락을 측면에서 집는다. 전후에서 집을 시 가해진 압력에 의해 압각이 자극되어 방향을 알 수 있기 때문이다(그림 A-12).
- 임상적으로 운동감각은 위치감각과 명확하게 구분되지 않는다.
- 관절감각은 사지의 말단일수록 손상되는 경우가 많기 때문에 이 손가락, 발가락의 검사는 임상적으로 관절감각을 검사하는데 있어 간편하고 중요하다.

그림 A-12 위치감각 검사법 8

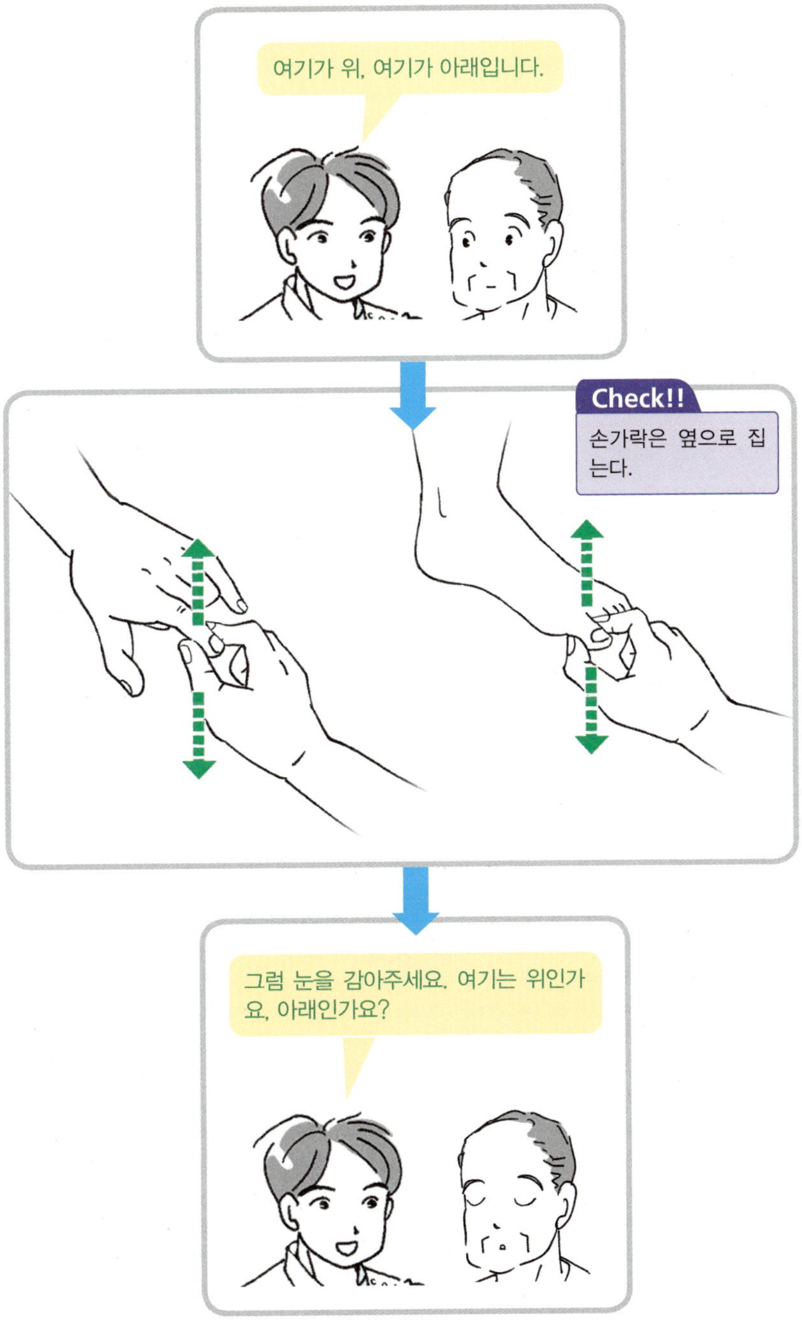

2점 식별(two-point discrimination) 진찰

- 피부에 동시에 전해진 2가지 자극을 2점으로 식별할 수 있는지를 확인한다.
- 검사에는 끝이 그다지 날카롭지 않은 컴퍼스나 버니어 캘리퍼스를 이용해 2점을 자극한다.
- 우선 적당한 부위에서 충분히 식별 가능한 정도의 2점 동시 자극을 시행하여 환자에게 검사 내용을 알려둔다.
- 눈을 뜨게하여 2점에서 느꼈다면 '2', 1점에서 느꼈다면 '1'이라고 대답하도록 한다.
- 그다음 눈을 감게하여 검사하지만, 2점 자극은 몸의 종축에 맞추는 것이 좋다(그림 A-13).
- 2점은 동시에 닿도록 주의한다. 시간차가 조금이라도 나면 2점의 식별은 더욱 쉬워지기 때문에 가벼운 장애를 놓치는 경우가 있다.
- 2점 자극만을 반복하지 말고 수시로 1점 자극으로 바꿔 가며 검사한다.
- 대답이 정확한 경우는 2점 사이의 거리를 차례대로 좁혀간다. 2점 식별 능력은 신체의 각 부위에서 큰 차이가 있으며, 손끝(3~6mm), 손바닥·발바닥(15~20mm), 손등·발등(30mm), 경골면(40mm)이 일단 기준이 된다.
- 개인차도 있으며 가볍게 연장하는 경우는 좌우 차이 유무가 판정의 참고가 된다.
- 이 검사는 시간이 걸리고, 의사나 환자에게도 부담이 되어 쉽게 피로해지기 때문에 다른 검사와 같은 날에 시행하지 않도록 주의한다.

그림 A-13 2점 식별 감각 진찰

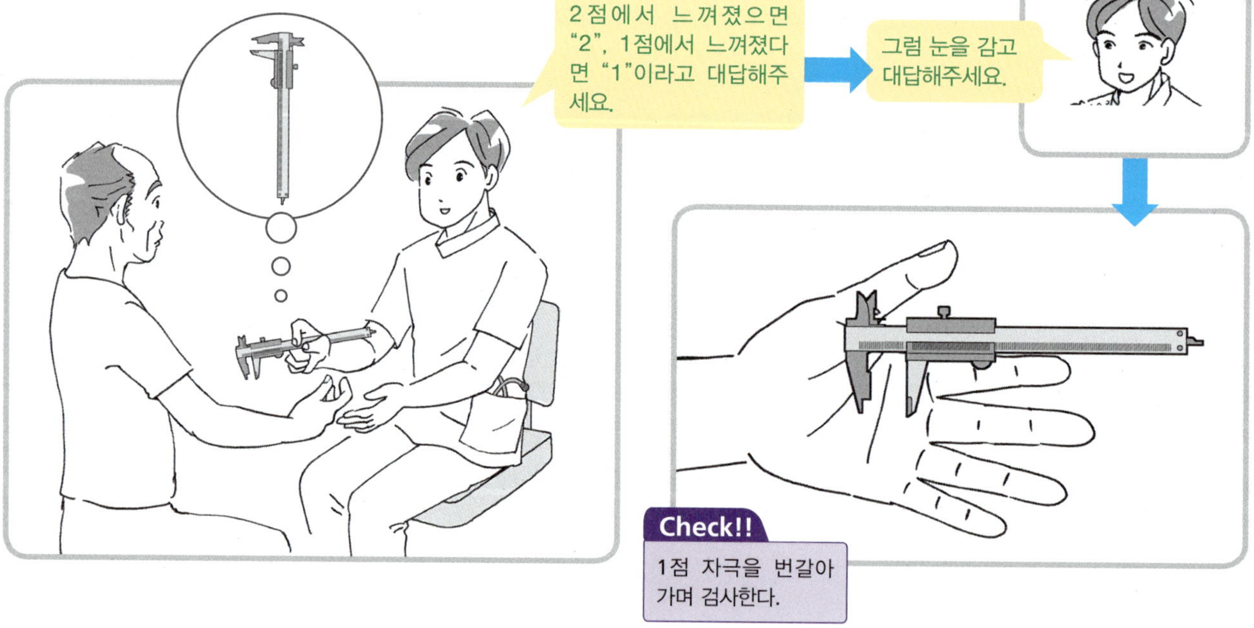

피부서화감각(graphesthesia) 진찰

- 피부서화검사(skin writing test, number writing test)를 실시한다.
- 피부에 0에서 9까지의 숫자를 쓰고, 이를 맞추게 한다. 손가락 끝 등 끝부분이 무딘 것을 이용해 쓴다(그림 A-14).
- 손바닥, 하퇴 전면, 발등 등에서 검사한다.
- 환자와 대면하면서 숫자를 쓰면 환자에게는 숫자가 반대로 되어 알기 어렵기 때문에 환자와 같은 방향에서 숫자를 쓰도록 한다.
- 처음에는 눈을 뜨고 검사하고 요령을 알았으면 눈을 감게한다.
- 0, 1, 7 등 간단한 형태의 것으로 시험하고, 이것이 가능하게되면 3, 5, 9 등과 같이 판정이 더욱 어려운 것으로 시도한다.
- 표재감각이 유지되기 때문에 한쪽의 피부서화검사 결과가 나쁠 때는 반대쪽 두정엽의 장애를 의심한다.
- 식별감각은 후삭을 통하며 후삭장애에 의해 장애 부위보다 위의 피부에 쓰여진 숫자는 쉽게 판별할 수 있지만, 그보다 아래에 쓰여진 숫자는 판별할 수 없기에 장애의 레벨을 알 수 있다.
- 피부서화감각 소실을 graphanesthesia라고 한다.

그림 A-14 피부서화감각, 피부서화검사

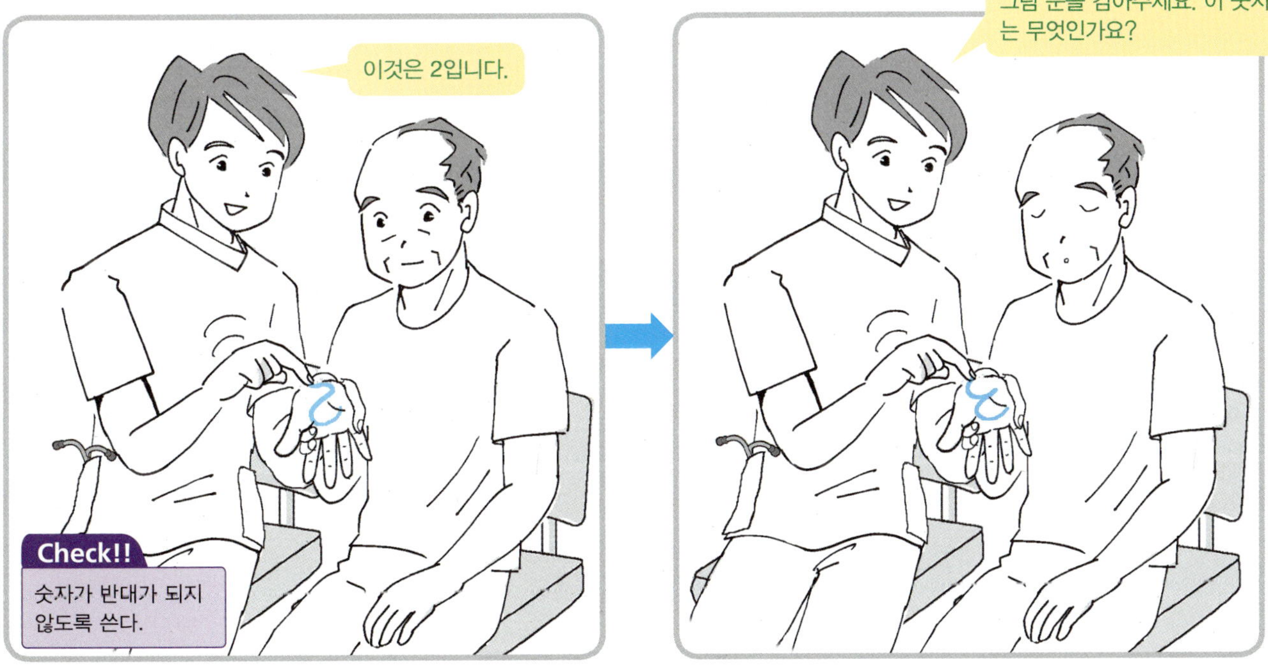

입체인식(stereognosis) 진찰

- 눈을 감은 상태에서 일상에서 주로 사용하는 것, 예를 들어 펜, 동전, 열쇠 등을 환자의 손에 쥐게하고 그것을 맞히게 한다.
- 너무 큰 물건은 한 손으로 만질 수 없거나 전체를 파악하기 어렵기 때문에 적당하지 않다. 또한, 소리가 나는 물건, 예를 들면 열쇠 꾸러미, 성냥상자 등도 소리로 무엇인지 알 수 있기 때문에 적당하지 않다(그림 A-15).
- 표재감각, 심부감각 등의 요소적 감각이 유지되고 있음에도 물체를 촉각으로 인지할 수 없는 상태를 입체인식불능증(astereognosis, stereoagnosis)이라고 하며, 식별이 어렵고 대답할 때까지 시간이 걸리는 것을 입체인식곤란증(dysstereognosis)이라고 한다. 두정엽 또는 후삭장애에서 나타난다.

국소인지감각(topognostic sense, point location) 진찰

- 눈을 감은 상태에서 촉각 검사 시 어디에 자극을 받았는지 대답하게 하거나 눈을 뜬 후에 손가락으로 가리키게 한다.
- 정상이라면 2.5cm 이내의 오차로 같은 부위를 가리킨다(그림 A-16).
- 자극의 국소를 식별할 수 없는 것을 국소촉각소실(topagnosis), 국소감각마비(topoanesthesia)이라고 한다.
- 두정엽장애 또는 후삭장애에서 나타난다.

그림 A-15 입체인식 진찰

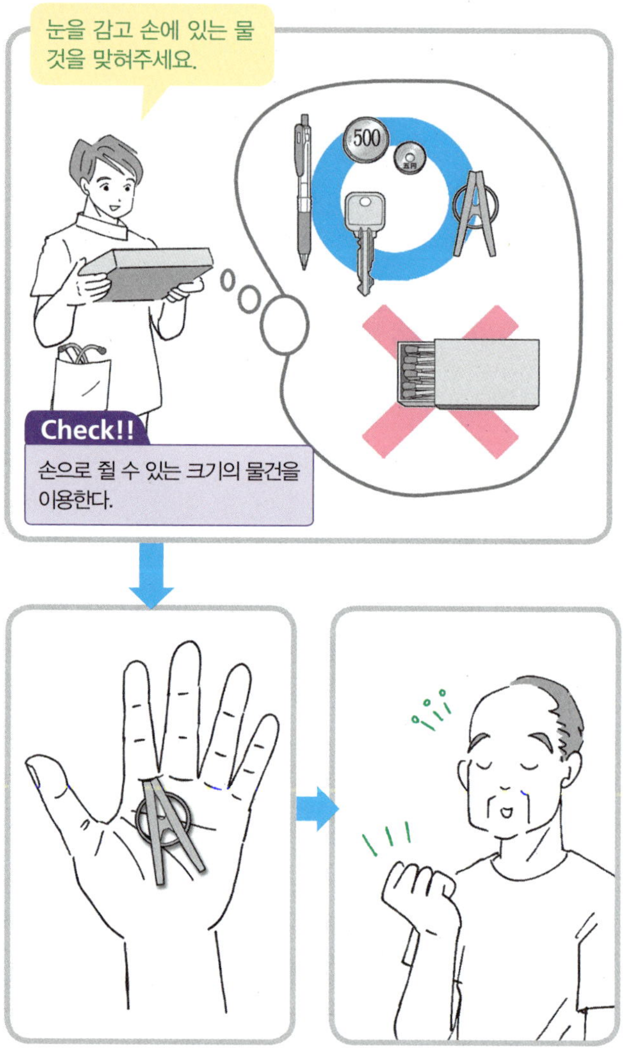

그림 A-16 국소감각 진찰

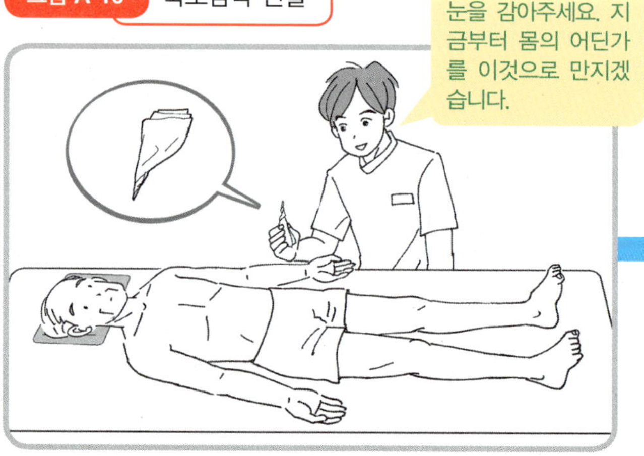

2점 동시자극 식별감각 진찰

- 좌우가 대칭이 되는 2점을 동시에 같은 강도로 자극[2점 동시자극(double simultaneous stimulation, DSS)]하면, 정상에서는 이것을 정확하게 2개의 자극으로 느낄 수 있다.
- 자극 방법은 검사자가 양손의 손가락으로 가볍게 두드리는 것이다(그림 A-17).
- 명백하게 표재감각장애가 없음에도 불구하고 양쪽의 같은 부위를 동시에 자극하면 한쪽만 느껴지고 반대쪽의 감각은 전혀 알 수 없는 경우가 있다. 이를 소거현상(extinction)이라고 하며 감각이 무시되는 쪽이 장애 쪽이며 그 반대쪽 두정엽의 장애라고 추정된다. 특히, 열위반구(nondominant hemisphere)의 장애에서 나타나기 쉽다.

그림 A-17 2점 동시자극 식별감각 진찰

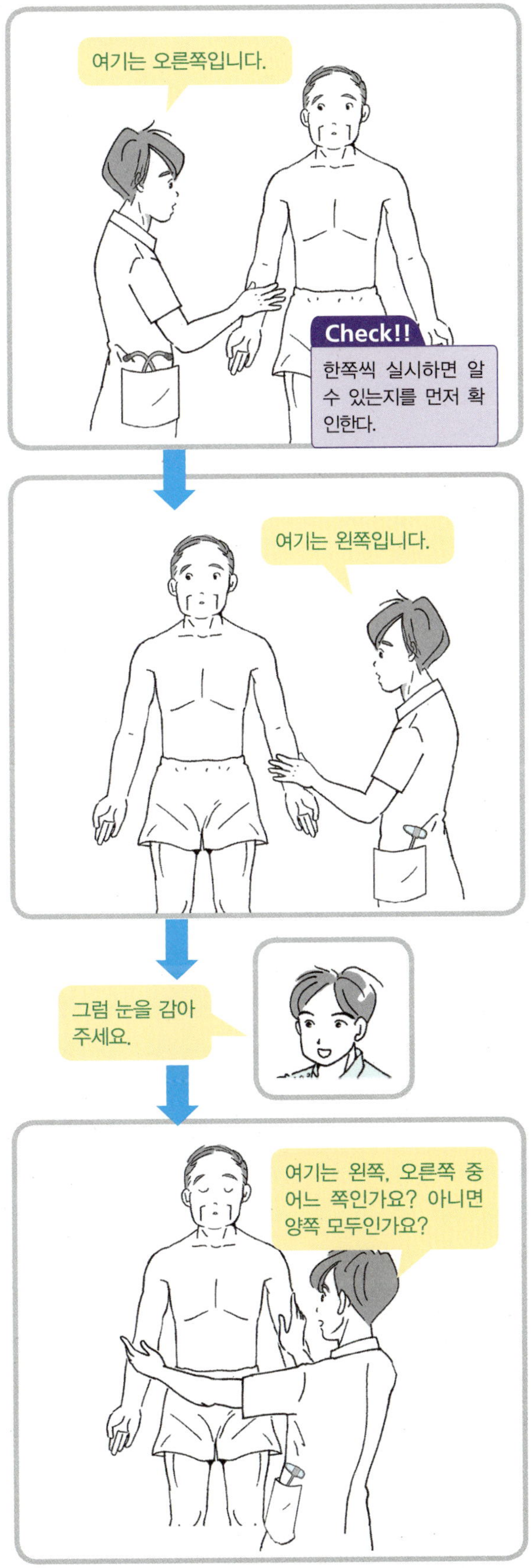

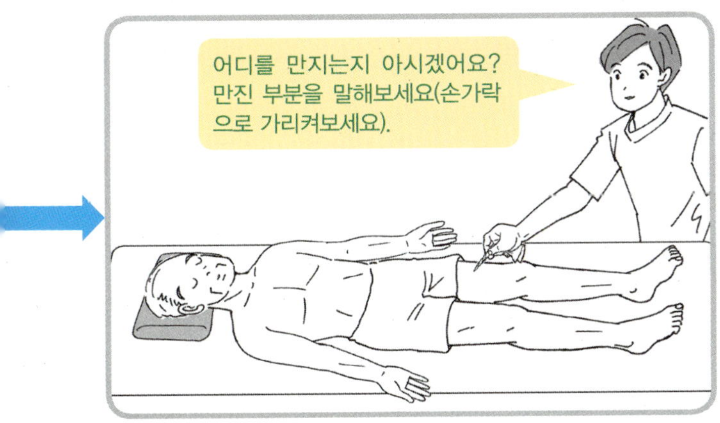

진단 과정으로 알 수 있는 감각장애의 진찰

병소 부위

먼저 검사하는 감각의 종류에 대해 언급하고자 한다. 신경학적 검사에서 검사의 대상이 되는 감각은 감각의 수용체 부위, 감각이 발생하는 기전을 근거로 표재감각, 심부감각, 복합감각과 같이 크게 3가지로 분류된다. 각각의 카테고리에는 수용체나 자극의 전달 경로가 명확한 독립적인 감각 요소와 그것이 불명확한 임상경험적인 감각 요소가 포함되어 있다.

표재감각[superficial sensation, 피부감각(cutaneous sensation)이라고도 한다]

주어진 자극을 느끼는 수용체가 피부에 있다고 생각되는 것으로 통각, 온도감각, 촉각 3가지가 여기에 속한다.

통각수용체는 자유신경종말(free nerve endings)로 여겨지고 있다(그림 B-1).

온도감각은 자유신경종말, 루피니소체(corpuscle of Ruffini)나 크라우제구(end-bulbs of Krause)가 수용체이다. 촉

그림 B-1 표재감각 수용체

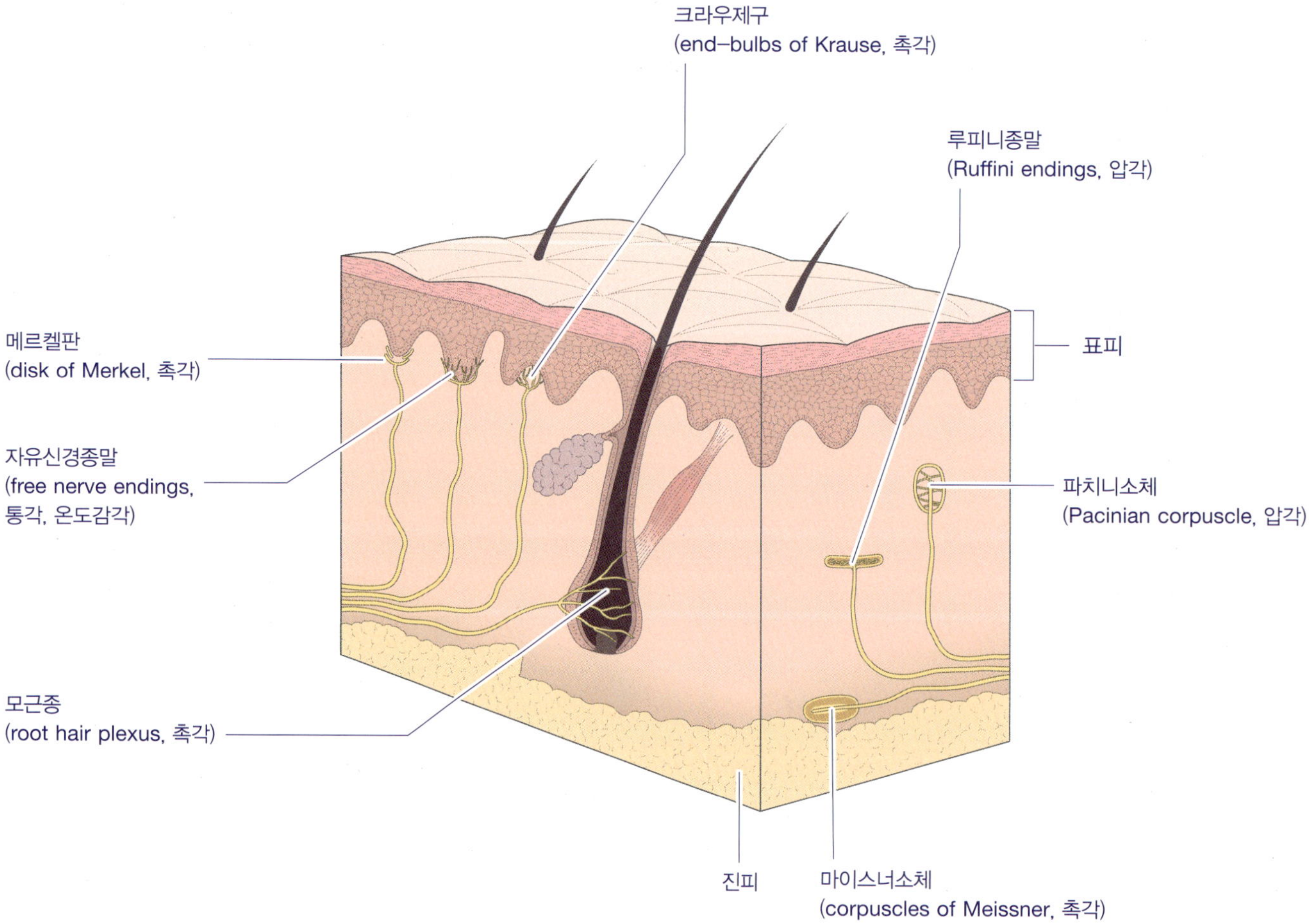

각에 대한 수용체는 마이스너소체(corpuscles of Meissner) 및 메르켈판(disk of Merkel)을 주로 생각할 수 있다. 또한, 촉각에 포함될 수 있는 압각은 파치니소체(Pacinian corpuscle)가 수용기이다. 또 피부의 촉각자극은 불가피하게 체모도 자극하기 때문에 임상적으로는 모근신경총이 촉각 수용체의 일부로서 기능하고 있다.

또한, 통각이라고 해도 피부나 구강·항문 등의 점막에 한정된 것으로 근육이나 건에 강한 압박을 가할 때에 느껴지는 것은 심부통각이라고 하며 다음 항목의 심부감각 종류 중 하나로 분류된다. 그리고 내장통은 구심성 자율신경이 개입한 것으로 종류가 다르다. 이 밖에 파치니소체는 관절낭에도 존재하며 위치감각의 수용체가 되기도 한다.

심부감각[deep sensation, 고유감각(proprioceptive sensation)이라고도 한다]

관절이나 골막, 근육에 수용체가 있다고 추정되는 것으로 진동감각, 위치감각(관절감각)이 여기에 해당된다. 진동감각은 뼈의 돌기에 소리굽쇠를 대면 골막에 있는 파치니소체가 자극을 받아 진동이라고 인지하게 되는 것이다. 위치감각은 관절이 어떤 위치에 있는지를 전달하는 감각으로 수용기는 관절낭에 존재하는 파치니소체, 근육에 있는 근방추(muscle spindle), 관절 주위의 피부 등을 생각할 수 있다. 위치감각과 관련된 것으로 관절운동 자체에 대한 감각은 운동감각이라고 할 수 있는데 임상적으로는 상호보완(complementarity)하는 감각이며 구별은 어렵다. 또한, 앞서 서술한 심부통각을 포함하는 경우가 있다.

복합감각[combined sensation, 식별감각(discriminative sensation)이라고도 한다]

복수의 감각이 중추신경 내에서 통합된 결과로 발생한다. 복합감각을 발생시키는데 필요한 요소적 감각에는 표재감각뿐만 아니라, 심부감각도 중요하다. 복합감각을 형성하는 기본적 감각이 손상을 입었을 때에는 복합감각이 손상을 입더라도 병적 의의는 나타나지 않는다. 2점 식별, 피부서화감각, 입체인식(stereognosis), 2점 동시자극 식별감각, 국소감각 등을 들 수 있다. 이러한 복합감각의 하나하나는 검사하기 쉽다는 점에서 임상적으로 상정된 감각이며, 독립적 감각 요소는 아니다. 복합감각장애의 증상이 나타난 쪽에 대해 반대쪽의 두정엽이나 같은 쪽의 후삭장애에 의해 증상이 나타난다. 예를 들면 후삭장애에서 식별성 촉각이 손상을 입으면서도 전척수로가 유지되는 경우는 촉각 저하나 탈실을 수반하지 않고, 복합감각만이 손상을 입는다.

또한, 자극 없이도 느껴지는 위화감이나 이상한 감각(찌릿하거나 욱신거리는 느낌)도 감각장애가 나타날 수 있어 병소 진단에 유용하다. 피부, 말초신경, 신경근, 중추신경감각전달로 중 어느 하나가 손상을 입는 것만으로도 이상감각을 유발할 수 있다. 이러한 이상감각은 극단적으로 심해지면 자발통(spontaneous pain)으로 분류된다.

감각의 경로

- 후삭-내측모대에 의해 식별성 촉각, 위치감각, 진동감각이 전달된다.
- 척수시상로에 의해 비식별성 촉각, 온도감각, 통각이 전달된다(그림 B-2).

그림 B-2 감각의 경로

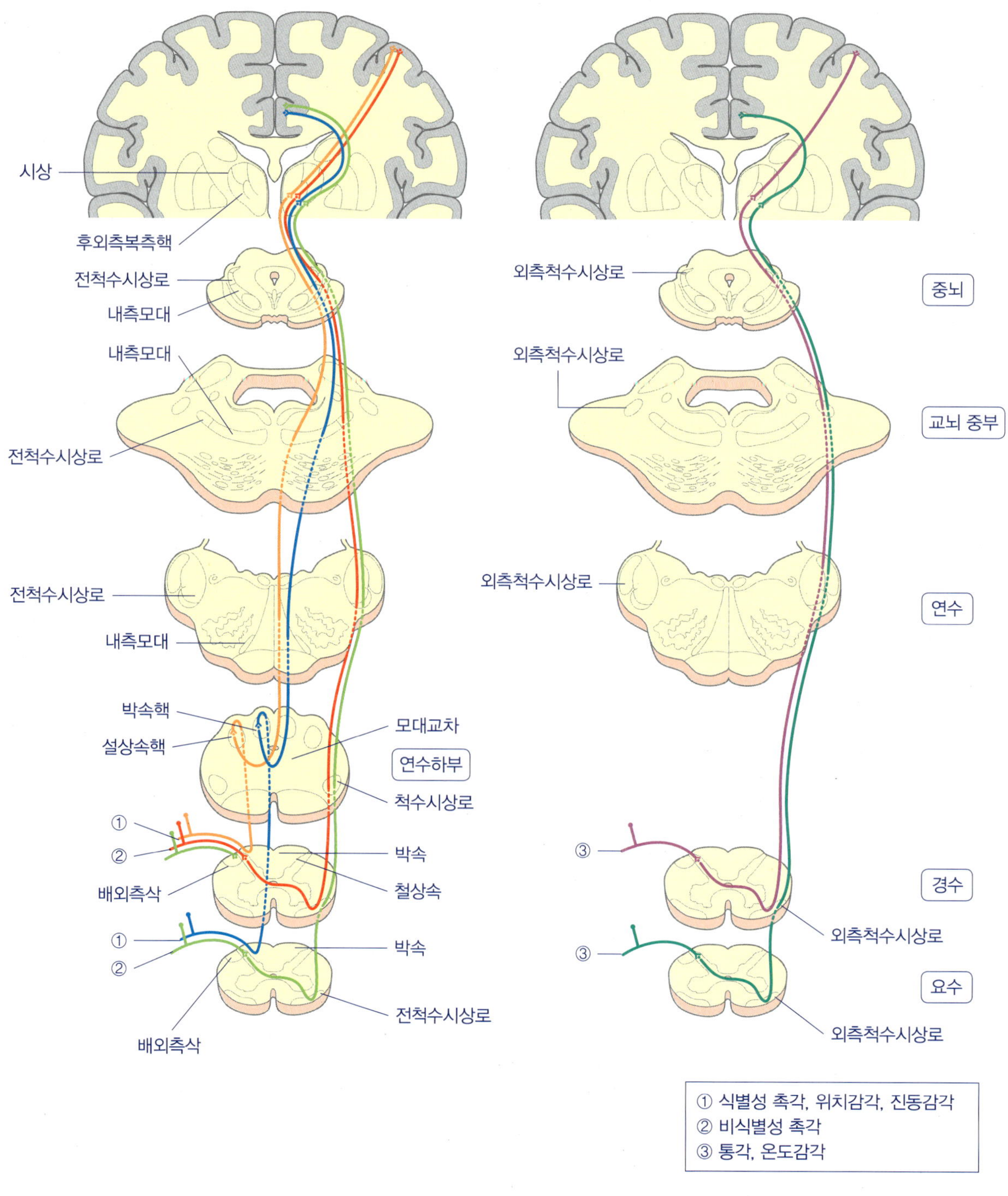

감각장애의 분포에 따른 국소 진단

감각장애의 패턴과 병소 국소의 감별점

- 감각장애를 초래하는 병소를 말초성, 척수성, 대뇌·뇌간성 3가지로 분류하고 더욱 자세한 병소 진단에 대해 서술한다.

① 말초신경장애

피부나 관절의 감각수용기에 의해 얻어진 신호는 말초신경을 통해 척수후근에서 척수 내로 전달된다(그림 B-3). 이 경로의 어딘가에 손상을 입는 경우가 말초신경장애인데, 그 병소는 원위에서 근위 방향을 향해 차례로 사지의 원위부를 향해 가는 긴 신경장애, 말초의 신경속장애, 척수 근처에서의 신경총장애, 후근신경장애 등이 의심된다.

그림 B-3 말초신경의 피부지배영역

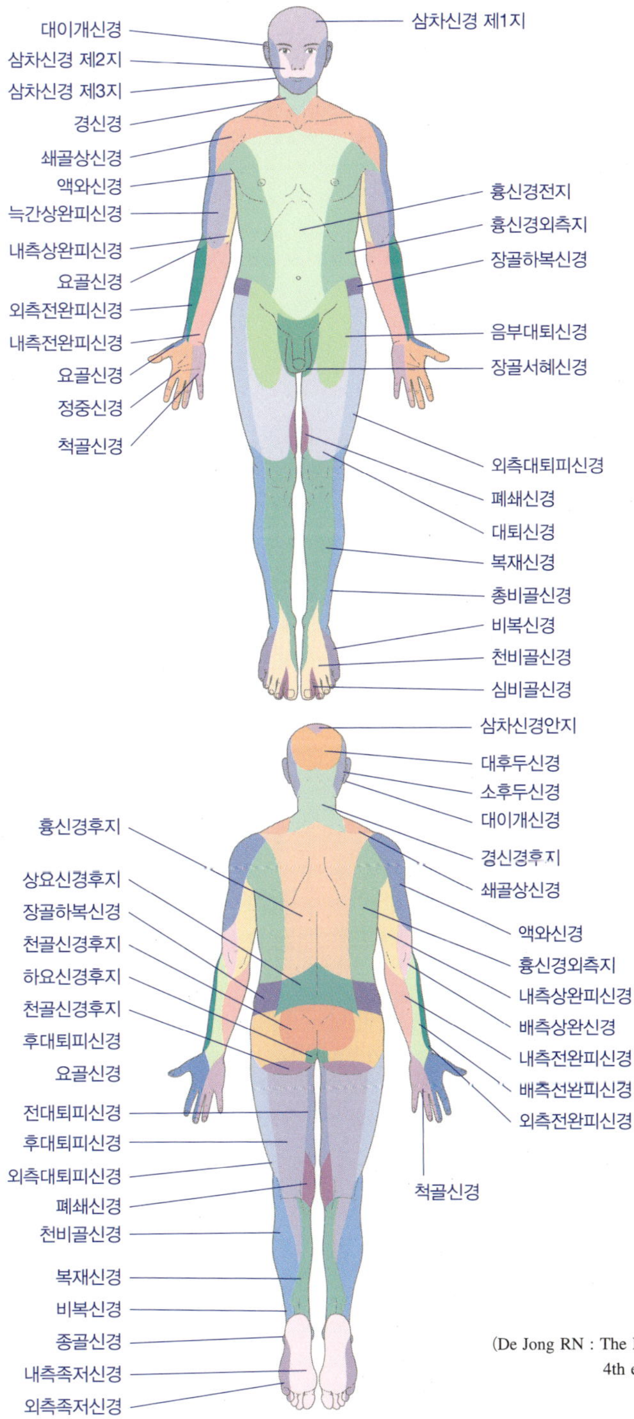

(De Jong RN : The Neurologic Examination. 4th ed.Harper & Row, 1979.)

② 척수장애

상하지를 몸통에 수직으로 뻗으면 입에서 꼬리 쪽까지 피부를 지배하는 척수의 레벨은 하나하나가 길고 가는 줄기 모양으로 정렬되어 있는 것을 알 수 있다. 이것을 피부분절[dermatome, (그림 B-4)]이라고 한다. 이 분포는 사람이 진화하기 전, 네 발이었을 때의 흔적이라고 생각할 수 있다(그림 B-5).

척수장애에 의한 감각장애는 손상을 입은 레벨에서의 입력섬유의 장애(이것을 short-tract sign이라고 한다)와 장애가 발생한 레벨보다 하위 레벨에서의 척수를 상행하는 섬유의 장애(long-tract sign)로 나눠진다(그림 B-6). 각 레벨의 장애(short-tract sign)는 대응하는 피부분절에서 감각장애가 되어 분포하고, 척수를 상행하는 섬유장애(long-tract sign)는 장애 부위 이하의 레벨의 감각장애가 되어 나타난다. 또한, 척수 내에서도, 각 피부분절에 유래하는 감각섬유는 층층이 배열되어 있어(lamination) (그림 B-6), 병소 레벨과는 다른 레벨까지의 감각장애가 나타나는 경우가 있으므로 주의가 필요하다.

③ 대뇌, 뇌간장애

교뇌상부 이상의 장애에서는 안면을 포함한 한쪽의 감각

그림 B-4 피부분절(dermatome)

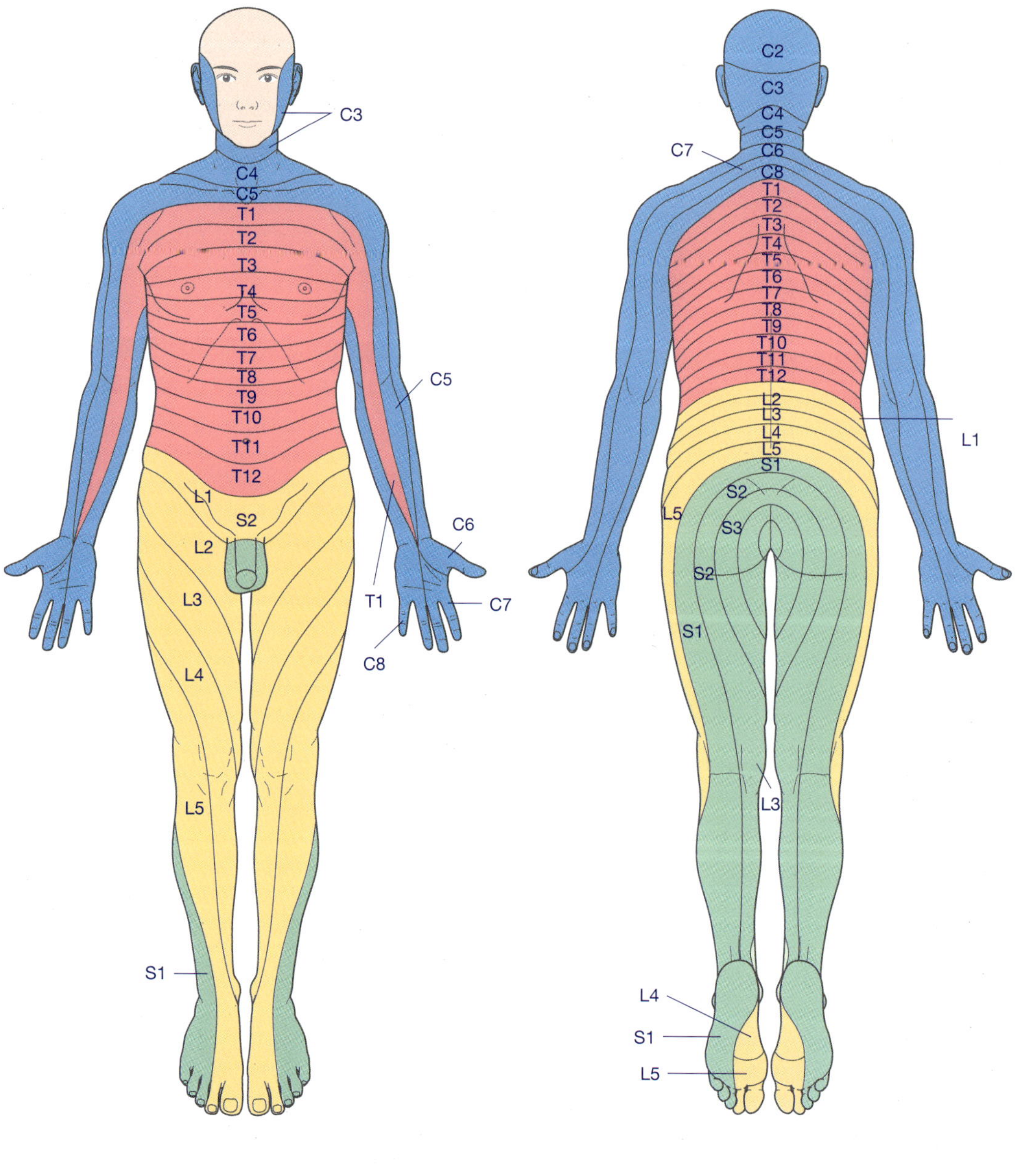

장애가 발생하기 쉽지만, 교뇌하부 이하의 뇌간부(brainstem)에서 안면의 감각장애는 몸통·사지와 반대가 되는 경우가 있다.

감각해리(sensory dissociation)

감각을 전하는 경로가 구분되어 있기 때문에, 또는 같은 신경 내를 지나고 있어도 장애가 발생하는 부분이 다르기 때문에 질환에 따라 어떤 종류의 감각에서는 장애가 발생하지만, 다른 감각은 정상으로 유지되는 경우가 있다. 이것을 감각해리라고 한다. 예를 들어 척수 레벨에서는 후삭을 심부감각, 식별성 촉각을 전달하는 신경이 주행하고, 척수시상로를 통각과 온도감각을 전달하는 신경이 주행하고 있기 때문에(그림 B-6), 병소 부위에 따라 특정 감각장애만 나타난다(예 : Brown-Séquard증후군). 마찬가지로 뇌간 레벨에서도 심부감각, 식별성 촉각을 전달하는 내측모대와 온도통각을 전달하는 척수시상로가 떨어져 있기 때문에 감각해리가 나타난다(예 : Wallenberg증후군).

그림 B-5 측면에서 본 피부분절

코가 가장 상위가 되며 항문 주위가 가장 하위가 된다.

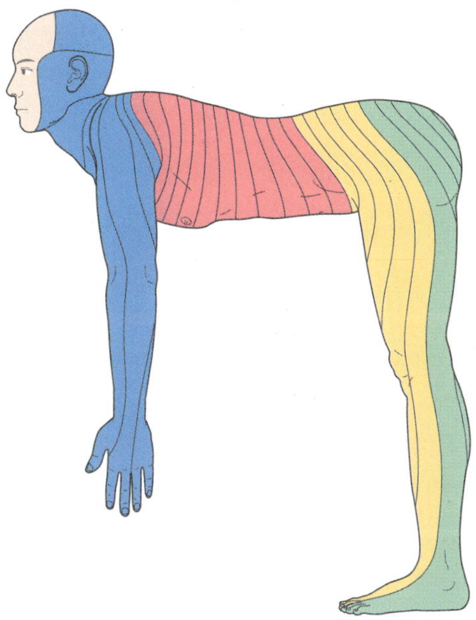

그림 B-6 척수 횡단면

전삭의 척수시상로에 의해 비식별성 촉각, 온도통각이 전해진다.
후삭에 의해 식별성 촉각, 위치감각, 진동감각이 전해진다.

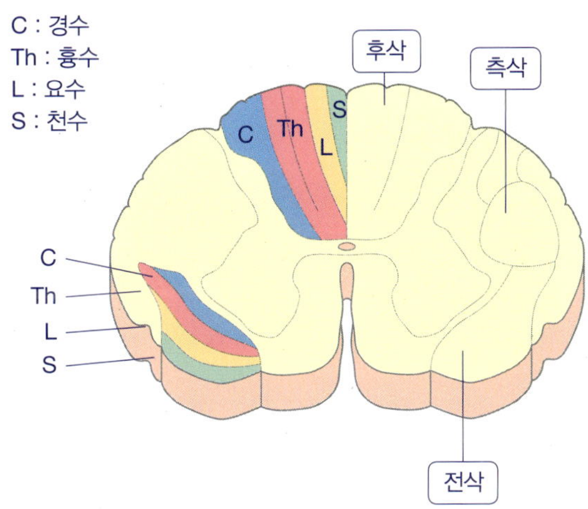

● 척수장애

해부학적 감각로 주행의 상세한 내용은 교과서를 참고하길 바라며, 병소를 진단하기 위해 필요한 지식으로, 온도통각섬유, 비식별성 촉각섬유가 척수후근에서 들어가 중심회백질을 통해 반대쪽 척수시상로를 상행하는 것과 심부감각, 식별성 촉각섬유는 같은 쪽의 후삭을 상행하는 경우가 있다. 또한, 척수시상로는 하위척수에서의 섬유일수록 바깥쪽을 주행하고 후삭에서는 하위척수에서의 섬유일수록 중심을 주행하는 층상구조(lamination)를 나타내고 있다는 것이 중요하다(그림 B-6). 따라서 동일한 척수 레벨 내에서도 병소의 신전에 따라 감각장애의 분포가 병소가 있는 레벨에서 점차 꼬리 쪽으로 신전하거나 반대 방향으로 확산하는 경우가 있다.

병소 국소와 감각장애의 분포

① **단일말초신경장애(그림 B-7 ①)** : 압박, 외상, 신경에 영양을 공급하는 혈관의 염증 등에 의한 단일말초신경에 장애가 나타나면 그 지배영역에 국한된 감각장애가 발생한다. 감각장애 부위와 정상 부위의 경계는 일반적으로 명확하지만, 신경지배는 일부 겹치는 부분이 있어 자세히 관찰하면 서서히 감각이 둔해지는 부분이 있다. 또한, 이러한 겹쳐짐 때문에 감각장애의 분포는 해부학적인 신경지배영역보다는 좁아지는 경우가 많다. 촉각장애의 범위가 가장 넓고 통각장애의 범위가 좁은 것으로 알려져 있다. 말초신경의 손상은 감각장애 외에 운동장애나 근위축, 건반사의 저하를 수반한다. 또한, 신경장애가 불완전한 경우에는 장애 부위에 이상감각, 감각이상이 나타나거나 통각자극에 대한 통각과민(hyperpathia)을 보이며 비정상적으로 강한 불쾌한 통증이 발생하기도 한다. 외측 대퇴피신경에 장애가 발생하는 이상감각성 대퇴신경통(meralgia paresthetica)은 그 예라 할 수 있다.

단일말초신경만이 손상을 입는 단신경염(mononeuritis)과 이러한 말초신경장애가 복수의 말초신경에서 발생하는 경우의 다발성 단신경염(mononeuritis multiplex)이 있다.

② **다발성 신경장애(그림 B-7 ②)** : 다발신경염(polyneuritis)의 감각장애는 사지의 말단에서 강하고, 몸통으로 가까워지면서 점차 약해지는 장갑양말형(glove and stocking type)을 나타낸다. 감각장애 부위와 정상 부위의 이행(transmigration)은 확실치 않다. 일반적으로 상지보다 하지가 먼저 침범되며, 그 정도도 강하다. 감각장애와 함께 운동마비나 건반사 저하 등을 수반하고, 감각장애는 좌우 대칭성을 갖는다.

③ **척수후근장애(그림 B-7 ③)** : 척수후근의 병소에 의한 감각장애는 피부분절에 일치한 분포를 보이며, 그 부분에 감각저하가 더해져 신경근통(redicular pain, root pain)이라고 불리는 특유의 통증을 유발한다. 이 통증은 기침, 재채기, 기립 등으로 악화된다. 또한, Laségue 징후와 같이 신경가지를 신전시키는 힘을 가하면 통증이 유발된다. 후근의 장애에서는 모든 감각섬유가 손상을 입기 쉽지만, 촉각을 전달하는 섬유는 온도통각섬유에 비해 굵고 두꺼운 수초로 싸여있기 때문에 저항이 강해 장애가 발생하기 어려우므로 감각해리를 초래하는 경우가 있다. 신경근의 염증을 신경근염(rediculitis)이라고 한다.

④ **완전한 횡단성 장애(그림 B-7 ④)** : 횡단성 척수염(transverse myelitis)이라고도 불리며 장애 부위 이하에서 대칭성으로 완전한 전감각의 소실을 보여 경직성 하반신마비 및 방광직장장애를 수반한다. 장애 부위에서는 병변에 의해 후근이 자극을 받아 감각과민이나 이상감각을 보이는 경우가 있다.

⑤ **반쪽 장애(그림 B-7 ⑤)** : 이른바 Brown-Sèquard증후군을 나타내며 장애 쪽에서는 장애 부위 이하에 심부감각장애가 있고, 상부에는 좁은 전감각소실대가 있다. 반대쪽에 온도통각은 상실되지만 촉각은 유지되고 있다. 게다가 장애 쪽의 경성마비, 병적반사가 보인다.

⑥⑦ **척수시상로(전삭)장애(그림 B-7 ⑥)** : 이 장애에 의해 장애 레벨 이하의 반대쪽 온도통각은 소실한다. 위에서 서술한 바와 같이 층상(lamination)구조를 이루고 있기 때문에, 척수시상로가 외측에서 손상된 병변에서는 하지에서 몸통으로 온도통각장애가 상행한다. 반대로 척수 내 종양 등 중심부에 손상을 입은 경우는 장애 부위의 수절하 피부분절부터 온도통각장애가 시작되어 꼬리 쪽으로 뻗는다. 이때, 천골부의 척수영역은 가장 외측에 닿아 장애가 발생하기 어려우며, 특히 척수 내 종양 등에 의해 양측성 척수시상로가 중심에서 손상을 입었을 경우, 항문 주위의 감각이 잔존하는 경우가 있다. 이것을 sacral sparing(그림 B-7 ⑦)이라고 하며, 병소가 중심에서 퍼지는 것을 나타내는 소견으로서 중요하다. 또한, 전척수동맥의 장애에서는 양쪽의 척수시상로가 손상되어 장애 부위 이하의 양측성 온도통각이 상실되고 하반신마비, 방광직장장애를 수반하지만 심부감각은 정상이다.

⑧ **후삭장애(그림 B-7 ⑧)** : 후삭장애에 의한 심부감각, 식별성 촉각이 손상된다. 척수성 실조증, Romberg 징후 양성, 촉각의 저하는 없지만 복합감각이 장애된다.

⑨ **중심회백질장애(그림 B-7 ⑨)** : 온도통각섬유는 중심회백질을 통해 반대쪽의 척수시상로로 들어가기 때문에 이 부위의 손상으로 장애 레벨의 온도통각이 양측성으로 손상을 입는다. 이 장애는 척수공동증(syringomyelia)에서 종종 보인다. 이때는 경수에서 상부흉수에 걸쳐 병소가 자주 발생하기 때문에 양쪽 상지, 흉부상부에서 온도통각 소실을 보이는데 이것을 공중매달림형(forme suspension)이라고 부른다.

⑩ **원추·마미장애(그림 B-7 ⑩)** : 원추는 제3~5천수 및 미수로 구성되어 있다. 하지근의 대부분은 제2천수 이하의

수절지배를 받지 않기 때문에 순수한 원추장애에서는 이완성 방광직장장애와 항문 주위의 좌우 대칭성 감각소실만을 나타내고, 운동장애나 건반사장애는 없다. 이 항문 주위의 감각장애 분포는 자전거의 안장과 비슷하여 안장 감각소실(saddle anesthesia)이라고 한다. 마미(cauda equina)는 L2 이하의 신경근의 집합이며 상부의 장애에서는 감각장애에 운동장애, 건반사 저하를 수반하지만, 하부 장애에서는 원추장애와 동일한 증상을 보여 감별은 거의 불가능하다.

⑪⑫⑬ **뇌간장애** : 뇌간에서는 감각장애 외에도 뇌신경증상, 운동신경 증상을 수반하는 경우가 많아, 병소 진단에 유용하다. 또한, 감각장애 패턴으로 뇌간 병변의 특징을 이해하기 위해서는 안면감각을 전달하는 전도로의 주행에 대해 이해할 필요가 있다.

안면의 온도통각을 전달하는 섬유는 삼차신경을 통해 같은 쪽의 삼차신경 척수로를 하강하지만, 이때 코 주위에서의 섬유는 가장 입 쪽, 귀 주변에서의 섬유는 가장 꼬리 쪽에서 삼차신경 척수로핵에 연결된다. 이후 반대쪽으로 교차해 척수시상로의 근처를 상행하고 시상으로 들어간다. 한편, 안면의 촉각을 전달하는 섬유는 교뇌중부의 레벨에서 삼차신경 주지각핵으로 들어가 반대쪽의 내측 모체에 합류한다. 따라서 연수나 교뇌하부의 병변에서 안면의 촉각은 손상을 입지 않고 온도통각만이 손상을 입는다(해리성 지각장애, dissociated sensory disturbance). 게다가 연수외측증후군(lateral medullary syndrome)(그림 B-7 ⑪)과 같이 교차 전 섬유(삼차신경척수로)가 손상되면 병측의 안면과 반대쪽 반신의 온도통각장애가 발생하게 되는데, 매우 특징적이다. 또한, 교뇌중부의 병변에서는 삼차신경이 뇌간으로 들어가 바로 손상되며 같은 쪽 안면의 전 지각장애가 발생한다(그림 B-7 ⑫). 교뇌상부 이상부터 시상까지의 병변에서는 반대쪽의 안면을 포함한 감각장애가 발생한다(그림 B-7 ⑬).

⑭⑮ **시상장애(그림 B-7 ⑭)** : 시상장애에서는 반대쪽의 모든 감각이 피해를 입으며, 특히 심부감각이 심하게 손상 안면의 전지된다. 시상의 외측핵이 손상을 입었을 때에는 소위 말하는 시상증후군이 나타나고, 반대쪽의 반신에 통증 자극을 주면 불쾌감을 수반하는 격한 통증, 즉 hyperpathia 가 유발된다. 마찬가지로 이때 발생하는 자발통을 시상통(thalamic pain)이라고 부른다.

시상후복측핵에는 명백한 체성 국재가 있다고 알려졌는데, 안면부에서의 입력은 내측후복측핵(N. ventralis posteromedialis, VPM)으로, 경부 이하의 몸통·사지에서의 입력은 외측후복측핵(N. ventralis posterolateralis, VPL)으로 들어가는 것으로 알려져 있다. 또 VPL 중에서는 손에서 유래하는 감각입력이 가장 내측에 위치한다. 따라서 이 영역의 작은 병소에서는 입 주변과 손에 국한된 감각장애를 유발하고, 특히 타각적 감각장애가 없이 따끔거리는 자발적 이상감각을 나타내는 경우가 있다. 이것을 수구증후군(cheiro-oral syndrome)이라고 한다(그림 B-7 ⑮). 시상의 병변에서 종종 경험할 수 있으며 동일한 증상은 교뇌와 중뇌의 병변이나 두정엽 병변에서도 발생하는 것으로 알려져 있다.

⑯ **대뇌장애(그림 B-7 ⑯)** : 두정엽의 감각영역 피질이 손상되면 반대쪽에 복합감각장애가 발생한다. 즉, 자극 부위의 인식에 장애가 발생(topagnosis)하여, 물건을 만지거나 들어도 그 물체가 무엇인지 알지 못하거나(astereognosis), 피부에 쓴 글자를 맞추지 못하고(graphanesthesia), 2점 식별감각의 저하, 소거현상(extinction) 등의 증상이 보인다.

감각영역의 장애에서는 반대쪽에 표재감각의 장애가 발생하지만, 그 정도는 가볍고 감각상실을 나타내는 경우는 없다. 만약 감각상실이 있다면 피질 아래의 장애도 존재한다고 봐야 한다. 심부감각에서는 위치감각이나 운동감각은 손상되지만 진동감각은 원칙적으로 손상을 입지 않는다.

대뇌성 감각장애가 있다면 종종 손동작이 어색해지거나 일상적인 물건 조작이 어려워진다. 특히 각 손가락의 움직임을 필요로 하는 동작이 손상되기 쉬워 지절운동실행증(limb-kinetic apraxia)이라는 형태의 장애를 나타낸다. 이와 같은 동작장애는 후중심구보다 후방의 두정엽영역까지 병변이 퍼졌을 경우에 나타나기 쉽다. 동일한 동작장애는 전중심회보다 앞에 있는 전두엽 병변에 의해서도 발생한다. 양쪽의 임상상은 꽤나 비슷하지만 두정엽 병변의 경우에는 시각에 의한 동작의 보정이 명료한 것에 비해 전두엽 병변에 의한 동작장애의 경우에는 시각에 의한 보정은 성공하기 어렵다고 한다.

● 히스테리(hysteria)

감각장애의 분포가 지금까지 서술한 해부학적인 신경 분포와 일치하지 않는 경우 히스테리일 가능성을 생각해야 한다. 반신의 감각장애 경계가 완전히 중심선과 일치하거나 전완의 가운데부터 앞으로 또는 무릎에서 아래로 경계가 명확한 감각상실이 나타나는 등, 신경학적으로 설명이 불가능한 기이한 분포의 감각장애를 말한다. 또한, 이러한 감각장애는 하루 사이에도 계속해서 분포가 변하거나 소실하는 등 부자연스러운 경과를 나타내는 경우도 있다. 눈을 감은 상태에서 촉각, 진동감각을 검사하는 등 그 객관성을 검토해야 한다.

그림 B-7 병소 국소와 감각장애의 분포

■ : 전감각장애, ■ : 온도통각장애, ■ : 심부감각장애(위치감각, 진동감각, 식별감각),
■ : 피질성 감각장애(2점 식별감각, 입체감각, 피부서화감각 등)

	① 단일말초신경장애	② 다발성 신경장애	③ 척수후근장애	④ 완전한 횡단성 장애
감각장애 패턴	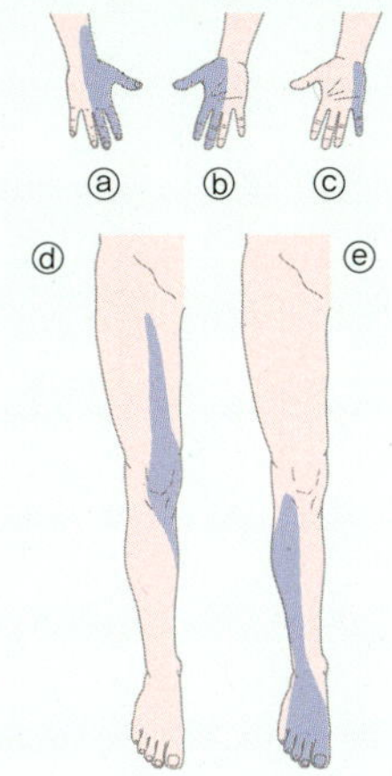	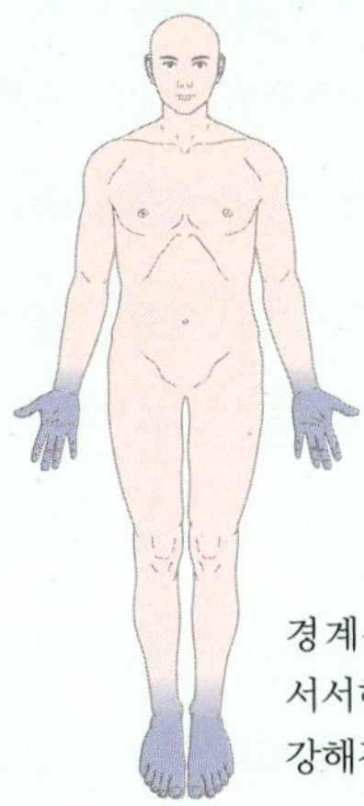 경계부에서는 서서히 장애가 강해진다.	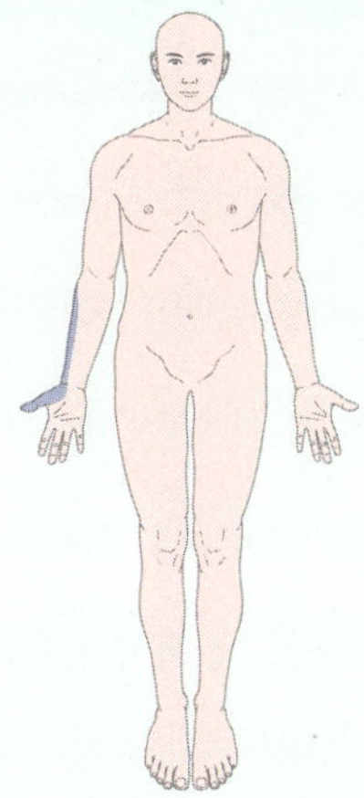	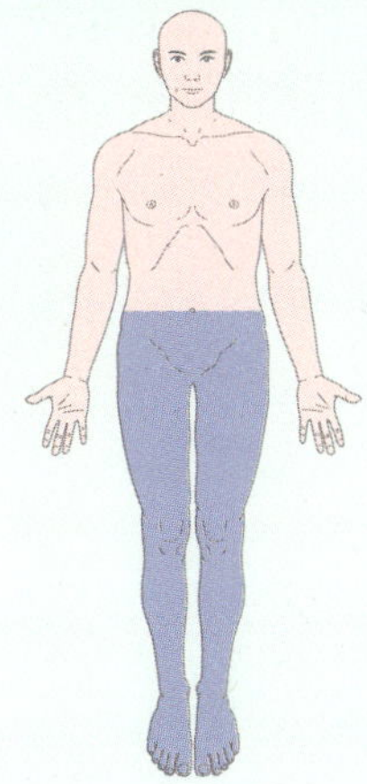
기타 증상	• 장애가 발생한 신경이 지배하는 근육의 근력저하, 위축 • 건반사 저하	• 사지원위부의 근력저하 • 건반사 저하	• 건반사의 저하	• 근력저하(양쪽) • 건반사 항진(양쪽) • 병적반사(양쪽)
병소 부위	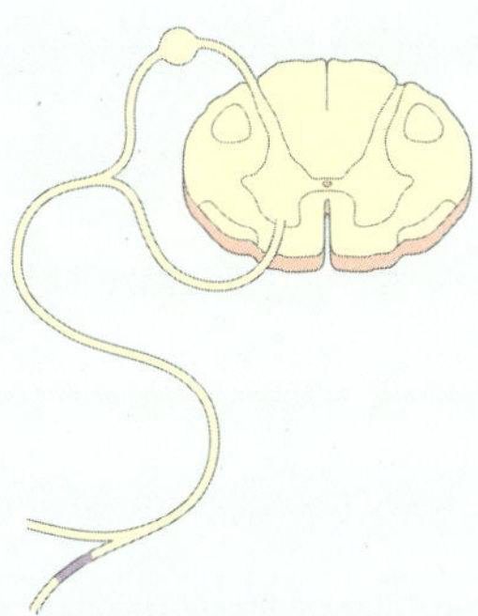		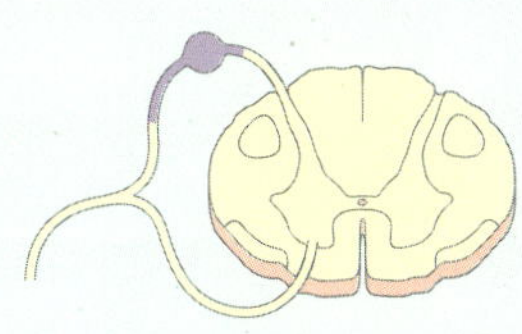	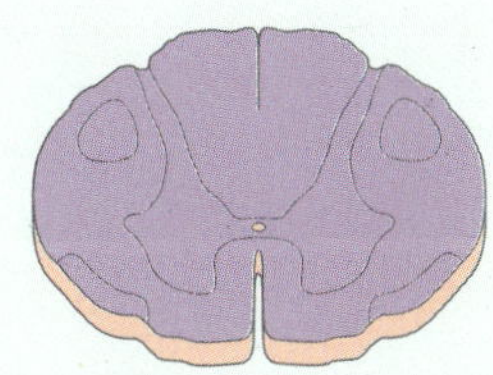
대표적인 질환	• 단일경염 ⓐ 요골신경마비 ⓑ 정중신경마비 ⓒ 척골신경마비 ⓓ 대퇴신경마비 ⓔ 총비골신경마비 • 다발성 단신경염	다발신경염 • 대사성 질환 • 중독성 질환 • 유전성 질환	압박성 병변 • 변형성 척추증 • 추간판탈출증 • 척수외 종양	횡단성 척수염 • 교원병 • 탈수성 질환 • 척수종양 • 입박싱 병번 • 방사선 척수염
감별에 필요한 검사	근전도, 채혈(교원병, 응고이상증)	근전도, 채혈(대사성 질환, 중독성 질환), 요추천자	근전도, 척추 MRI	척수 MRI, 채혈(교원병), 요추천자

(보라색) : 전감각장애, (주황색) : 온도통각장애, (녹색) : 심부감각장애(위치감각, 진동감각, 식별감각),
(연주황색) : 피질성 감각장애(2점 식별감각, 입체감각, 피부서화감각 등)

	⑤ 반쪽 장애	⑥ 전삭장애	⑦ 척수 내 병변	⑧ 후삭장애
감각장애 패턴	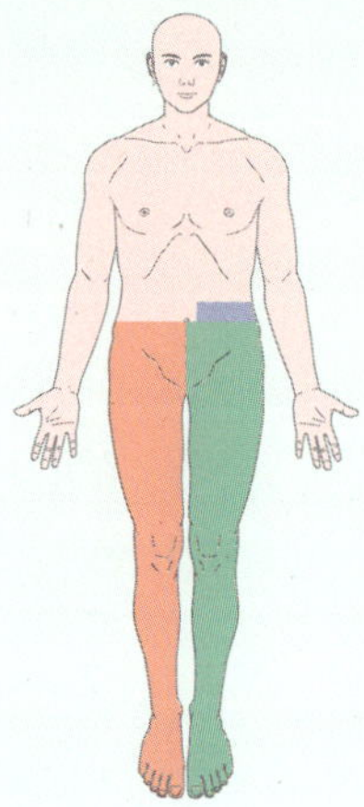	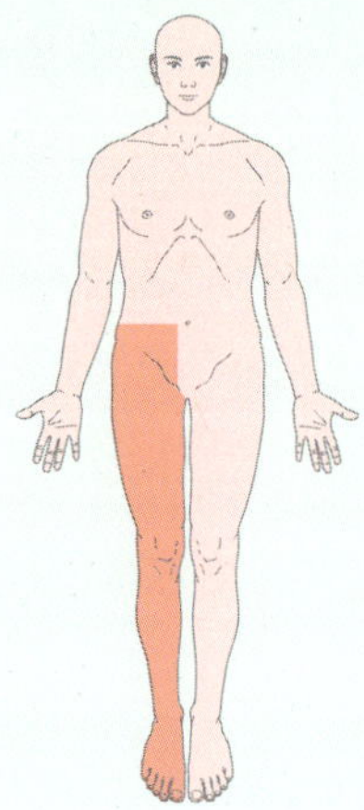	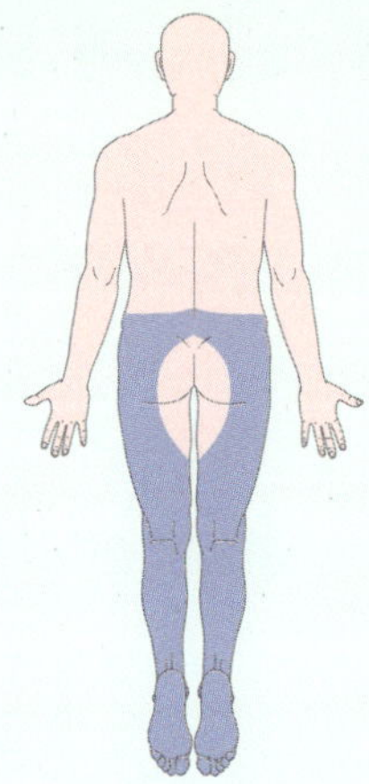	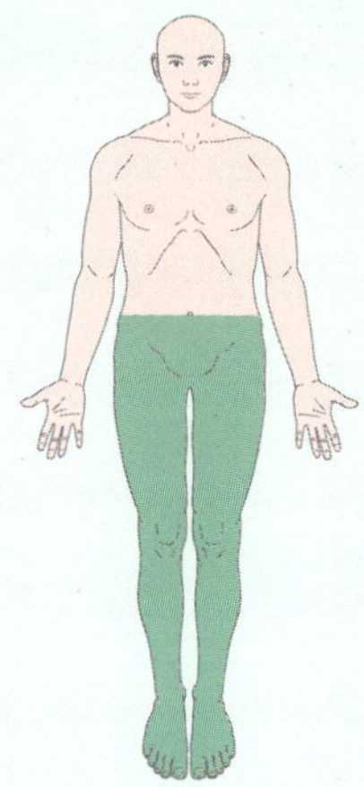
기타 증상	• 근력저하(장애 쪽) • 건반사 항진(장애 쪽) • 병적반사(장애 쪽)		• 근력저하(양쪽) • 건반사 항진(양쪽) • 병적반사(양쪽)	• Romberg 징후 양성 • 척수성 실조증
병소 부위	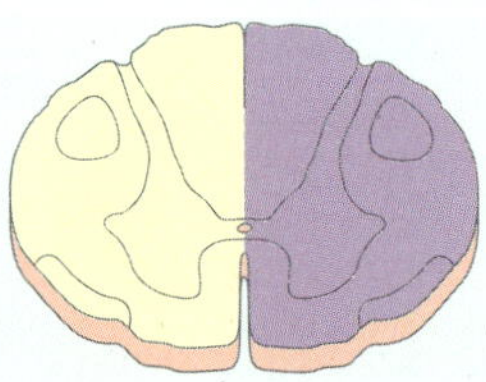	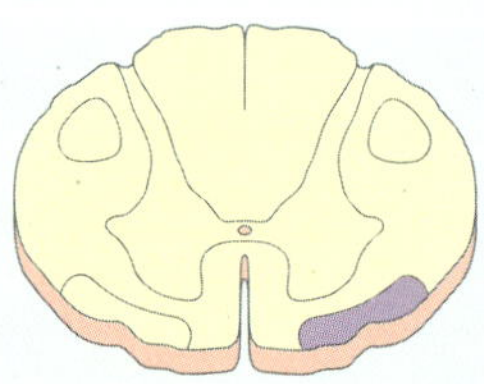	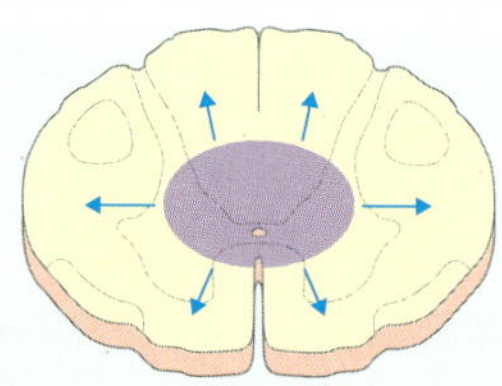	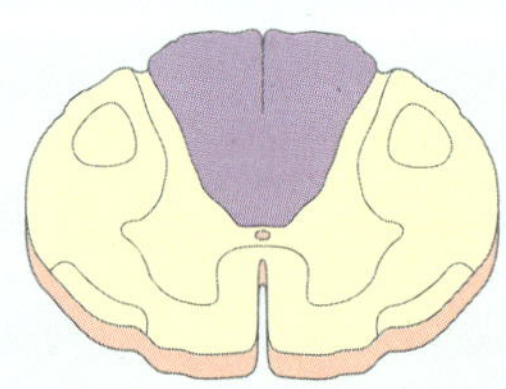
대표적인 질환	Brown−Sèquard증후군	• 압박성 병변 • 척수종양 • 전척수동맥증후군(양측성)	sacral sparing • 척수 내 종양 진행기	• 척수로 • 후방에서의 압박 • Friedreich 실조증
감별에 필요한 검사	척수 MRI	척수 MRI	척수 MRI	채혈(매독), 척수 MRI, SEP(체성감각유발전위)

	⑨ 중심회백질장애	⑩ 원추·마미장애	⑪ 연수외측증후군	⑫ 교뇌중부 외측장애
감각장애 패턴	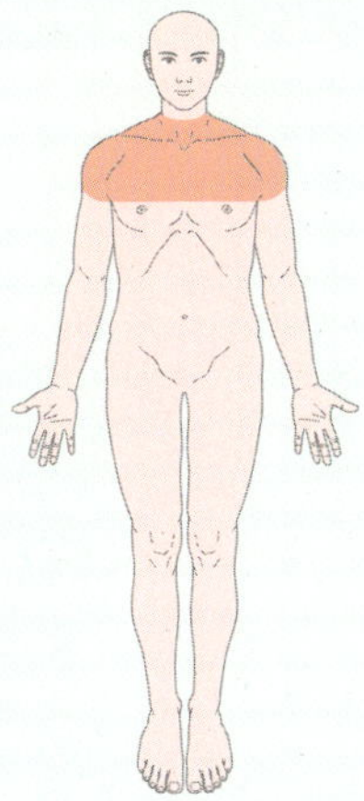	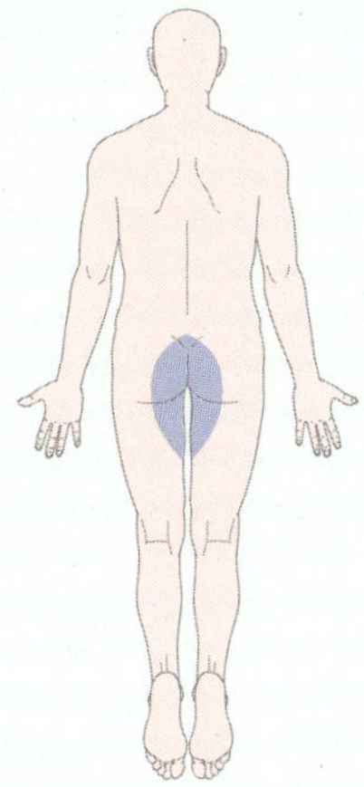	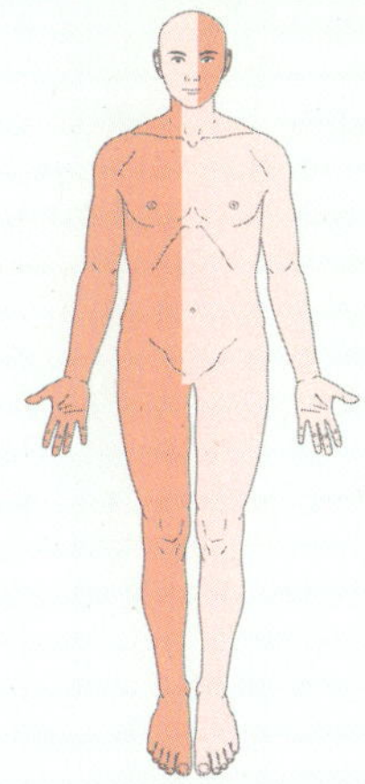	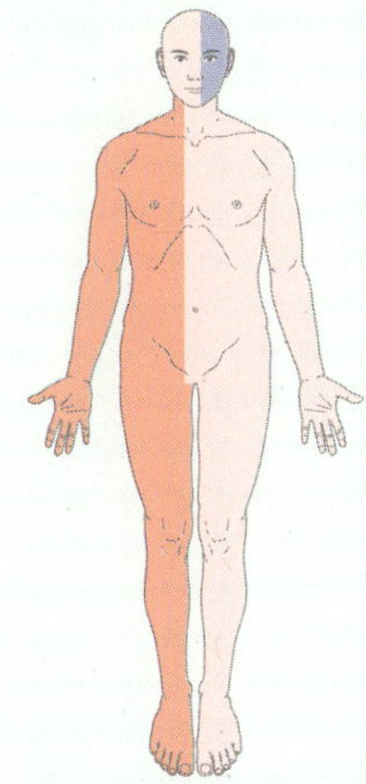
기타 증상		• 이완성 방광직장장애 (• 발가락·비복근의 근력저하 • 아킬레스건 반사의 소실)	• 소뇌실조(장애 쪽) • Horner증후군(장애 쪽) • 구개근, 성대마비(장애 쪽) • 메스꺼움·현기증	• 소뇌실조(장애 쪽) • Horner증후군(장애 쪽) • 메스꺼움·현기증
병소 부위	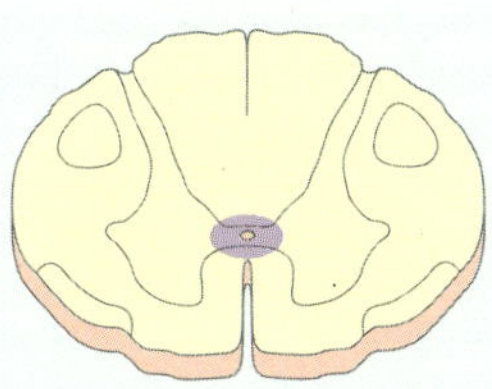	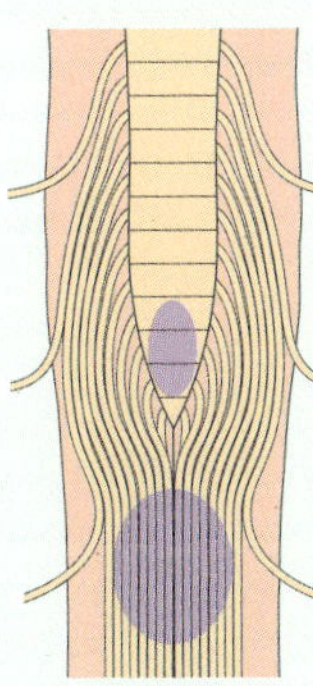	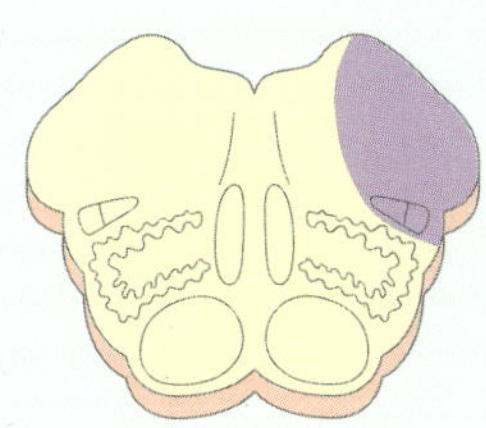	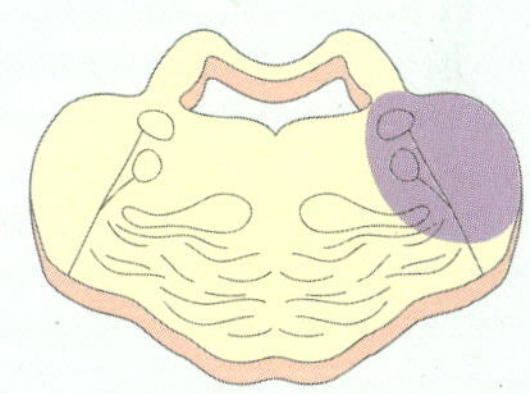
대표적인 질환	• 척수공동증 • 척수 내 종양 초기	• 압박 병변 • 종양	Wallenberg증후군 • 추골동맥 또는 후하 소뇌동맥의 폐색	
감별에 필요한 검사	척수 MRI	요추 MRI, 요추천자	두부 MRI, MR 혈관 촬영	두부 MRI, MR 혈관 촬영

■ : 전감각장애, ■ : 온도통각장애, ■ : 심부감각장애(위치감각, 진동감각, 식별감각),
■ : 피질성 감각장애(2점 식별감각, 입체감각, 피부서화감각 등)

	⑬ 교뇌상부외측증후군	⑭ 시상장애	⑮ 수구증후군	⑯ 두정엽장애
감각장애 패턴	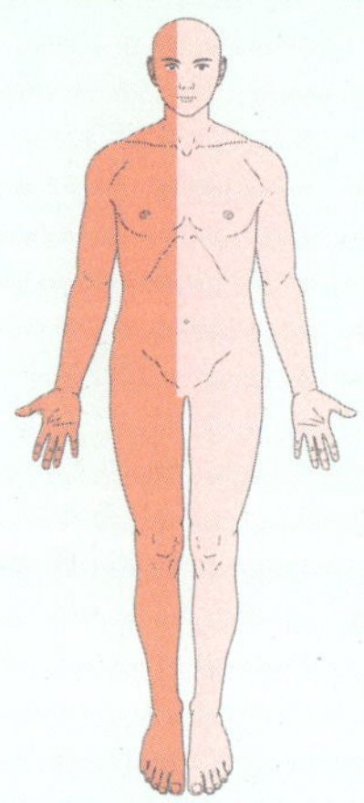	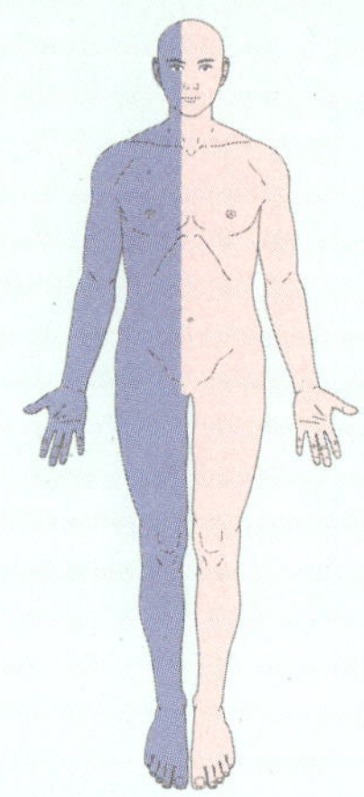	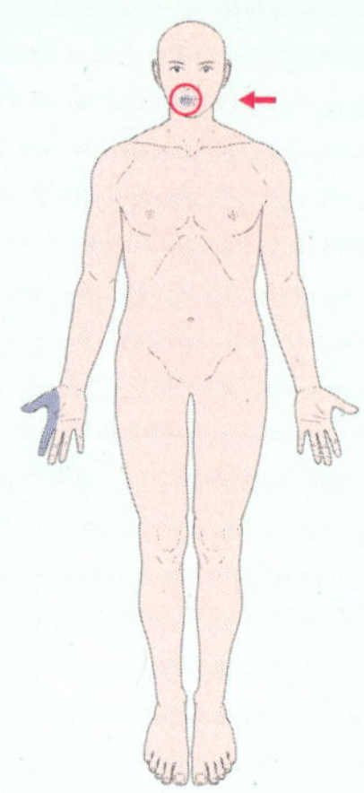	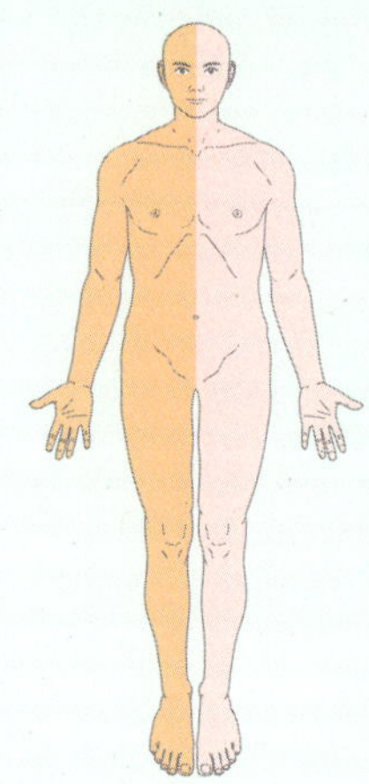
기타 증상	• 소뇌 증상(장애측) • Horner증후군(장애측) • 불수의운동(장애측) • 메스꺼움·현기증	• 시상통 • Hyperpathia • 시상수 • 시상성 실어증		• 위치감각의 저하 • 경도의 표재감각장애
병소 부위	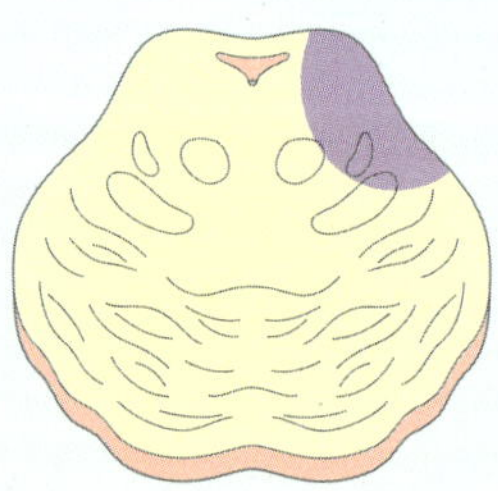	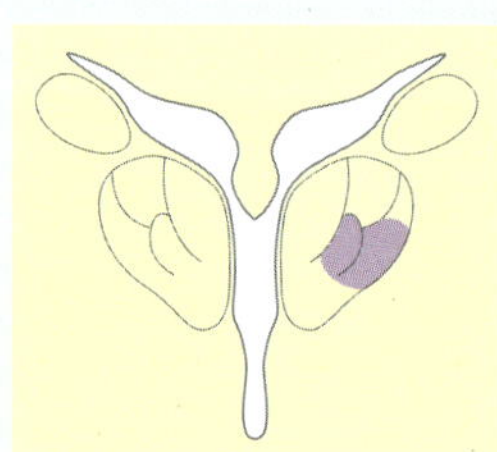	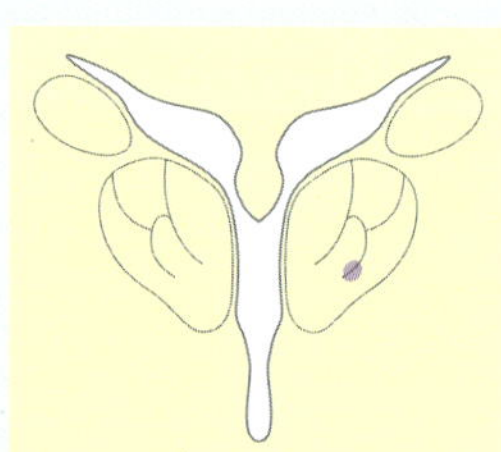	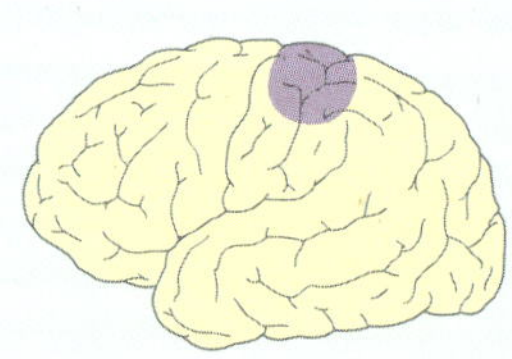
대표적인 질환	• 상소뇌동맥폐색	• 뇌혈관장애		• 뇌종양 • 뇌혈관장애
감별에 필요한 검사	두부 MRI, MR 혈관 촬영	두부 MRI, MR 혈관 촬영	두부 MRI	두부 CT, MRI

의심되는 질환, 감별에 필요한 검사

병소로 본 감각장애 패턴, 감별 질환, 감별을 위한 검사를 정리했다.

<table>
<tr><th>병소</th><th>감각장애 패턴</th><th>의심되는 질환</th><th>감별에 필요한 검사</th></tr>
<tr><td colspan="4">말초신경</td></tr>
<tr><td>① 단일말초신경</td><td>특정한 신경지배영역의 감각장애</td><td>말초신경 압박 병변</td><td rowspan="5">• 채혈
(응고이상증, 교원병, 중독성 질환)
• 요추천자
• 근전도
• 척추 MRI</td></tr>
<tr><td>② 다발성 단신경염</td><td>복수 신경지배영역의 감각장애</td><td>허혈성 신경장애</td></tr>
<tr><td>③ 다발신경염</td><td>장갑양말형(glove and stocking type)
감각장애</td><td>대사성 질환, 중독성 질환</td></tr>
<tr><td>④ 척수후근</td><td>피부분절의 감각장애</td><td>척수 압박 병변</td></tr>
<tr><td>⑤ 마미(말총)</td><td>항문 주변 감각장애(saddle anesthesia)</td><td>척주관 내 마미 압박 병변</td></tr>
<tr><td colspan="4">척수</td></tr>
<tr><td>① 횡단성 척수염</td><td>양쪽의 전감각 소실</td><td rowspan="7">• 척수 내/척수외 종양
• 압박성 병변
• 척수염
(교원병, 탈수, 방사선척수염)
• 전척수동맥증후군,
경막동정맥루
• 당뇨병, 척수매독
• 척수공동증</td><td rowspan="7">• 채혈
(교원병, 감염증, 대사성 질환)
• 요추천자
• 체성 감각유발전위
• 척추단순X선 촬영,
단순·조영 MRI</td></tr>
<tr><td>② Brown-Sèquard증후군</td><td>병측 심부감각, 반대쪽 온도통각장애</td></tr>
<tr><td>③ 전삭장애</td><td>반대쪽 온도통각장애</td></tr>
<tr><td>④ 후삭장애</td><td>병측 심부감각장애</td></tr>
<tr><td>⑤ 척수 내 진정성 병변</td><td>장애 레벨에서 꼬리 쪽으로 신전하는 감각장애, 항문 주위의 감각 잔존
(sacral sparing)</td></tr>
<tr><td>⑥ 중심회백질 병변</td><td>공중에 매달린 형태의 온도통각</td></tr>
<tr><td>⑦ 원추, 원추 상부</td><td>항문 주변 감각장애(saddle anesthesia)</td></tr>
<tr><td colspan="4">뇌간·대뇌</td></tr>
<tr><td>① 뇌간</td><td>반대쪽 상하지의 감각장애,
병측/반대쪽 안면의 감각장애</td><td rowspan="3">• 뇌혈관장애
• 뇌종양
• 뇌농양
• 혈관염
(교원병, 방사선 지발성 괴사)
• 탈수성 질환</td><td rowspan="3">• 채혈
(교원병, 감염증, 대사성 질환)
• 요추천자
• 두부 단순·조영 MRI,
MR 혈관 촬영</td></tr>
<tr><td>② 시상</td><td>반대쪽 안면을 포함하는 상하지의 감각장애</td></tr>
<tr><td>③ 대뇌피질</td><td>복합감각장애</td></tr>
</table>

소뇌 증상

진찰 방법

손의 회내·회외 검사

- 손의 회내·회외 검사(hand pronation supination test)는 양손을 앞으로 뻗고 팔꿈치를 가볍게 굴곡하여 손의 회내와 회외를 가능한 한 빠르게 반복시킨다(길항반복운동, diadochokinesis)(그림 A-1).
- 검사는 '한 손씩 검사하는 경우'와 '양손을 동시에 검사하는 경우'가 있다.
- 양손을 동시에 실시하면 장애 쪽 증상이 증강되어 이상이 눈에 띄는 경우도 있다.

그림 A-1 손의 회내·회외 검사

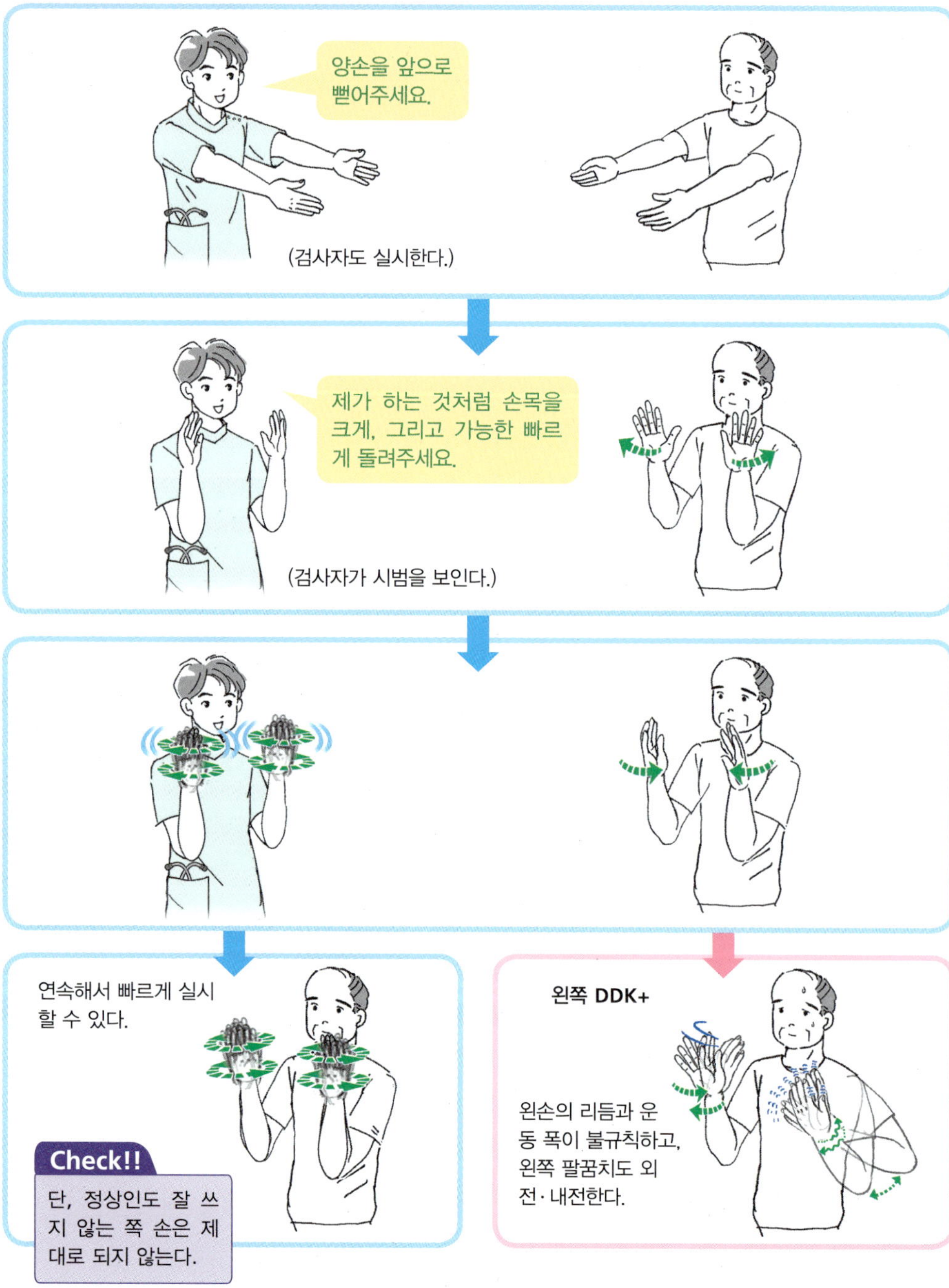

■ 정상인이라도 자주 쓰는 손에 비해 쓰지 않는 손은 회내(pronation)·회외(supination)의 속도가 느리다.

■ 소뇌 증상이 있는 경우

① 회내·회외의 리듬이 늦고 불규칙(회내에서 회외로 운동을 변환 시 머뭇거림이나 주저하는 모양이 나타난다)하여 운동의 폭도 매우 불규칙하고 불안정하게 된다. 이러한 경우는 연속길항운동불능증[dysdiadochokinesis(DDK), adiadochokinesis]으로 판정되고, DDK(+)등으로 기재한다.

② 전완의 회내·회외와 함께 견관절이 내회전·외회전을 반복하기 때문에 팔꿈치가 고정되지 못하고 외전·내전하는 듯이 보인다(그림 A-2). 이와 같은 현상은 협동운동불능증(asynergia)이라고 불리며 소뇌가 갖는 운동에 대한 양적, 시간적, 공간적인 조절기능이 손상을 입기 때문에 발생한다고 생각된다.

■ 파킨슨병(Parkinson disease) 환자는 손의 회내·회외 검사의 운동폭이 좁아진다.

그림 A-2 협동운동불능증의 경우

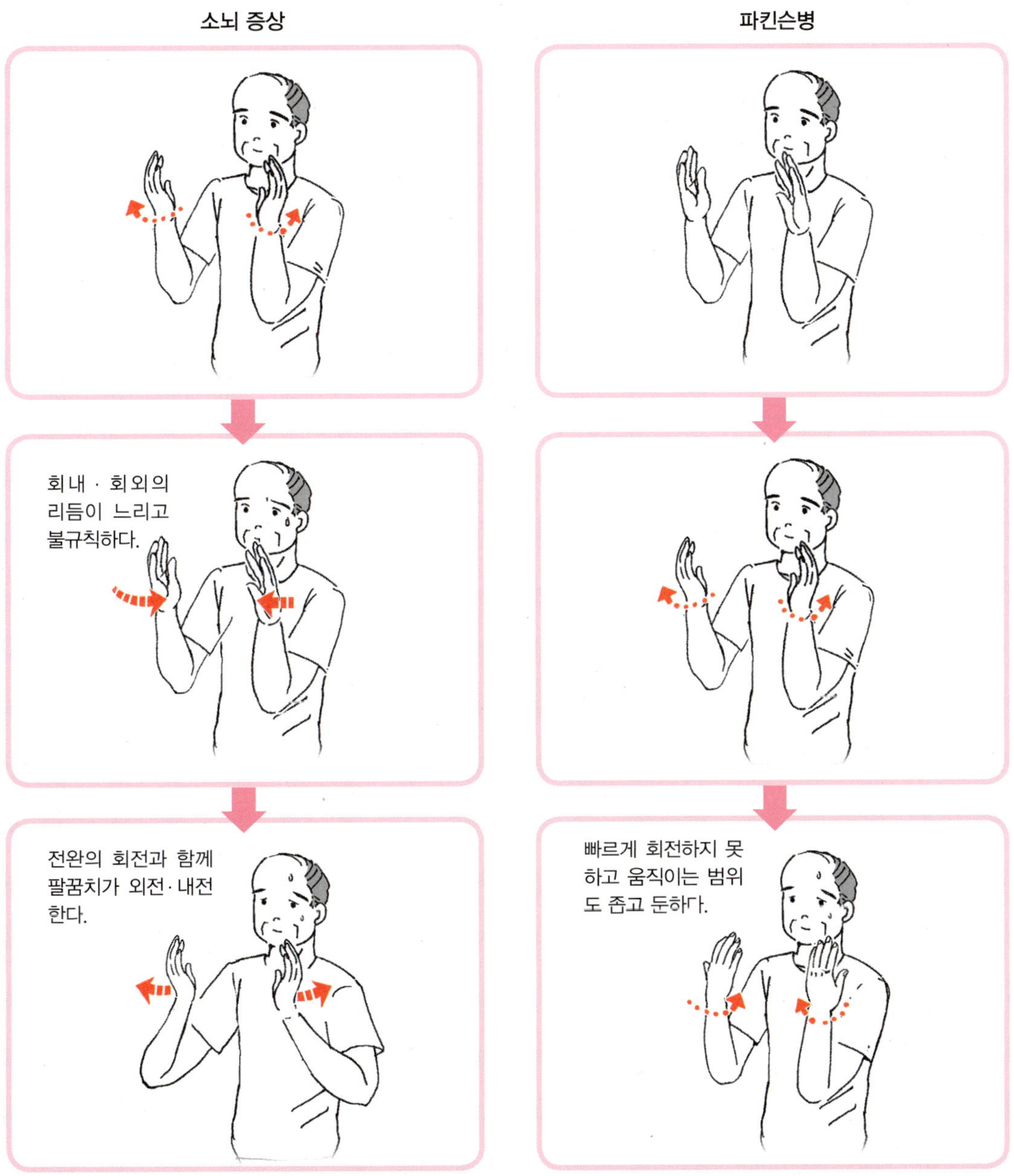

손가락코손가락 검사

- 손가락코손가락 검사(finger-nose-finger test) 또는 코손가락코 검사(nose-finger-nose test)는 환자에게 제2지를 내밀게 하고 검사자의 제2지의 끝과 환자의 코끝 사이를 왔다 갔다 하는 동작을 반복시키는 것이다(그림 A-3).
- 검사자는 자신의 손가락을 환자가 뻗으면 겨우 닿을 정도의 거리에 둔다(그림 A-4).
- 측정장애(dysmetria)는 환자의 손가락이 정확하게 코끝이나 검사자의 손가락에 닿는지를 진단한다(그림 A-3).

그림 A-3 손가락코손가락 검사

정상이라면 견관절의 굴곡과 주관절의 굴곡이 동시에 일어나고, 자신의 손가락을 코끝에 가지고 갈 수 있다.

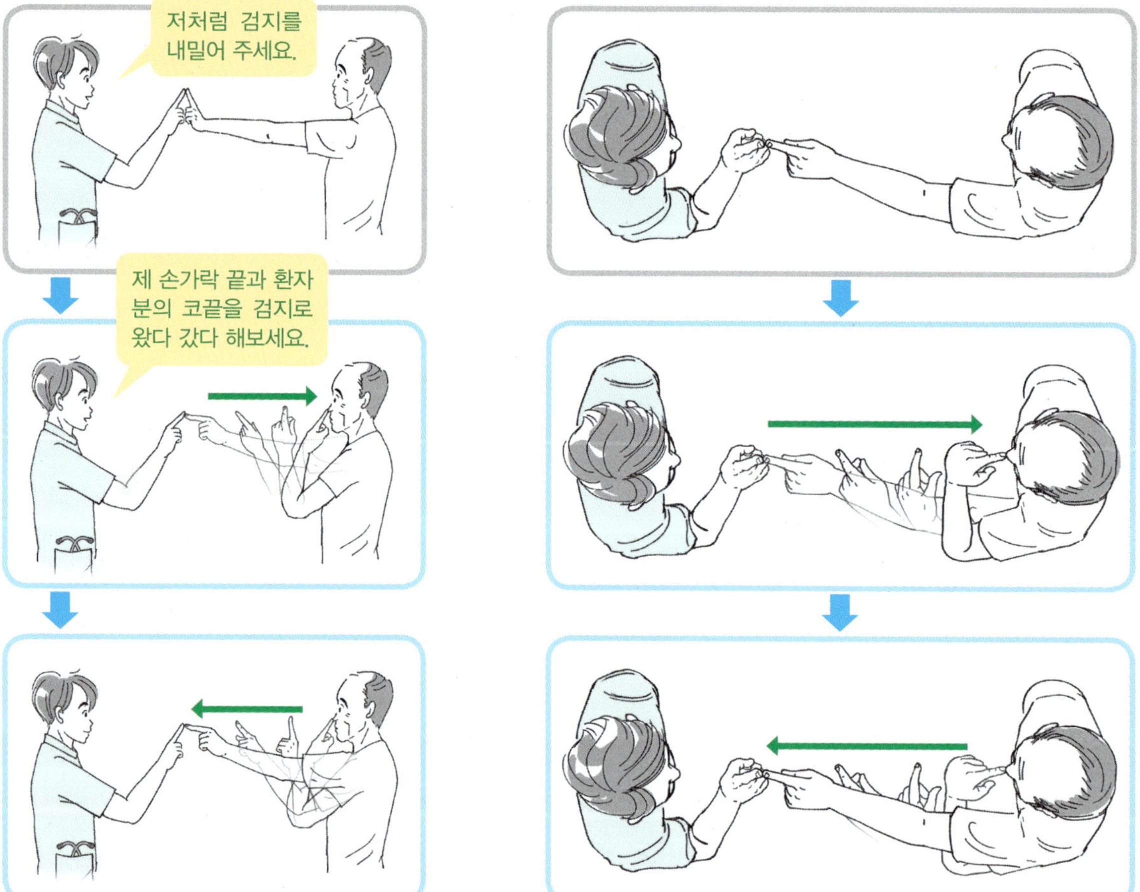

그림 A-4 환자의 팔이 충분히 펴지지 않는다.

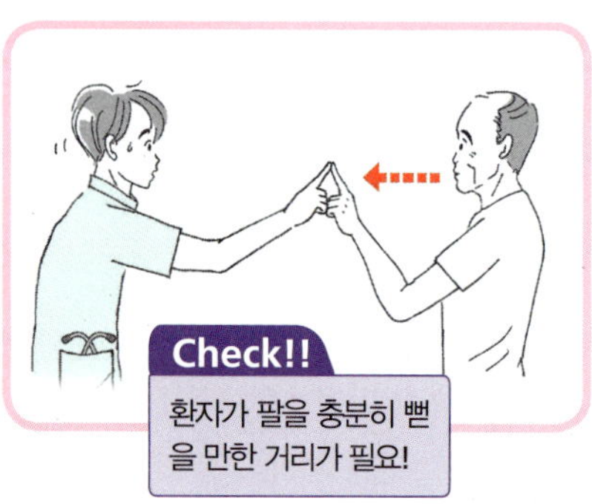

- 기도진전(intention tremor)은 손가락의 떨림이 목적물에 가까울수록 명백하게 나타나는 것으로 판정한다(그림 A-5).
- 소뇌 증상이 있는 환자의 경우, 손가락을 자신의 코끝에 가져갈 때, 견관절과 주관절의 굴곡이 동시에 발생하는 것이 아니라, 먼저 견관절이 굴곡하여 상완이 거상한 뒤 주관절이 굴곡하는 현상이 보인다(그림 A-6). 이러한 현상은 운동분해(decomposition)라고 불린다.
- 측정장애나 운동분해는 협동운동불능증에 포함된다고 할 수 있다.

그림 A-5 측정장애, 기도진전

정상이라면 견관절 굴곡과 주관절 굴곡이 동시에 일어나며, 자신의 손가락을 코끝에 가지고 간다.

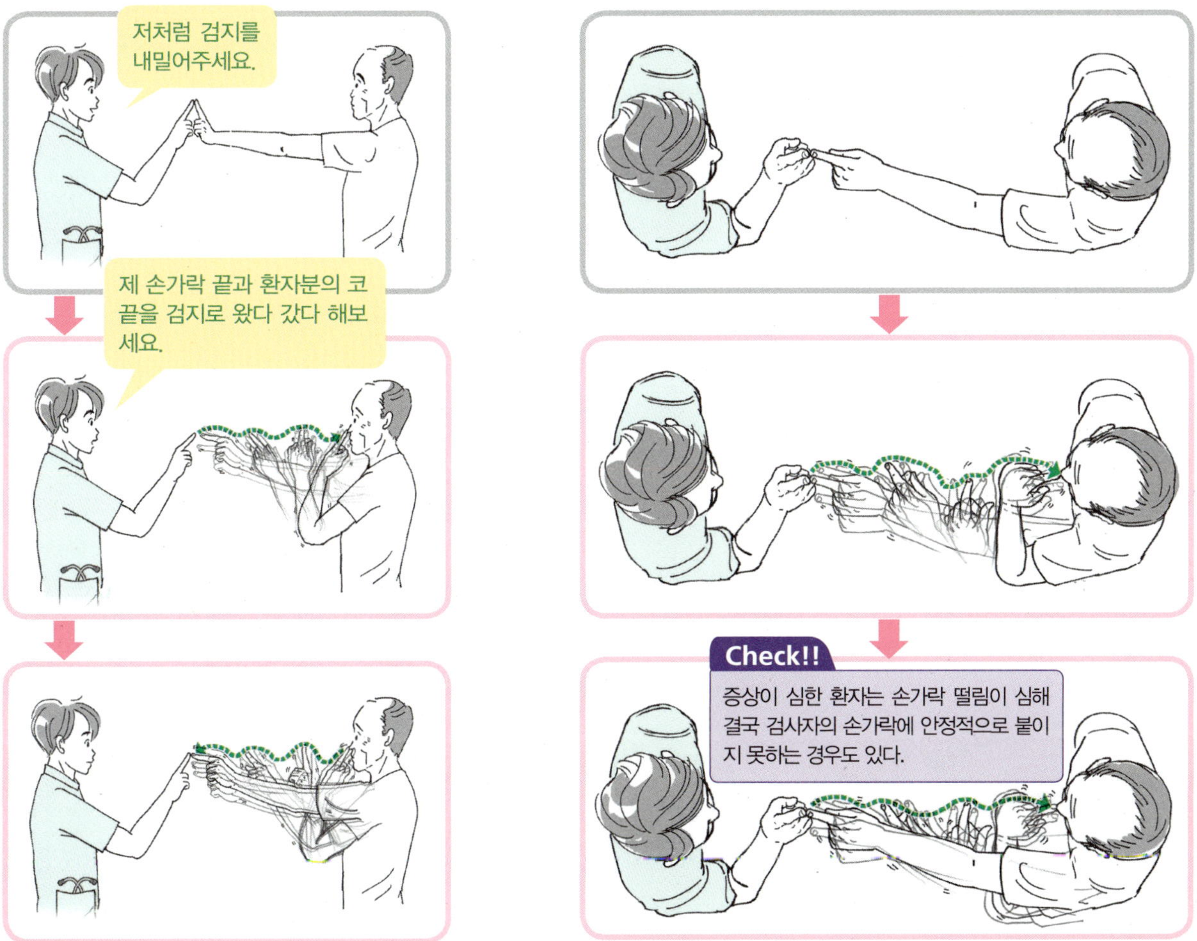

그림 A-6 운동분해

견관절이 굴곡해서 약간 팔이 치켜올라가 주관절이 굴곡하고, 그 상태에서 코끝으로 자신의 손가락을 가져간다.

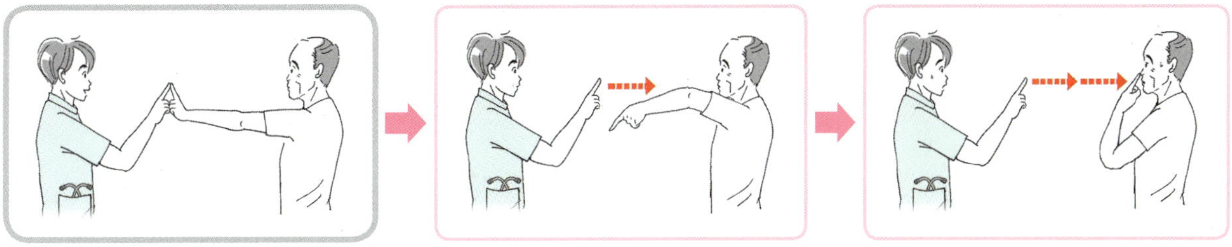

종슬 검사

- 종슬 검사(heel-shin test, heel-to-knee test 또는 heel-knee test)는 환자를 바로 누운 자세로 하고, 족관절을 약간 배굴한 상태에서 뒤꿈치를 반대쪽 무릎에 정확하게 얹고, 정강이를 따라 발목까지 일직선으로 밀게 한다(그림 A-7).
- 소뇌장애가 있으면 측정장애로 인해 뒤꿈치를 무릎에 제대로 얹지 못한다.
- 측정장애에 의해 정강이를 따라 똑바로 또 원활하게 움직일 수 없다. 이 때문에 어색한 상태를 보이거나 속도가 일정하지 않고 좌우로 흔들린다(그림 A-8).
- 심부감각에 의한 측정장애는 시각에 의한 보정을 제거하면 확실해진다. 따라서 눈을 떴을 때 종슬검사가 제대로 이뤄졌어도, 눈을 감고 시행하면 이상이 발견될 수도 있다(그림 A-9).

그림 A-7 종슬 검사

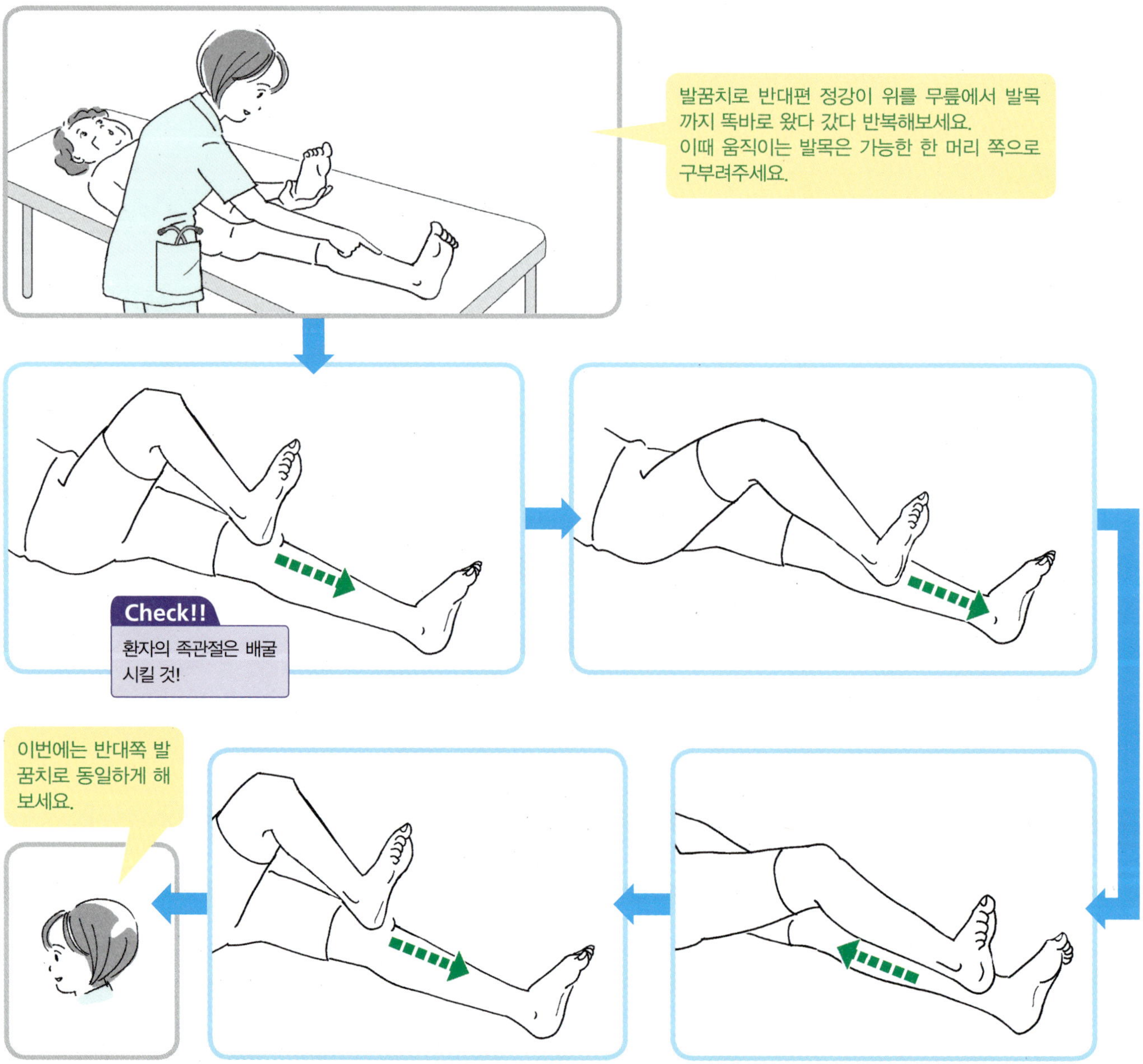

그림 A-8 소뇌장애가 있는 경우

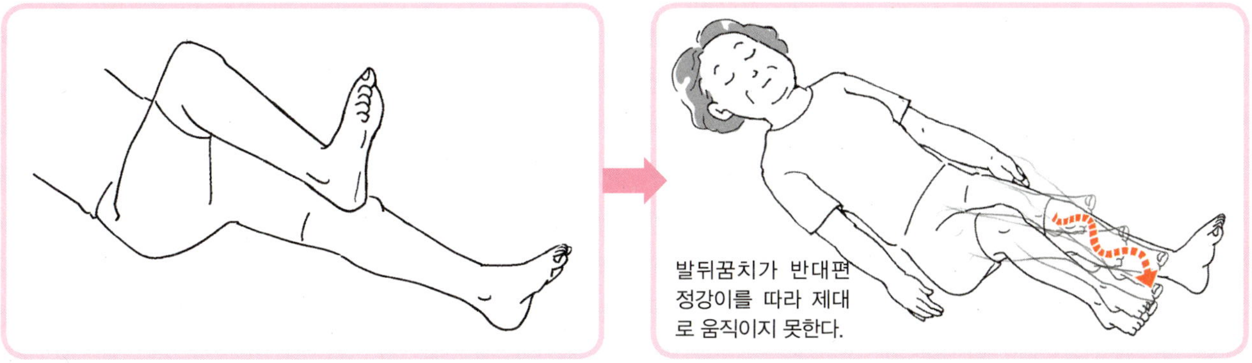

그림 A-9 심부감각장애가 있는 경우

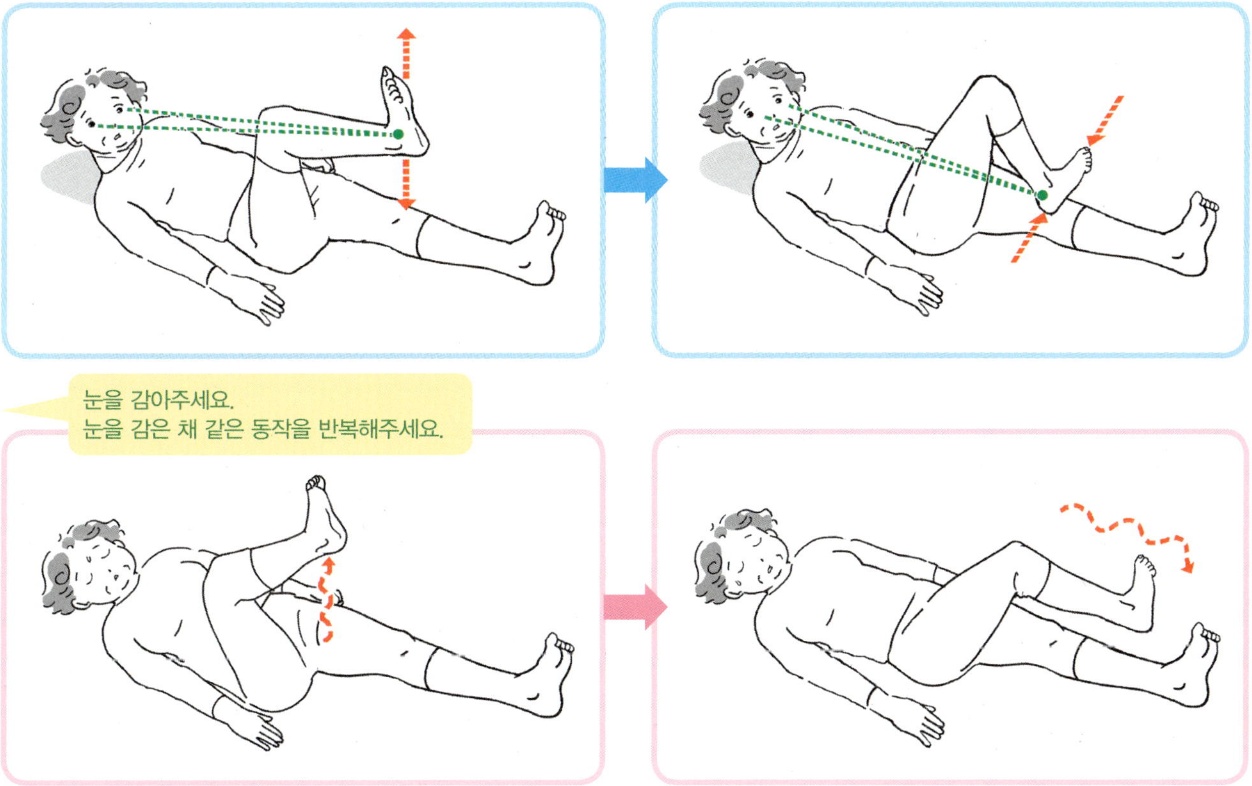

무릎치기 검사

- 무릎치기 검사(knee pat test)는 환자를 바로 누운 자세로 하고, 뒤꿈치로 자신의 무릎을 두드리게 한다(그림 A-10).
- 하지에서의 측정장애와 반복길항운동을 검사한다.
- 소뇌장애가 있으면 뒤꿈치가 정확하게 무릎에 도달하지 못하고 좌우로 미끄러진다. 또한, 뒤꿈치 상하운동의 폭이 크고 불규칙해진다(그림 A-11).
- 일정한 부위를 두드리지 못하면 운동실조라고 판정한다.
- 심부감각장애가 있는 환자는 눈을 떴을 때 무릎치기 검사가 제대로 이뤄졌어도, 눈을 감고 시행하면 이상이 발견될 수 있다(그림 A-12).

그림 A-10 무릎치기 검사

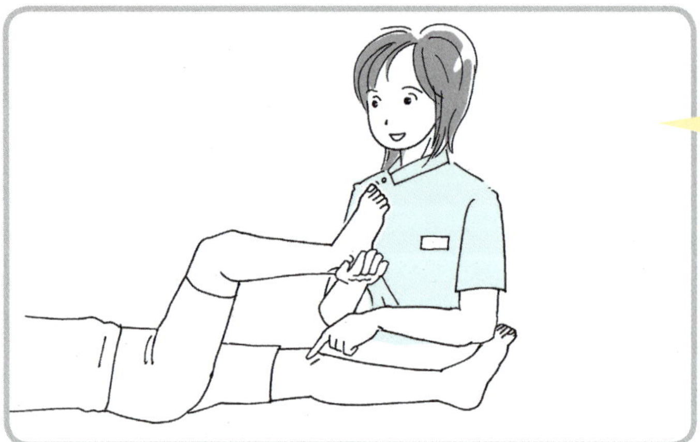

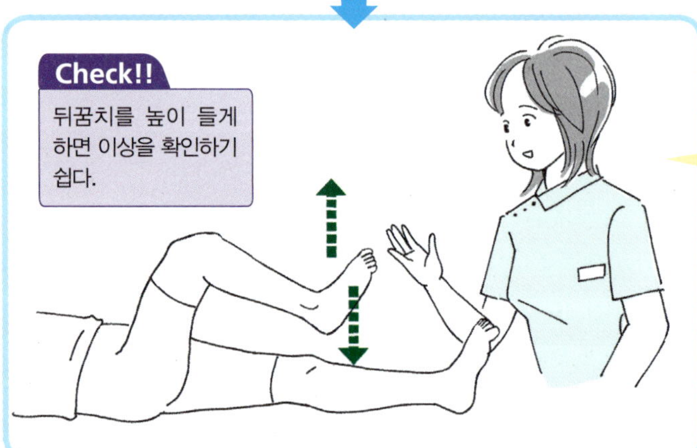

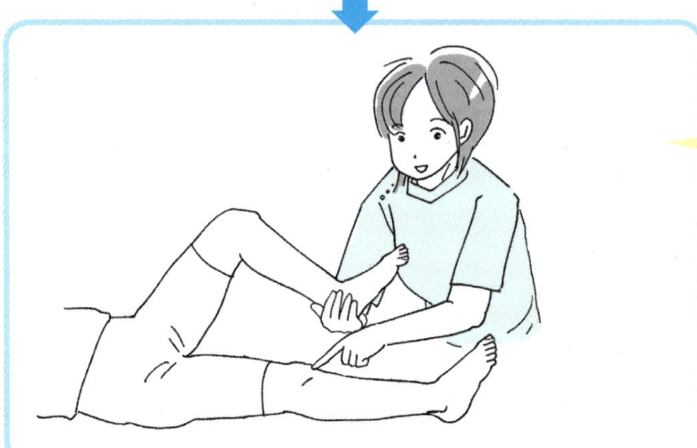
이번에는 반대쪽 뒤꿈치로 똑같이 반복해주세요.

그림 A-11 소뇌장애가 있는 경우

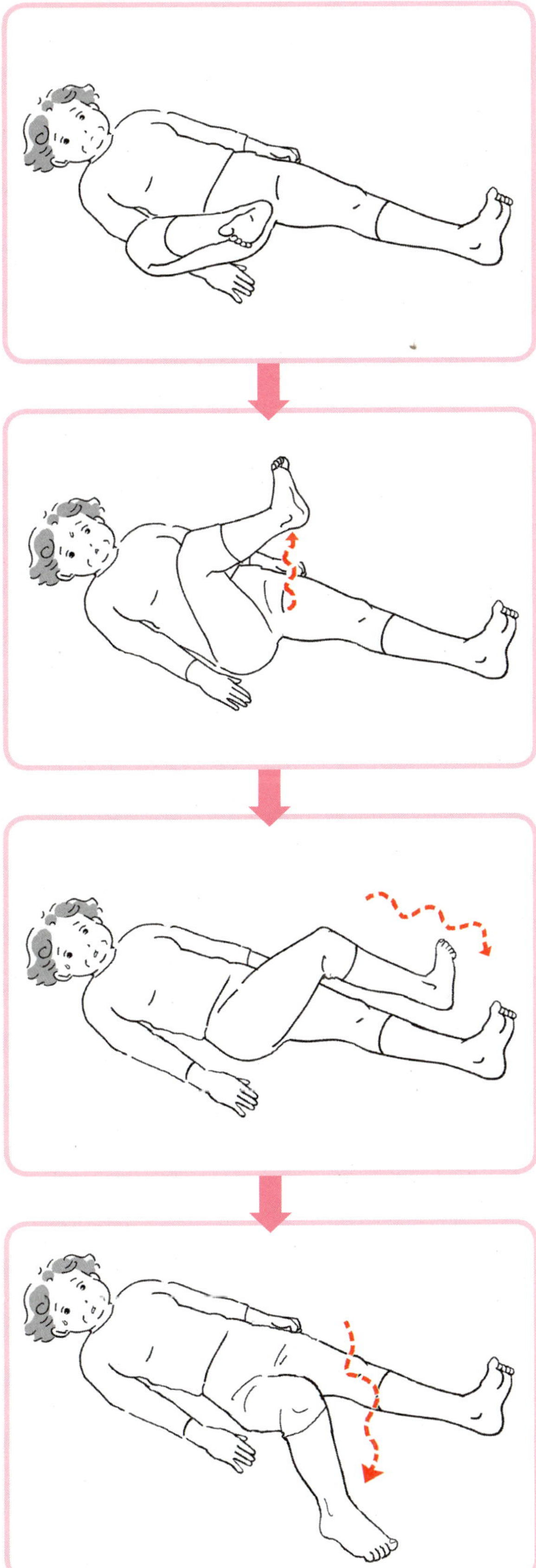

그림 A-12 심부감각장애가 있는 경우

눈을 뜬 경우

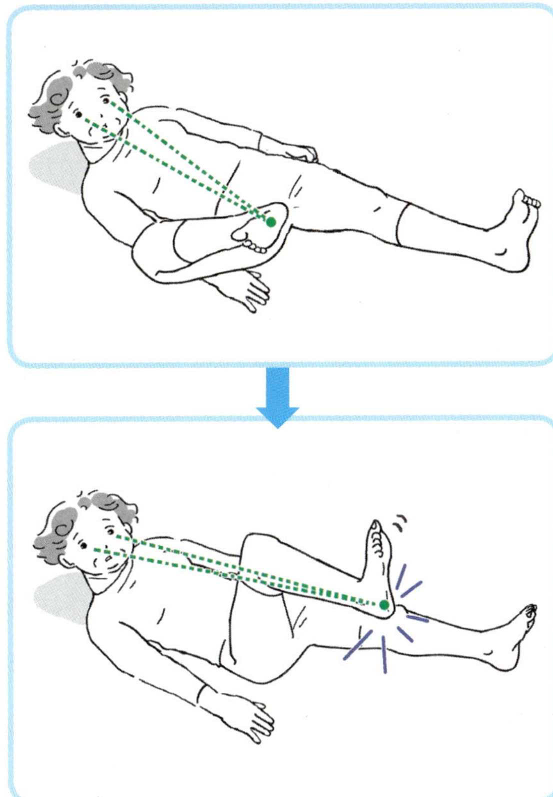

눈을 감은 경우

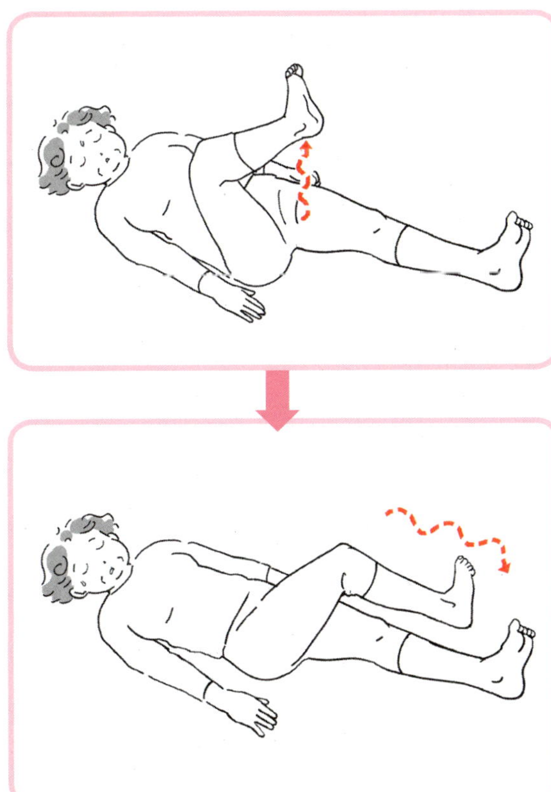

Stewart-Holmes 반동현상 진찰

- 검사자는 환자의 전완에 저항을 가하고, 환자의 가슴을 향해 팔꿈치를 강하게 굽히도록 지시한다. 그 후, 검사자는 갑자기 저항을 제거한다(그림 A-13).
- 정상이라면 가슴을 치는 일은 없으나, 근긴장저하가 있다면 자신의 가슴을 세게 친다.
- 이 검사를 시행할 때, 환자의 가슴 앞에 검사자의 다른 손을 두고 환자가 가슴을 쳤을 때 다치지 않도록 대비한다.

그림 A-13 Stewart-Holmes 반동현상

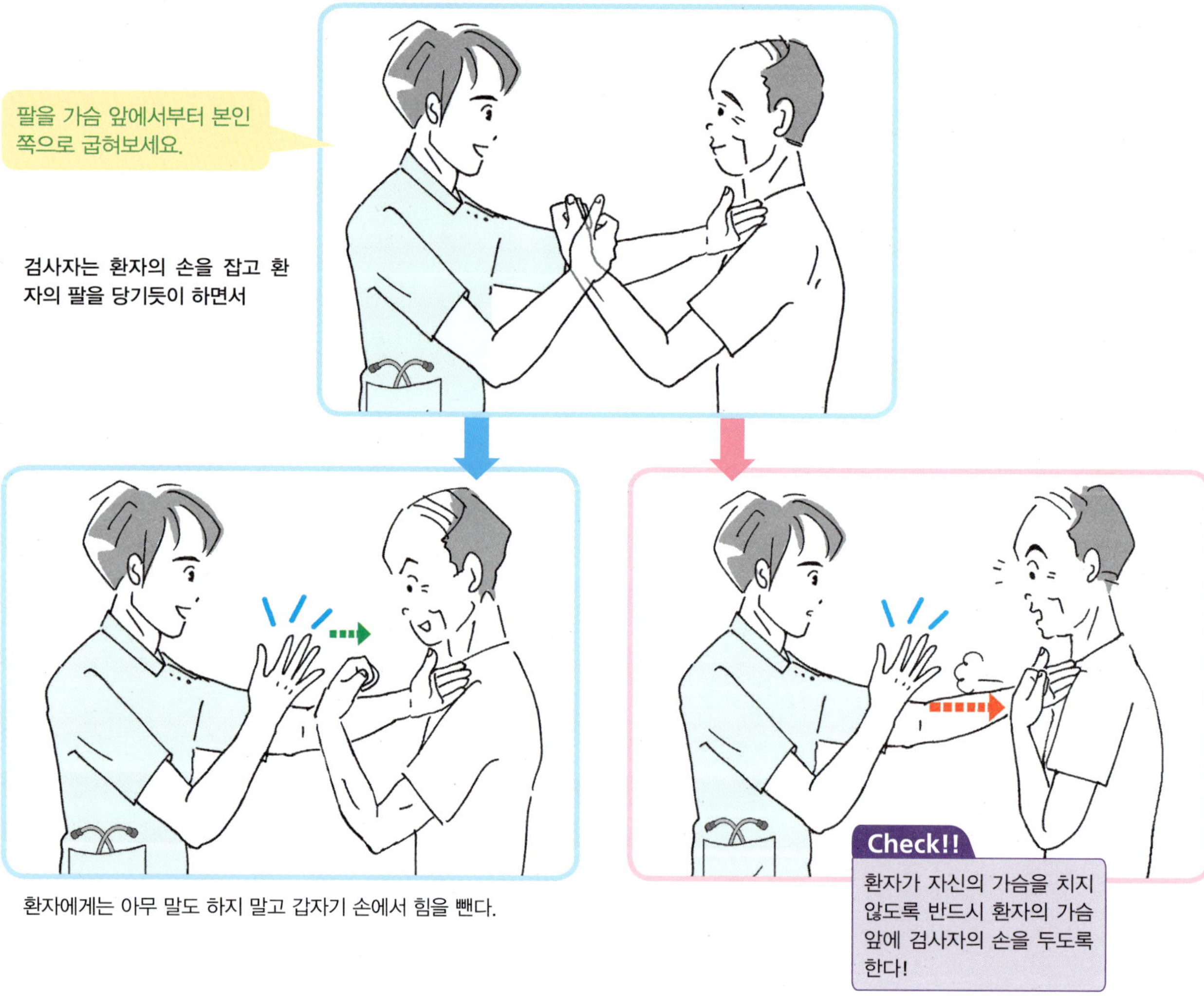

Pendulousness

■ 상지의 pendulousness(팔의 흔들림)

환자가 선 상태에서 양쪽 어깨를 잡고, 몸 전체를 앞뒤로 가볍게 흔들어 팔이 흔들거리는 모습을 관찰한다. 근긴장 저하가 있다면 정상보다 크고 오랫동안 흔들린다. 어깨 흔들기 검사(shoulder shaking test)라고도 불린다(그림 A-14).

■ 하지의 pendulousenss(다리의 흔들림)

환자의 발이 바닥에 닿지 않도록 약간 높은 침대의 끝, 또는 의자에 앉게 하여 양발을 내린다. 양다리를 같은 높이까지 올린 후 동시에 떨어트려 다리의 흔들림에 좌우 차이가 있는지를 조사한다(그림 A-15).

그림 A-14 상지의 Pendulousness 진찰

환자의 양쪽 어깨를 잡고 몸 전체를 앞뒤로 가볍게 흔든다. 근긴장이 저하된 쪽의 팔이 정상 쪽보다 크게 흔들리며 몸에서 멀리 떨어진다.

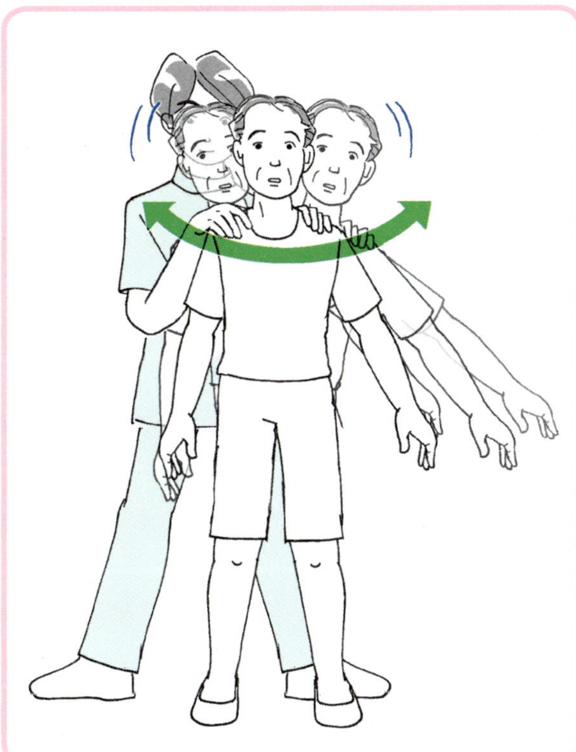

그림 A-15 하지의 Pendulousness 진찰

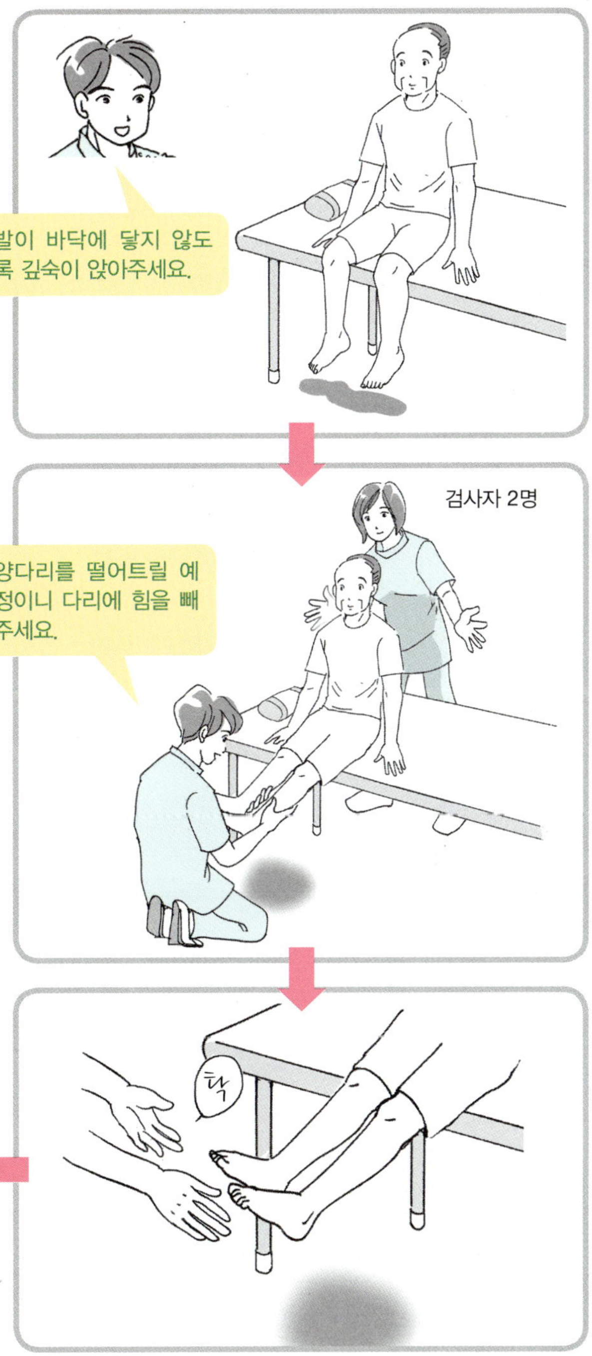

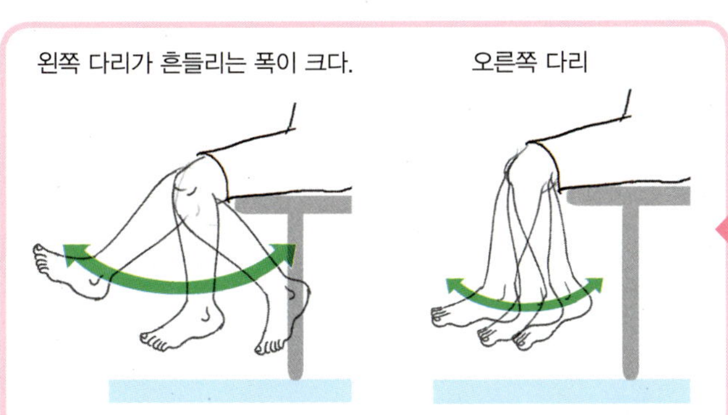

몸통운동실조 진찰

- 몸통운동실조(truncal ataxia)는 환자를 침대에 깊숙이 앉게 하여 발이 바닥에 닿지 않도록 한다(그림 A-16).
- 이때, 상체가 불안정해지고, 무릎이 벌어져 양손으로 상체를 지지하는 경우는 몸통운동실조를 의심한다.
- 또한, 양쪽 무릎을 딱 붙이고 팔짱을 끼고 앉게 하여 상체의 동요가 나타나는지 진찰한다.

그림 A-16 몸통운동실조 진찰

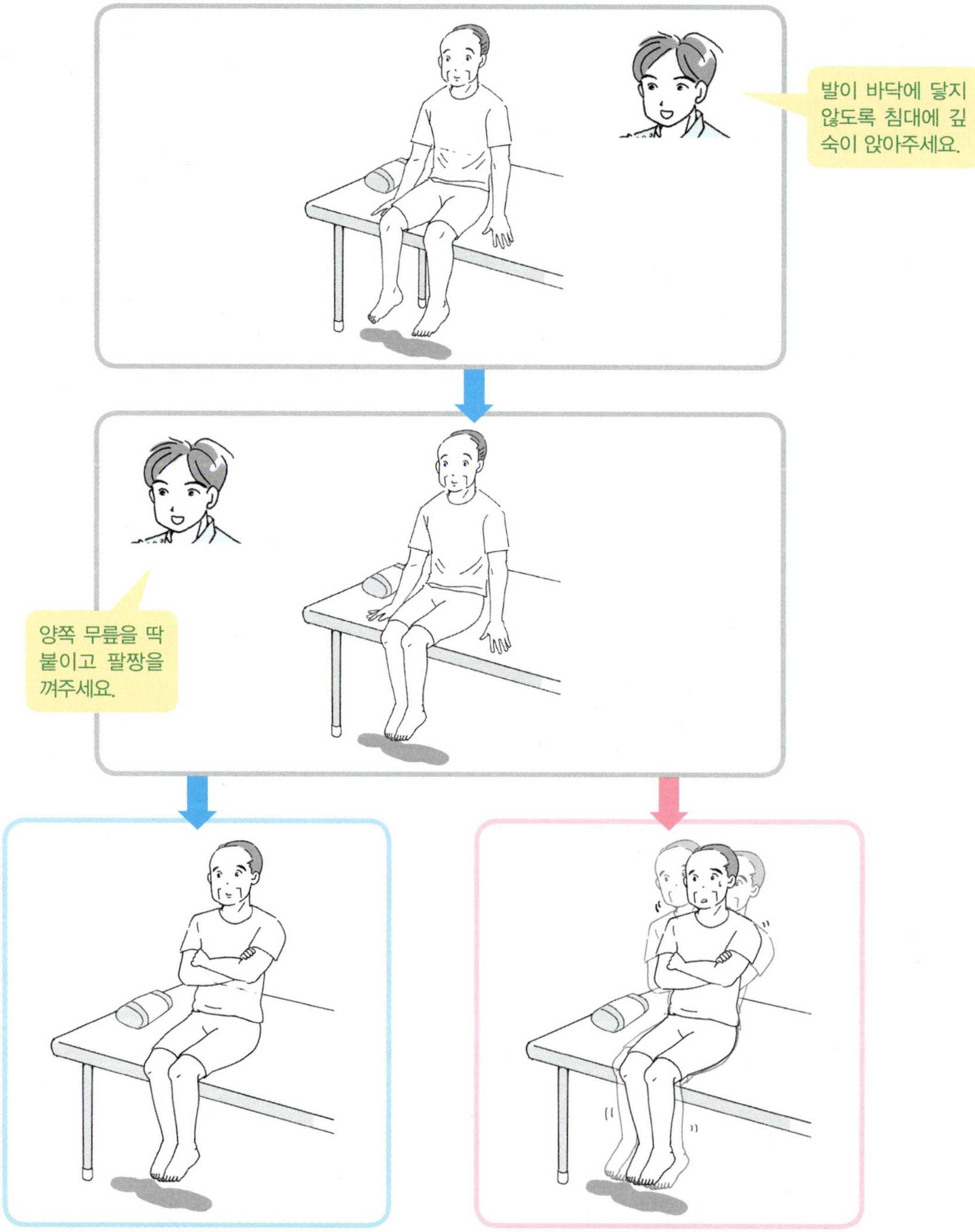

구음장애(dysarthria)

- 소뇌의 장애에서는 발성에 관련된 혀, 입술, 인두 및 횡격막 등의 협조운동에 문제가 생겨 운동실조성 구음장애(ataxic dysarthria)라고 불리는 구음장애가 나타난다.
- 실조성 구음장애의 특징은 말투가 느리며 더듬거리고, 끊기는 듯이 말하지만, 때로는 연속적으로 말하는 경우도 있다.
- 단어나 음절이 의도하지 않은 곳에서 쉬거나 예상하지 못한 부분에서 끊기기 때문에 비연속적이고 더듬거리는 발음이 된다. 이러한 상태를 단속성 말투(scanning speech)라고 한다.
- 단어는 불규칙적인 성량과 높낮이가 있는 세기 및 속도로 갑자기 내지르듯이 나오기 때문에 폭발성으로 들린다.
- 하나의 음절에서 다음 음절로의 전환에 문제가 생기기 때문에 앞뒤의 음절이 연결되어 들리는 불분명발음(slurred speech)이 나타나는 경우도 있다.
- 구음장애의 진찰은 환자와의 대화에 추가로 '반복되는 단어'나 'ㄹ'이 많이 들어간 문장을 복창시켜 발성의 유창함, 대화 속도, 리듬, 억양 등을 관찰한다. 'ㄹ'의 소리가 발음하기 어렵기 때문에 불분명발음 검사에 좋다(그림 A-17).

그림 A-17 구음장애 진찰

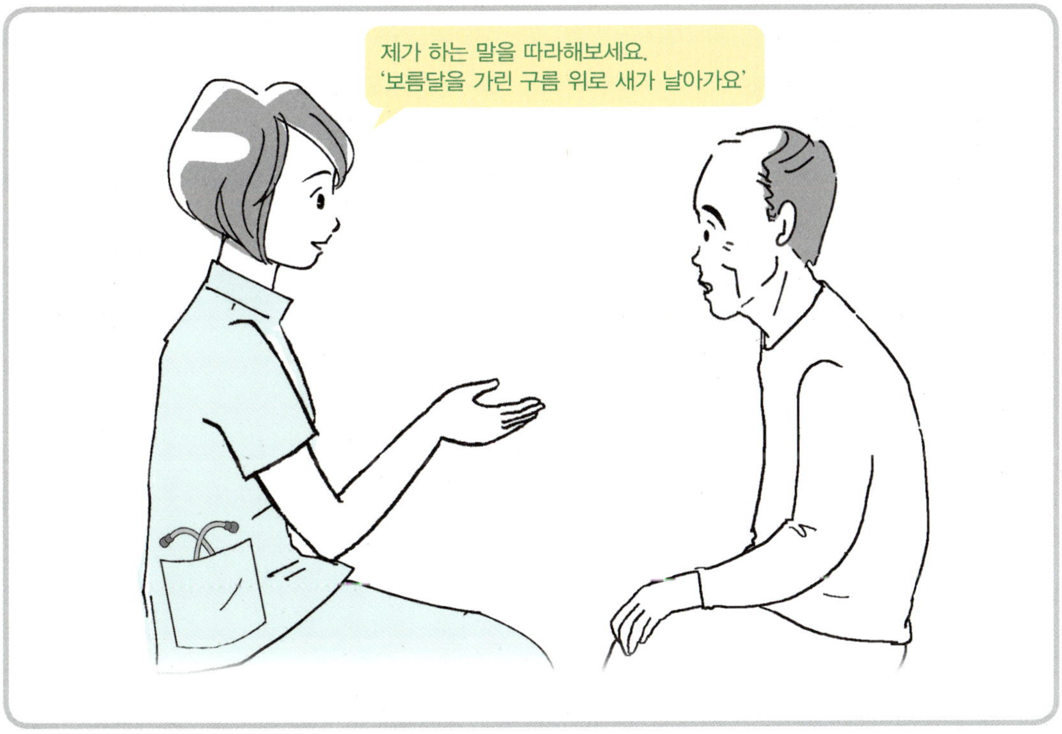
제가 하는 말을 따라해보세요.
'보름달을 가린 구름 위로 새가 날아가요'

기타

- 소뇌장애와 관련된 안구운동의 이상, 안진에 대해서는 p.16~31, p.48~53 '뇌신경'의 페이지 참조. 또한, 보행장애에 대해서는 p.110~111, p.120~121 '운동계 / 자세, 보행'의 페이지 참조.

진단 과정으로 알 수 있는 소뇌 증상의 진찰

병소 부위

- 소뇌는 뇌간 배측에 위치하고 각각 상소뇌각·중소뇌각·하소뇌각에 의해 중뇌·교뇌·연수와 연결되어 있다.
- 기능적 및 발생학적 관점에서 소뇌반구, 소뇌충부 및 편엽소절엽 세 부분으로 나뉜다.
- 그리고, 소뇌반구는 외측부와 중간부로 나누어져 있다(그림 B-1 ①, ②).
- 또한, 심부에는 소뇌원심로의 중계지점 역할을 하는 소뇌핵이 존재하고 외측에서 치상핵, 구상핵, 전상핵, 실정핵이라고 불린다. 구상핵과 전상핵을 기능적으로 정리해 중위핵이라고 칭하는 경우도 있다(그림 B-2).
- 또한, 육안으로는 제1열에 의해 전엽과 후엽으로 나뉜다. 전엽은 사지(특히 하지), 몸통의 운동제어에 관련되며, 후엽은 그 이외의 것과 관련되어 있다.
- 본서에서 설명한 연속길항운동불능증, 측정장애, 근긴장저하, 기도진전 등의 증상은 주로 소뇌반구 및 그 출력계에 있는 원심로의 장애에 의해 나타나는 것으로 알려져 있지만, 소뇌 증상의 국소화는 반드시 명확하다고 할 수 없다.
- 하지만 일부 명확한 것도 있고, 또한, 소뇌의 기능을 이해하는 과정에서 소뇌로의 구심로 및 소뇌로부터의 원심로는 중요하다. 그 주요한 내용을 기재한다.

그림 B-1 ①

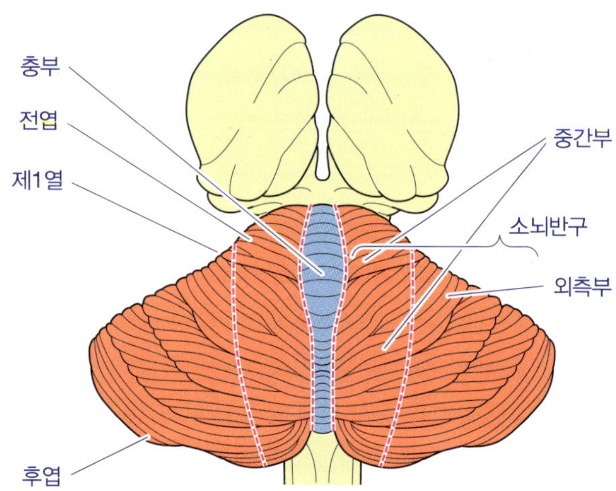

그림 B-1 ②

상·중·하소뇌각을 절단해 뇌간과 분리된 소뇌를 복측에서 본 모습.

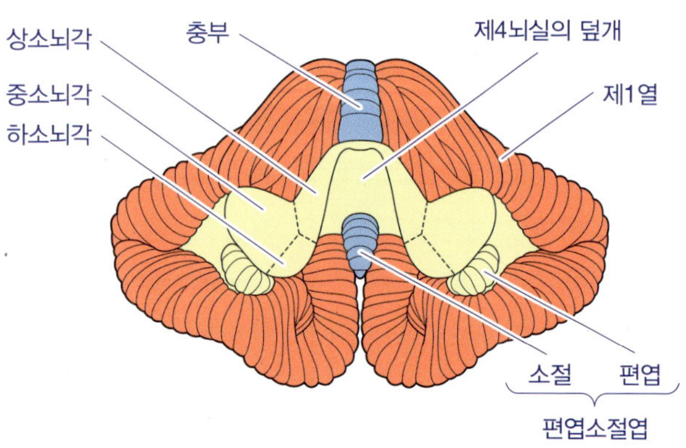

그림 B-2

소뇌핵을 나타내는 레벨에서의 교뇌와 소뇌의 횡단면

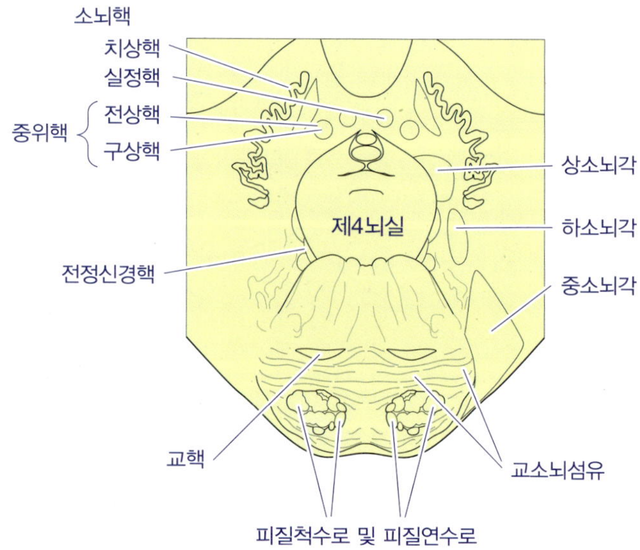

그림 B-3

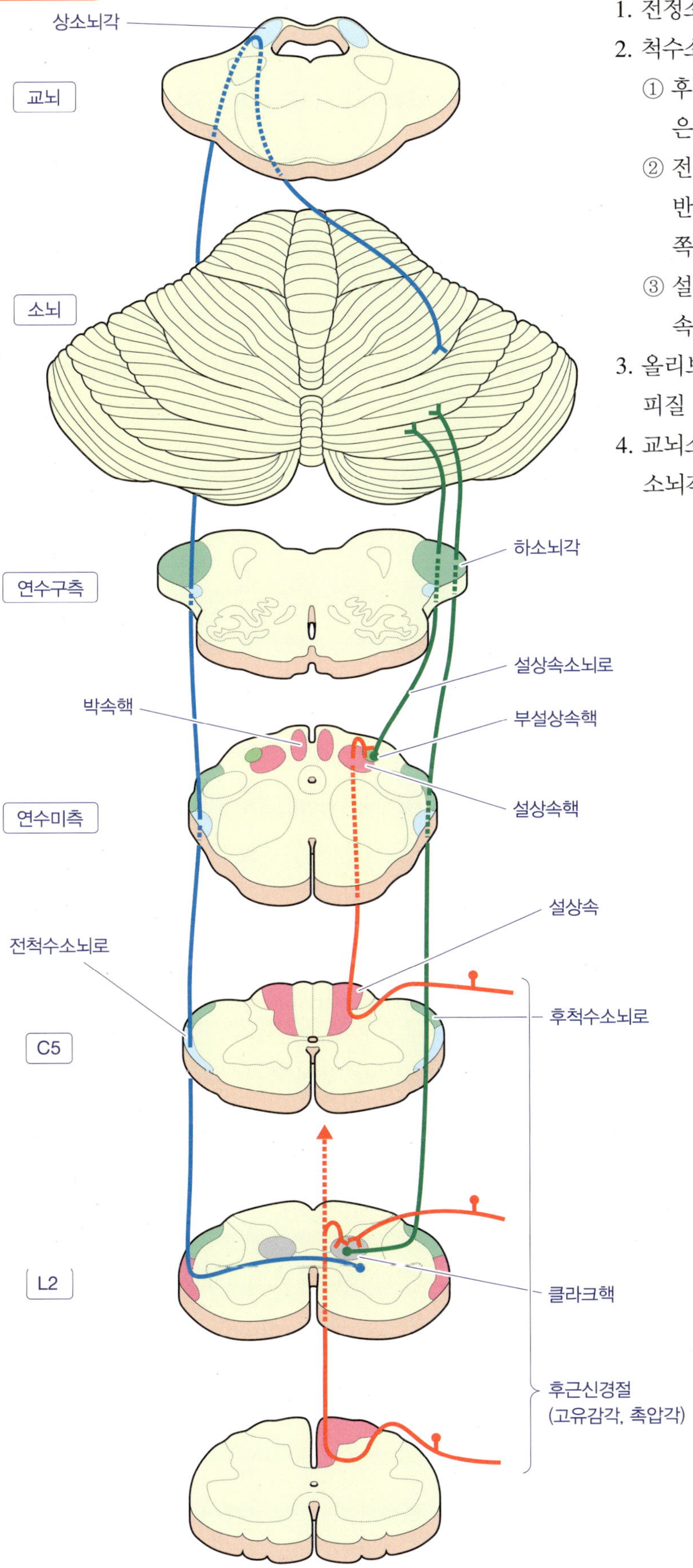

■ 소뇌구심로

1. 전정소뇌섬유 : 전정신경핵→하소뇌각→편엽소절엽
2. 척수소뇌로(그림 B-3)
   ① 후척수소뇌로 : 클라크핵(하부흉수에서 요수)→같은 쪽 척수측삭후부→하소뇌각→같은 쪽 소뇌피질
   ② 전척수소뇌로 : 전각과 후각의 기부(요수·천수)→반대쪽 척수측삭전부→상소뇌각→교차하고 같은 쪽 소뇌피질
   ③ 설상속소뇌로 : 경수후근신경절→설상속→부설상속핵→하소뇌각→같은 쪽 소뇌피질
3. 올리브소뇌로 : 하올리브핵→하소뇌각→반대쪽 소뇌피질
4. 교뇌소뇌로 : 대뇌피질운동영역→교뇌핵→교차해서 중소뇌각→소뇌피질

그림 B-4 ①

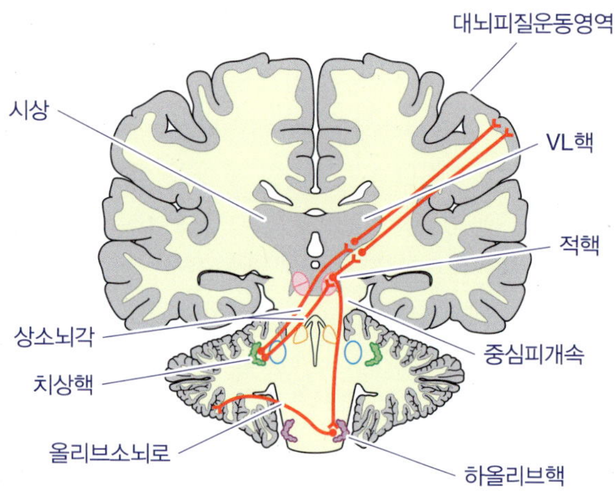

그림 B-4 ②

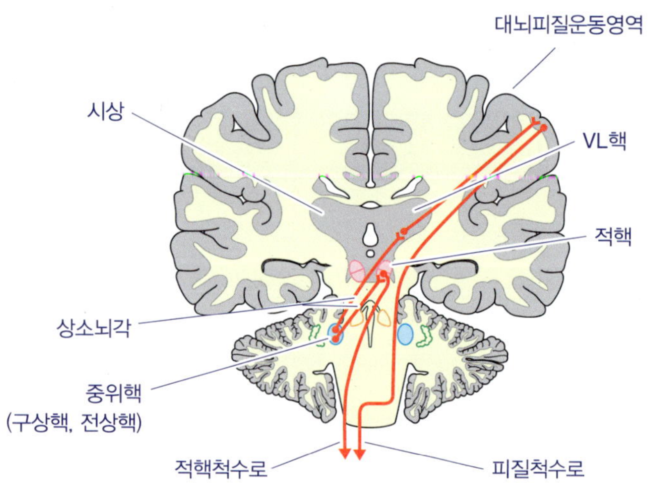

그림 B-4 ③

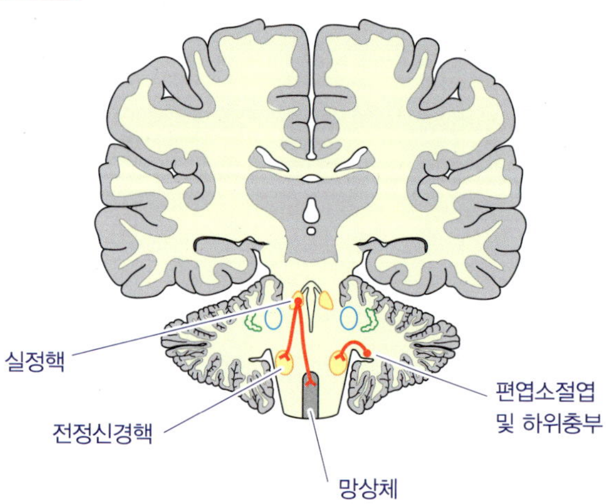

■ 소뇌원심로

1. 소뇌피질 외측부→치상핵→상소뇌각(교차)→적핵(일부는 신경세포를 바꾼다)→시상VL핵→대뇌피질운동영역(그림 B-4 ①)
2. 소뇌피질 중간부→중위핵→상소뇌각(교차)→적핵→대뇌피질운동영역→피질척수로(교차)→척수전각(주로 사지근의 운동신경세포)(그림 B-4 ②) 또는, 소뇌피질 중간부→중위핵→상소뇌각(교차)→적핵→적핵척수로(교차)→척수전각(주로 사지근의 운동신경세포)(그림 B-4 ②)
3. 소뇌충부→실정핵→전정신경핵 또는 뇌간망상체→척수전각(주로 몸통근의 운동신경세포)(그림 B-4 ③)
4. 소뇌편엽소절엽→전정신경핵(그림 B-4 ③)

■ 병변 국소에 의한 소뇌증후군

1. 편엽충부소절엽증후군-'소뇌원심로 3 및 4'에 관련된 증후군이다. 소뇌충부의 장애에서는 척추 주위 근긴장 이상으로 몸통실조와 동시에 안진이 나타난다.
2. 전엽증후군-'소뇌구심로 2. 척수소뇌로'에 관련된 것이다. 소뇌전엽의 병변(알코올성 소뇌실조증이나 만발성 소뇌피질위축증 등)에서는 하지의 협동운동장애와 보행장애가 나타난다.
3. 소뇌반구증후군-연속길항운동불능증, 측정장애, 근긴장저하 등이 나타난다. 치상핵도 손상을 입으면 기도진전이 더해진다. 편측성 증상을 나타내지만 '소뇌원심로 2'의 주행에 의해 변병과 같은 쪽의 사지에 증상이 나타난다.
4. Gillain-Mollaret triangle-'소뇌원심로 1'의 장애에서는 현저한 기도진전을 수반하는 실조 증상이 초래된다고 알려져 있다. 또한, 적핵에서의 출력 일부는 (그림 B-4 ①)에 표시했듯이적핵→중심피개속→하올리브핵→올리브소뇌로→반대쪽 소뇌피질에 이른다. 이러한 소뇌치상핵, 적핵, 하올리브핵 3개를 Gillain-Mollaret triangle이라고 부르며 같은 부위의 장애에서는 연구개근육간대경련(palatal myoclonus, p.102, 103)이 발생한다.

의심되는 질환, 감별에 필요한 검사

의심되는 질환	감별에 필요한 검사			
	소뇌 증상 진찰 이외에 필요한 진찰	영상 검사*	수액 검사	기타 정밀 검사
뇌혈관장애 (소뇌, 뇌간출혈 및 경색 등)	안구운동(p.16~20), 도수근력검사(p.74~88), 반사(p.126~139), 의식 수준(p.210~222) 등	○		
척수		○		
유전성 운동실조증		○		유전자 검사
치상핵적핵담창구시상하핵 위축증 (DRPLA)		○		유전자 검사
다계통위축증	안구운동, 안진(p.16~20), 근긴장(p.62~73), 반사(p.126~139) 등	○	○	
뇌염 (급성소뇌염, 뇌간뇌염)	안진, 안구운동(p.16~20), 수막자극 증상(p.190~193) 등	○	○	
아급성 소뇌변성증 (방종양증후군)	반사(p.126~139), 감각계(p.142~159) 등	○	○	항신경항체 측정
뇌종양	안면신경(p.40~43), 청신경(p.48~51), 의식 수준(p.210~222)	○		
프라이온병 (prion disease)	근육간대경련(p.98~107), 반사(p.126~139), 고차기능(p.196~207)	○	○	유전자 검사
비타민 B1결핍증 (Wernicke 뇌증)	안구운동(p.16~20), 반사(p.126~139), 의식 수준(p.210~222) 등	○	○	혈중비타민 측정
갑상선기능저하증	근육부종현상(p.62~73), 반사(p.26~139)	○	○	혈중갑상선호르몬 측정
알코올성 소뇌변성증	반사(p.126~139), 고차기능(p.196~207) 등	○	○	
중독에 의한 소뇌실조증 (유기수은, 페니토인 등)	반사(p.126~139), 청신경(p.48~51) 등	○	○	혈중농도 측정

* : 두부 MRI 등

수막자극 증상

진찰 방법

후경부경직(nuchal rigidity) 진찰

- 환자를 바로 누운 자세를 취하게 하고 베개를 뺀다.
- '지금부터 제가 환자분의 머리를 움직일 테니 가만히 계세요'라고 전한다.
- 머리를 지탱하고 좌우로 회전시켜 경부의 근강직이 없는 것을 확인한다.
- 머리를 전굴시켜 경부의 저항을 진찰한다. 일반적으로는 아래턱이 가슴에 닿을 때까지 전굴할 수 있다(그림 A-1).

그림 A-1 후경부경직 진찰

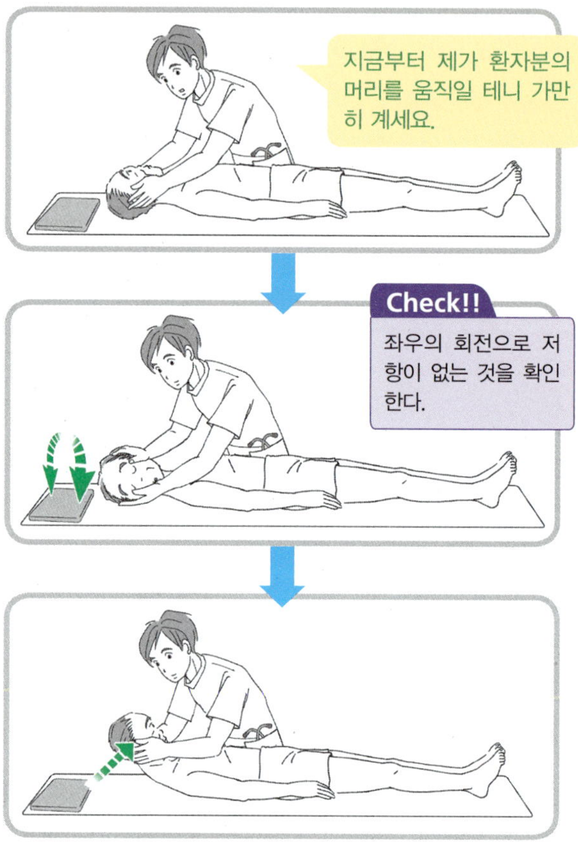

Kernig 징후 진찰

- '지금부터 제가 환자분의 다리를 움직일 테니 힘을 빼시고 가만히 계세요'라고 말하며 무릎 뒤와 뒤꿈치에 양손을 대고 고관절, 슬관절이 90°가 되도록 유지한다.
- 천천히 뒤꿈치를 들어 올리고 슬관절을 신전시키면서 하퇴와 대퇴의 각도가 135° 이상이 될 때까지 신전시킨다. 135° 미만에서 저항에 의해 신전할 수 없다면 Kernig 징후 양성이라고 판정한다(그림 A-2).

그림 A-2 Kernig 징후 진찰

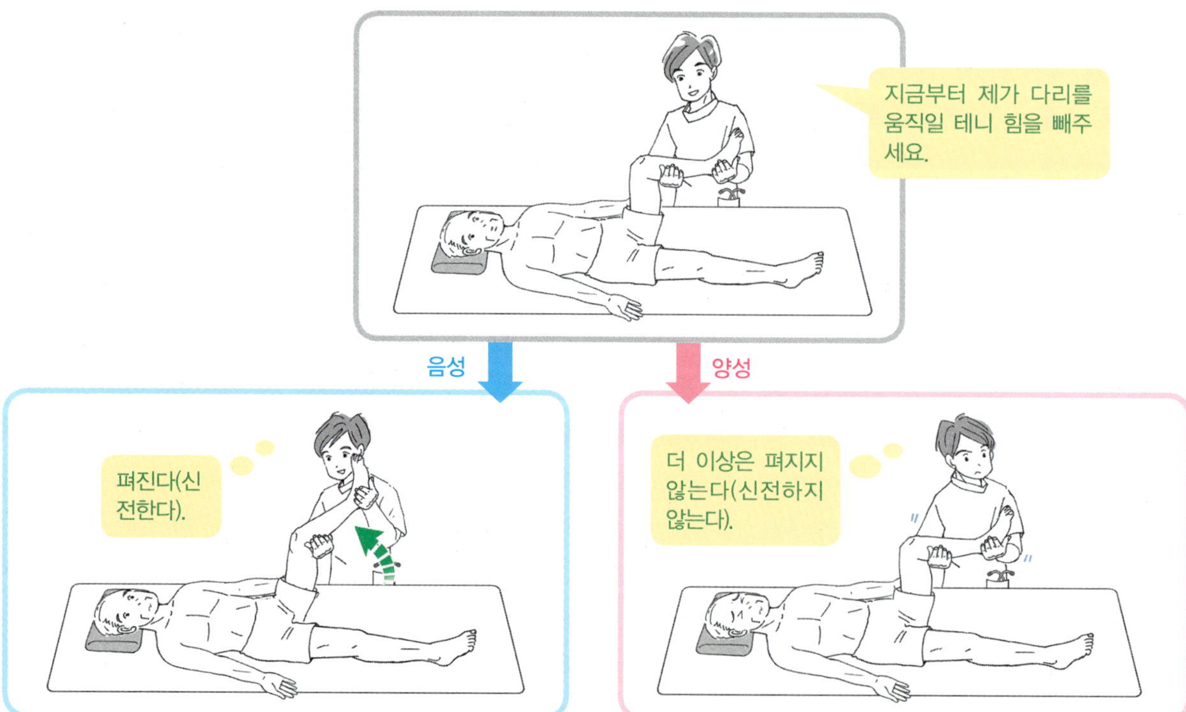

Brudzinski 징후 진찰

- 한쪽 손을 환자 머리 뒤쪽에 두고 다른 손을 가슴 앞에 둔다.
- '힘을 빼고 편안히 있으세요.'라고 전한다.
- 전흉부(precordium)를 누르면서 경부를 전굴시켰을 때 고관절과 슬관절에 굴곡이 나타나면 Brudzinski 징후 양성이라고 판정한다(그림 A-3).

Jolt accentuation of headache 검사

- '이렇게 머리를 좌우로 흔들어 보세요'라고 말하고 검사자가 머리를 1초 동안 2~3회 정도 좌우로 돌리는 것을 보여주며 환자에게 따라하도록 지시한다.
- 환자가 두통의 악화를 느끼면 jolt accentuation of headache 검사 양성이라고 판정한다(그림 A-4).

그림 A-3 Brudzinski 징후 진찰

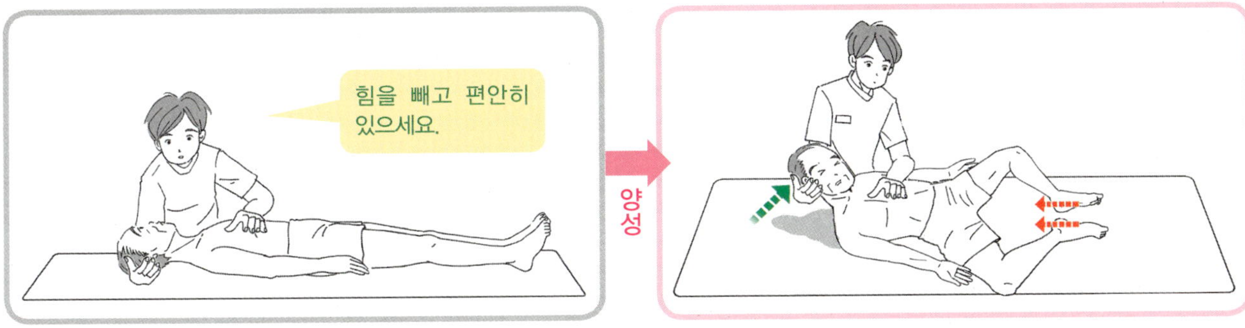

그림 A-4 Jolt accentuation of headache 검사

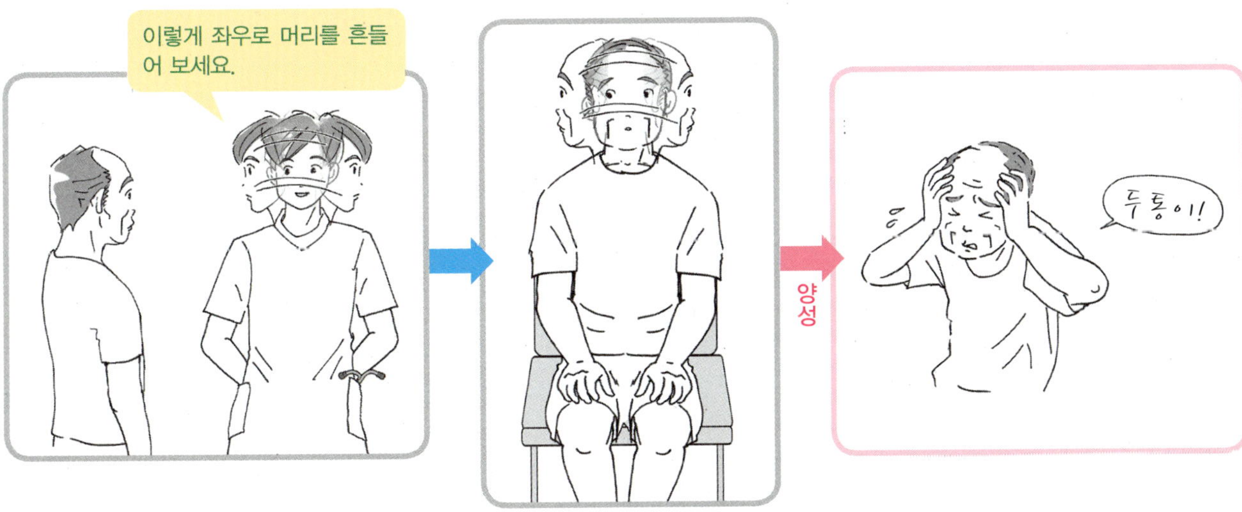

감별해야 하는 척수신경근 자극징후의 진찰 방법

Laségue 징후 진찰

- 환자의 다리에 힘을 빼게 하고, 하지를 신전시킨 채로 들어 올린다.
- 70 ° 미만에서 대퇴 후면 등 하지에 통증을 자각한 경우는 Laségue 징후 양성이라고 판정한다.
- 요추 병변 등에 의한 좌골신경 자극징후로서 유용하다(그림 A-5).

Jackson 검사

- 머리를 뒤로 천천히 젖히게 하고 통증이 있으면 중지한다.
- 통증이 없다면 천천히 머리를 양손으로 누른다.

그림 A-5 Laségue 징후 진찰

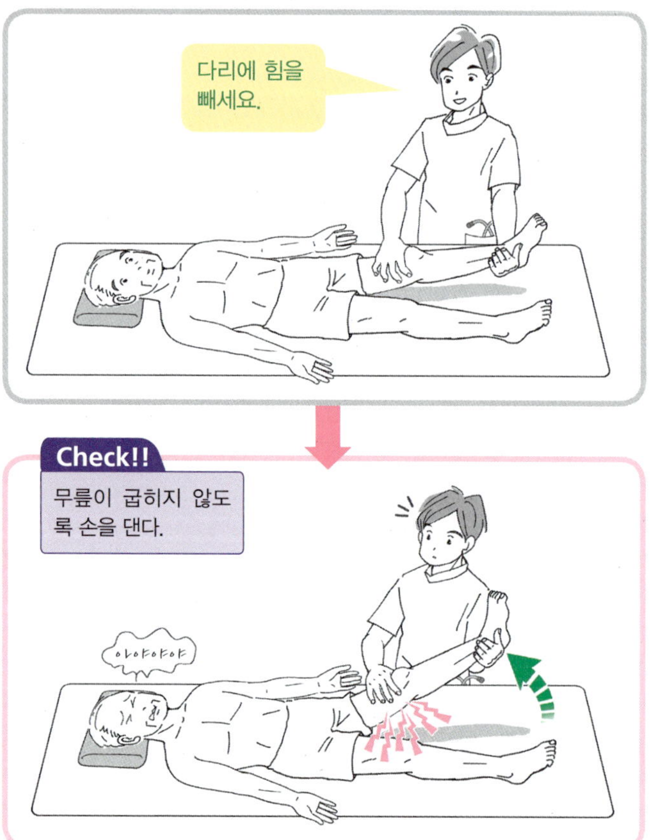

- 경추 병변에 의해 경수 후근이 압박되면 후경부에서 배부까지 통증 및 상지에서 방산통을 느낀다.
- 병변을 진행시킬 가능성이 있어, 그다지 권장되지 않는 검사법이다(그림 A-6).

그림 A-6 Jackson 검사

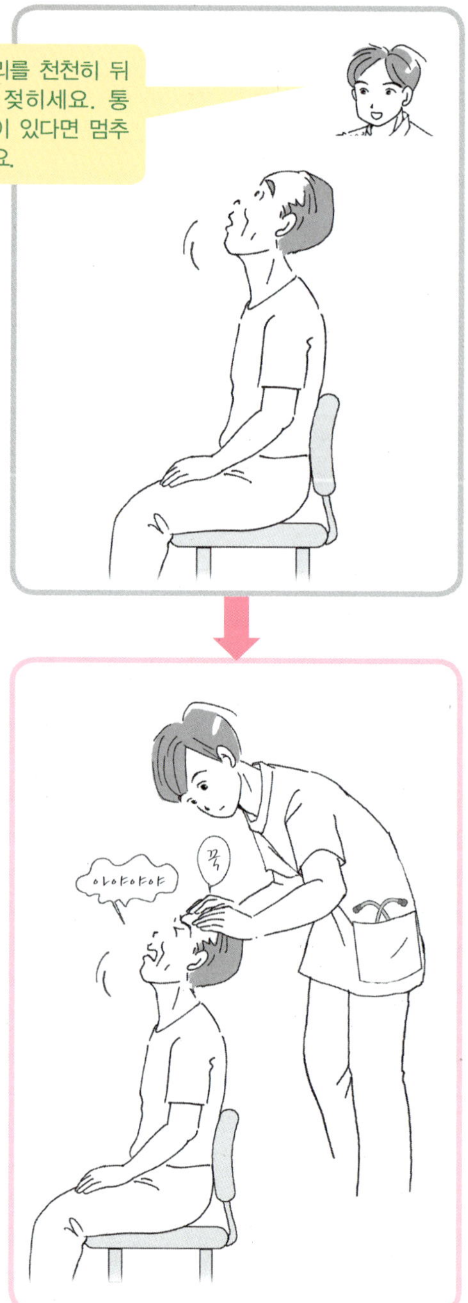

Spurling 검사

- '머리를 오른쪽(또는 왼쪽)으로 천천히 기울여 보세요. 아프면 멈추세요.'라고 말한다.
- 통증이 없다면 더욱 조금씩 머리를 양손으로 누른다.
- 경추 병변에 의해 경수 후근이 압박되면 경부 굴측의 통증 및 굴측 상지에 방산통을 느낀다.
- 병변을 진행시킬 가능성이 있어, 그다지 권장되지 않는 검사법이다(그림 A-7).

Lhermitte 징후 진찰

- '머리를 움직입니다. 목에 힘을 빼세요'라고 말하고 경부를 수동적으로 굴곡시킨다.
- 경수 병변에 의해 후경부에서 배부 중앙을 아래로 향하고, 때로는 하지까지 전기가 흐르는 것 같은 통증이 이동하는 경우에 Lhermitte 징후 양성이라고 판정한다.
- 후삭의 자극 증상으로 여겨지며 다발성 경화증에서 종종 보이지만, 종양, 경추증, 방사선 척수염 등에서도 양성이 되기 때문에 특이성은 낮다(그림 A-8).

그림 A-7 Spurling 검사

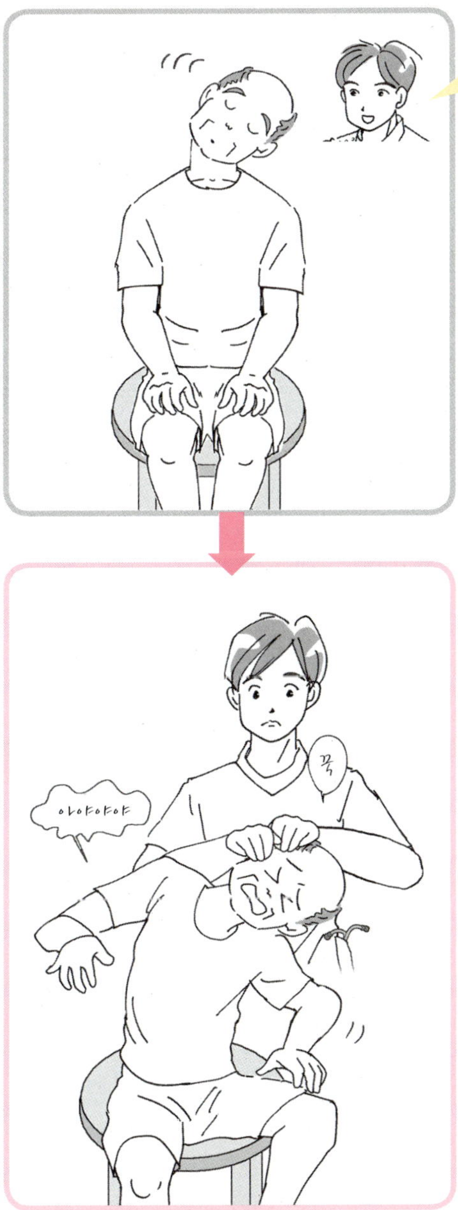

그림 A-8 Lhermitte 징후 진찰

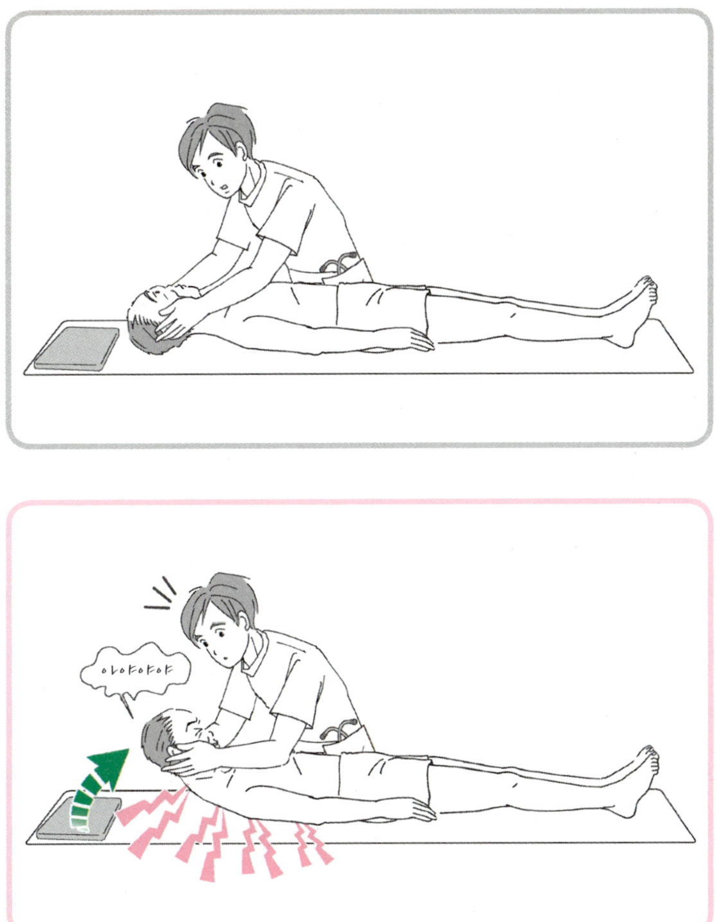

진단 과정으로 알 수 있는 수막자극 증상의 진찰

각각의 징후 및 발현 기전과 병소 부위, 감별 질환

후경부경직(nuchal rigidity)

- 후경부경직 기전은 경부근(muscles of neck) 연축(sp-asm)으로, 경부의 타동에 의해 저항과 통증이 발생한다.
- 후경부경직의 정도는 전굴 시 가벼운 저항에서 경부근의 현저한 연축까지 다양하지만, 항부경직에서 가장 강한 자극을 받는 것은 경부신근이기 때문에 전굴의 저항이 초기의 주요 징후가 된다. 자극이 현저할 때에 경부는 과신전되어 후궁반장(opisthotonus)의 자세를 취하는 경우도 있다.
- 후경부경직 극단적으로 진행되면 경부의 회전 시나 후굴 시에도 경직이 나타난다.
- 심한 증상의 수막염이나 종말기의 수막염, 환자가 혼수 상태이거나 소아일 경우 등에서는 후경부경직 나타나지 않기도 한다.
- 감별 질환으로는 경추증이나 변형성 관절증, 후인두농양, 경부림프절종, 경부외상 등 외에도 심각한 전신성 감염증의 비특이적인 징후도 있다. 추체외로 질환, 특히 진행핵상마비(progressive supranuclear palsy)에서는 전주성의 경부근 강직을 유발한다. 수압 상승이나 소뇌편도탈출증의 징후일 수 있다.

Kernig 징후

- DeJong의 교과서에는 Kernig 징후를 유발하는 다른 방법이 몇 가지 있다고 기재되어 있는데, p.190, (그림 A-2)에 표시한 방법 이외에 반드시 고관절이 직각으로 유지되지 않아도 슬관절이 135°이상으로 신전되지 않으면 Kernig 징후 양성이라는 방법을 소개하고 있다(그림 B-1).
- Kernig의 원저에서는 통증에 대한 내용은 없으나,[1] De-Jong의 교과서에서는 '통증과 저항을 유발하고 슬관절이 신전되지 않는다'고 하였고, JAMA의 총설[2]에서는 '저항 또는 요배부에서 후부 대퇴의 통증이 나타나면 양성'이라고 되어 있다. '일반적으로 진단에는 통증이 필수라고 생각된다'라고 주장하는 논문도 있다.[1]

그림 B-1 DeJong 교과서에 의한 Kernig 징후를 유발하는 방법

(인용 : DeJong)

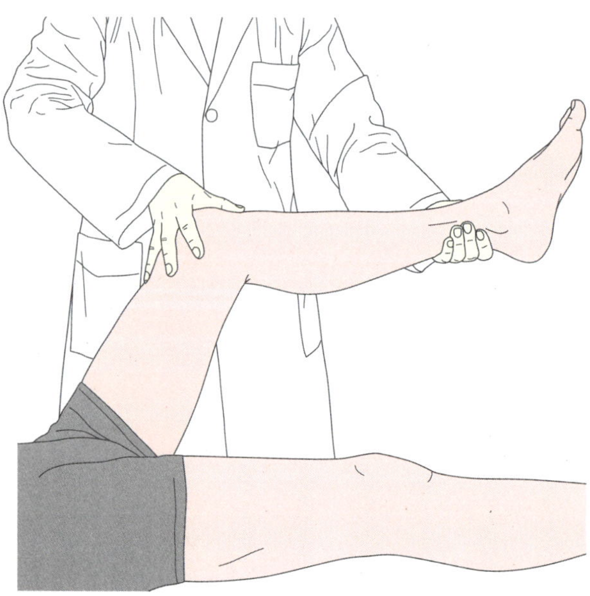

- Kernig 징후가 나타나는 기전으로, 수막염의 염증이 좌골신경에까지 미치면 앞서 서술한 검사법에 의해 좌골신경이 자극을 받아 대퇴굴근을 수축시키기 위해서 슬관절의 신전이 억제되는 것으로 보인다. 따라서 앞서 서술한 검사법에 의해 슬관절의 저항과 동시에 요배부에서 대퇴후면의 통증이 수반되는 것은 당연하다고 할 수 있다.
- p.192에서 서술한 Laségue 징후는 요천부 신경근염의 신경근 과민성을 검사하는 방법이지만, Kernig 징후의 검사법과 기전적으로 비슷하며 종종 수막염에서는 동일하게 양성이 된다. 일반적으로 Kernig 징후는 양쪽에서 양성이 되기 때문에 감별할 수 있지만, 마비가 있는 경우에는 한쪽에서만 양성이 되기도 한다.

Brudzinski 징후

- 4개의 수막자극 증상 중에서도 꽤나 양성률이 낮다.
- Brudzinski가 소아과 의사였던 것도 있고, 소아에서의 출현 빈도가 조금 더 높을 수 있음을 지적하는 교과서도 있지만 정확한 보고는 없다.
- 전흉부가 억제되는 이유는 항부경직·항부통에 의해 환자가 상체를 일으키는 것을 제한하기 때문이다.

Jolt accentuation of headache 검사

- 일본의 두 의사가 한 병원에서 진찰한 34명의 증례 보고가 최초이며 감도 97%, 특이도 60%로 보고되어,[3] 세계적으로도 주목을 받았다.[2] 그런데 놀랍게도 최근의 190명을 대상으로 한 맹검시험(blind test)[4]에서는 감도 6%, 특이도 99%로 나타나 감도가 매우 낮은 검사일 수 있다는 가능성이 지적되었다. 왜 이렇게까지 결과가 다른가에 대해서는 명확하지 않다. 검사법의 문제인지, 평가자의 문제인지 아니면 유효성을 검토한 시험의 문제인지는 확실하지 않다. 어쨌든 현재로서는 2가지 보고 밖에 없으므로 이후 다른 복수 시설에서의 보고가 있을 때까지 이 검사법을 임상적으로 신뢰하는 것은 매우 위험하다.

의심되는 질환, 감별에 필요한 검사

감별 질환

수막염(세균성, 바이러스성, 진균성, 결핵성), 수막암종증, 척수종양, 지주막하출혈, 경막동정맥류, 경추증, 후종인대골하증 그 외 정형외과적 질환, 경부외상, 경부림프절종, 다발성 경화증, 시신경척수염, 소뇌편도탈출증, 후인두농양, 추간판탈출증, 좌골신경통, 추체외로 질환, 특히 진행핵상마비, 수압 상승을 일으키는 다양한 질환, Behçet병, 혈관염 그 외 교원병.

검사

요추천자, 경부 CT·MRI, 척추·척수 MRI, 채혈, 척수조영술(myelography).

참고문헌

1. Ward MA et al. : Josef Brudzinski and Vladimir Mikhailovich Kerng : Signs for Diagnosing Meningitis. Clin Med Res, 8 : 13-17, 2010.
2. John Attia et al. : Does This Adult Patient Have Acute Meningitis? JAMA, 282 : 175-181, 1999.
3. Uchihara T et al. : Jolt Accentuation of Headache : The Most Sensitive Sign of CSF Pleocytosis. Headache, 31 : 167-171, 1991.
4. Waghdharea S et al. : Accuracy of physical signs for detecting meningitis : Ahospital-based diagnostic accuracy study. Clinical Neurology and Neurosurgery, 112 : 752-757, 2010.

고차기능 / 실어증

진찰 방법

- 실어증이란 대뇌 언어중추 및 그 관련 영역의 장애에 의한 언어 이해·표출의 장애를 말한다.
- 언어장애 환자를 진찰 시 구음장애, 실조성 구음장애와 실어증의 감별은 중요하다.
- 구음장애란 구음기관(입술, 혀, 인두, 후두)의 장애에 의해 언어를 내뱉지 못하거나 불명료해지는 운동기능장애이며 실어증과는 다르다.
- 그 증상의 특징을 통해 몇 가지의 임상 유형으로 분류할 수 있다. 아래에 나타낸 검사를 통해 실어증을 검사하고 실어증의 병형을 결정한다(그림 A-1).

그림 A-1 실어증 감별

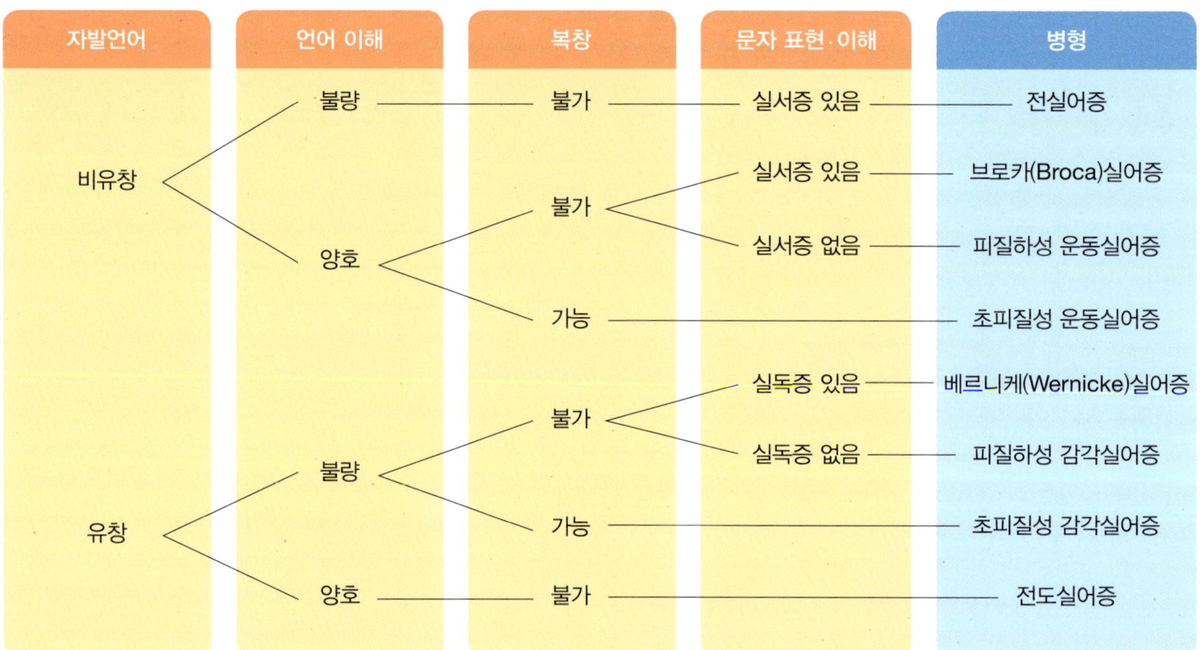

- **의식은 청명한가 :** 의식장애나 불안한 상태에서는 정확한 실어증 평가를 할 수 없다.
- 주로 사용하는 손이 어느 쪽인지 묻고 우위반구를 확인한다. 오른손잡이의 95~99%, 왼손잡이의 60~70%는 좌대뇌반구가 우위반구이다.
- **사물 호칭 :** 주변의 물건(연필, 넥타이 등)을 보여주고 그 이름을 맞추는지 진단한다(그림 A-2). 사물 호칭은 모든 실어증에서 나타나기 때문에 실어증 유무를 판정하는데 유효하다.
- **언어 이해 :** 검사자가 '입을 벌려보세요.', '손을 쥐어보세요.' 등 간단한 지시를 내리고 따를 수 있는지를 검사한다(그림 A-3).
- **음독 :** 간단한 문자, 문장을 제시하고 단어, 단문을 유창하게 음독할 수 있는지 평가한다.
- **글쓰기 :** 종이와 연필을 건내고 검사자가 '오늘의 날씨는 어떤가요?', '병원까지 무엇을 타고 오셨나요?' 등을 질문하며 종이에 글을 쓰게 한다. 단어 이외에도 짧은 문장도 쓰게 한다.
- **문자 이해 :** '눈을 감아주세요' 등의 문장이 쓰인 종이를 보여주고 지시에 따르는지를 검사한다(그림 A-4).
- **복창 :** 검사자가 '시계', '모두 힘을 합쳐 줄을 당깁시다' 등을 말한 뒤, 피검자에게 복창하게 한다. 단어나 단문의 복창이 가능한지를 평가한다.

그림 A-2 사물 호칭 평가

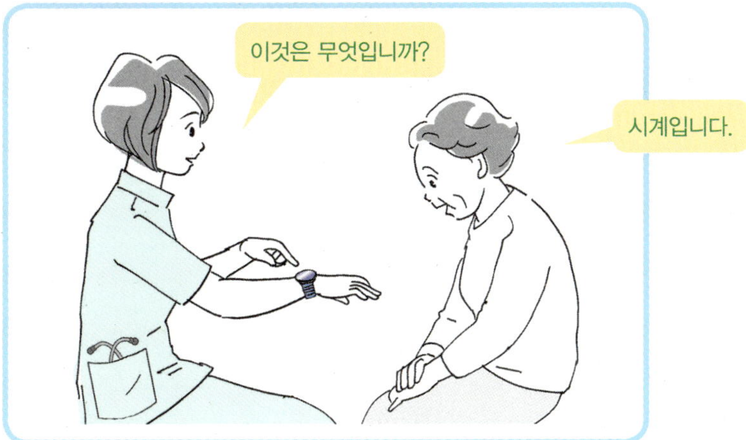
이것은 무엇입니까?
시계입니다.

그림 A-3 언어 이해 평가

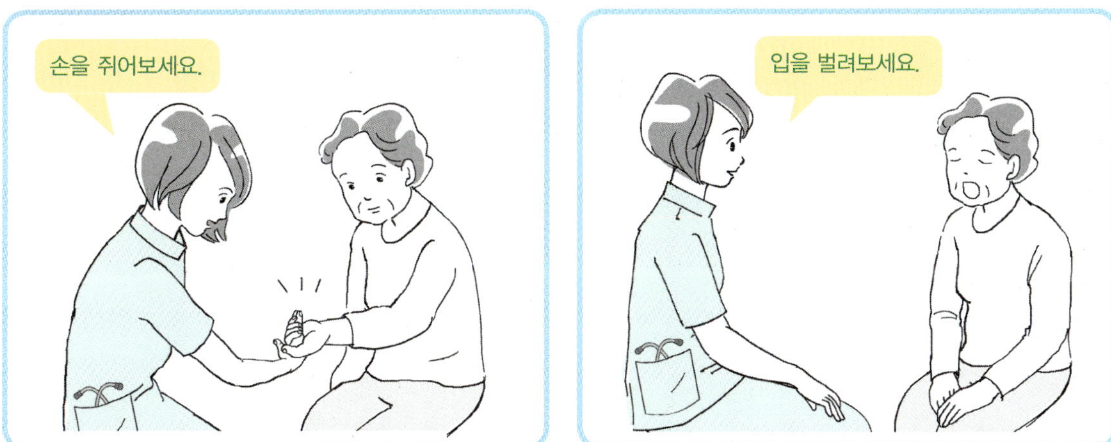
손을 쥐어보세요.
입을 벌려보세요.

그림 A-4 문자 이해 평가

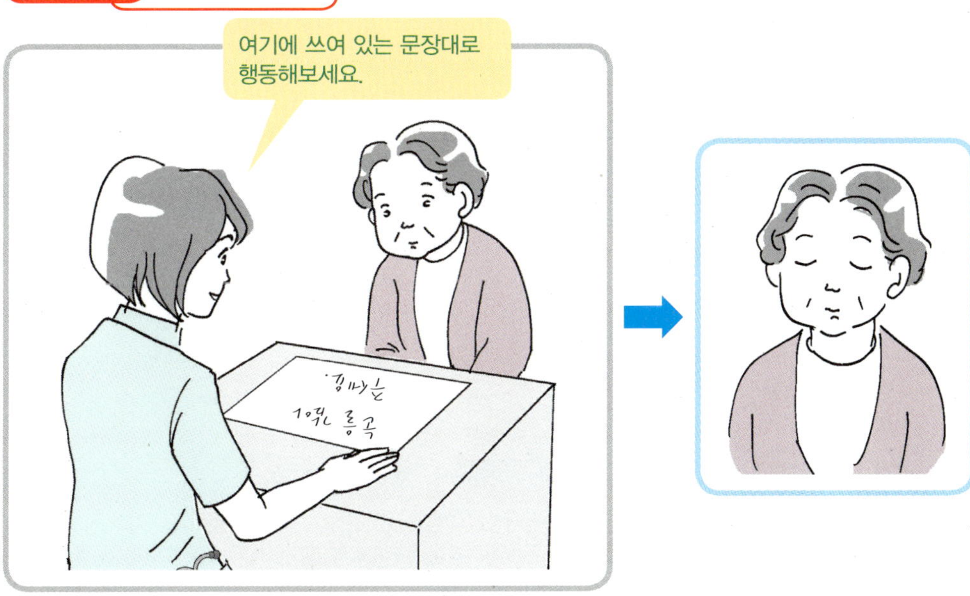

진단 과정으로 알 수 있는 실어증의 진찰

병소 부위

브로카(운동)실어증 (Broca's aphasia, motor aphasia)

대화의 양이 적고 말하는데 어려움을 느낀다(비유창). 언어 이해는 비교적 양호하게 유지되는 것이 특징이고, 복창장애와 음독장애를 수반한다. 글쓰기장애도 수반하지만, 일반적으로 오른쪽 편마비도 수반하기 때문에 검사 자체가 어렵다. 하전두회후부(브로카영역, Broca's area)와 중심후회하부, 두정엽판개부, 도엽전부 등의 광범위한 장애에서 보인다(그림 B-1, 2). 브로카영역만의 장애에서는 일과성 운동실어증(motor aphasia)이 나타난다. 피질하성 운동실어증(subcortical motor aphasia)이란 자발언어와 복창은 손상을 입지만 글쓰기장애는 보이지 않는 것으로, 브로카실어증의 회복기에 관찰된다. 장애 부위는 중심전회하부가 시사된다. 또한, 초피질성(transcortical)이란 언어영역과 다른 영역이 기능적으로 차단된 상태를 의미한다. 이 때문에 언어영역만에서 처리할 수 있는 복창은 유지된다. 따라서, 초피질성 운동실어증(transcortical motor aphasia)은 비유창 언어이지만 언어 이해, 복창은 양호한 경우를 말한다. 역시, 브로카실어증의 회복기에 나타나는 경우가 많으며 병소는 브로카영역의 주변부 장애이다.

베르니케(감각)실어증 (Wernicke's aphasia, sensory aphasia)

말하기는 유창하며 다변(talkativeness)이다. 내용은 빈약하고 언어 이해가 현저하게 떨어지는 것이 특징이며 말하기 오류(착어)나 문법의 오류(착문법)가 많이 나타난다. 중증인 경우, 무엇을 말하는지 전혀 알 수 없는 횡설수설실어증(Jargon aphasia)이라고 불리는 상태가 된다. 좌대뇌반구의 상측 두회후부(Wernicke's area)의 손상으로 나타난다(그림 B-1, 2). 피질하성 감각실어증(subcortical sensory aphasia)에서는 언어 이해의 장애가 있지만, 글쓰기에 의한 언어 이해는 가능한 경우가 있다. 초피질성 감각실어증(transcortical sensory aphasia)에서는 언어 이해의 장애가 있지만, 복창은 가능하고 베르니케영역의 후방부 장애로 나타난다. 피질하성, 초피질성 감각실어증 모두 베르니케실어증의 회복기에 나타난다.

그림 B-1 실어증의 병소 부위

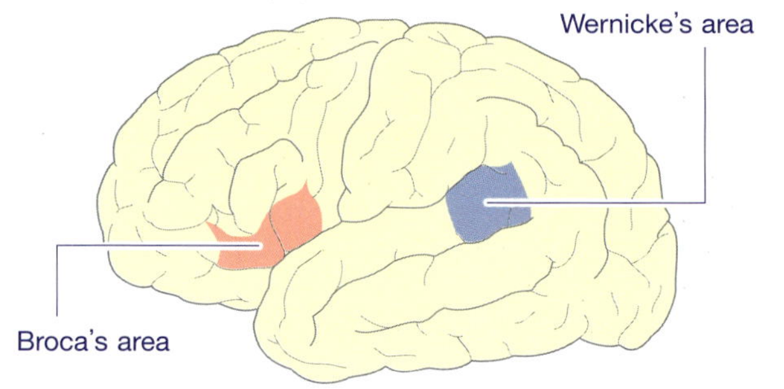

그림 B-2 실어증의 병소

대뇌 수평단면에서의 브로카영역 및 베르니케영역의 레벨.

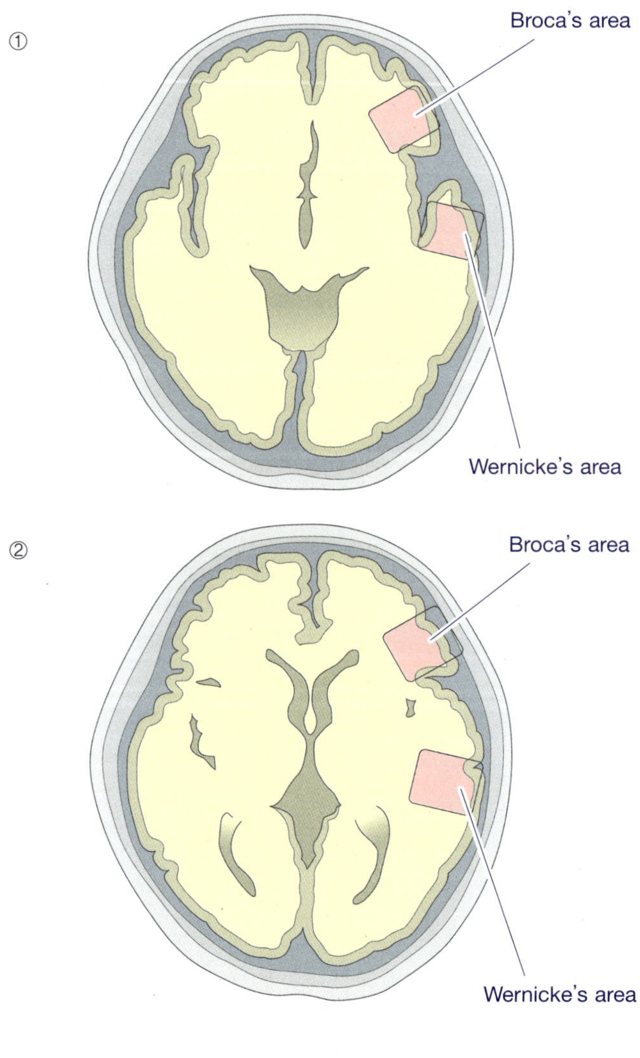

또한, 언어의 표출과 이해 및 복창이 모두 중증도의 손상을 입어 운동실어증, 감각실어증, 모든 실어증을 합병한 상태를 전실어증(total 또는 global aphasia)이라고 부르며 우위반구 전두엽, 측두엽의 광범위한 장애에서 나타난다.

전도실어증(conduction aphasia)

언어 이해는 양호하지만, 복창이 손상을 입는 것이 특징이다. 자발언어는 유창하지만 착어가 눈에 띈다. 병소는 궁상속(arcuate fasciculus), 도엽(insular lobe), 연상회(supramanging gyrus), 측두엽 상부 등에서 나타난다(그림 B-3).

실독실서증(alexia with agraphia)

말하기는 거의 장애가 없지만, 읽기, 쓰기 모두 불가능하다. 병소는 우위반구의 각회(angular convolution)이다. 나중에 서술하는 Gerstmann증후군으로서 수지실인(finger agnosia), 계산을 못하는 행동 등을 수반하는 경우가 많다.

순수실독증(alexia without agraphia)

뚜렷한 읽기의 장애를 보이지만, 글쓰기는 양호하게 유지된다. 덧쓰기에도 장애가 발생한다. 읽지 못하는 글자라도 덧쓰는 것으로 읽게되는 경우가 많아 '덧써서 읽기'라고 불린다. 좌후두엽의 내측저면과 뇌량팽대부(splenium of corpus callosum)의 병변으로 발증한다. 보여준 물건의 색을 말하지는 못하지만, 색의 개념은 유지하고 있다(바나나의 색은 노란색이라고 대답할 수 있다). 좌후대뇌동맥의 경색에서 발생하는 경우가 많으며 오른쪽 동측반맹(homonymous hemianopsia)을 수반한다. 이 증상에서 시각 정보는 오른쪽 동측반맹에 의해 모두 우후두엽으로 수용된다. 글자를 읽을 때에는 이 정보를 좌각회로 보낼 필요가 있지만 뇌량의 장애에 의해 전달되지 못하고 실독증이 된다.

그림 B-3 전도실어증의 병소

대뇌 수평단면에서의 연상회(supramarginal gyrus) 레벨

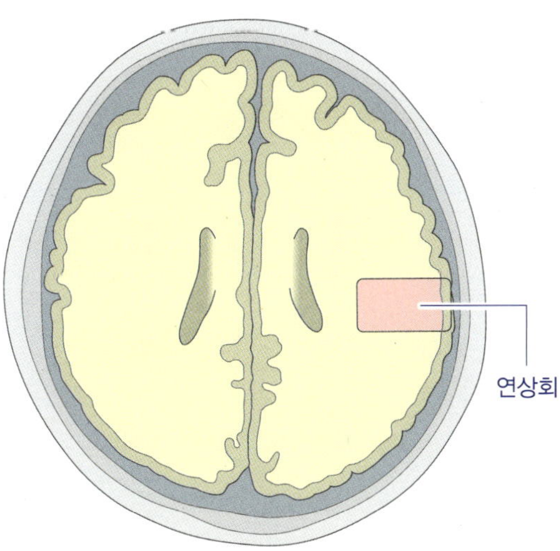

연상회의 대뇌 국소에 대해서는 p.224 그림 1 참조.

시상실어증(thalamic aphasia)

좌시상 병소에서는 시상실어증이라고 불리는 언어장애를 나타내는 경우가 있다. 일반적으로 자발언어가 감소하여 목소리가 작아진다. 호칭장애는 대부분에서 발견되고 착어가 나타나며 복창은 유지된다. 언어 이해의 정도는 정상부터 중증까지 다양하다. 시상의 손상에 따른 원격효과로서 좌전두엽 및 측두엽피질의 혈류 저하와 그 기능이 손상을 입기 때문으로 추정된다.

신경 질환의 기타 언어장애

아래의 신경 질환에서 언어장애로 유의해야 하는 점을 정리했다.

- **고집증(perseveration)** : 어떤 언어나 문장에 집착해 계속해서 반복하는 현상. 예를 들어 연필을 호칭한 뒤, 시계를 보고도 '연필'이라고 반복해서 대답하는 상태. 대부분의 뇌장애에서 나타난다.
- **반향언어증(echolalia)** : 누군가가 자신에게 말한 것을 앵무새와 같이 그대로 반복하는 것.
- **동어반복증(palilalia)** : 동일한 언어를 여러 번 반복하는 현상. 특히 언어의 말미만을 반복할 때는 언어간대(logoclonia)라고 한다. 진행된 알츠하이머병(Alzheimer disease)에서 주로 나타난다. 또한, 어느 정도 완성된 문장을 아무때고 반복하는 언어 증상을 체속언어[stehende Redensart(레코드 언어, gramophone speech)]라고 한다. '밥은 먹었다. 밥은 먹었다. 밥은 먹었다…'등의 같은 문구를 반복한다. Pick병(Pick

disease)나 진행핵상마비에서 종종 나타난다.

- **문법상실증(agrammatism)** : 문장의 구성이 무너져 조사나 조동사가 부적절하거나 누락된다[예 : 모자의(가) 대굴대굴해서(거리며) 바람의(에) 날아간다(날린다)]. 전형적으로 전보식 문장이 된다.
- **억양장애(dysprosody)** : 말더듬이 등, 말의 원활함·강조(accent)의 장애를 의미한다. 모국어의 억양이 상실되어 외국어 같은 인상을 준다. 우반구장애와 관련이 있다는 보고가 있다.

일차진행성 실어증 (primary progressive aphasia, PPA)

전두측두엽변성증(fronto temporal lobar degeneration, FTLD)에 포함된 언어장애를 주요 증상으로 하는 변성 질환이다. 눈에 띄는 언어기능 저하가 나타나고, 진행과 함께 기억 등의 다른 인지장애도 나타나지만, 적어도 발증 후 2년 이내에는 언어 이외의 인지기능에 이상이 나타나지 않는 변성 질환이다. 하위 분류로서 아래의 두 질환이 있다.

- **진행성 비유창성 실어증(progressive non fluent aphasia, PNFA)** : 노력성, 억양장애, 실조성 구음장애와 끊기듯 말하는 것이 특징이며 착어, 문법상실증이 나타난다.
- **의미성 치매(semantic dementia)** : 언어의 의미적 측면이 심하게 손상되어 '○○은 무엇입니까?'라며 마치 처음 듣는 것처럼 다시 묻는 것이 특징적이다(어의실어증). 좌측두엽 전부의 장애 시 발생한다(그림 B-4).

그림 B-4 의미성 치매의 측두엽 전부(왼쪽 우위) 위축(MRI 영상)

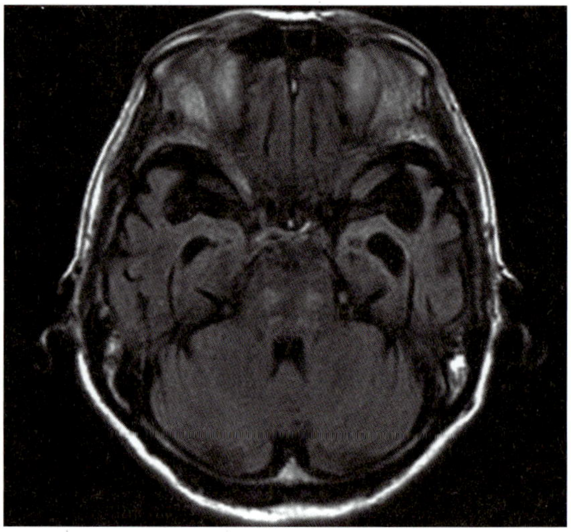

의심되는 질환, 감별에 필요한 검사

의심되는 질환	감별에 필요한 검사	영상 검사	수액 검사	기타
뇌혈관장애 (중대뇌동맥폐색, 뇌출혈 등)	의식수준(p.210~222), 실어증, 실행증, 실인증, 도수근력검사(p.74~88), 반사(p.126~139) 등	○		
일차진행성 실어증 (진행성 비유창성 실어증, 의미성 치매)	인지기능, 실어증, 도수근력검사(p.74~88), 반사(p.126~139)	○	○	근전도, 뇌혈류섬광조영술, 신경심리검사
뇌종양	의식수준(p.210~222), 도수근력검사(p.74~88), 반사(p.126~139) 등	○		
두부외상	의식수준(p.210~222), 도수근력검사(p.74~88), 반사(p.126~139) 등	○		
뇌염	의식수준(p.210~222), 도수근력검사(p.74~88), 반사(p.126~139), 수막자극 증상(p.176~179)	○	○	바이러스 PCR 검사, 뇌파
Alzheimer병	인지기능	○	○	뇌혈류섬광조영술, 수액 Aβ 42 최저치, 신경심리검사
프리온병 (prion disease)	근육간대경련(p.98~107), 고차기능, 반사(p.126~139) 등	○	○	뇌파, 수액 14-3-3 단백질 최고치, 유전자 검사
미토콘드리아뇌근증	경련, 도수근력검사(p.74~88), 반사(p.126~139) 등	○	○	뇌파, 수액젖산, 피루브산 최고치, 유전자 검사

고차기능 / 실행증

진찰 방법

- 실행증(apraxia)이란, 운동마비·실조·불수의운동·근긴장이상·감각장애 또는 지능장애 등이 없고, 행위에 대한 인식이 충분함에도 불구하고 요구된 행위를 제대로 수행할 수 없거나 자신의 의지와 다른 행동을 하게 되는 상태를 말한다.
- 증상의 특징에 따라 몇 가지 임상 유형으로 분류된다.
  - **구부안면실행증(buccofacial apraxia : 좌대뇌반구)**
    구두 명령에 의해서도, 모방에 의해서도 입과 안면부의 동작이 불가능한 현상. 한편, 일상동작은 유지되어 식사 등은 가능하다. 혀를 내밀고, 눈을 감고, 휘파람을 부는 등의 지시에 적절하게 따를 수 있는지를 평가한다.
  - **관념실행증(ideational apraxia)**
    우위반구 두정엽을 중심으로 하는 광범위한 장애. 여러 물건을 계열적으로 조작하는 운동이 손상을 입어 일상에서 사용하는 물건을 정당한 평가, 사용할 수 없게 되는 특징을 보인다. 치약과 칫솔, 종이와 가위 등을 제시하고 제대로 사용할 수 있는지를 관찰한다(그림 A-2). 이때, 사용해야 하는 물건의 명칭, 용도를 입으로 말할 수 있다면 관념실행증으로 진단된다.
  - **관념운동실행증(ideomotor apraxia)**
    우위반구 두정엽 하부의 광범위한 장애. 물건을 사용하지 않는 단순 동작 또는 단일 물품이나 도구를 대상으로 하는 동작을 구두 지시나 모방으로 실행하는 것이 불가능한 상태. 군대의 경례나 그림자 놀이를 하듯 손으로 여우나 새 모양을 만들어 보게 한다(그림 A-3).
  - **구성실행증(constructional apraxia)**
    일반적인 우위반구 두정-후두엽의 장애. 도형 모사나 나무 블록 쌓기 등 조작의 공간적 형태가 손상을 입은 상태. 입체도형을 같은 모양으로 종이에 그리도록 한다(그림 A-4).
  - **착의실행증(dressing apraxia)**
    열위반구 두정-후두엽의 장애. 옷을 입고 벗을 때에만 실행증이 나타나 옷을 제대로 입을 수 없다(그림 A-5).

그림 A-2 관념실행증 평가

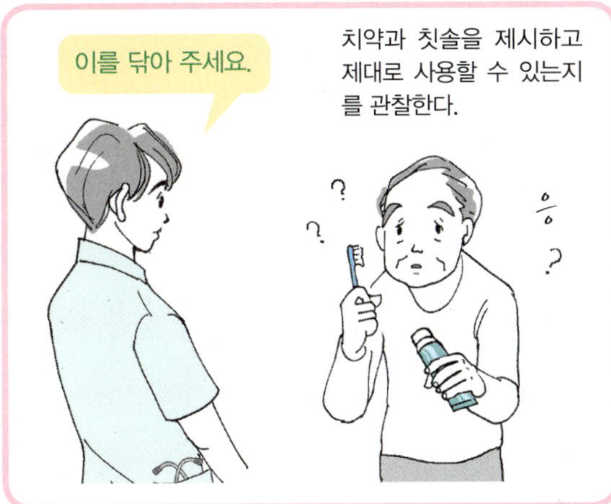

그림 A-3 관념운동실행증 평가

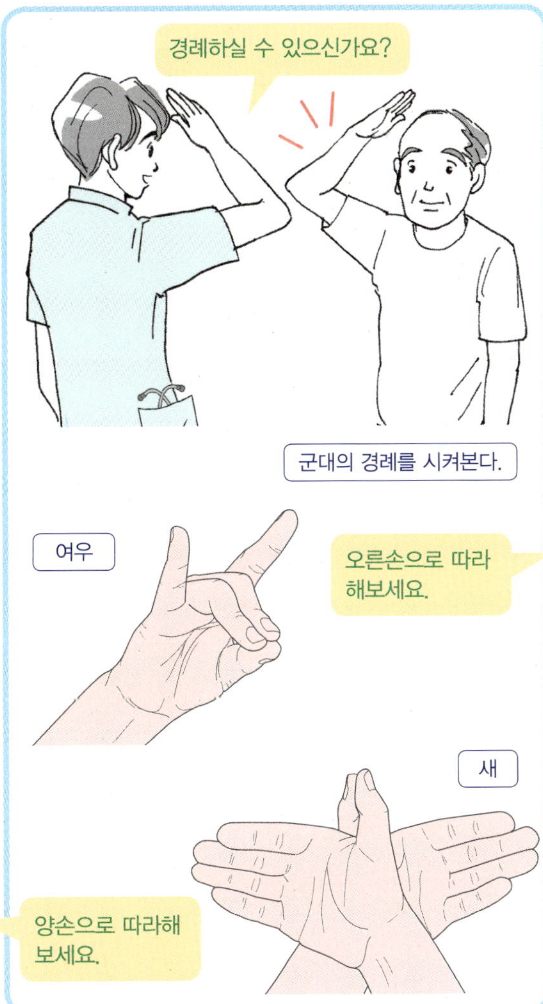

- **지절운동실행증(limb-kinetic apraxia)**

  반대쪽의 중심전회장애. 운동마비, 근긴장이상, 지각장애 등이 보이지 않음에도 불구하고 단추를 끼우거나 바지 주머니에 손을 넣는 등의 교치운동(ability exercise)을 제대로 할 수 없다. 손가락을 순서대로 접는지, 장갑을 낄 수 있는지, 책을 한 페이지씩 넘길 수 있는지를 관찰한다(그림 A-6).

- **길항실행증[diagonistic apraxia, 오른쪽(열외 쪽) 전두엽 내측면 또는 뇌량 병변]**

  자신의 의지에 따른 오른손의 행위에 대해서, 왼손이 그것을 제지 혹은 반대의 행위를 하려고 하기 때문에 목적 행위를 완수할 수 없는 상태. 또한, 타인의 통제 불능손(ailen hand sign)이란, 왼손이 자신의 의지와 무관하게 불수의적인 운동을 일으켜, 오른손이 이것을 제지하려고 한다. 대뇌피질기저핵변성증(corticobasal degeneration)에서 특징으로 알려져 있다.

그림 A-4 구성실행증을 나타내는 Alzheimer병의 오각형 모사

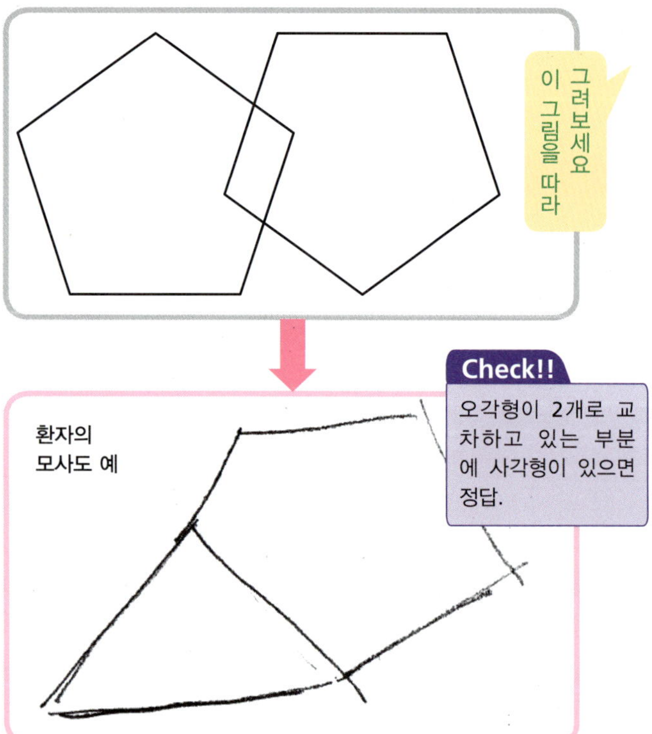

그림 A-5 착의실행증 평가

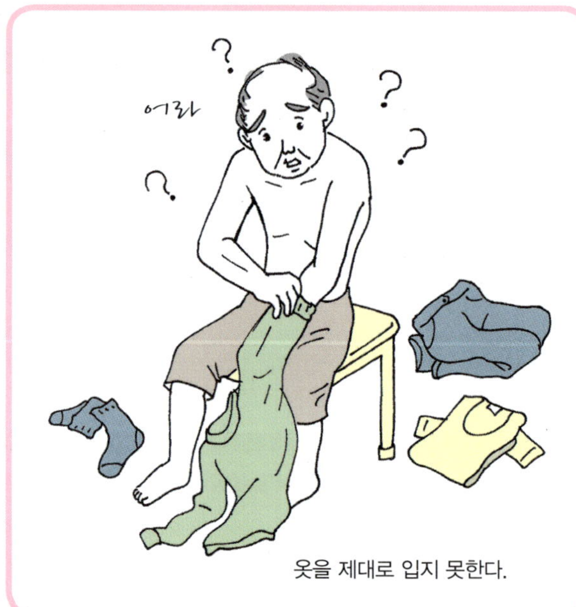

그림 A-6 지절운동실행증 평가

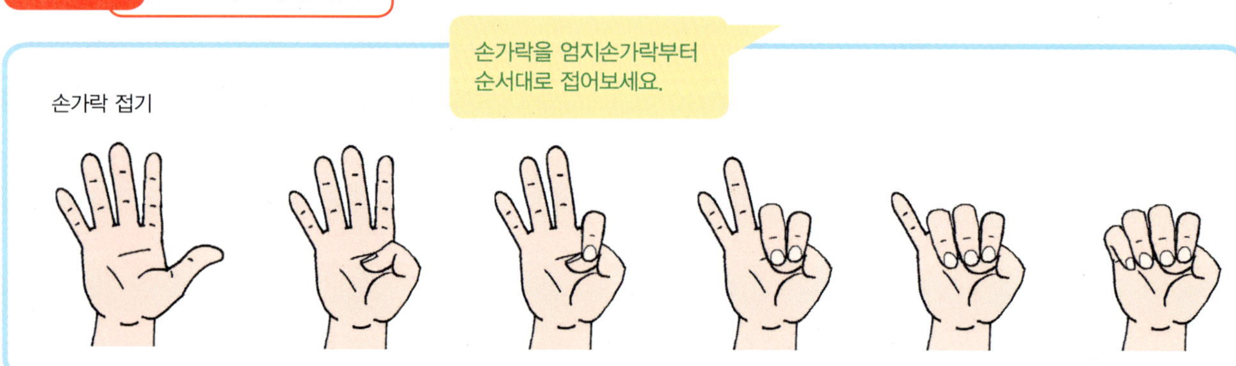
손가락을 엄지손가락부터 순서대로 접어보세요.
손가락 접기

진단 과정으로 알 수 있는 실행증의 진찰

병소 부위

구부안면실행증(buccofacial apraxia)	우위대뇌반구장애
관념실행증(ideational apraxia)	우위반구 두정엽을 중심으로 하는 광범위한 장애
관념운동실행증(ideomotor apraxia)	우위반구 두정엽 하부의 광범위한 장애
구성실행증(constructional apraxia)	일반적 우위반구 두정-후두엽의 장애
착의실행증(dressing apraxia)	열위반구 두정-후두엽의 장애
지절운동실행증(limb-kinetic apraxia)	반대쪽의 중심전회장애
길항실행증(diagonistic apraxia)	오른쪽(열외 쪽)전두엽 내측면 또는 뇌량 병변

의심되는 질환, 감별에 필요한 검사

의심되는 질환	감별에 필요한 검사	영상 검사	수액 검사	기타
뇌혈관장애 (중대뇌동맥폐색, 뇌출혈 등)	의식수준(p.210~222), 실어증, 실행증, 실인증, 도수근력검사(p.74~88), 반사(p.126~139) 등	○		
대뇌피질 흑질변성증	인지기능, 실행증, 반사(p.126~139), 추체외로 징후	○	○	뇌혈류섬광조영술
뇌종양	의식수준(p.210~222), 도수근력검사(p.74~88), 반사(p.126~139) 등	○		
두부외상	의식수준(p.210~222), 도수근력검사(p.74~88), 반사(p.126~139) 등	○		
뇌염	의식수준(p.210~222), 도수근력검사(p.74~88), 반사(p.126~139), 수막자극 증상(p.189~193)	○	○	바이러스 PCR 검사, 뇌파
알츠하이머병	인지기능	○	○	뇌혈류섬광조영술, 수액 Aβ42 최저치, 신경심리검사
프리온병 (prion병)	근육간대경련(p.98~107), 고차기능(p.196~207), 반사(p.126~139) 등	○	○	뇌파, 수액 14-3-3 단백질 최고치, 유전자 검사
미토콘드리아뇌근증	경련, 도수근력검사(p.74~88), 반사(p.126~139) 등	○	○	뇌파, 수액젖산, 피루브산 최고치, 유전자 검사

고차기능 / 실인증

진찰 방법

- 실인증이란, 감각이 제대로 입력되었음에도 그것을 올바르게 인식하지 못하는 장애를 말한다.
- 증상의 특징에 따라 몇 가지 임상 유형으로 분류된다.
  - **시각실인증(visual agnosia)** : 양쪽의 후두엽장애. 사물이 보여도 그것이 무엇인지 알 수 없는 상태. 만지고 소리를 듣는 등의 시각 이외의 감각 정보가 있어야 무엇인지 알 수 있다. 가위, 열쇠 등을 보여주고 무엇인지 묻는다. 대답하지 못하는 경우, 만져보게 하고 답할 수 있는지 평가한다.
  - **편측공간무시(hemispatial neglect)** : 열위대뇌반구의 장애. 병측과 반대쪽의 시공간을 무시하는 것. 간단한 그림을 모사하게 하거나 직선 지우기 검사로 평가한다. 경도인 경우 직선을 이등분하는 것으로 평가한다(그림 A-7).
  - **수지실인증(finger agnosia)** : 우위반구각회의 장애. 자기 손가락의 각 명칭을 모르거나, 지시된 손가락을 고를 수 없는 상태.
  - **병태실인증(anosognosia)** : 열위반구 두정엽의 장애. 자신의 장애를 인지하지 못하거나 부정하는 것. 좁은 의미로는 편마비를 인정하지 않는 것을 가리킨다.
  - **지형실인증(topographical agnosia)** : 열위반구 두정엽의 장애. 지도 상에서 잘 알려진 지역의 위치를 가리킬 수 있는지로 평가한다(그림 A-8).
  - **안면실인증(prosopagnosia)** : 열위반구 후두측두엽. 사람의 얼굴을 인식하지 못하는 경우. 하지만, 목소리를 듣고 누구인지 인식할 수 있다. 또한, 얼굴을 알지 못하더라도 인물 형상은 유지된다. 우반구에서 발증한 의미성 치매의 초기 증상에 해당된다(그림A-9).

그림 A-7 직선 지우기 검사, 직선 이등분 검사

직선 지우기 검사(환자의 예)

종이에 있는 모든 선에 표시를 해서 지워주세요.

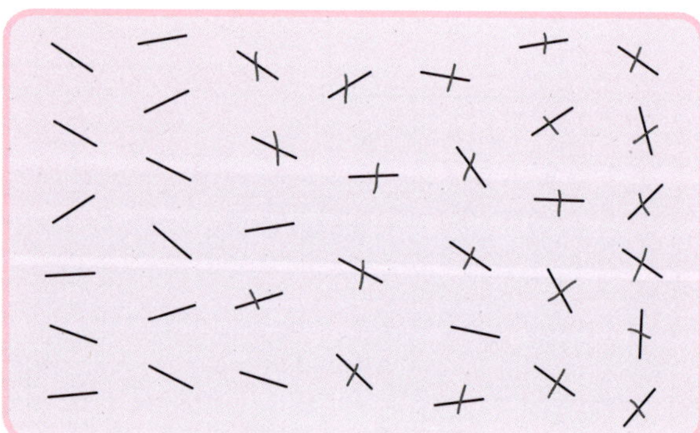

직선 이등분 검사(환자의 예)

이 선의 가운데에 표시해주세요.

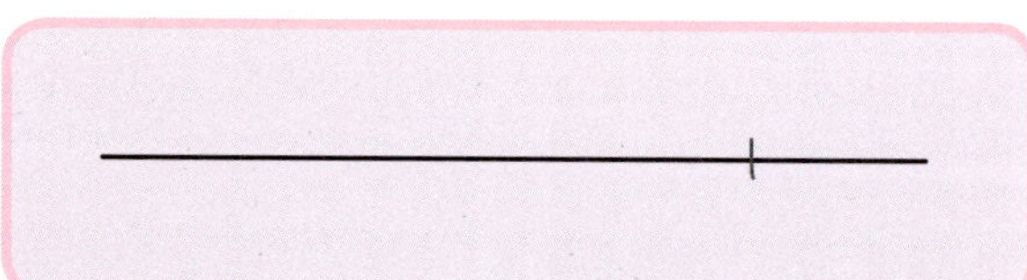

그림 A-8 지형실인증 검사

삿포로의 위치를 가리켜 보세요.

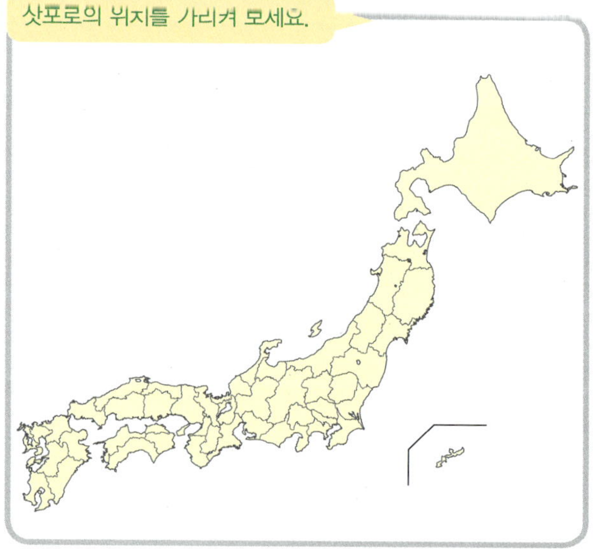

그림 A-9 안면실인증(의미성 치매)에서 측두엽 전부(오른쪽 우위)의 위축(MRI 영상)

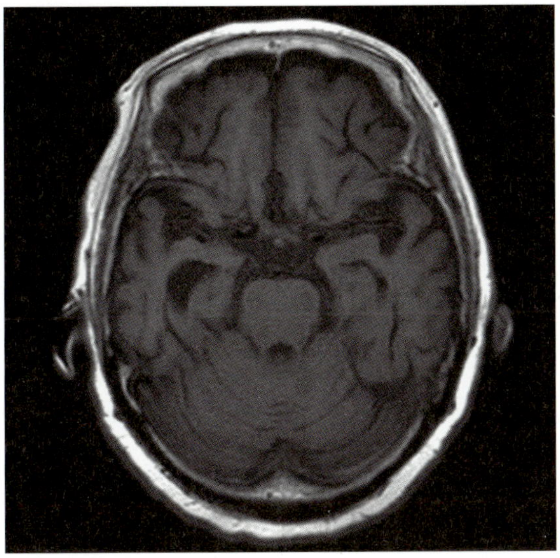

그림 A-10 시공간 인지장애가 나타나는 lewy 소체형 치매 환자의 시계 모사

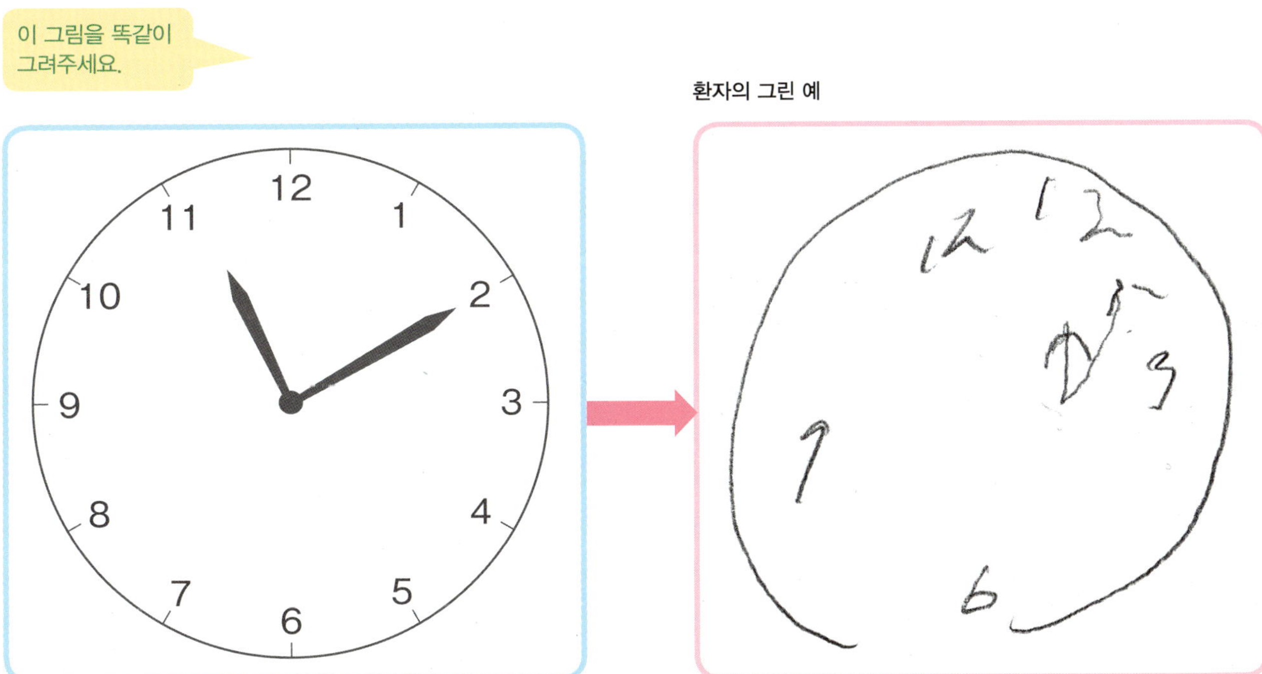

- **Clock drawing 검사** : 치매 검사로서 유용하고, 전두엽의 실행 기능을 간편하게 평가하는 방법이지만, 시계에 관한 의미 기억과 시공간 인지 평가와도 연결된다. 하얀 종이에 시계(문자판과 11시10분을 가리키는 바늘 2개)를 그리게 한다(clock drawing administration). 그 후, 제대로 그린 시계를 모사하도록 한다(clock copying administration)(그림 A-10).

진단 과정으로 알 수 있는 실인증의 진찰

병소 부위

시각실인증(visual agnosis)	양쪽 후두엽장애
편측공간무시(hemispatial neglect)	열위대뇌반구의 장애
수지실인증(finger agnosia)	우위반구각회의 장애
병태실인증(anosognosia)	열위반구 두정엽의 장애
지형실인증(topographical agnosia)	열위반구 두정엽의 장애
안면실인증(prosopagnosia)	열위반구 후두측두엽의 장애

기타 중요한 증후군

- **Gerstmann증후군** : 우위반구 두정엽-후두엽 이행부(각회)의 장애로 수지실인증, 계산장애(암산이나 필산도 불가능하다), 실서증(자발적으로 글씨를 쓰는 것도, 받아 쓰는 것도 불가능하다), 좌우실인증의 4가지 증상이 나타난다(그림 B-5~7).
- **Anton증후군** : 병태실인증의 한 종류로 피질맹(cortical blindness), 피질난청(cortical deafness)이 있지만, 이것을 인정하지 않는 병태. 우두정엽의 장애로 나타난다.
- **Bálint증후군** : 특이한 시공간 지각 능력의 장애로, 정신성 주시마비·시각실조증·시각성 주의장애의 3가지 증상을 초래하는 병태. 양쪽 두정-후두엽의 장애로 발생한다.

시각성 주의장애 : 시각성 자극에 대한 주의가 저하하고 주시한 좁은 범위에만 주의를 기울인다.

정신성 주시마비 : 시선이 한점에 고정되는데, 주시가 벗어나면 시선이 안정되지 않는다.

시각실조증 : 응시한 대상에 손을 뻗어 부드럽게 잡지 못하는 증상.

그림 B-5 대뇌 수평단면에서의 각회 레벨

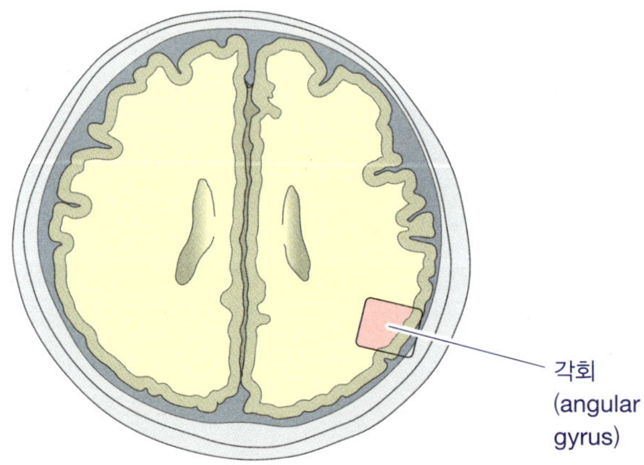

대뇌에서의 각회 국소에 대해서는 p.224(그림 1) 참조

그림 B-6 좌우실인증 평가

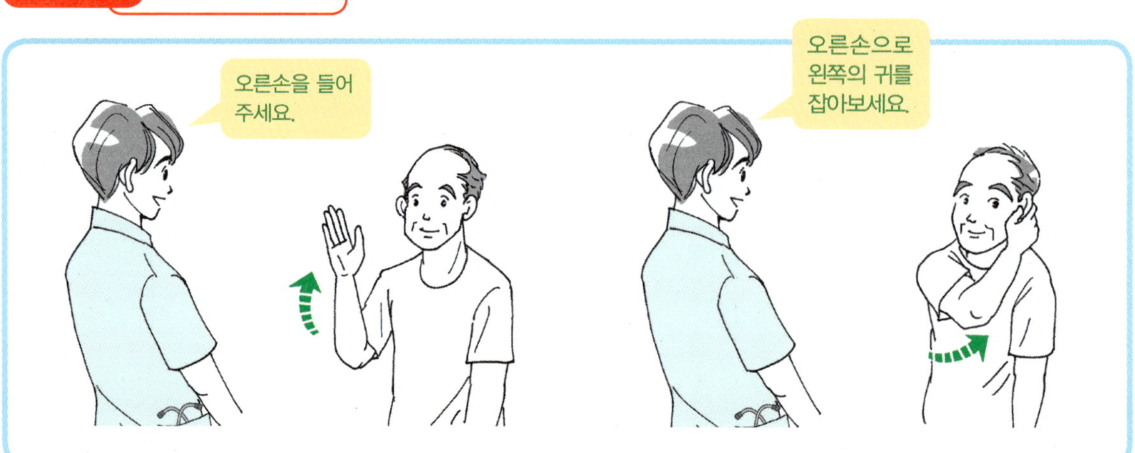
오른손을 들어
주세요.
오른손으로
왼쪽의 귀를
잡아보세요.

그림 B-7 수지실인증 평가

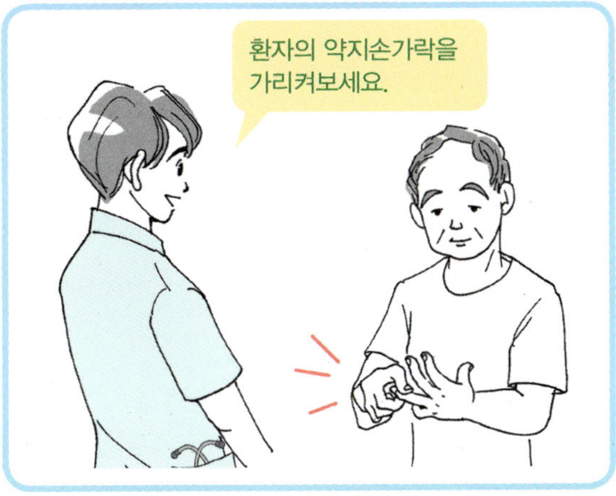

의심되는 질환, 감별에 필요한 검사

의심되는 질환	감별에 필요한 검사	영상 검사	수액 검사	기타
뇌혈관장애 (중대뇌동맥폐색, 뇌출혈 등)	의식수준(p.210~222), 실어증, 실행증, 실인증, 도수근력검사(p.74~88), 반사(p.126~139) 등	○		
의미성 치매 (특히 안면실인증의 경우)	인지기능, 실어증, 반사(p.126~139)	○	○	뇌혈류섬광조영술, 신경심리검사
뇌종양	의식수준(p.210~222), 도수근력검사(p.74~88), 반사(p.126~139) 등	○		
두부외상	의식수준(p.210~222), 도수근력검사(p.74~88), 반사(p.126~139) 등	○		
뇌염	의식수준(p.210~222), 도수근력검사(p.74~88), 반사(p.126~139), 수막자극 증상(p.190~193)	○	○	바이러스 PCR 검사, 뇌파
알츠하이머병	인지기능	○	○	뇌혈류섬광조영술, 수액 Aβ42 최저치, 신경심리검사
프리온병 (prion disease)	근육간대경련(p.98~107), 고차기능(p.196~207), 반사(p.126~139) 등	○	○	뇌파, 수액 14-3-3 단백질 최고치, 유전자 검사
미토콘드리아뇌근증	경련, 도수근력검사(p.74~88), 반사(p.126~139) 등	○	○	뇌파, 수액젖산, 피루브산 최고치, 유전자 검사

고차기능 / 장애(실어증, 실행증, 실인증)와 책임 병소

고차기능 장애	병소		
	우위반구 (좌반구)	열위반구 (우반구)	양쪽
실어증	• 브로카실어증(전두엽 Broca's area) • 피질하성 운동실어증(중심전회하부) • 초피질성 운동실어증(Broca's area 주변) • 전실어증(전두엽~측두엽) • 전도실어증(궁상속, 도엽, 연상회, 측두엽 상부) • 베르니케실어증[상측두회후부(Wernicke's area)] • 피질하성 감각실어증(Wernicke's area) • 초피질성 감각실어증(Wernicke's area의 후방부) • 실독실서증(각회) • 순수실독증(후두엽의 내측저면과 뇌량팽대부) • 시상실어증(시상) • 어의실어증(두엽엽전부)		
실행증	• 관념실행증(두정엽) • 관념운동실행증(두정엽하부) • 구성실행증(두정-후두엽)	• 착의실행증(두정-후두엽) • 길항실행증(전두엽 내측면 또는 뇌량)	• 지절운동실행증 (반대쪽의 중심전회)
실인증	• 수지실인증(각회)	• 편측공간무시(대뇌반구) • 병태실인증(두정엽) • 지형실인증(두정엽) • 안면실인증(후두측두엽)	• 시각실인증 (후두엽)
기타	• Gerstmann증후군(각회)	• Anton증후군(두정엽)	• Bálint증후군 (측두정-후두엽)

의식장애 환자의 신경진찰법

의식수준(level of consciousness)

- **혼수(coma)** : 통증 자극 등에서도 전혀 반응이 없고, 자발운동도 소실하며 근육은 이완되어 실금 상태이다. 건반사, 각막반사가 소실한 상태를 심혼수(deep coma)라고 한다.
- **반혼수(semicoma)** : 자발운동이 거의 없고 통증 자극으로 피난반사가 약간 나타난다. 건반사나 동공반사는 존재하지만, 실금 상태이다.
- **혼미(stupor)** : 자발운동이 보이고, 강한 자극에 대해서 자극을 피하려는 움직임도 보인다. 계속해서 자극을 주면 간단한 질문이나 지시에 응하는 경우도 있으며 실금은 반드시 수반되지 않는다.
- **기면(lethargy)** : 경면과 혼미의 중간.
- **경면(somnolence)** : 여러 자극에 대해 각성하고, 질문에 대답하거나 동작을 실시하지만, 자극이 없으면 잠들어 버리는 상태.

일본식 혼수척도(JCS)와 글래스고 혼수척도(GCS)

의식수준 판정(표 1, 2)을 위해 다음과 같이 ①~⑤의 관찰을 실시한다.

① 자발적으로 눈을 뜨고 있는가.

② 눈을 뜨고 있을 때, 현 상황을 인식하고 있는지 검사하고, 운동반응을 관찰한다(그림 1). 운동반응으로는 손을 쥐고 펴는 등 합목적성 운동의 반응을 관찰한다(그림 2).

③ 눈을 감고 있을 경우에는 환자를 불러 반응을 관찰한다(그림 3).

④ 불렀을 때 눈을 뜨면, 언어 이해와 운동반응을 관찰한다.

⑤ 불러도 눈을 뜨지 않을 경우에는, 큰 소리로 말을 걸거나 몸을 흔들며(그림 4) 눈을 뜨는지를 관찰한다. 그래도 눈을 뜨지 않을 경우에는 통증 자극을 가하여(그림 5~8) 언어 이해와 운동반응을 관찰한다.

표 1 일본식 혼수척도(japan coma scale, JCS)

Ⅲ. 자극을 주어도 각성하지 않는 상태(3자리 점수로 표현) (deep coma, coma, semicoma)
300. 통증 자극에 전혀 반응하지 않는다.
200. 통증 자극으로 손발을 약간 움직이거나 얼굴을 찌푸린다.
100. 통증 자극을 뿌리치려는 듯한 동작을 한다.
Ⅱ. 자극하면 각성하는 상태(2자리 점수로 표현) (stupor, lethargy, hypersomnia, somnolence, drowsiness)
30. 통증 자극을 계속 주면서 반복해 부르면 겨우 눈을 뜬다.
20. 큰 목소리로 말을 걸거나 몸을 흔들면 눈을 뜬다.
10. 일반적으로 부르는 소리에도 쉽게 눈을 뜬다.
Ⅰ. 자극하지 않아도 각성된 상태(1자리 점수로 표현) (delirium, confusion, senselessness)
3. 자신의 이름, 생년월일을 말할 수 없다.
2. 지남력장애가 있다.
1. 의식이 청명하다고 말할 수 없다.

주) R : restlessness(불온), I : incontinence(실금), A : apallic state 또는 akinetic mutism
예를 들어 30R 또는 30 불온이라던가 20I 또는 20 실금이라고 표시한다.

표 2 글래스고 혼수척도(glasgow coma scale, GCS)

1. 눈뜨기(eye opening, E)	E
자발적으로 눈을 뜬다.	4
부르면 눈을 뜬다.	3
통증 자극에 의해 눈을 뜬다.	2
없음	1
2. 언어반응(best verbal response, V)	V
지남력 양호	5
혼란스러운 대화	4
부적절한 단어 구사	3
이해불명의 음성	2
없음	1
3. 운동반응(best motor response, M)	M
명령에 따라 가능(그림 2)	6
통증 부위에서 운동반응(그림 8)	5
회피반응으로 움직인다(그림 8)	4
비정상적인 굴곡운동(그림 27)	3
신전반응(제뇌자세)(그림 28)	2
없음	1

정상이라면 E, V, M의 합계가 15점, 심혼수에서는 3점이 된다.

그림 1 눈을 뜨고 있을 때의 의식 검사

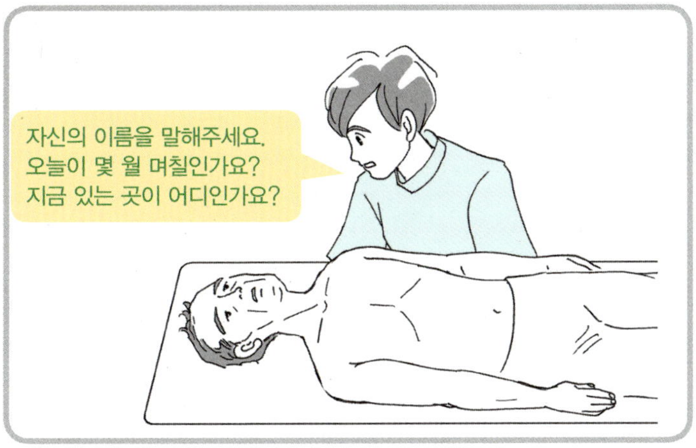

그림 2 눈을 뜨고 있을 때의 운동반응 검사

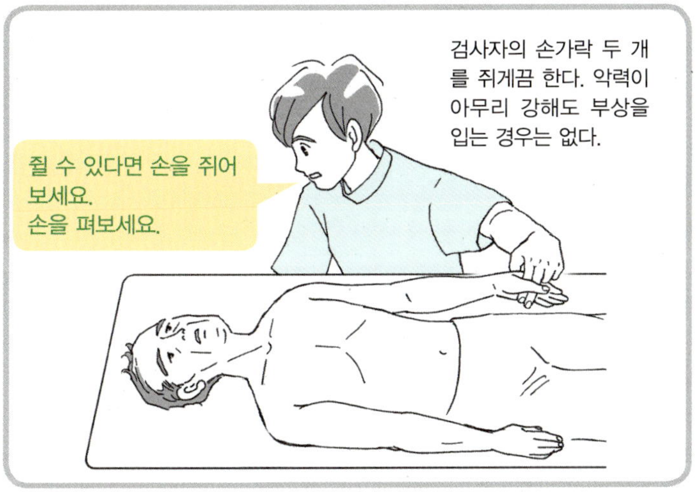

그림 3 환자를 불러 반응을 관찰

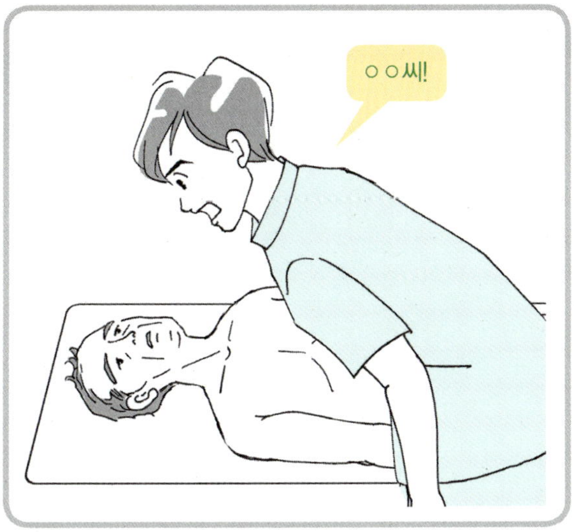

그림 4 커다란 목소리로 부르면서 몸을 흔든다.

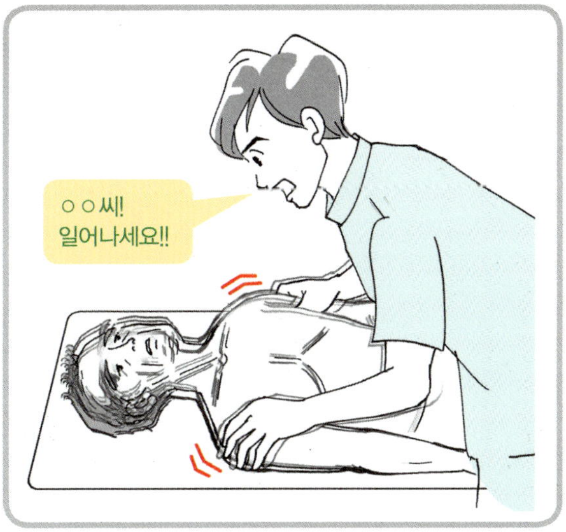

그림 5 흉골의 전면을 주먹을 쥐고 제3지의 근위지절간관절로 강하게 압박한다.

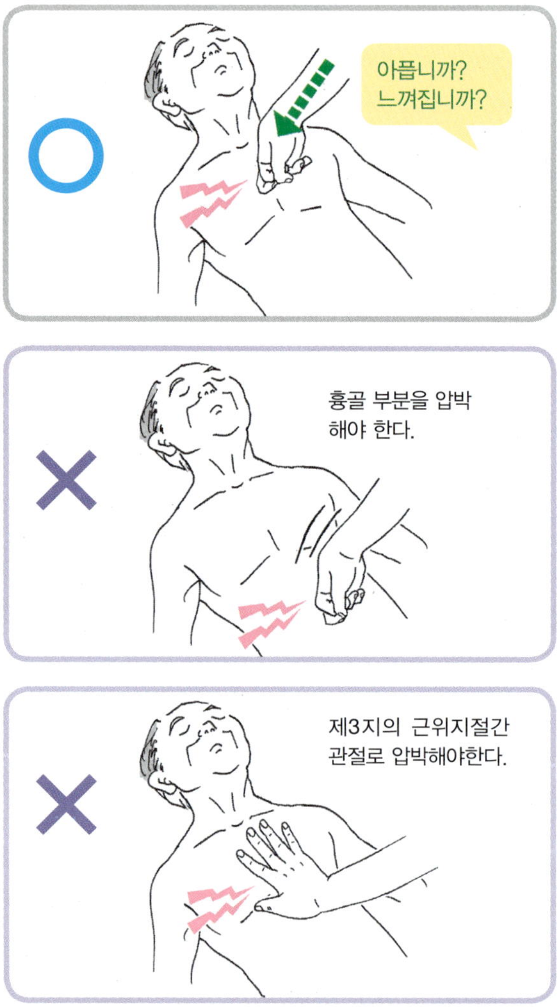

그림 6 양쪽 안와상절흔부를 무지 끝으로 강하게 압박한다.

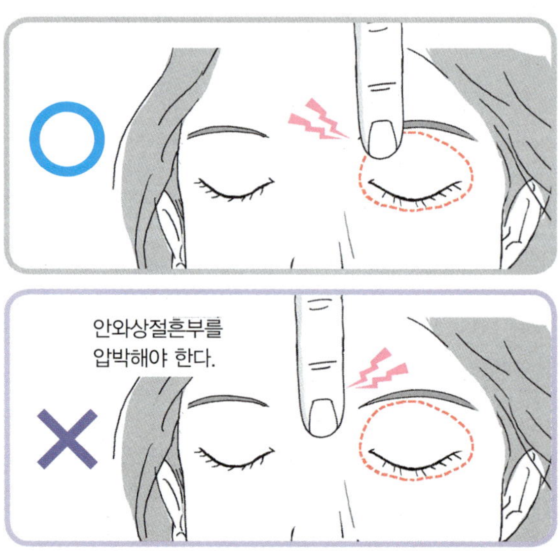

그림 7 좌우 상하지의 손발톱 끝을 볼펜 등으로 강하게 압박한다.

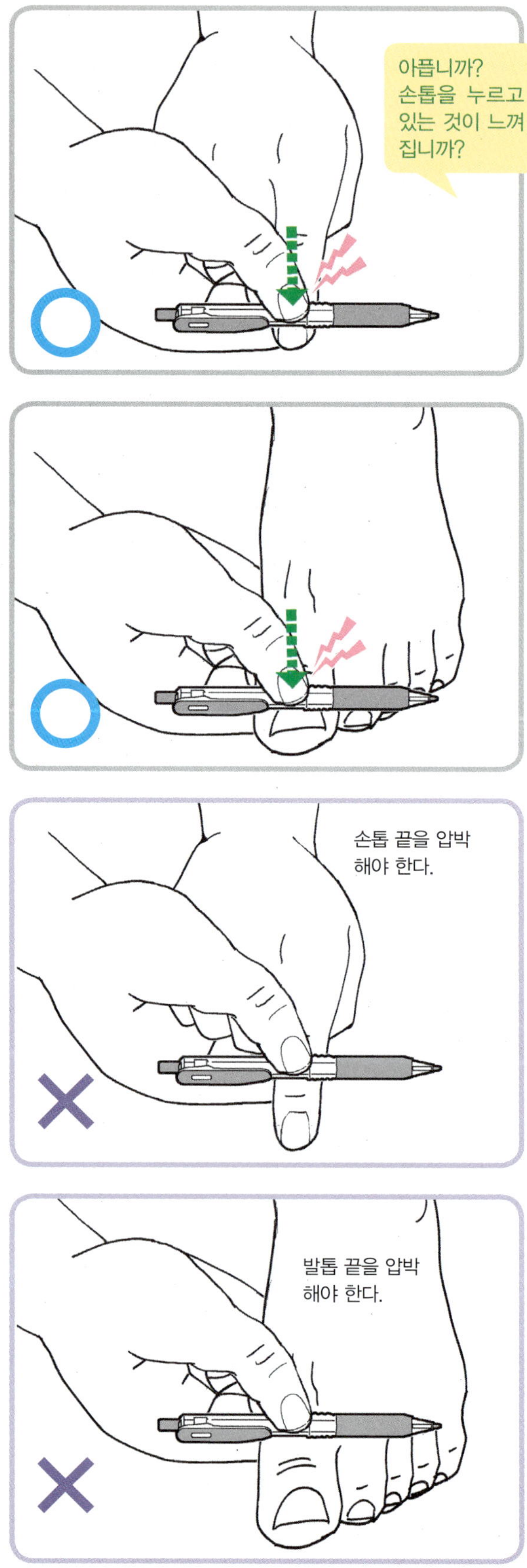

그림 8 꼬집기

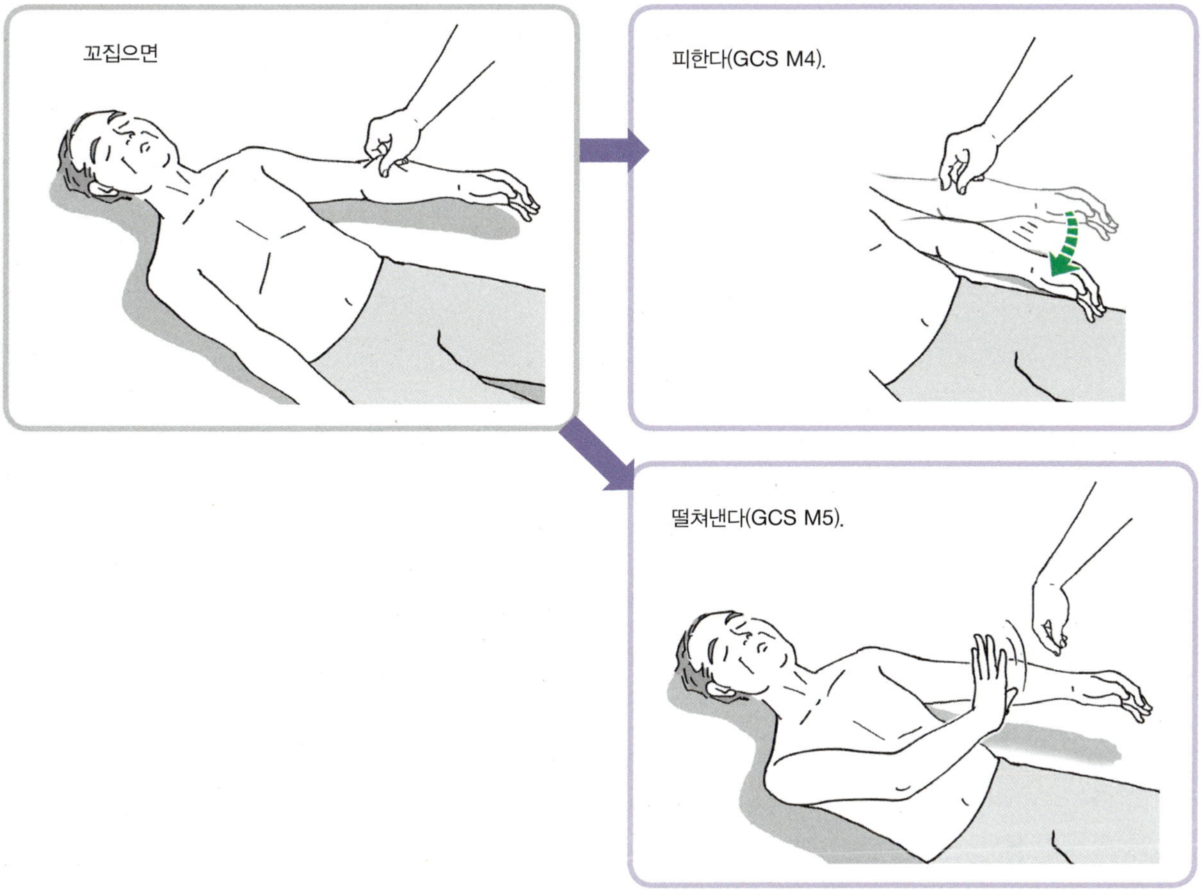

무동성 무언증, 대뇌피질상실증후군, 감금증후군, 섬망의 감별

- 눈을 뜬 상태에서 눈동자를 움직이고 있지만, 물체를 인식할 수 있는 정신활동도 없고, 말없이 원시반사에 의한 움직임만을 보이는 상태를 지속식물상태(persistent vegetative state)라고 부른다. 이 중에는 무동성 무언증(akinetic mutism)과 대뇌피질상실증후군(apallic syndrome)이 포함된다.
- 광범위한 대뇌백질, 피질 병변에 의한 경우가 대뇌피질상실증후군, 뇌간망상체활성화계의 장애에 의한 경우가 무동성 무언증이다(그림 9).
- 감금증후군(locked-in syndrome)은 언뜻 지속식물상태와 같은 상태로 보이지만, 의식은 청명하고 정신활동은 정상이다. 하지만 안구의 수시운동 이외에는 의사를 전달할 수 있는 방법이 없는 무언, 무동의 갇힌 상태를 가리킨다. 피질구로 및 피질척수로(추체로)가 뇌간 상부에서 손상을 입고, 수평성 안구운동의 경로도 손상을 입기 때문에 안구운동은 수직성 또는 폭주(convergence)밖에 할 수 없는 경우가 많다. 원심로만의 장애이며, 뇌파는 정상이다.
- 섬망은 의식수준의 장애와는 다른 것이며 경미한 의식수준 저하뿐만 아니라, 정신적인 흥분으로 착각, 환각, 망상이 더해진 상태이다.

그림 9 뇌간망상체활성화계

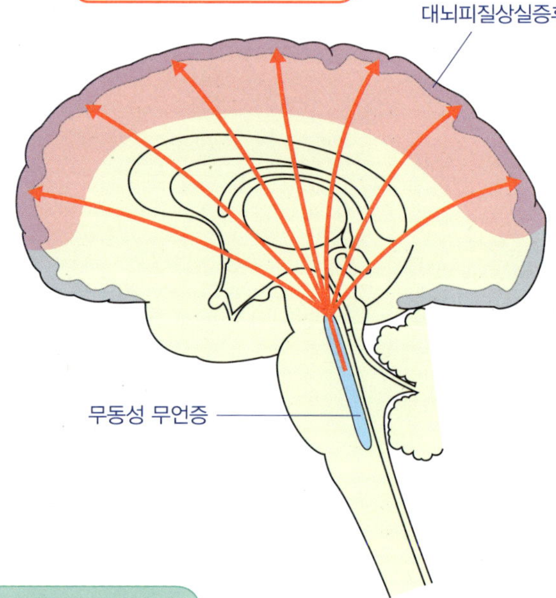

안저

- 의식장애에서는 누운 자세를 취하게 하고, 뒤에 서술할 동공반응은 의식장애 환자에게서 매우 중요한 소견으로 산동제(mydriatic)를 사용하지 않는 것이 매우 중요하다고 할 수 있다.
- 안저 검사에 대한 상세한 방법은 p.11을 참조하길 바란다.

시야(손날법)

- 가벼운 의식장애의 경우에는 안면 좌우에서 각각, 눈을 향해 손날로 내리치는 동작을 했을 때, 시야가 유지된다면 반사적으로 눈을 감는다(그림 10).
- 전혀 반응하지 않는 경우에는 시야결손이나 의식장애가 중증도인 것을 알 수 있다.
- 좌우의 차이가 있는 경우에 유용하다.

동공[산동 감별, 축동 감별(뇌탈), 모양체척수반사]

- 동공 크기를 확인한다.
- 2mm보다 작은 경우는 축동(miosis), 5mm보다 큰 경우를 산동(mydriasis)이라고 부르고, 특히 좌우 차이가 중요하다(그림 11).
- 전형적인 일측성 축동은 Horner증후군, 일측성 산동은 동안신경마비에서 나타난다.
- 한쪽의 동안신경마비는 구상회탈출(uncal herniation)의 최초 징후로서 중요한 소견이다.
- 양측성 축동은 여러 교감신경장애 증상에서 나타나지만, 의식장애를 수반하는 중증의 교뇌출혈에서는 매우 작은 동공이 된다(pinpoint pupil)(그림 11).
- 양측성 산동은 전뇌허혈에 의한 징후이지만, 양쪽 모두 축동 또는 산동을 보인 경우에는 약물중독도 생각할 필요가 있다.
- 경부나 흉부, 상지를 바늘로 찌르거나 꼬집는 것과 같은 통증 자극이 나타날 때, 양쪽 눈의 동공이 1~2mm 산동한다(모양체척수반사).

그림 10 수도(손날)법

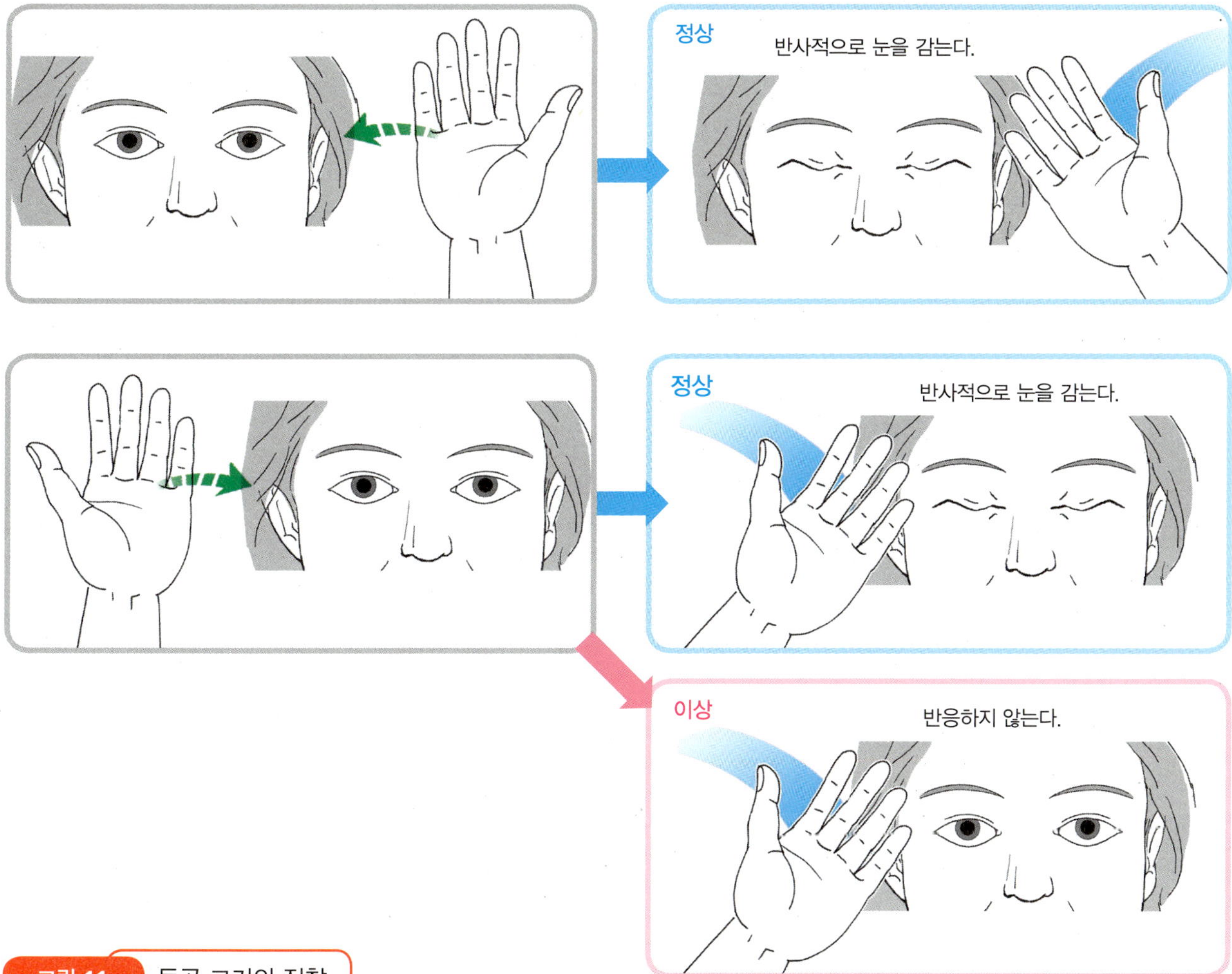

그림 11 동공 크기의 진찰

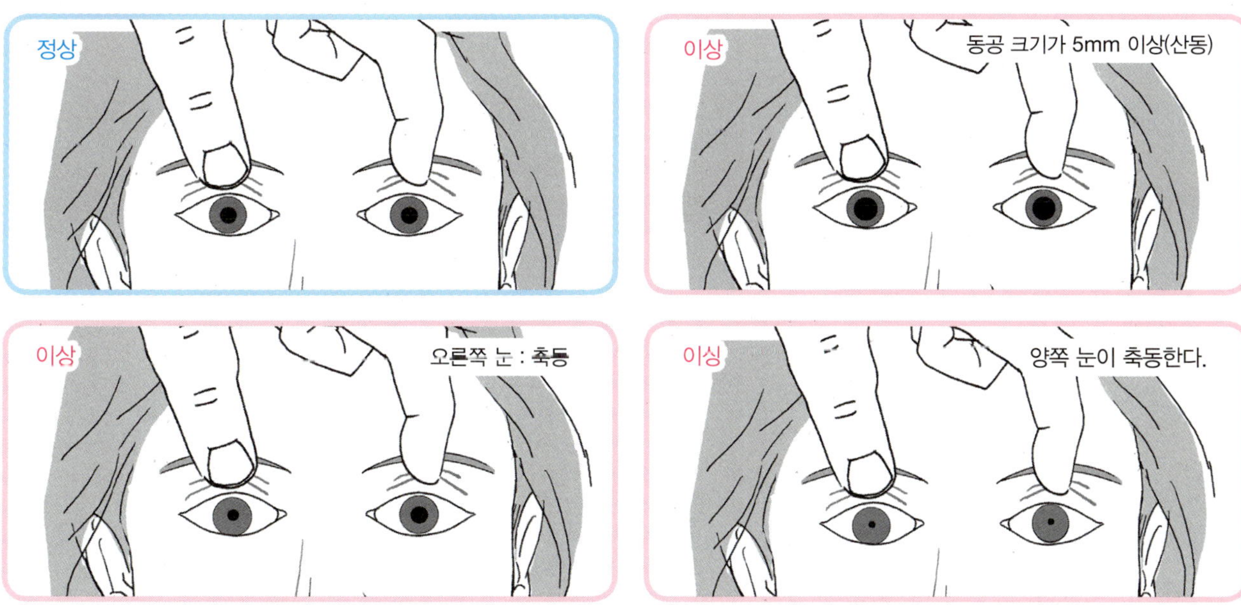

안위, 안구운동 [안구공동편위, 사편위, 수평성 비공동성 안구편위, 안구상하운동, 안구방황, 두위변환안구반사(oculocephalic reflex)]

- 안구 위치를 관찰한다.
- 양쪽 눈꺼풀을 들어 올려 안위 및 자발적인 안구운동을 관찰한다.
- **안구공동편위** : 양쪽 눈이 계속해서 한쪽으로 편위한 상태(그림 12).
  - 수평성 공동편위는 중뇌보다 상부의 뇌병변에서는 병소 쪽으로 , 교뇌·중뇌 병변에서는 병소 반대쪽으로 향하는 경우가 많다.
  - 수직성 안구편위에서는 하방시를 나타내는 경우가 많으며, 시상출혈에서 중뇌로 떨림 같은 중증의 증례에서는 폭주(convergence)하여 아래로 편위하고, 코끝을 노려보듯이 모양을 취하기도 한다(그림 13).
  - 사편위는 한쪽의 안구는 하내방, 반대쪽은 상외방으로 편위한 상태(그림 14)가 특징적이었지만, 현재는 위아래가 수직으로 어긋난 수직성 개산(divergence)을 가리키는 경우가 많다(그림 15).
  - 사편위는 뇌간장애로 발생하지만, 국소 징후로서의 의의는 적다.
- **수평성 비공동성 안구편위** : 양쪽 눈이 공동하지 않고, 수평적으로 편위한 상태.
  - MLF(내측종속)증후군이나 척수 내 외전신경, 동안신경핵과 같은 뇌간 병변에 의해 편측의 안구운동이 손상을 입은 결과, 공동편위되어야 할 눈의 위치가 편측만 되면서 비공동성이 되는 경우이다(그림 16).

그림 12 안구공동편위

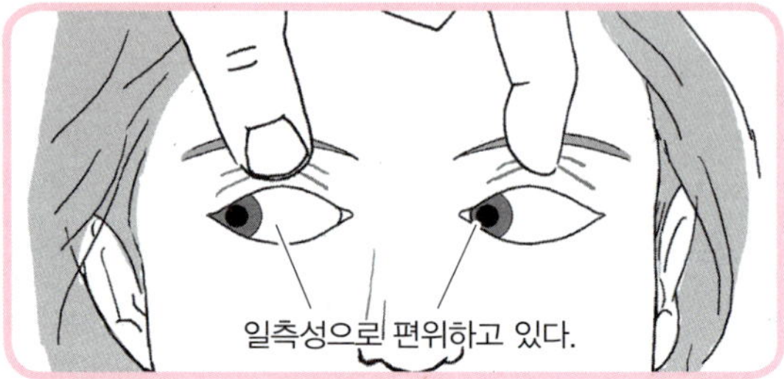

그림 13 코끝을 보는 편위

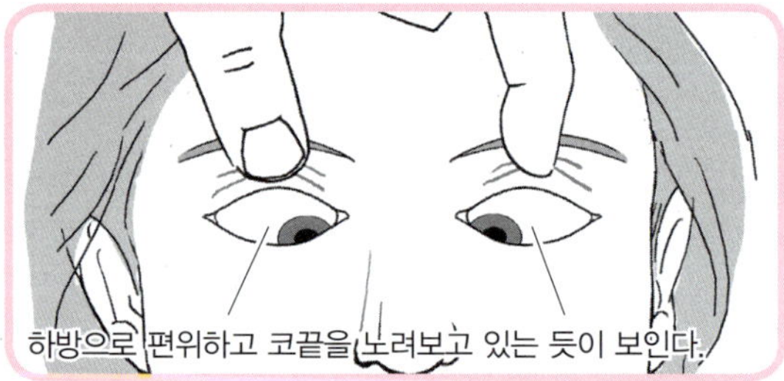

그림 14 사편위

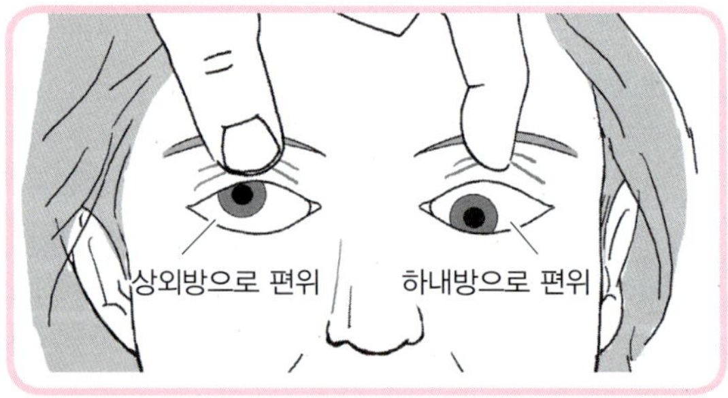

그림15 위아래가 수직으로 어긋나는 수직성 개산

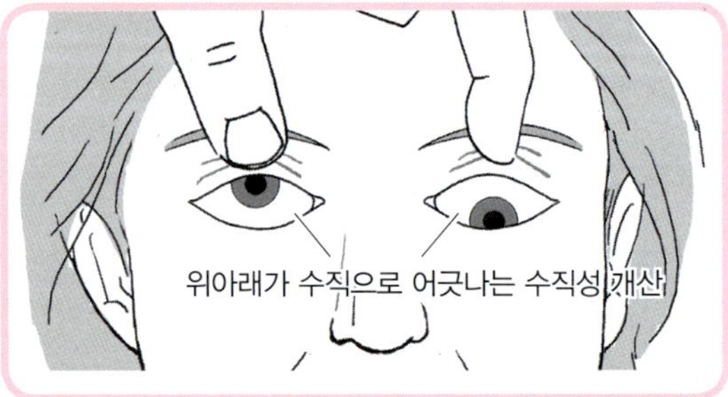

그림 16 수평성 비공동성 안구편위

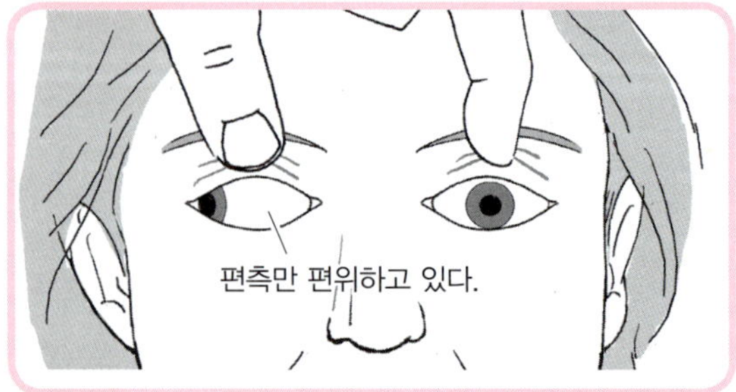

■ 안구상하운동(ocular bobbing) : 간헐적으로 안구가 정중앙에서 아래로 급속히 침하한 후 천천히 원래의 위치로 돌아오는 안구의 수직성 불수의운동으로 중증의 교뇌출혈(pontine hemorrhage)에서 종종 나타난다(그림 17).

■ 안구방황(roving eye movement) : 안구가 완만하게 좌우로 흔들리는 운동.
- 영유아의 수면 중에도 종종 나타나며, 오히려 뇌간의 장애가 없음을 의미한다(그림 18).

그림 17 안구상하운동

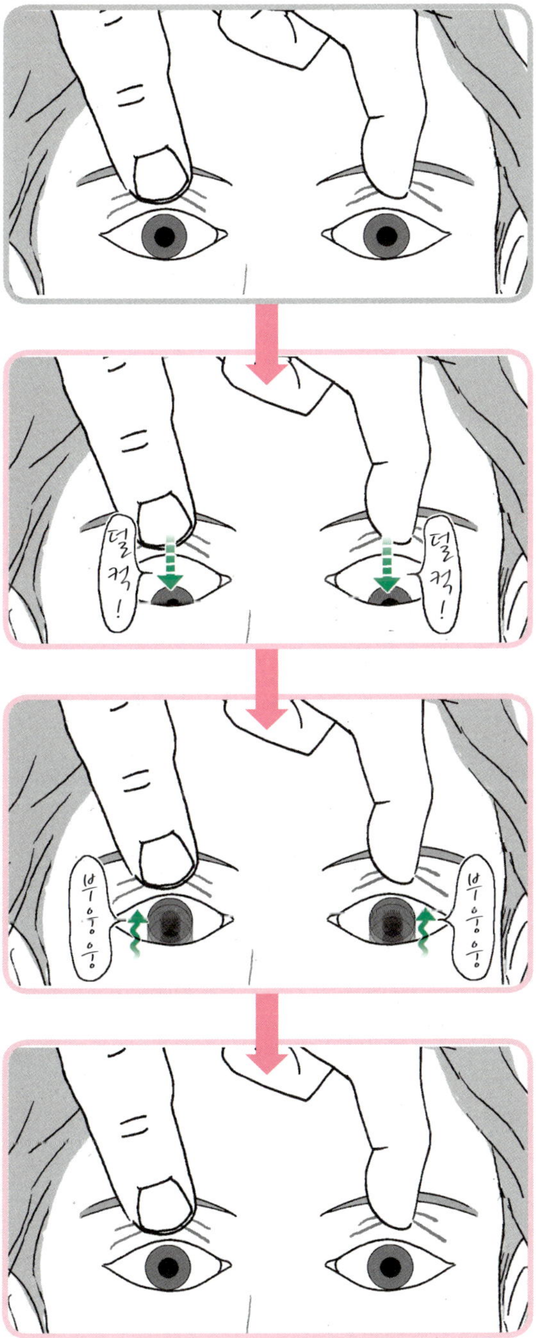

그림 18 안구방황

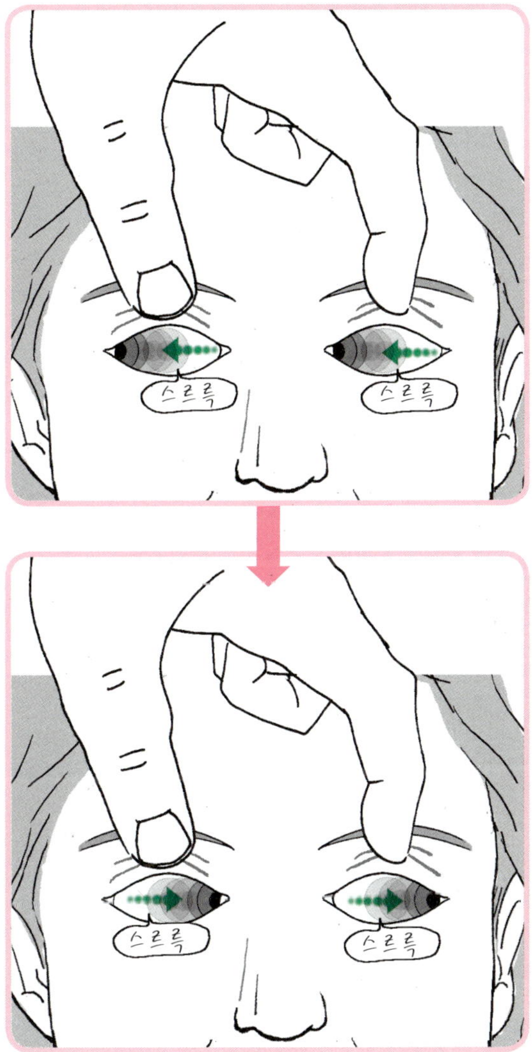

자극을 가했을 때의 안구운동

■ 머리를 수동적으로 빠르게 좌우, 상하로 회전시키면 안구는 그 반대쪽으로 움직이는 것이 정상적인 반응이며, 이것을 두위변환안구반사(oculocephalic reflex)라고 한다(그림 19).

그림 19 두위변환안구반사의 진찰

정상인의 머리를 갑자기 좌우로 회전시키면

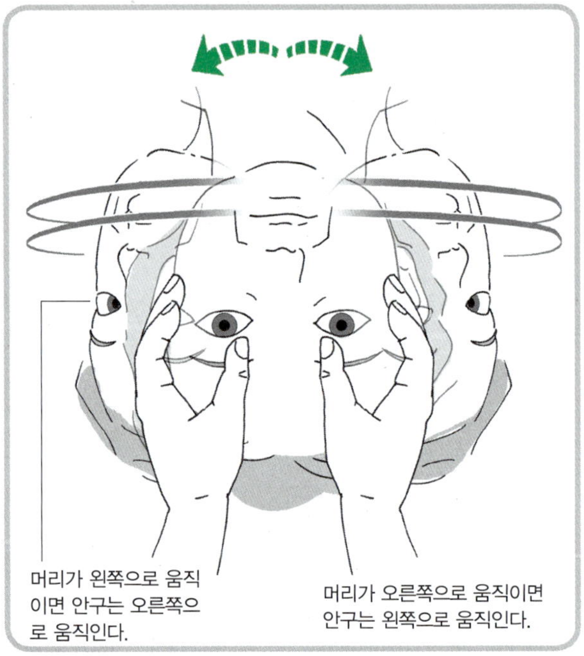

정상인의 머리를 갑자기 상하로 회전시키면

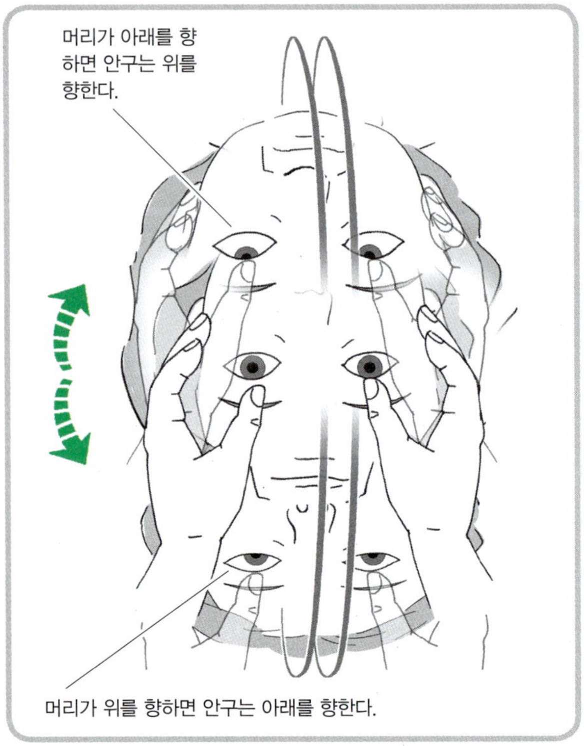

의식이 청명한 경우에는 확실한 반사를 나타내지 않지만, 약물중독 등의 뇌간 국소장애가 없는 심각하지 않은 의식장애에서 원활한 안구운동반사를 얻을 수 있다.

경추외상 등의 경추 병변이 의심되는 경우에는 위험하므로 시행하지 않는다.

뇌압항진 시에는 상하 방향으로의 회전은 하지 않는 편이 좋다.

■ 고막의 이상이 없는지 확인한 후에 냉수를 외이도에 주입하는 온도안진검사(caloric test)에 의해 안구운동의 이상을 확인할 수 있다(안구전정반사, oculovestibular reflex).

의식이 청명하면 온도안진검사에 의해 안구가 편위하는 것을 보정하기 위해 안진이 나타나는데, 의식장애 환자의 경우 안구운동장애가 없다면 안구편위만이 보인다(그림 20)(p.51 참조). 즉, 안진의 느린 움직임만 나타나게 된다.

이 검사는 전정신경핵(p.52 참조)과 안구운동을 담당하는 제III, IV, VI뇌신경의 연락로[내측종속 등(p.52 참조)]의 기능이 유지되고 있는지, 즉 뇌간기능이 유지되고 있는지 확인하기 위해서 중요하다.

그림 20 온도안진검사(caloric test)

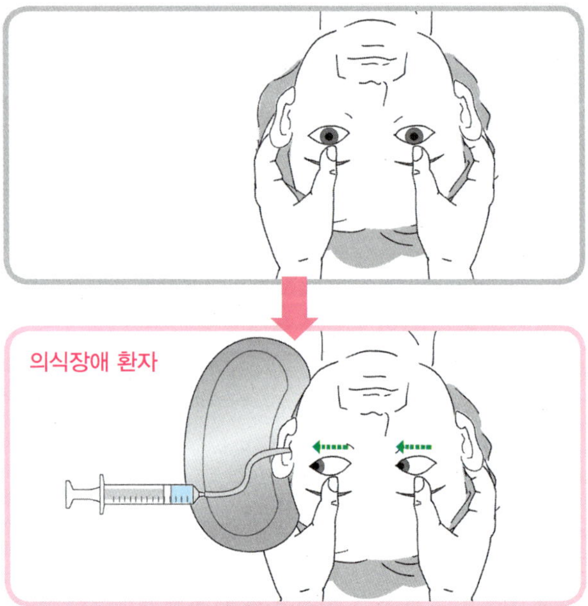

각막반사, 섬모반사

- 각막반사의 진찰 방법은 p.34를 참조.
- 섬모반사는 속눈썹에 닿으면 양쪽 눈꺼풀을 감는 반응을 관찰한다(그림 21).

좌우에 각각 시행하고, 좌우 차가 있는지를 확인하는 것이 중요하다.

의식장애가 심각한 경우에는 양쪽 모두 소실된다.

그림 21 섬모반사의 진찰

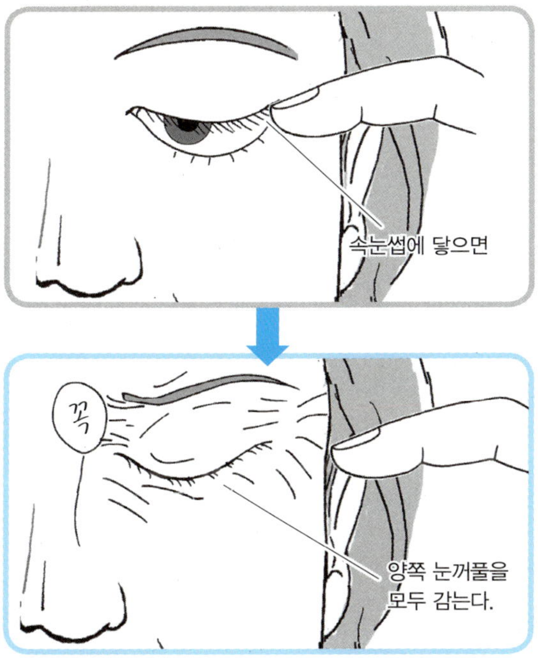

그림 22 안면신경마비(오른쪽 마비)

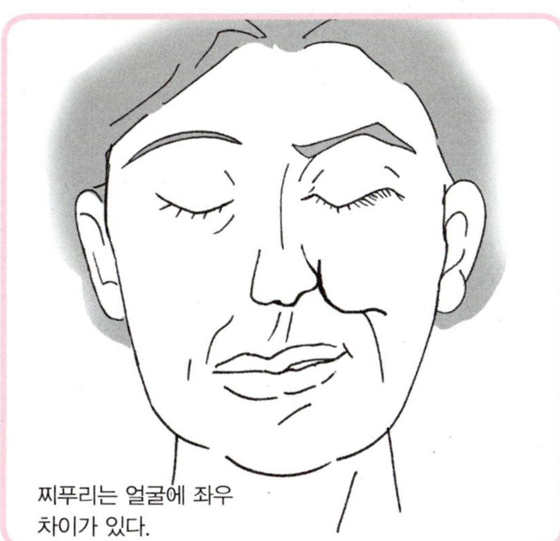

안면신경마비

- 각막반사나 통증 자극 시 얼굴을 찌푸리는 정도에 따라 좌우 차가 있는지를 확인한다(그림 22).
- 안검거상 검사(lid lifting test)는 양쪽 눈꺼풀을 수동적으로 들어 올리고 놓았을 때, 원래대로 돌아오는 좌우 차이를 관찰한다(그림 23).

그림 23 안검거상 검사(오른쪽 마비)

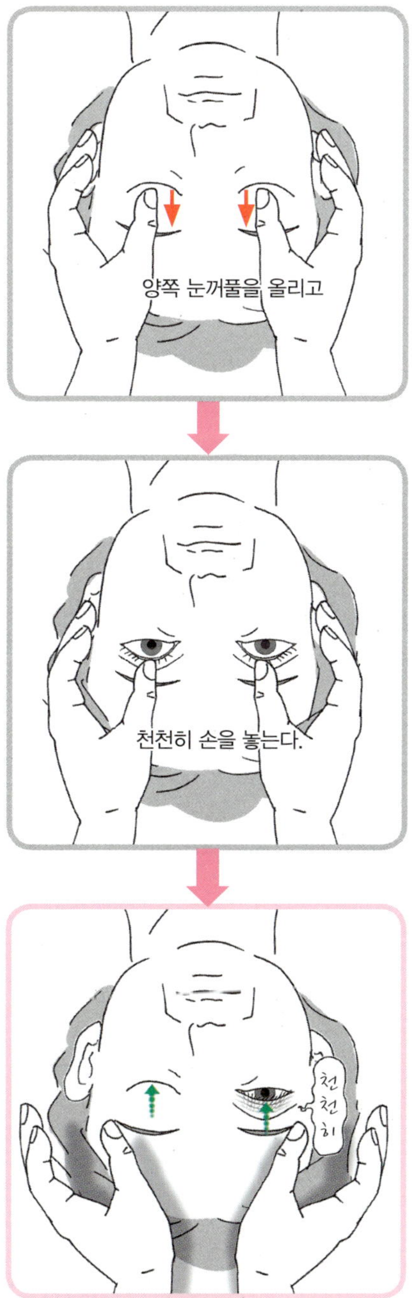
양쪽 눈꺼풀을 올리고
천천히 손을 놓는다.
천천히

운동마비(팔낙하 검사, 하지낙하 검사, 피질제거경직, 대뇌제거경직)

- 통증 자극 시 사지반응의 좌우 차이를 확인한다[p.222 (감각계)에서 설명].
- 팔낙하 검사는 양쪽 팔을 수직으로 들어 올리고 갑자기 떨어트렸을 때, 팔이 떨어지는 모습의 좌우 차이를 관찰한다(그림 24). 얼굴에 떨어지지 않도록 주의한다.
- 하지마비의 좌우 차이는 수동적으로 무릎을 세우고 손을 놓았을 때, 다리가 넘어지는 모습을 관찰한다.
마비가 있으면 외측으로 쓰러지게 된다.
가벼운 마비에서는 자세를 유지하지 못하고 아래로 뻗어

그림 24 팔낙하 검사

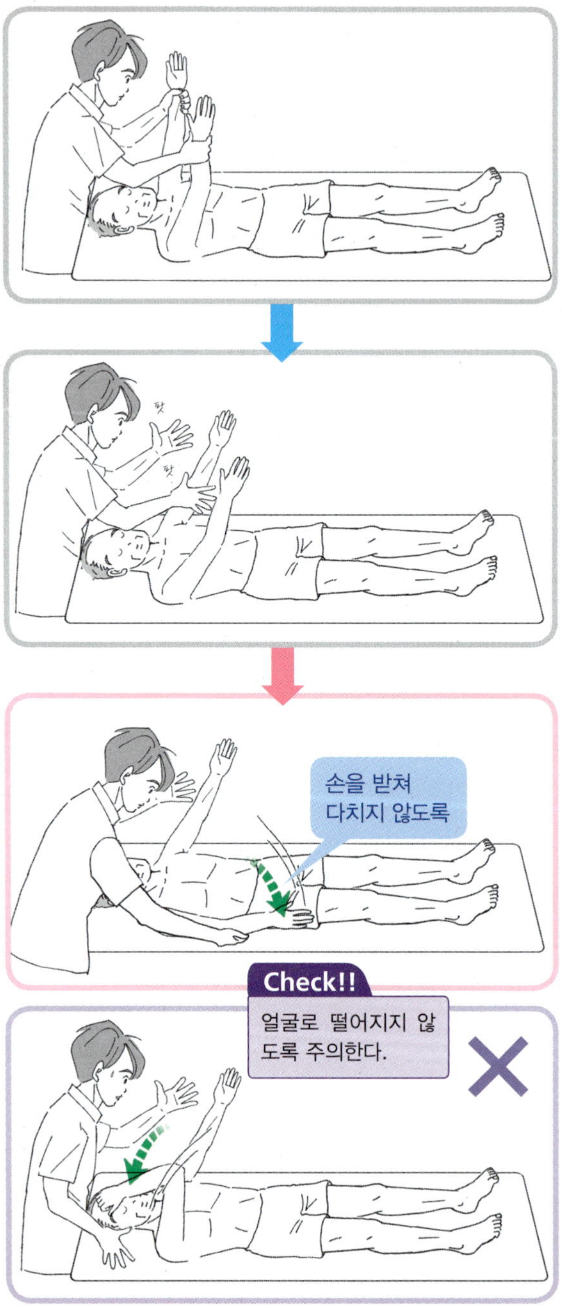

그림 25 하지마비 진찰

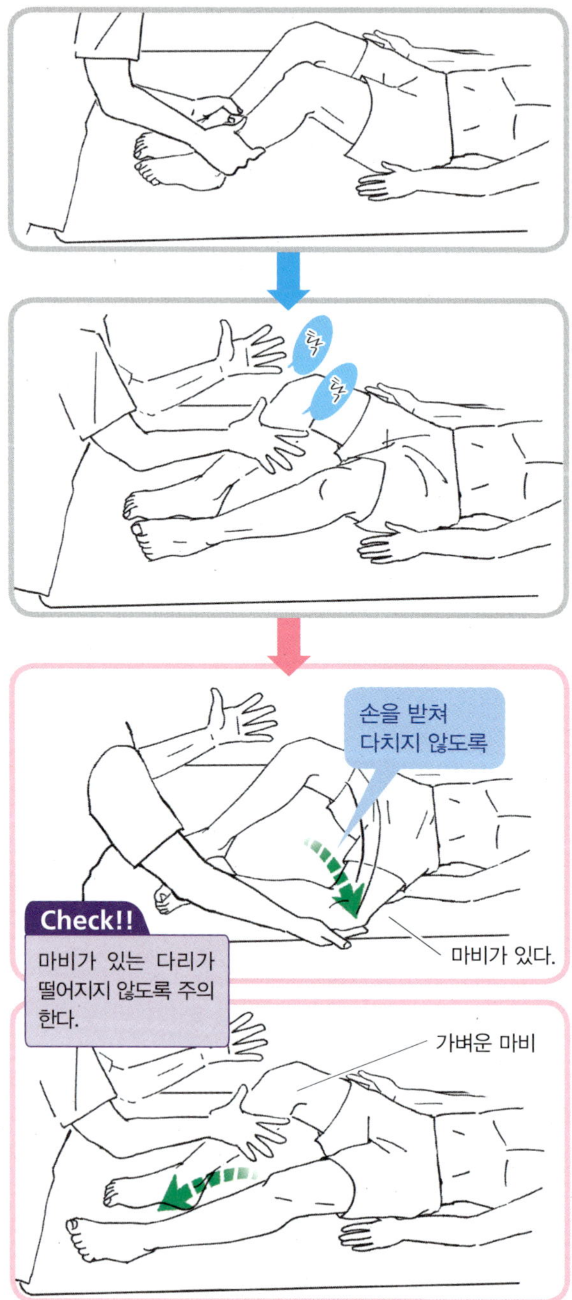

버린다(그림 25).

- 하지낙하 검사는 무릎의 아래에서 다리를 지탱하고 종아리를 들었다가 놓을 때의 낙하 모습을 관찰한다(그림 26).
- 자발적으로 이상 자세를 보이는 경우도 있지만, 통증 자극을 주었을 때 사지의 자세를 관찰한다.
- 피질제거경직은 상지를 굴곡, 하지를 신전·내전한다(그림 27). 대뇌반구의 광범위한 장애에서 나타난다.
- 대뇌제거경직은 사지를 신전, 내전한다(그림 28). 상부뇌간장애를 시사한다.

그림 26 하지낙하 검사

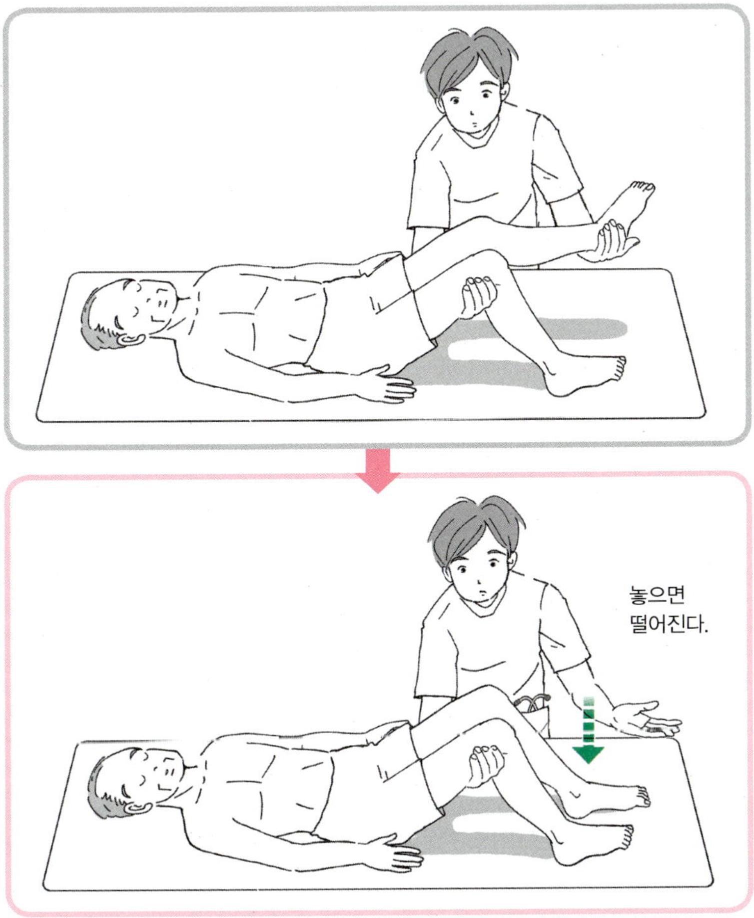

그림 27 피질제거경직 진찰

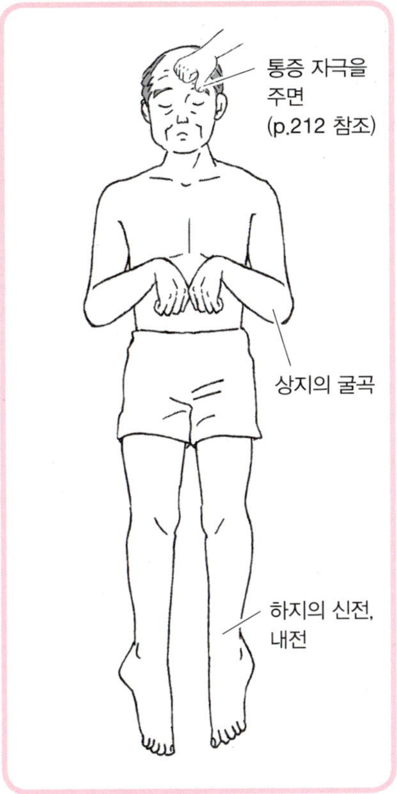

그림 28 대뇌제거경직 진찰

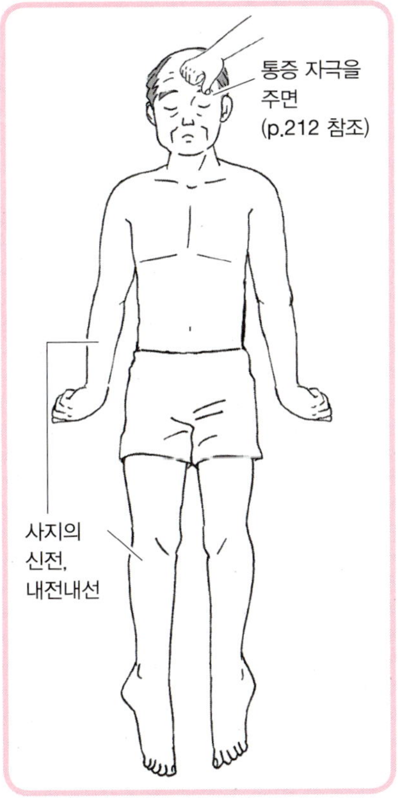

감각계 (피부를 바늘로 찌르거나 꼬집었을 때의 사지반응, 얼굴의 찡그린 상태)

- p.220 '운동마비'에서 서술한 통증 자극 이외에 피부를 찌르거나 꼬집는 등의 자극을 사지에 주었을 경우, 좌우에서의 반응 차이를 검토한다.

반사

- 건반사와 특히 Babinski 등의 병적반사의 유무, 좌우 차이를 확인한다.

수막자극 징후

- 후경부경직(nuchal rigidity) : 베개를 빼고 머리를 수동적으로 들어올릴 때 저항을 확인한다.

후경부경직이 없는 정상인 경우에는 턱이 가슴에 닿을 때까지 저항 없이 가능하지만, 후경부경직이 있다면, 후경부가 딱딱하게 긴장하여 전굴하는 것이 어려워진다[p.190, (그림 A-1)].

경부근육의 전체적인 근긴장과 감별을 위해서는 머리를 좌우로 수동적으로 회전시켜보고 저항이 없는 것을 확인하고 나서 실시한다.

- Kernig 징후 : 고관절, 슬관절을 90°가 되도록 올린 후, 무릎을 수동적으로 신전시킨다[p.190, (그림 A-2)]. 수막자극 증상이 있다면 무릎을 신전시킬 수 없다.
- Brudzinski 징후 : 수막자극 증상이 있다. 바로 누운 자세에서 머리를 수동적으로 굴곡시키면 고관절과 슬관절이 굴곡한다[p.191, (그림 A-3)].

정확한 병소 진단을 위해서

병소 부위로 알 수 있는 신경 국소 증상

지금까지 신경 진찰의 방법을 중심으로 설명했다. 여기에서는 신경계의 어떤 영역이 손상을 입었을 경우에 나타나는 신경학적 소견에 대해서 정리했다. 단순히 기억해야 하는 것도 있지만, 뇌간이나 척수장애를 입었을 때에 나타나는 증상은 신경해부학의 지식을 기초로 이론적으로 이해하는 것이 중요하다. 이후의 항목(p.242~)에서 서술하는 '병소 진단의 진행 방법'을 참고하여 뇌간이나 척수의 일부가 손상을 입었을 경우에 나타나는 증상의 이유를 이해하는 것이 중요하다.

대뇌피질(cerebral cortex)

(그림 1)에 나타낸 것처럼 중심구, 외측구 및 두정후두구에 따라 전두엽, 측두엽, 두정엽 및 후두엽으로 나뉜다. 중심구의 후방에는 이와 평행하게 주행하는 중심후구가 있고, 그 후방을 대뇌반구 상연에 평행하게 주행하는 두정간구가 있으며, 두정간구보다 하방을 하두정소엽이라고 한다. 하두정소엽은 소구에 의해 연상회(소구보다 전방) 및 각회(소구보다 후방)로 양분된다.

전두엽(frontal lobe)

전두엽은 기능상 전두전영역, 운동영역, 운동전영역, 전두안영역, 브로카영역(Broca's area)으로 나눠져 있다(그림 2).

그림 1 대뇌

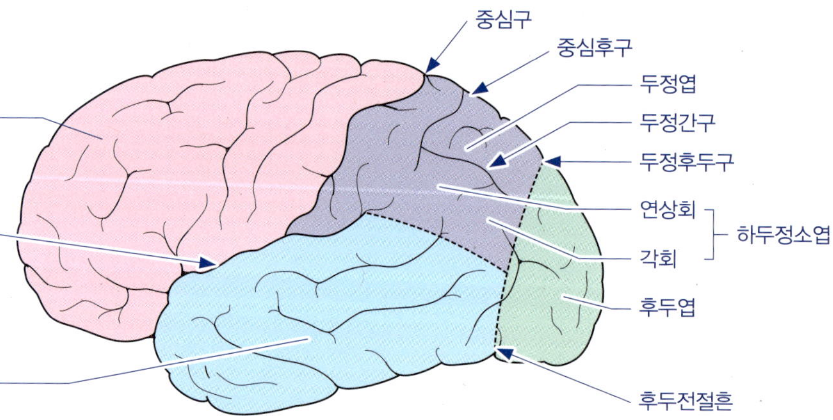

그림 2 전두엽

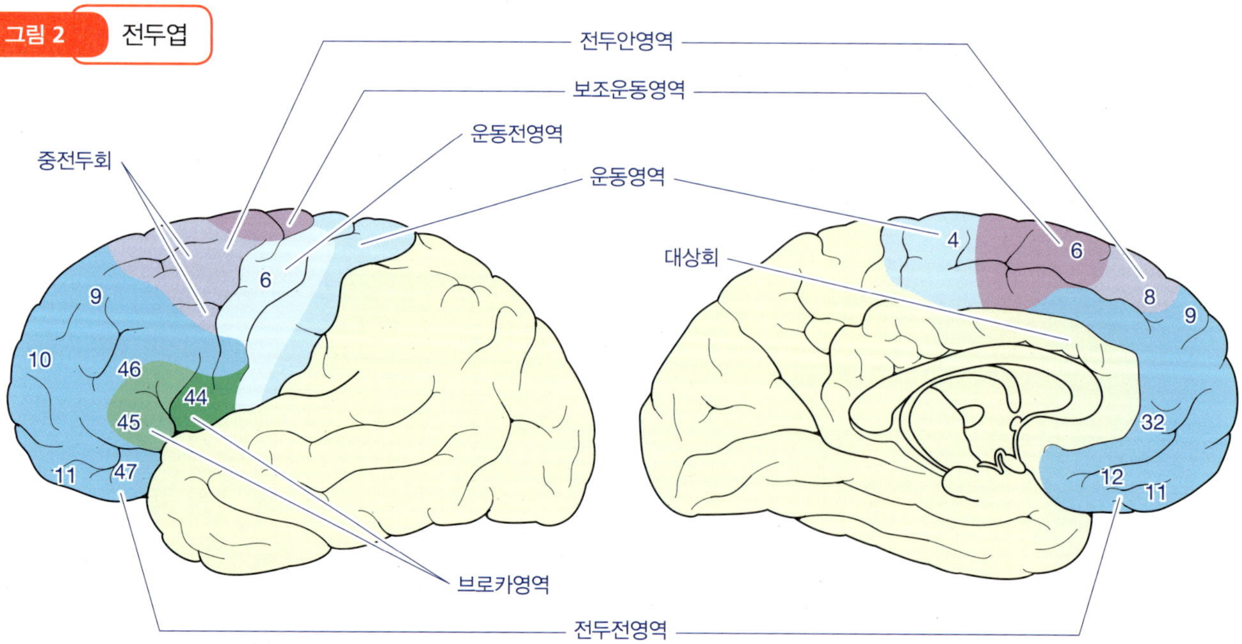

❶ 전두전영역(prefrontal area)

Broadmann area 6, 8의 전방에서 area 9, 10, 11, 12, 32 등이 포함된다.

- **고차지적기능의 저하**
  보통은 양측성에 손상을 입었을 때 발생한다. 집중력, 기명력, 지속성, 추상화 능력 등이 장애를 입는다.
- **정서장애, 거동 이상**
  전두전영역 안와에 접한 부위의 장애로 발생한다. 불안, 두려움의 결여, 감정의 기복이 급격하게 다행성(euphoria)이 되는 경우가 있다. 쓸데없는 농담, 부적절한 언어, 익살스런 말투(Wizelsucht)나 자제심의 결여, 습관의 무시 등이 나타나기도 한다.
- **무감정(apathy)**
  Area 9, 10의 장애에서 발생한다. 자발성이 결여되고 복잡한 사고, 행동, 판단력이 손상을 입는다.
- **무동성 무언증(akinetic mutism)**
  전두전영역 내측, 특히 전대상회의 장애로 나타난다.

❷ 운동영역(motor area)(area 4 syndrome)

- **단마비(monoparalysis)**
- **건반사 소실(건반사가 항진할 경우는 운동전영역 area 6이 관여)**
- **병적반사 출현**
- **Jackson형 발작(Jacksonian seizure)**

❸ 브로카영역(Broca's area)

- **표현실어증(expression aphasia)** 또는 **운동실어증(motor aphasia)**이 나타난다(area 44, 45의 장애), (p.198 참조).

❹ 기타

- **전두안영역(fronatal eye field, area 8)**
  안구운동에 관여한다.
- **운동전영역(premotor area, area 6)**
  고집증(perseveration)에 관여하는 것으로 생각된다. 고집증이란, 하나의 동작을 시행하면 그것만을 반복하여 다음의 동작으로 넘어가지 않는 상태를 말한다(p.199 참조). 수동운동지속(Kral's phenomenon)은 상지 등의 신전·굴곡 또는 회내·회외와 같은 협동·길항운동을 수동적으로 시행시키면 정상인은 재빠르게 중지할 수 있지만, 환자는 자동적으로 그 운동을 지속하는 현상으로 고집증의 하나로 생각된다.
- **보조운동영역(supplementary motor area, area 6 내측면)**
  운동전영역의 일부를 말하며, 이 부위의 장애로 파악반사(grasping reflex), 강제모색(forced groping), 긴장성 족저반사(tonic plantar reflex), 흡인반사(sucking reflex), 교차굴곡반사(crossed flexion reflex) 등의 원시반사가 나타나게 된다(p.137~138 참조). 특히, area 6, 8의 전방(중전두회)에서는 대뇌피질교소뇌로가 중소뇌각을 거쳐반대쪽 소뇌반구와 연결된다(p.187 참조). 이 때문에 이 피질을 포함한 섬유연결장애에서는 반대쪽에서 frontal ataxia라고 불리는 운동실조증이 나타난다.

측두엽(temporal lobe)

- **기억장애(memory disturbance)**
  양측성 장애로 고도이다.
- **감각실어증(sensory aphasia)** 또는 **수용실어증(receptive aphasia), Wernicke's area 장애**(p.198 참조).
- **동측반맹(homonymous hemianopsia)** 또는 **동측상사분맹**(p.12, 13 참조)
- **정신운동발작(psychomotor seizure)**
- **Klüver-Bucy증후군(양쪽 측두엽의 절제로 출현)**
  모든 사물을 입으로 가져가고 여러 시각 자극에 대해 주의를 기울여 반응하도록 강요되어 성행동의 항진, 식습관의 변화, 정동행동의 변화 등이 나타난다.

두정엽(parietal lobe)

- **피질성 감각장애(cortical sensory disturbance)**
  국소인지증, 위치감각, 2점 식별감각 및 피부감각 장애, 입체인지 소실, 소거현상(extinction) 및 복합지각(combined sensation)의 장애가 나타난다(p.156~159 참조).
- **구성실행증(constructional apraxia)**(p.201, 202 참조)
- **비우위반구(오른쪽)에서는 공간이나 신체실인증, 편측공간무시, 착의실행증, 국소실인증(topographical agnosia), 병태실인증(anosognosia)**
- **우위반구에서는 실독실서증(alexia with agraphia)**(p.199 참조)
- **전도실어증(conduction aphasia)**(p.199 참조)
- **관념운동실행증(ideomotor apraxia), 관념실행증(ideational apraxia)**(p.201, 202 참조)
- **시야결손(반대쪽의 하사분맹)**(p.12, 13 참조)

각회(angular gyrus)

- **Gerstmann증후군**(p.206 참조)
  수지실인증(finger agnosia)
  좌우혼동(right-left disorientation)
  실독증(alexia)
  실서증(agraphia)
  실산증(acalculia)

후두엽(occipital lobe)

- **황반보존동측반맹(homonymous hemianopsia with macular sparing)**(p.12, 13 참조)
- **시각실인증(visual agnosia)**(p.204 참조)
- **안면실인증(prosopagnosia)**(p.204, 205 참조)
- **변시증(metamorphopsia)**
  시각대상의 형태가 뒤틀리는 것뿐만 아니라 크기, 거리, 방향, 색, 입체감 중 하나 또는 복수의 변용.
- **순수실독증(pure alexia 또는 alexia without agraphia)**(p.199 참조)
- **색채실인증(colour agnosia)**
- **시각소거현상(visual extinction)**
- **피질맹(cortical blindness, Anton증후군)**(p.14

참조)
후두엽 대뇌피질 시각영역의 장애로 시각이 상실된 상태. 피질맹은 모든 시각이 완전히 소실된다. 피질맹의 환자가 자신의 시각상실을 눈치채지 못하고 부정하는 상태를 Anton증후군이라고 하는데, 병태실인증 중 하나로 생각된다.

내포(internal capsule)

내포는 시상 및 미상핵두부의 외측에서 담창구(globus pallidus)의 내측에 위치한다(그림 3). 내포는 내측에 볼록하게 튀어나온 '<'의 형태로, 굽은 각진 곳을 내포슬(genu of internal capsule), 내포슬보다 전방을 내포전각(anterior limb of internal capsule), 후방을 내포후각(posterior limb of internal capsule)이라고 한다. (그림 3)과 같이 내포슬부에서 내포후각까지 피질연수로 및 피질척수로가 지나고 있다. 그 뒤쪽에는 감각섬유(sensory fiber)와 시방선(optic radiation)이 있다. 이 때문에 내포슬과 내포후각 앞쪽의 장애에서는 다음과 같이 반대쪽의 편마비밖에 나타나지 않는다.

- **편마비(hemiplegia)**
  상지의 마비가 하지보다 높으며, 중추성 안면신경마비나 설하신경마비도 동반한다. 처음에는 이완성이지만, 나중에 경성이 되어 상지 굴곡, 하지 신전의 Wernicke-Mann의 자세(Wernicke-Mann posture)를 나타낸다. 내포형 편마비(capsular type hemiplegia)라고 불리는 경우도 있다(p.118 참조).
  건반사 항진, 병적반사 양성.
- **반측감각둔마(hemihypesthesia)**
- **동측반맹(homonymous hemianopsia)**(p.12, 13 참조)

그림 3 내포를 통과하는 주요 신경로

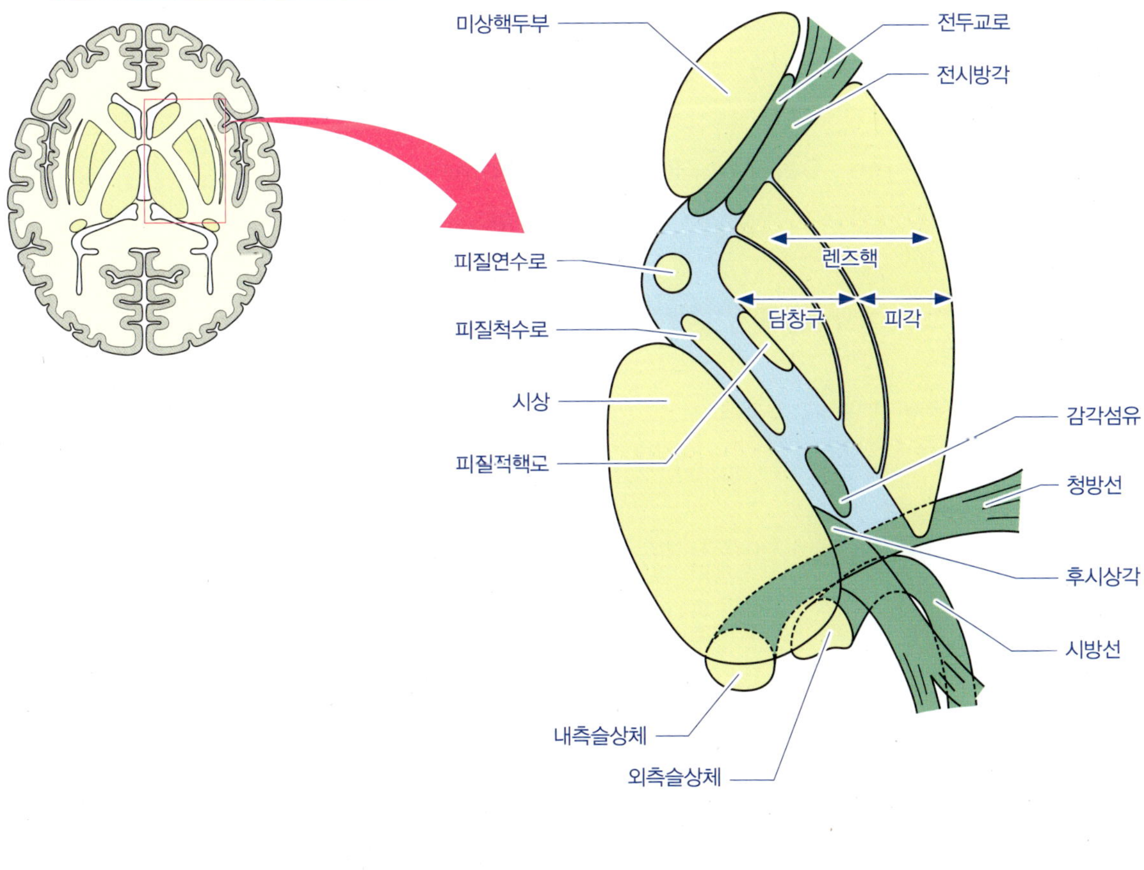

기저핵(basal ganglia)

기저핵은 미상핵, 피각, 담창구, 흑질, 시상하핵의 주요 집합으로 추체외로계의 기능에 관여한다(p.108, 109 참조).

추체외로(extrapyramidal tract)장애

- **근강직 또는 강직(rigidity)**
- **운동불능증(akinesia)**
- **근긴장이상(dystonia)**
- **불수의운동(involuntary movement)**

흑질(substantia nigra)장애

- **파킨슨병(Parkinson disease)**

미상핵, 피각(caudate nucleus, putamen) 장애

- **무정위운동(athetosis)이나 무도병(chorea)이 출현**

시상하핵(subthalamic nucleus)장애

- **발리즘(ballism)**

시상 및 시상하부

시상(thalamus)

감각의 중계지점이기 때문에 시상장애에서는 감각장애에 의한 다양한 증상이 나타난다. 시상의 국소 증상으로는 1906년에 Dejerine과 Roussy에 의한 시상슬상체동맥의 폐색 때 보이는 임상 증후로 보고된 시상증후군(Dejerine-Roussy syndrome)이 널리 알려져 있다.

시상증후군(thalamic syndrome : Dejerine–Roussy syndrome)

- **경도의 편마비**
- **반신의 표재감각상실 또는 감각과민 및 고도의 심부감각장애**
- **경도의 반신운동실조 증상과 입체감각장애**
- **편마비 쪽의 지속성 또는 발작성의 견디기 어려운 심한 통증**
- **마비 쪽 상하지의 무도무정위운동(choreoathetosis) 모양 불수의운동**

  이상의 고전적 시상증후군에서 나타나는 증상 외에 아래와 같은 증상이 나타날 수 있다.

- **감각장애**(p.167 참조)
  - **감각저하**
    온도통각 등 표재감각에 비해 심부감각의 장애가 강한 경우가 많다.
  - **수구증후군(cheiro-oral syndrome)**
    병소 반대쪽의 손바닥과 입 주변의 감각장애
  - **통각과민(hyperpathia)**
  - **시상통(thalamic pain)**
    병소 반대쪽에 나타나는 지속성의 참기 힘든 심한 자발통

- **신체도해(body scheme disorder)장애**
  반신 또는 일측성 신체실인증, 무시, 상실감, 무소속감, 이물감, 병태실인증.

- **운동장애**
  - **편마비**
  - **감각성 운동실조(sensory ataxia)**
  - **Choreoathetosis 모양 불수의운동**
  - **시상수(thalamic hand)**
    전완은 상완으로 향해 굴곡하고 손목은 경도 굴곡해 회내한다. 손가락은 중수지절간관절에서 경도 굴곡, 지절간관절에서 신전하지만, 하나하나가 어긋나는 모양을 하고 있다(그림 4). 손가락이 각각 choreoathetosis 모양 불수의운동을 동반하여 관찰되는 경우도 있다. 불안정한 실조수(피아노 연주 손가락)가 눈을 감고 있을때 나타나고, 눈을 뜨면 소실하는 것에 반해 시상수에서는 눈을 뜨고 있어도 손가락을 평면 위에 나란히 신전할 수 없다(p.152 참조).

그림 4 시상수

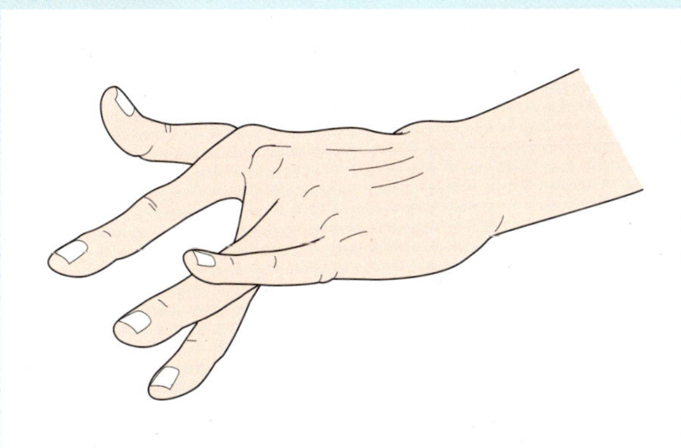

- **기타**
  - **시상치매(thalamic dementia)**
    양측성인 내측핵을 주요 병소로 하는 장애에서 발생한다. 기명력장애, 주의력장애, 작화증(confabulation), 고집증 등과 함께 성격·정서장애(affective disorder)를 수반하는 경우가 있다. 경과가 빠른 것이 많으며 무동성 무언의 시기를 거쳐 혼수에 빠지는 경우가 있다. 이것은 내측핵이 상행성 망상체활성화계에 관여하기 때문이라 알려져 있다.
  - **시상실어증(thalamic aphasia)**(p.199 참조)
    운동 및 감각성의 혼합실어증으로, 정도는 경도 내지는 중등도이다. 발어량·음성은 감소하고 착어나 고집증은 있지만, 발어의 유창성, 언어 이해, 복창 등은 양호하다. 책임 병소로 우위 쪽의 외측 복측핵, 시상침, 정중내측핵 등이 의심된다. 반대쪽 시상에서도 병소가 있으면 실어증 증상이 더욱 나타나기 쉽다.
  - **Thalamic neglect**
    우시상내측핵군의 장애에 의해 좌반공간무시가 나타난다.

시상하부(hypothalamus)

- **축동, Horner증후군**
  중추성 교감신경장애
- **요붕증(diabetes insipidus)**
- **고나트륨 또는 저나트륨혈증**
- **체온 이상**
- **비만**
- **수면장애**

뇌간(brainstem)

중뇌[midbrain, (그림 5)]

중뇌에는 동안신경핵, 적핵, 상소뇌각, 대뇌각 등이 있기 때문에 장애 부위에 의해 안구운동장애, 불수의운동, 소뇌 증상, 추체로 징후 등이 나타난다.

그림 5 중뇌

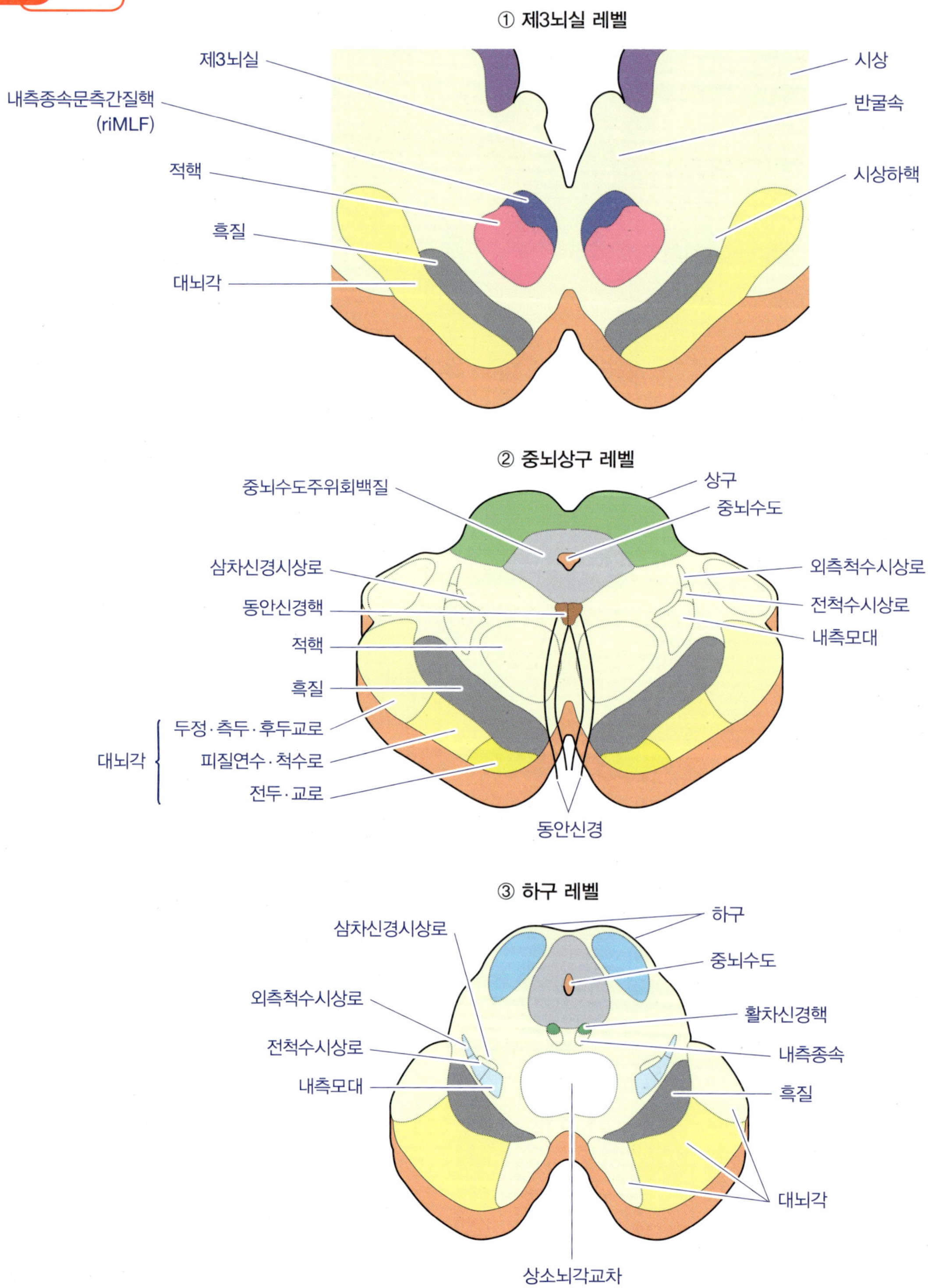

❶ Weber증후군(상교대성 편마비)[중뇌상구 레벨, (그림 6)]

- **병소 쪽의 증상**
  동안신경마비(척수 내 동안신경)의 장애
- **병소 반대쪽의 증상**
  편마비(안면과 혀를 포함 : 대뇌각의 추체로)의 장애

그림 6 Weber증후군

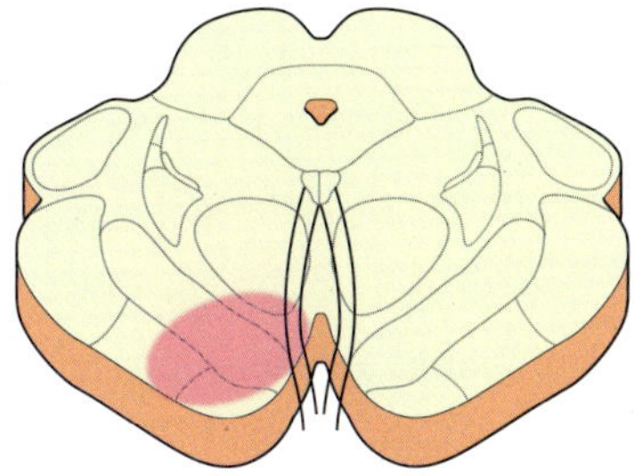

중뇌상구 레벨

❷ Claude증후군[중뇌하구 레벨, (그림 7)]

- **병소 쪽의 증상**
  동안신경마비(척수 내 동안신경장애)
- **병소 반대쪽의 증상**
  소뇌실조증(교차 후의 상소뇌각장애)

그림 7 Claude증후군

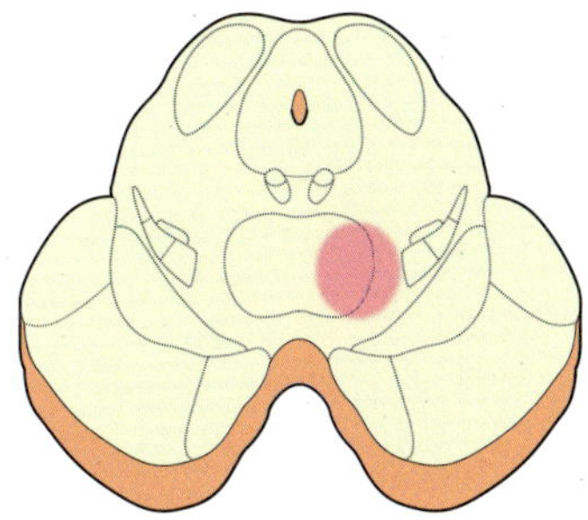

중뇌하구 레벨. 그림에서는 상소뇌각만 그려져 있지만, 동안신경도 손상을 입는다.

❸ Benedikt증후군[중뇌상구 레벨, (그림 8)]

- **병소 쪽의 증상**
  동안신경마비(척수 내 동안신경장애)
- **병소 반대쪽의 증상**
  불수의운동, 진전(적핵장애)
  소뇌실조증(교차 후의 상소뇌각장애)
  편측부전마비(대뇌각에 의한 추체로장애)

그림 8 Benedikt증후군

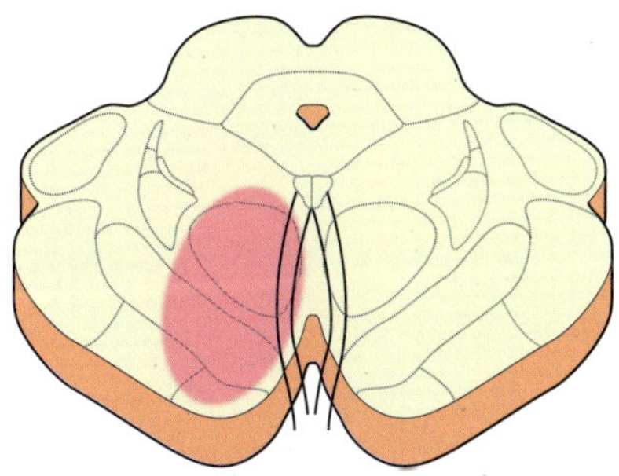

중뇌상구 레벨. Weber증후군으로 손상되는 부위에 더해 적핵이 손상을 입는다.

❹ Parinaud증후군[적핵배측부, (그림 9)]

수직성 주시마비(riMLF, rostral intertitial nucleus of medial longitudinal fasciculus의 장애)
폭주마비, 대광반사 소실

그림 9 Parinaud증후군

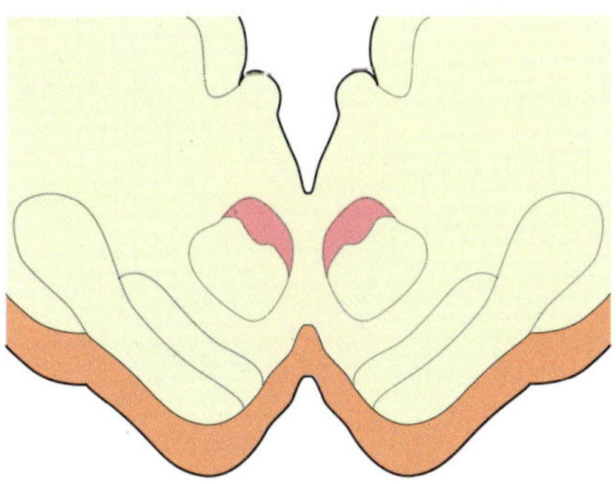

적핵 배측에 있는 riMLF가 양측성으로 손상을 입는다.

교뇌[pons, (그림 10, 13, 17)]

교뇌는 상·중·하부로 나눌 수 있다. 교뇌상부에서는 삼차신경 척수로핵의 섬유가 척수시상로와 같은 쪽을 지나가기 때문에 안면과 몸 전체의 감각장애가 같은 쪽에서 나타난다. 교뇌하부는 안면신경, 외전신경, PPRF(방정중교뇌망상체, paramedian pontine reticular formation)를 포함하기 때문에 안면신경마비, 외전신경마비, 측방주시마비 등이 나타난다.

❶ 교뇌상부 : 교뇌상부외측증후군(그림 11)

- **병소 쪽의 증상**
  - 소뇌실조증(교차 전 상소뇌각장애)
  - 불수의운동(교차 전 상소뇌각장애)
  - Horner증후군(교뇌망상체장애)
  - 연구개 근육간대경련(중심피개로, Guillain-Mollaret 삼각의 일부 장애)
- **병소 반대쪽의 증상**
  - 안면을 포함한 반신의 온도통각장애(척수시상로, 삼차신경시상로의 장애)
  - 청력장애(외측모대장애)

❷ 교뇌상부 : 교뇌상부피개증후군[Raymond-Cestan syndrome, (그림 12)]

- **병소 쪽의 증상**
  - 소뇌실조증(교차 전 상소뇌각장애)
  - MLF증후군(내측종속장애)
  - 병소측으로의 측방주시마비(전두안영역에서 PPRF로의 교차 후 섬유장애)
  - 연구개 근육간대경련(Guillain-Mollaret 삼각의 일부 장애)
- **병소 반대쪽의 증상**
  - 안면을 포함한 반신의 전감각장애(척수시상로, 삼차신경시상로, 내측모대의 장애)

그림 10 교뇌상부

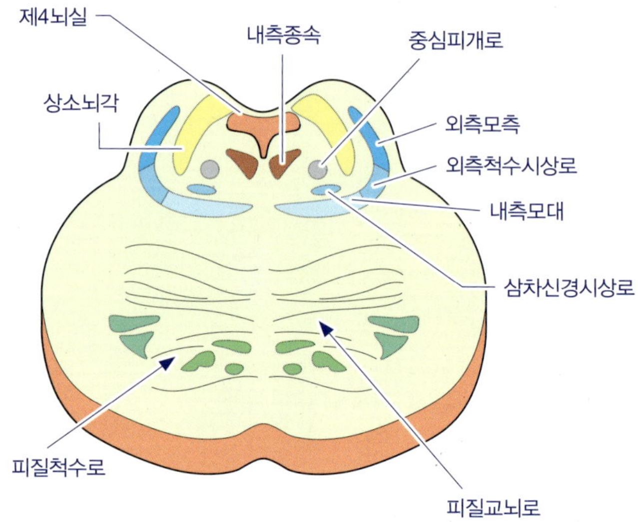

그림 11 교뇌상부외측증후군

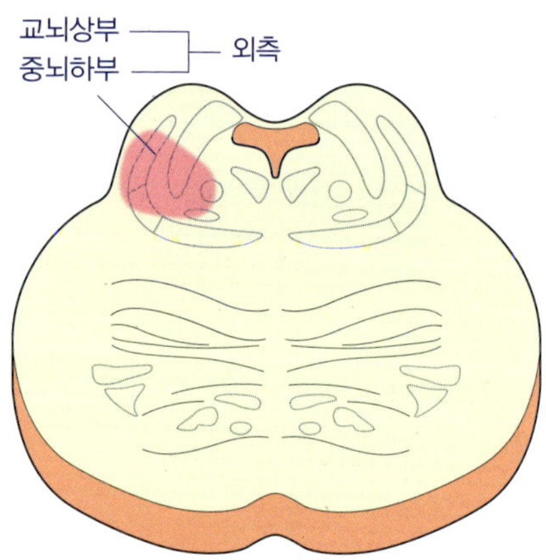

그림 12 교뇌상부피개증후군 (Raymond-Cestan syndrome)

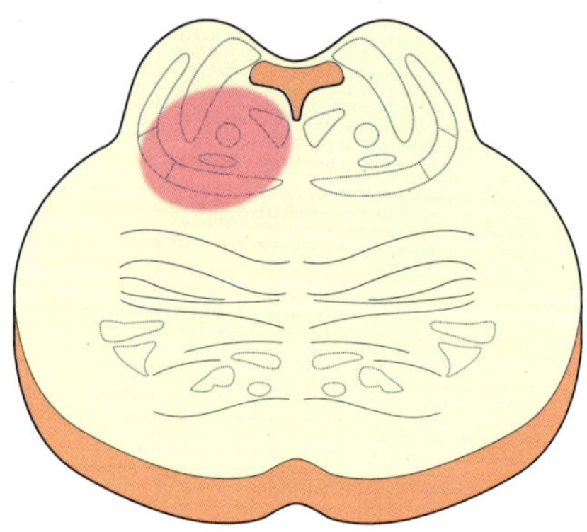

❸ 교뇌중부 : 교뇌중부피개증후군[Grenet syndrome, (그림 14)]

- **병소 쪽의 증상**
  - 안면의 온도통각과 촉각장애(삼차신경핵의 장애)
  - 교근마비(삼차신경운동핵의 장애)
  - 소뇌실조증(중소뇌각의 장애)
- **병소 반대쪽의 증상**
  - 경부 이하 반신의 온도통각장애(척수시상로의 장애)

❹ 교뇌중부 : 교뇌중부외측증후군(그림 15)

- **병소 쪽의 증상**
  - 안면감각장애(삼차신경핵장애)
  - 소뇌실조증(중소뇌각장애)
  - 교근마비(삼차신경운동핵의 장애)

그림 13 교뇌중부

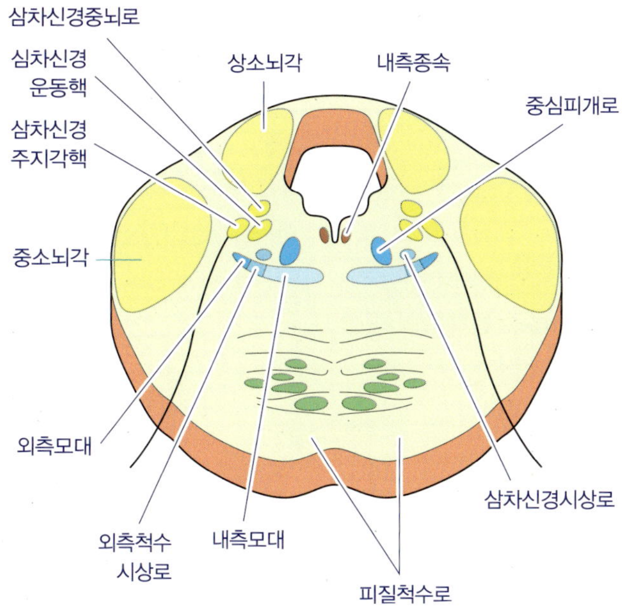

그림 14 교뇌중부피개증후군 (Grenet syndrome)

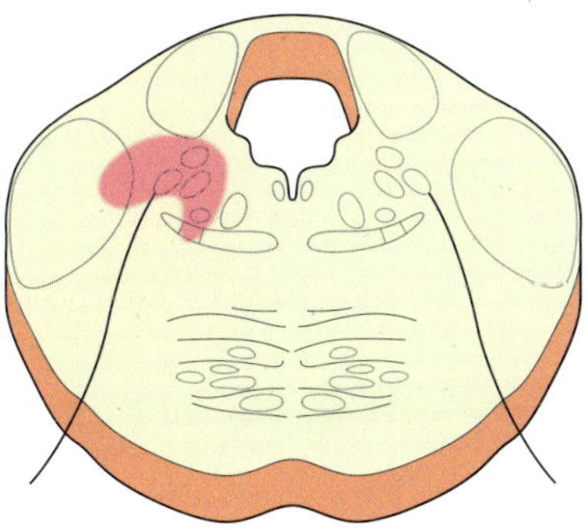

그림 15 교뇌중부외측증후군

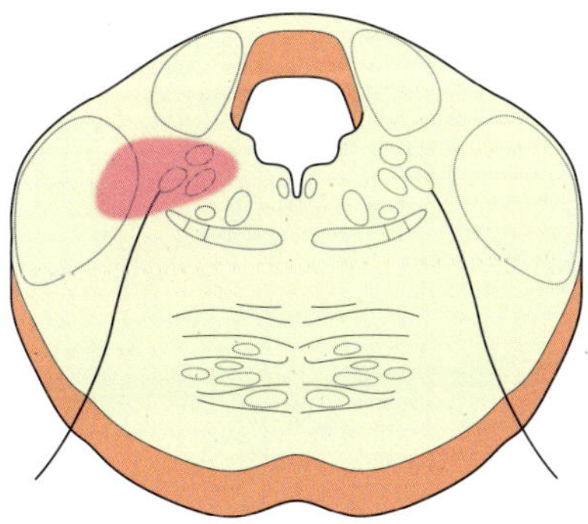

그림 16 Marie-Foix증후군

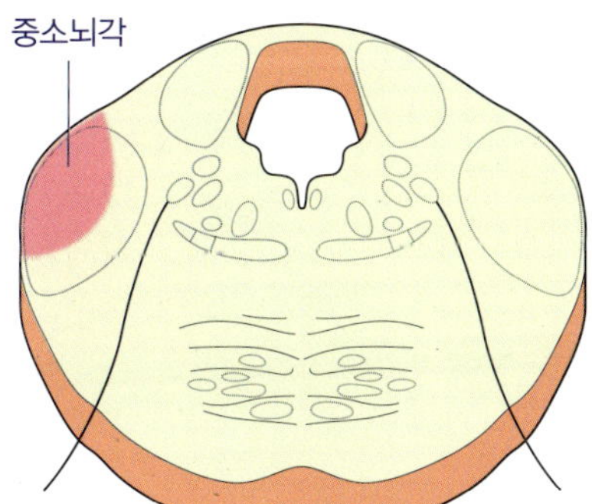

❺ 교뇌하부 : 교뇌하부외측증후군(그림 18)

- **병소 쪽의 증상**
  - 안면의 온도통각장애(삼차신경척수로핵장애)
  - 소뇌실조증(중소뇌각장애)
  - Horner증후군(교뇌망상체장애)
  - 난청(상올리브핵 근방의 청각로장애)
  - 안면신경마비(척수 내 핵 이하 장애)
- **병소 반대쪽의 증상**
  - 경부 이하 반신의 온도통각장애(척수시상로장애)

❻ 교뇌하부 : 교뇌하부복측증후군[하교대성 편마비, 안면신경교대성 편마비(Millard-Gubler증후군),(그림 19)]

- **병소 쪽의 증상**
  - 외전신경마비(척수 내 핵 이하 장애)
  - 안면신경마비(척수 내 핵 이하 장애)
- **병소 반대쪽의 증상**
  - 편마비(추체로장애)

❼ 교뇌하부 : Foville증후군

- **병소 쪽의 증상**
  - 외전신경마비(척수 내 핵 이하 장애)
  - 병소 쪽에서의 측방주시마비(PPRF 장애)

그림 17 교뇌하부

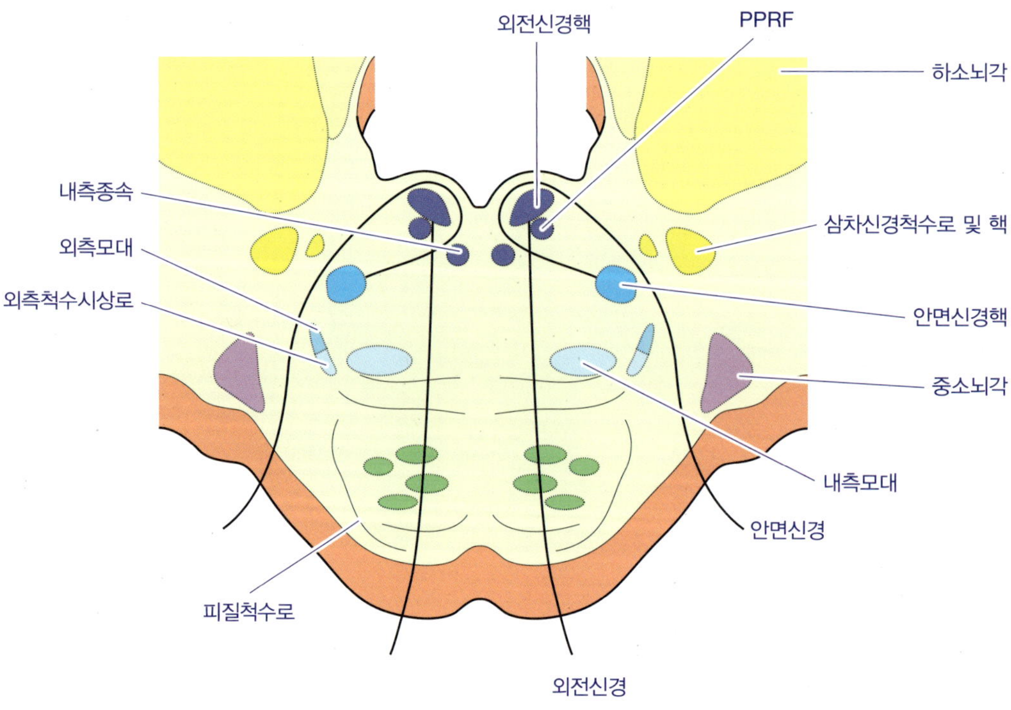

❽ 교뇌하부 : Foville-Millard-Gubler증후군(그림 20)

- **병소 쪽의 증상**
  - 외전신경마비(척수 내 핵 이하 장애)
  - 안면신경마비(척수 내 핵 이하 장애)
  - 병소 쪽으로의 측방주시마비(PPRF 장애)
- **병소 반대쪽의 증상**
  - 편마비(추체로장애)

Foville증후군의 정의는 문헌, 교과서마다 다르며 일정하지 않다. Foville의 보고한 증례가 Millard-Gubler증후군에 측방주시마비가 더해진 것이기 때문에, 이것들을 나타내는 예를 Foville증후군 또는 Foville-Millard-Gubler증후군이라고 한다. 한편, Foville의 보고에서는 측방주시마비의 존재에 시점을 두고 있었기 때문에 측방주시마비만을 나타내는 증례를 Foville증후군이라고 하는 경우도 많다. 본서에서는 측방주시마비만을 나타내는 경우를 Foville증후군, Millard-Gubler증후군에 측방주시마비가 더해진 것은 Foville-Millard-Gubler증후군이라고 한다.

그림 18 교뇌하부외측증후군

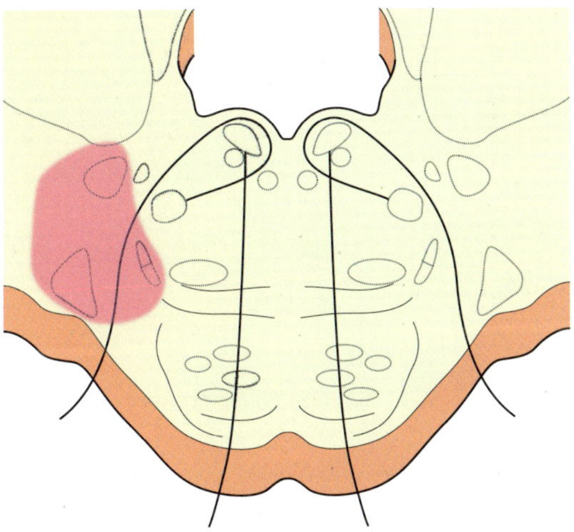

그림 19 Foville-Millard Gubler증후군

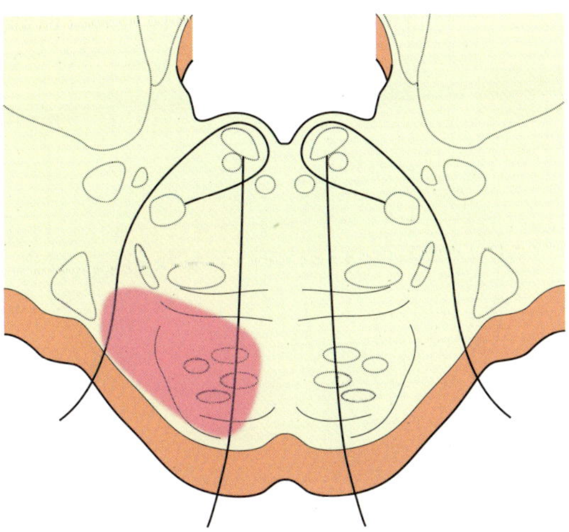

그림 20 교뇌하부복측증후군 (Millard-Gubler syndrome)

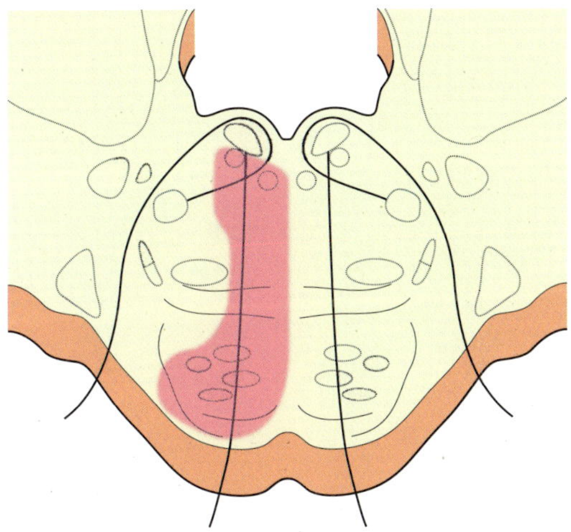

연수[medulla, (그림 21)]

설인신경, 미주신경, 설하신경, 내측모대, 추체로의 위치를 확인한다. 설하신경은 배내측에 있지만, 복측을 향해 섬유가 척수 내를 통과한다. 따라서, Wallenberg증후군에서 설하신경은 손상을 입지 않는다. 또한, 안면온도통각과 사지체간 온도통각의 신경로 주행을 확인하는 것이 중요하다.

❶ 연수외측증후군[Wallenberg증후군, (그림 22)]

- **병소 쪽의 증상**
  - 안면의 온도통각장애(삼차신경척수로핵 장애)
  - 소뇌실조증(하소뇌각장애)
  - Horner증후군(연수망상체장애)
  - 현기증·안진(전정신경핵장애)
  - 연구개·인두·후두마비(의핵, 설인, 미주신경 기시부 섬유장애)
- **병소 반대쪽의 증상**
  - 경부 이하 반신의 온도통각장애(척수시상로 장애)

❷ 연수정중증후군[Dejerine증후군, 설하신경교대성 편마비, (그림 23)]

- **병소 쪽의 증상**
  - 혀의 위축과 마비(척수 내 설하신경핵 이하의 장애)
- **병소 반대쪽의 증상**
  - 안면을 제외한 편마비(교차 전 추체로장애)
  - 경부 이하 반신의 심부감각장애(내측모대장애)

그림 21 연수

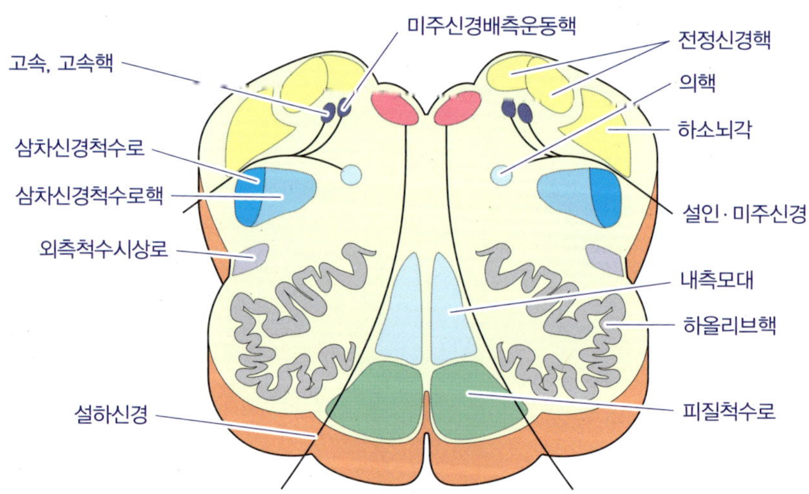

그림 22 연수외측증후군(Wallenberg증후군)

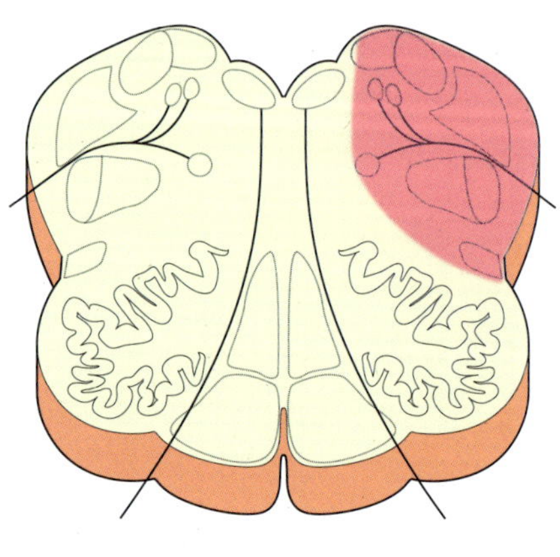

그림 23 연수정중증후군(Dejerine증후군)

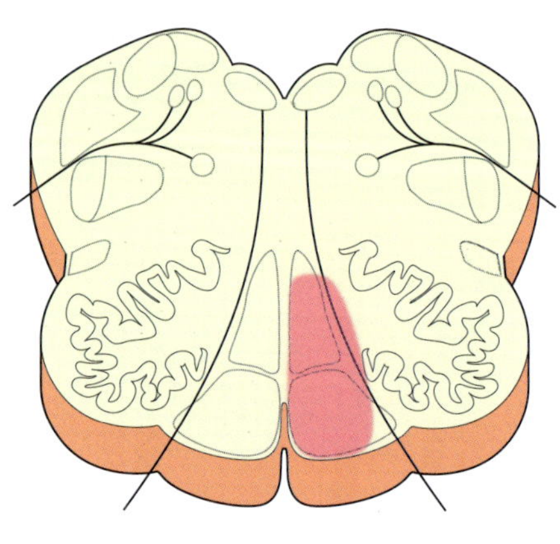

소뇌(cerebellum), (p.188 참조)

소뇌반구증후군 (cerebellar hemisphere syndrome)

- **소뇌반구장애 쪽과 같은 쪽에서 소뇌성 운동 실조증(cerebellar ataxia)이 나타난다.**
  연속길항운동불능증(dysdiadochokinesis)
  측정장애(dysmetria)
  기도진전(intention tremor)
  근긴장저하(hypotonia)
- **구음장애(dysarthria)**
- **안진(nystagmus)**

편엽충부소절엽증후군 (flocculonodular lobe syndrome)

소뇌충부(vermis)의 장애에서는 평형장애(dysequilibrium)나 체간운동실조증(truncal ataxia)이 나타난다.

전엽증후군(anterior lobe syndrome)

- **하지의 협동운동장애**
- **보행장애**

척수[spinal cord, (그림 24)]

전각장애(p.70~73 참조)

장애 레벨에서 같은 쪽에 다음의 증상이 나타난다.

- **섬유속성 수축(fasciculation)**
- **근위축(muscle atrophy)**
- **근력저하(muscle weakness)**
- **건반사 저하 또는 소실**

피질척수로장애(p.70~73 참조)

장애 레벨 이하에서 같은 쪽에 다음의 증상이 나타난다.

- **경성편마비**
- **건반사 항진**
- **병적반사 양성**
- **복벽반사 소실**

그림 24 척수의 횡단면

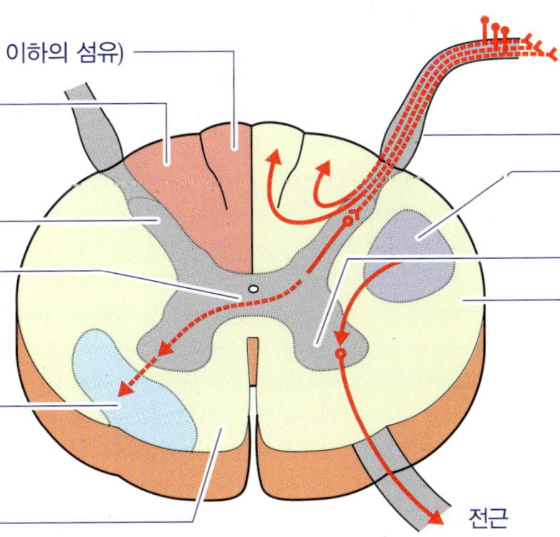

척수시상로장애(p.166 참조)

장애 레벨 이하에서 반대쪽에 다음의 증상이 나타난다.

- **온도통각저하**

후삭장애(p.166, 170 참조)

장애 레벨 이하에서 같은 쪽에 다음의 증상이 나타난다.

- **심부감각저하**
  또한, 양측성으로 장애를 입은 경우는 감각성 운동실조증(sensory ataxia) 또는 척수성 운동실조증(spinal ataxia) 및 Romberg 징후가 나타난다.

후각장애

장애 레벨에서 같은 쪽에 다음의 증상이 나타난다.

- **온도통각저하(심부감각은 정상이기 때문에 해리성 감각장애라고 불린다)**

중심회백질장애

장애 레벨에서 양쪽에 다음의 증상이 나타난다.

- **온도통각저하(심부감각은 정상이기 때문에 해리성 감각장애라고 불린다)**
  척수공동증에서 자주 나타나는 감각장애이다. 하부 경수에서 상부 흉수에 호발한다. 이 때문에 상지나 상흉부 양쪽에서 온도통각의 소실이 나타난다. 온도통각의 장애가 공중에 매달린 형태로 나타난다(그림 25)(p.167, 171 참조)

척수 반쪽 장애(Brown−Séquard증후군)(p.166, 170 참조)

- **장애 레벨 이하의 반대쪽 온도통각저하**
- **장애 레벨 이하의 같은 쪽 심부감각저하**
- **장애 레벨 이하의 같은 쪽 경성편마비, 건반사 항진, 병적반사 양성**
- **장애 레벨의 같은 쪽 전감각 소실**
- **장애 레벨의 같은 쪽 전각세포장애에서 나타나는 증상**
  (그 레벨의 근력저하, 근위축, 건반사의 저하 또는 소실)

그림 25 공중에 매달린 형태의 감각장애

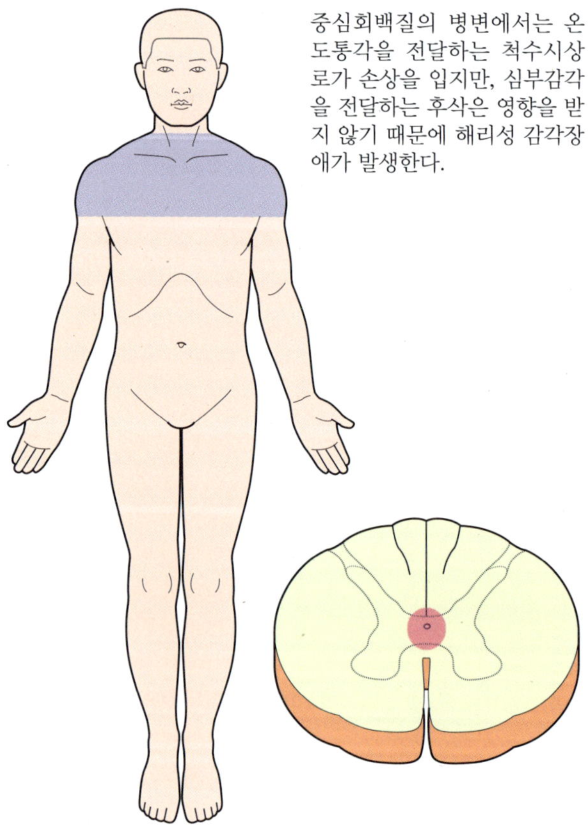

중심회백질의 병변에서는 온도통각을 전달하는 척수시상로가 손상을 입지만, 심부감각을 전달하는 후삭은 영향을 받지 않기 때문에 해리성 감각장애가 발생한다.

말초신경(peripheral nerve)

후근장애(p.166, 169 참조)

손상을 입은 신경근 레벨에서 같은 쪽 아래에 증상이 나타난다.

- **전감각 소실, 신경근성 통증(radicular pain)**

전근장애(전각장애와 동일) (p.70~73 참조)

손상을 입은 신경근 레벨에서 같은 쪽에 아래의 증상이 나타난다.

- **섬유속성 수축(fasciculation)**
- **근위축(muscle atrophy)**
- **근력저하(muscle weakness)**
- **건반사 저하 또는 소실**

단일말초신경장애(p.166, 169 참조)

신경분포에 일치하고, 아래의 증상이 나타난다.

- **감각저하**
- **운동장애**
- **건반사 저하 또는 소실**
- **근위축**(muscle atrophy)
- **섬유속성 수축(fasciculation, 나타나지 않는 경우도 있음)**

다발신경병(polyneuropathy) (p.166, 169 참조)

신경분포에 일치하고, 아래의 증상이 나타난다.

- **감각저하(glove and stocking pattern of sensory loss)**
- **운동장애**
- **건반사 저하 또는 소실**
- **근위축**(muscle atrophy, distal dominant)
- **섬유속성 수축**(fasciculation, **나타나지 않는 경우도 있음**)

뇌신경에 관한 증후군 일람

두개외(extracranial)에서 복수의 뇌신경장애가 발생하여 나타나는 증후군을 정리했다.

증후군명	상안와열 (Rochon–Duvigneau 증후군)	안와첨단증후군	안와저면 (Dejean 증후군)	해면정맥동 (Foix–Jefferson 증후군)	추체골선단 (Gradenigo 증후군)
병변 부위	상안와열 (superior orbital fissure)	안와첨단 (orbital apex)	안와저면 (base of orbital)	해면정맥동 (cavernous sinus)	추체골선단 (apical of petrous bone)
장애가 발생한 구조	제III·IV·VI·V_1 뇌신경	제II·III·IV·VI·V_1 뇌신경	안구운동을 담당하는 신경 또는 안근	제III·IV·VI·V_1 뇌신경	제V·VI 뇌신경
임상 소견	안구운동장애, 안면감각장애 (안신경영역)	안구운동장애, 안면감각장애 (안신경영역), 시력장애	안구운동장애, 안구돌출	안구운동장애, 안면감각장애 (안신경영역)	안면감각장애, 안구외전장애
대표적인 기초 질환	종양, 동맥류	종양, 동맥류, 중이염	종기성 질환, 안와파열골절 (blow–out fracture)	육아종성 질환, 종양, 동맥류	염증, 종양

	소뇌교각부 증후군	경정맥공 (Vernet 증후군)	Collet–Sicard 증후군, (MacKenzie 증후군, Lannois–Jouty 증후군)	Villaret증후군	Tapia증후군	Garcin증후군
	소뇌교각부 (cerebellopontine angle)	경정맥공 (jugular foramen)	경정맥공, 설하신경관(hypoglossal canal) 부근	이하선 후하부	경정맥공 부근, 두개외(extracranial)	두개저 (base of skull)
	제VIII +/−, VII +/−, V +/−, 뇌신경, 소뇌반구	제IX · X · XI 뇌신경	제IX · X · XI · XII 뇌신경	제IX·X·XI·XII 뇌신경, 경부교감신경	제X · XII +/−, XI 뇌신경, 경부교감신경	제III~XII 뇌신경을 다양하게
	청각장애, 안면신경마비, 소뇌실조증	연하장애, 구음장애, 부신경마비	연하장애, 구음장애, 부신경마비, 설하신경마비	연하장애, 구음장애, 부신경마비, 설하신경마비, Horner증후군	성대마비, 설하신경마비, Horner증후군	상해신경에 따른 증상
	청신경종양	종양, 염증, 외상	두개저종양, 사구종양 (glomus tumor), 동맥류, 동맥박리	두개저종양, 사구종양 (glomus tumor), 동맥류, 동맥박리	이하선종양, 두개저종양, 동맥류	두개저종양, 비인두종양, 육아종, 염증

병소 진단의 진행 방법

병소 진단이란 무엇인가?

지금까지 본서에서는 신경잔찰법에 대해 설명해 왔다. 병소 진단은 이 신경학적 진찰 결과를 기초로 환자에게 지금 일어나고 있는 마비나 감각장애 등의 증상을 설명할 수 있는 해부학적 부위를 찾는 것을 말한다. 병소 진단 결과를 통해 이번에는 그 병소 부위가 손상을 입기 쉬운 질환을 생각하고, 원인 질환에 대해 감별 진단을 진행해 간다. 이 때문에 병소 진단은 신경과의 진단에서 중요하며, 여기에서 얻어지는 신경학적 소견에서 그 병소를 진단하는 요령에 대해 설명할 것이다.

병소 진단의 원칙

병소 부위를 하나로 좁힌다.

모든 신경 증상을 한 곳에서 설명할 수 있는 병소 부위를 먼저 찾는 것이 원칙이다. 그리고 한 곳에서 병소 부위를 설명하는 것이 불가능한 경우, 복수의 병소 부위를 의심해야 한다. 이것은 임상의학에서 '어떤 사항을 설명하기 위해서 필요 이상의 가설을 세워서는 안된다.'라는 원칙을 병소 진단 시에도 따르는 것이다. 이 이론은 '오컴의 면도날(Occam's razor)'이라고 불리는 것으로, 과학적 사고 원칙 중 하나로 알려진 것이다.

표 1 중추, 말초 병변의 임상적 특징

	중추	말초
건반사	항진	저하 또는 소실
병적반사	양성	음성
근긴장	경성	이완성
근위축	없음	있음
기타	편마비	신경근성 통증

(p.71 참조)

중추성인지 말초성 병변인지를 감별한다.

병소 부위의 진단을 위해서 우선, 병소에 해당하는 부위가 중추신경(대뇌, 뇌간, 소뇌, 척수)에 있는지, 아니면 말초신경에 있는지를 구별한다. (표 1)에 진단에 유용한 포인트를 나타내었다.

- **건반사(tendon reflex) :** 말초신경장애에서 반사궁장애에 의해 저하 또는 소실한다. 중추(추체로)장애에서 건반사는 항진하고 병적반사가 나타나는 경우가 많다. 또한 일정 레벨 이하에서 추체로의 장애가 나타나는 경우, 이 장애 부위 이하에서 반사가 항진하기 때문에 장애 레벨을 추정하는데 유용하다.
- **근긴장 :** 중추성 장애에서는 항진하고 경직성(spastic), 말초신경장애에서는 저하되고 이완성(flaccid)이 된다(p.70, 71 참조).
- **근위축 :** 중추성 장애에서는 나타나지 않지만, 말초신경장애에서는 나타난다(p.70, 71 참조).
- **감각장애 :** 반신의 감각장애나 수절성 온도통각장애에서는 중추성의 장애를 의심한다. 장갑·양말형의 전감각장애(glove and stocking pattern of sensory loss)에서는 다발신경병(polyneuropathy), 수절성 전감각장애와 신경근성 통증을 수반하는 경우는 신경근장애를 의심한다.

중추신경계의 병소 진단

❶ 신경로- '세로'와 '가로'를 기억한다-

신경해부학적 지식없이 병소 진단을 하는 것은 불가능하다. 중추신경계 병소 진단의 기본은 신경전도로에 대한 운동계, 감각계 등의 기능에 따라 '세로'와 '가로'의 주행을 기억하고 그것을 효율적으로 결합하는 것이다.

'세로'는 각 신경전도로의 대뇌피질에서 말초까지의 주행이며, '가로'는 중추신경을 각 레벨로 횡단할 때의 신경전도로나 신경핵의 단면도이다.

'세로'는 병소 부위 레벨의 진단에 중요하다. '가로'는 병소 부위의 넓이 진단에 중요하다.

❷ '세로'의 해부

병소 진단에 중요한 신경로로서 운동계, 감각계, 안구운동에 관련된 경로 등을 들 수 있다.

운동계의 신경전도로(그림 1)

피질척수로 또는 추체로라고 불린다. 대뇌피질운동영역에서의 섬유가 중심이 되며 내포후각(posterior limb of internal capsule), 중뇌대뇌각의 거의 중간 1/3을 하행하고 교뇌에서는 복측을 다수의 섬유속으로 주행한다. 연수에서는 추체를 주행하고 대부분은 연수하부에서 추체 교차를 거

그림 1 피질척수로와 피질연수로

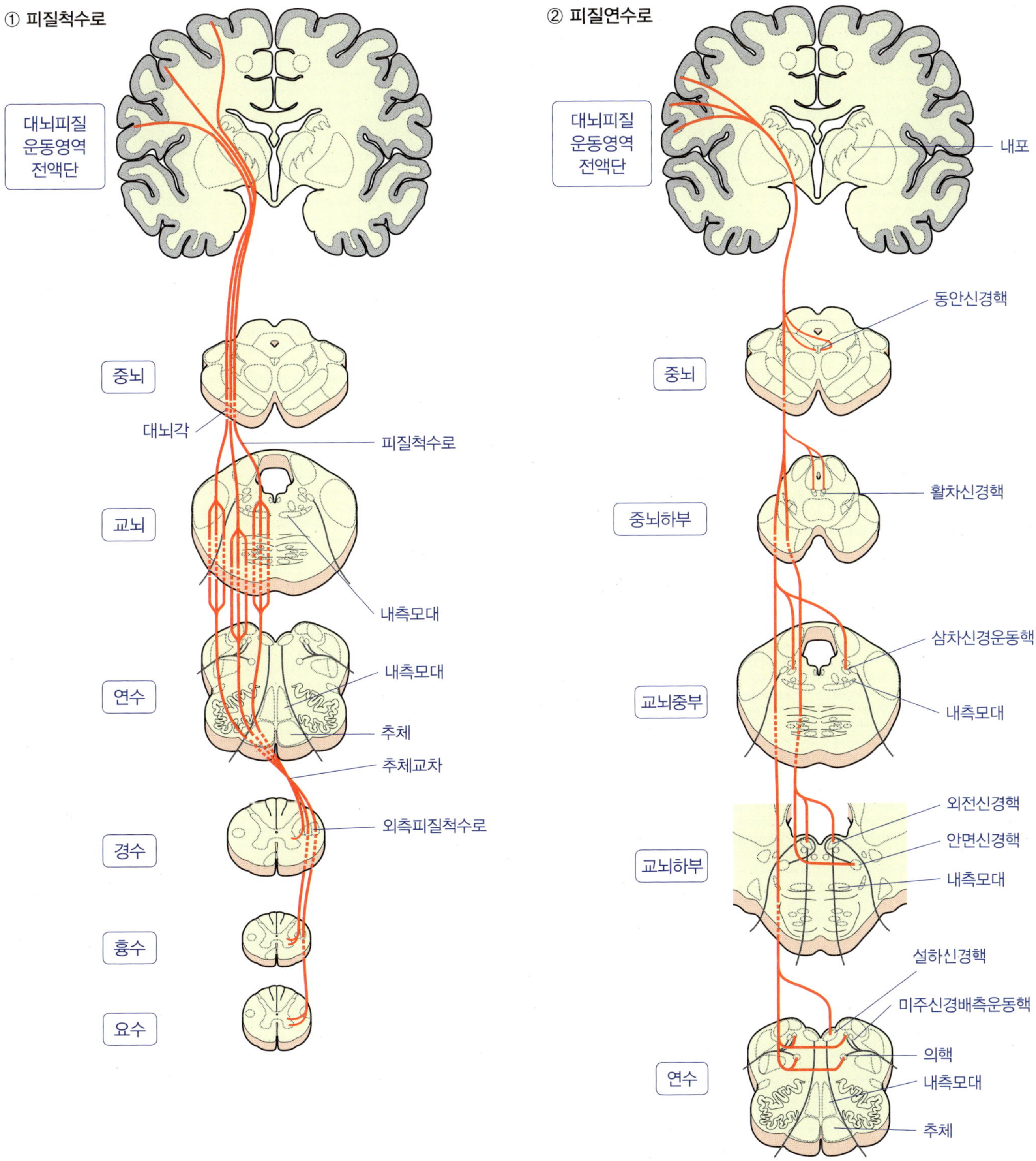

쳐 반대쪽의 척수측삭을 하행하고 척수전각의 운동신경세포에 연접(synapse)된다(그림 1 ①). 또한, 대뇌피질운동영역에서 뇌신경 운동핵에 이르는 연결로는 피질연수로라고 불리며 피질척수로와 평행하게 주행한다. 피질척수로 중에서 안면신경과 설하신경은 반대 대뇌피질의 신경지배를 받고 있다(그림 1 ②). 부신경을 제외한 다른 뇌신경은 모두 양쪽의 대뇌피질의 신경지배를 받고 있다.

감각계의 신경전도로

안면과 몸 전체에서 감각장애를 초래하는 측면이 다른 경우가 있다. 이것은 교대성 감각장애라고 불린다. 각각의 경로가 다르기 때문에 생기는 증상이며 병소 진단의 포인트 중 하나가 된다.

안면감각(그림 2)

- **온도통각 :** 삼차신경척수로를 하행하고 삼차신경척수로핵에서 신경세포를 바꿔 교차하고 삼차신경시상로를 상행한다. 그 후, 시상후내측복측핵에서 신경세포를 바꿔 대뇌피질감각영역에 도달한다.

그림 2 안면감각로

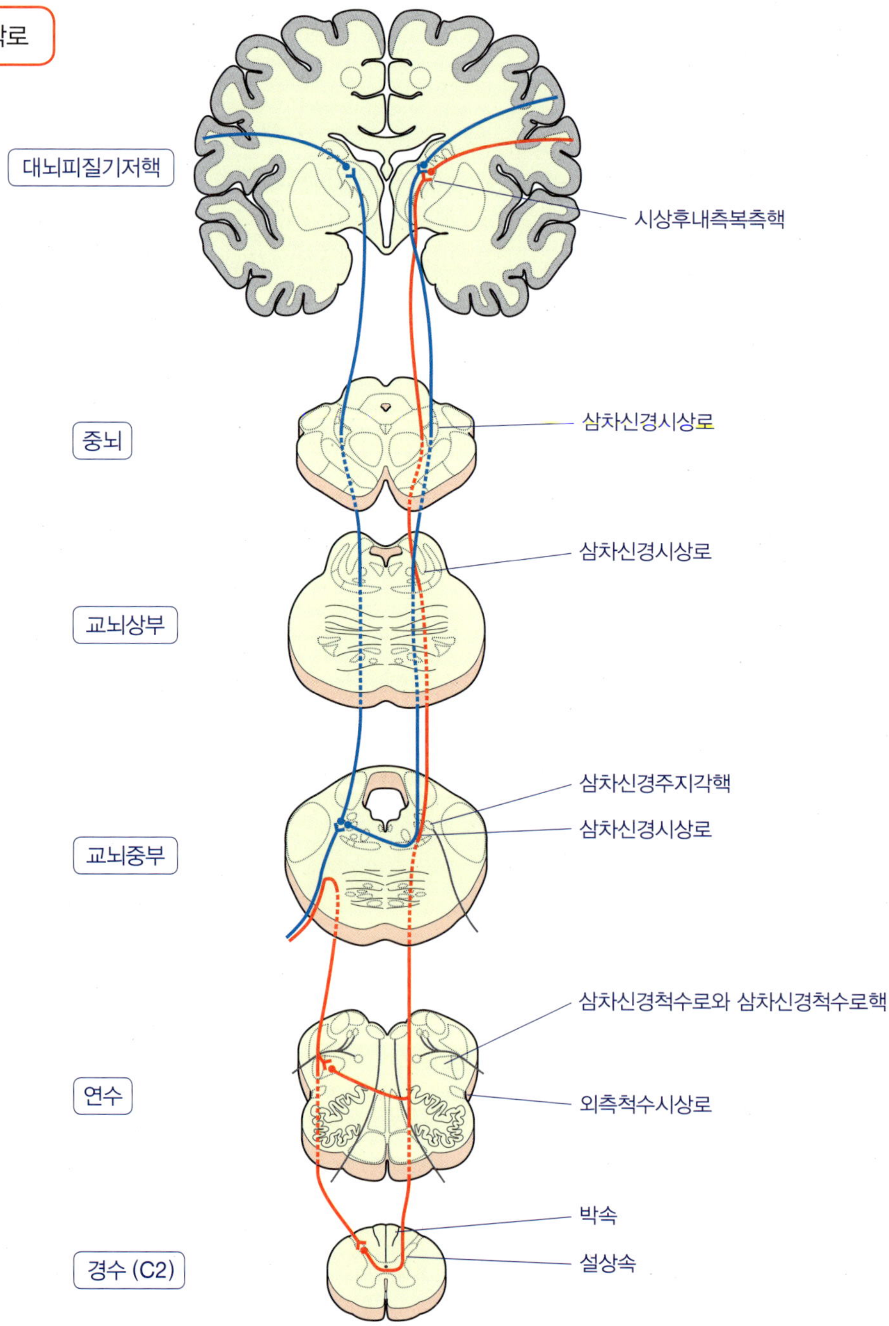

■ **촉각 :** 삼차신경주지각핵에서 교차하여 삼차신경모대(내측모대에 근접)를 상행하고 시상후내측복측핵에서 신경세포를 바꿔 대뇌피질감각영역에 도달한다[p.36(그림 B-1) 참조].

팔다리 몸통에서의 감각(그림 3)

■ **온도통각** : 척수후각에서 중심회백질의 전방으로 교차해 외측척수시상로를 상행하고, 시상후외측복측핵에서 신경세포를 바꿔 대뇌피질감각영역에 도달한다.

■ **진동감각 · 위치감각(심부감각) :** 후삭을 상행하고 연수하부의 박속핵 및 설상속핵에서 신경세포를 바꿔 추체교차의 바로 위에서 교차(모대교차)하고 내측모대를 상행해 시상후외측복측핵에서 신경세포를 바꿔 대뇌피질감각영역에 이른다.

그림 3 사지의 감각로(온도통각과 심부감각)

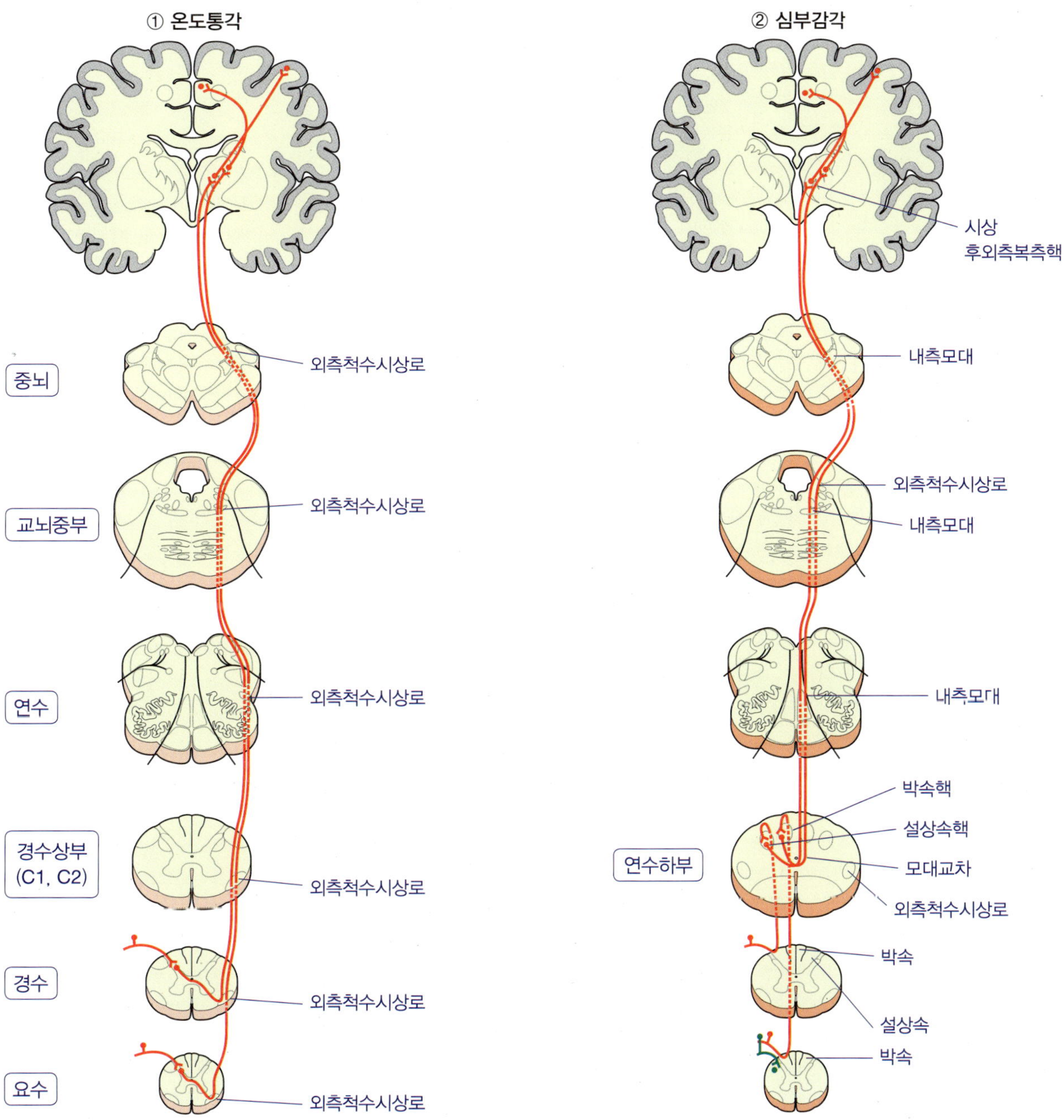

안구수평공동운동에 관한 신경전도로(그림 4)

안구수평공동운동(측방주시)의 중추는 전두안영역(frontal eye field)에서 하부 중뇌의 레벨로 교차해 교뇌하부 방정중교뇌망상체(paramedian pontine reticular formation, PPRF)와 연접(synapse)된다. PPRF에서의 신경섬유는 같은 쪽 외전신경핵에 도달해 연접된다. 외전신경핵에서의 섬유 중 하나는 같은 쪽의 외직근으로 이동하며, 다른 쪽의 섬유는 외전신경핵의 레벨에서 교차해 반대쪽의 내측종속(demial longitudinal fasciculus, MLF)을 상행해 동안신경핵에 이르고 그 자극은 내직근으로 전해진다. 이 때문에 PPRF가 외전신경핵을 활성시키면 같은 쪽의 외직근과 반대쪽의 내직근으로 자극이 전해져, 자극이 나온 PPRF 쪽의 측방주시가 나타난다.

소뇌에 관련된 신경전도로(그림 5)

소뇌 증상은 소뇌로 또는 소뇌 자체가 손상을 입어 나타난다. 때문에 병소 진단에는 소뇌로의 신경해부가 중요하

그림 4 안구수평공동운동(측방주시)의 신경로

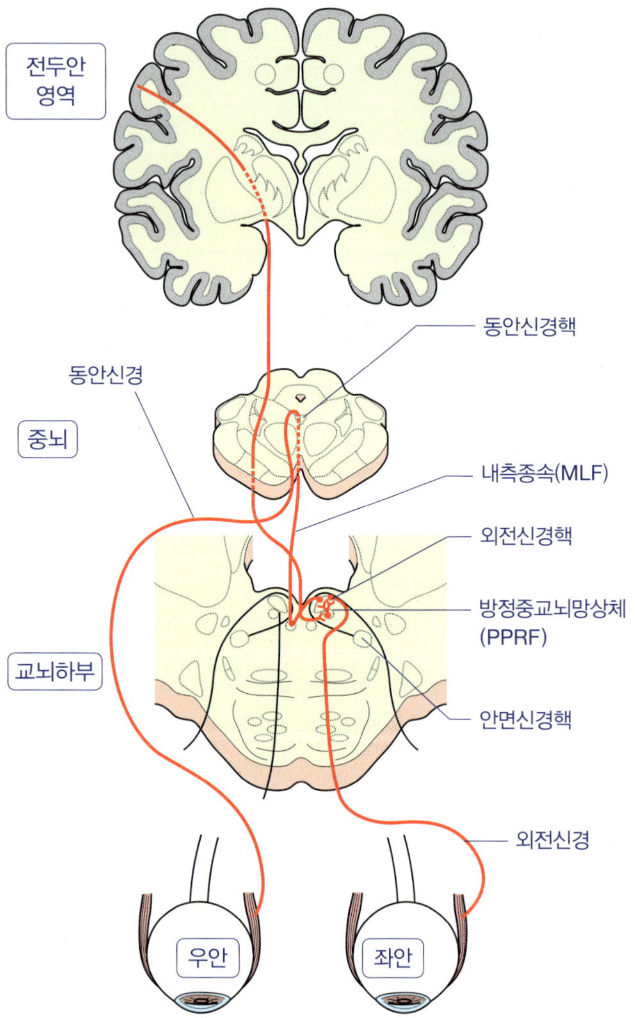

그림 5 소뇌각과 뇌간의 관계 (왼쪽에서 본 schema)

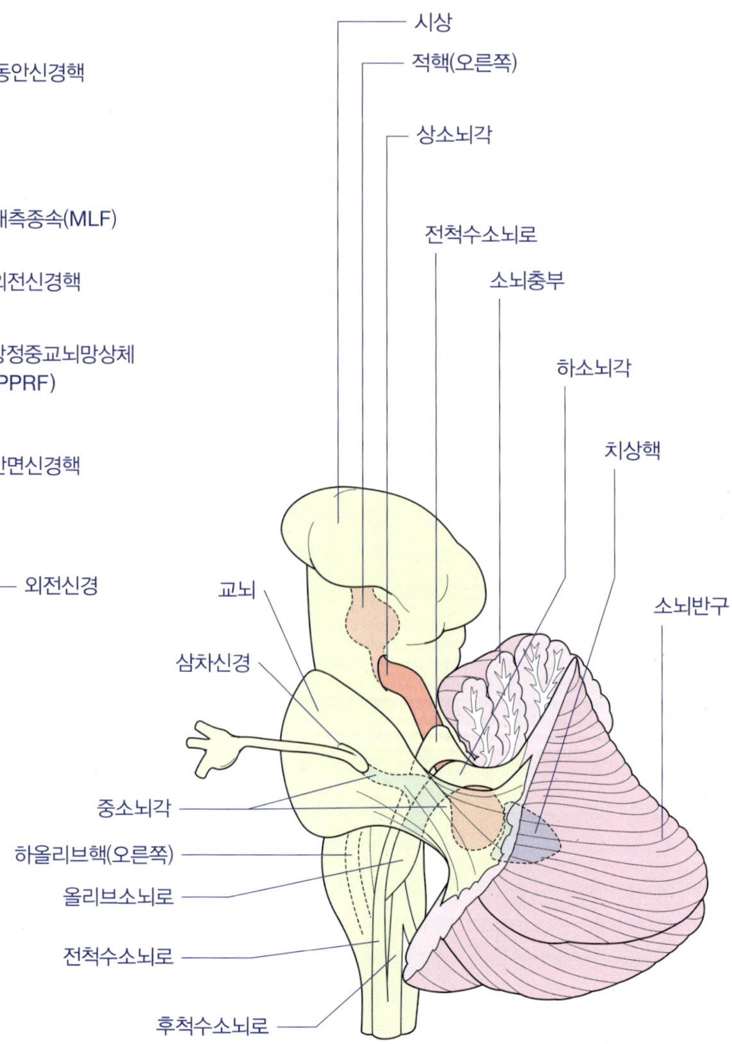

고, 특히 뇌간의 병소를 고려할 경우 소뇌각과의 관계가 관건이 된다(그림 5). 소뇌는 상소뇌각·중소뇌각·하소뇌각을 통해 중뇌·교뇌·연수와 연결되어 있다. 상소뇌각은 소뇌에서 원심로, 중소뇌각·하소뇌각은 각각 교뇌 및 척수에서 소뇌로 구심성 섬유가 통과한다. 이러한 각 섬유의 주행 및 소뇌 자체에 장애가 발생하는 경우의 병소에 대해서는 소뇌 증상 항목(p.174~189)을 참고하길 바란다.

뇌신경핵의 위치(그림 6)

뇌간에서 뇌신경핵은 주로 배측부에 위치해 있다. 이들은 뇌간의 병소 진단에서 그 레벨을 결정할 때 도움이 된다.

그림 6 뇌신경핵의 위치

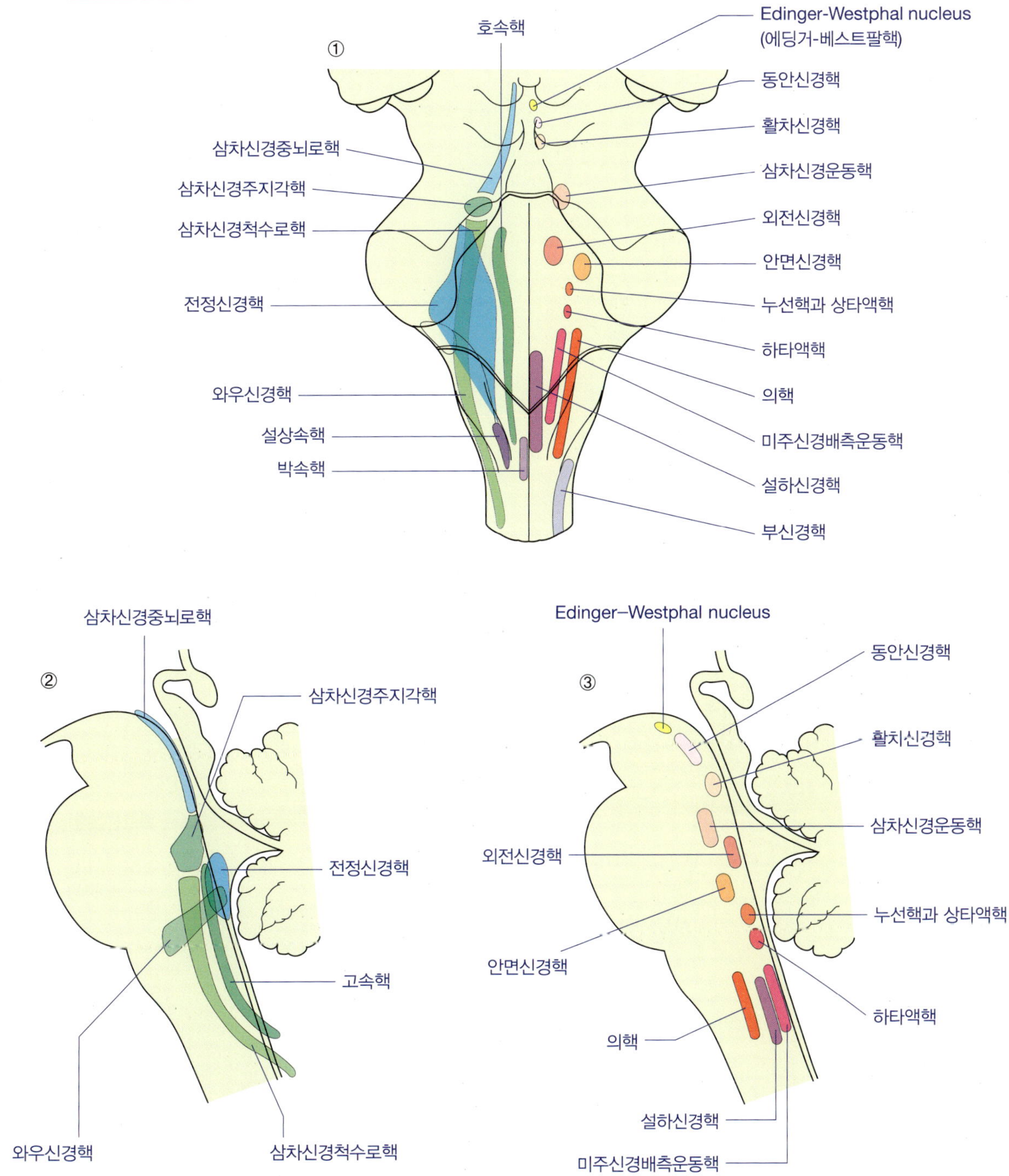

❸ '가로'의 해부

뇌간 각 레벨(그림 7)에서 중뇌[제3뇌실 : (그림 8), 상구 : (그림 9), 하구 : (그림 10)], 교뇌[상부 : (그림 11) · 중부 : (그림 12) · 하부 : (그림 13)], 연수(그림 14), 척수[경수, 흉수, 요수 : (그림 15)]의 횡단 그림을 나타내었다. 척수는 상위일수록 신경로가 많아지기 때문에 경수에서는 요수에 비해 회백질에 대한 백질의 비율이 많아진다.

이상으로 '세로'와 '가로'의 신경해부에 대해 이해했다면 다음 증례를 통해 병소 진단의 개념을 설명한다.

그림 8 중뇌 제3뇌실 레벨

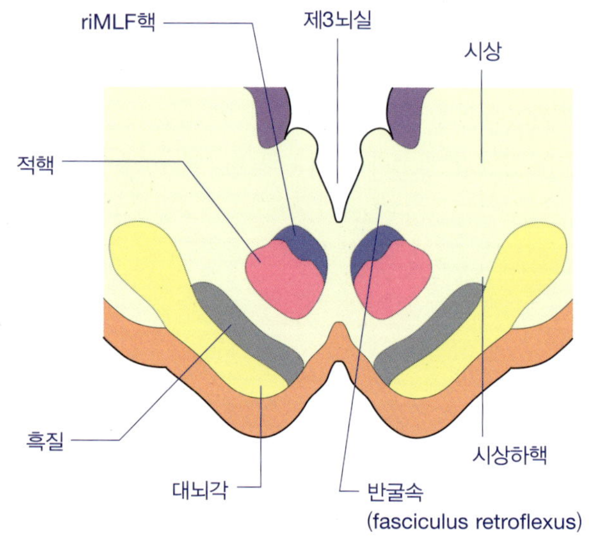

그림 7 뇌간 횡단의 각 레벨

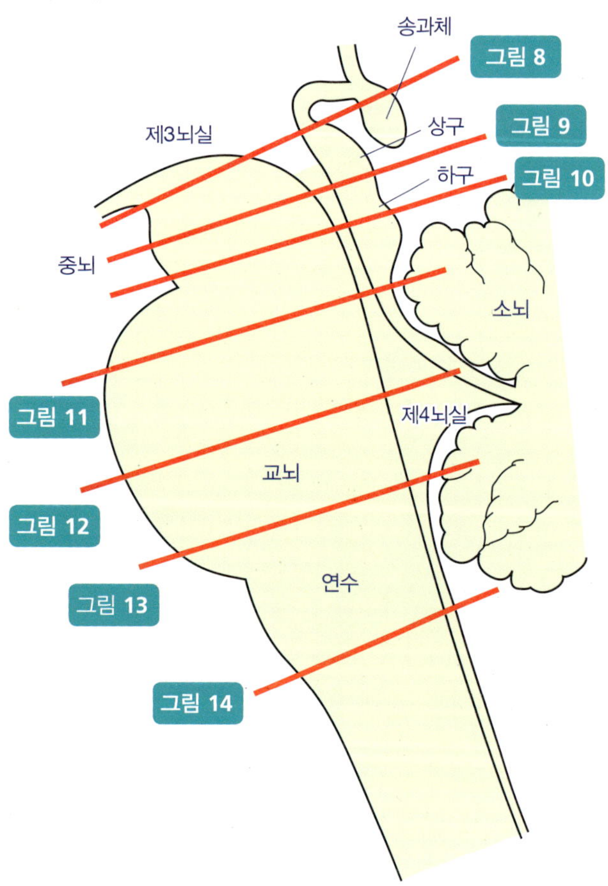

그림 9 중뇌상구 레벨

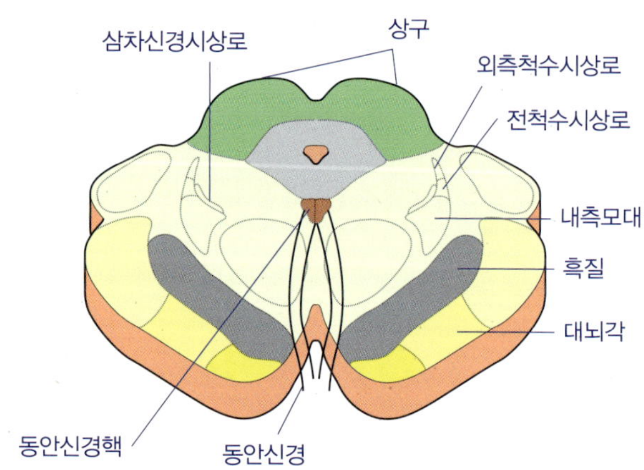

그림 10 중뇌하구 레벨

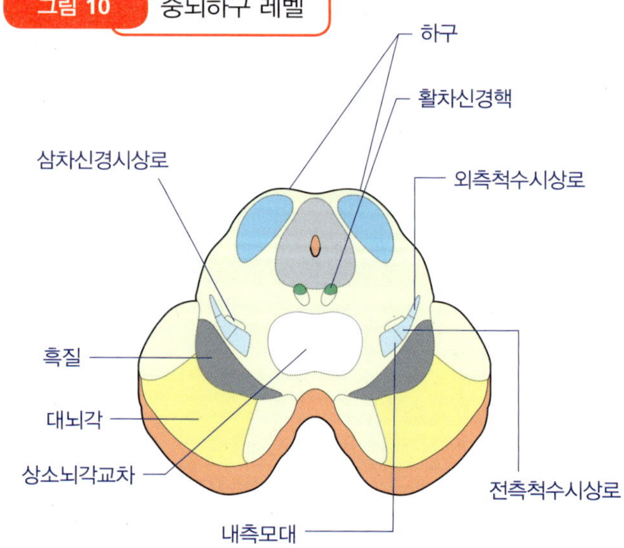

그림 11 교뇌상부

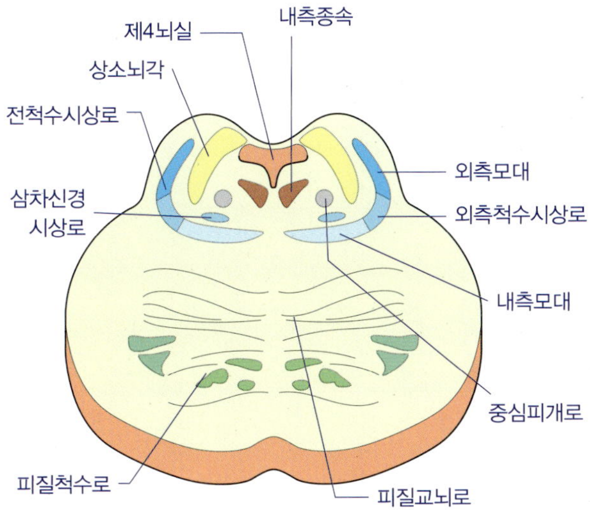

그림 12 교뇌중부

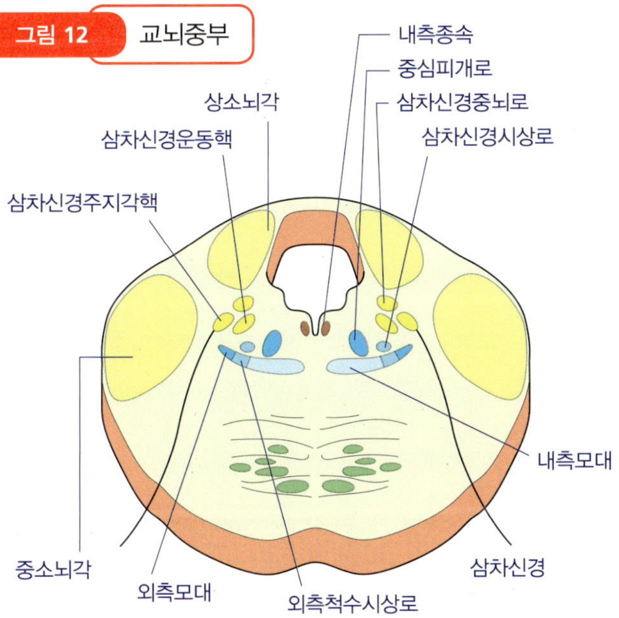

그림 13 교뇌하부

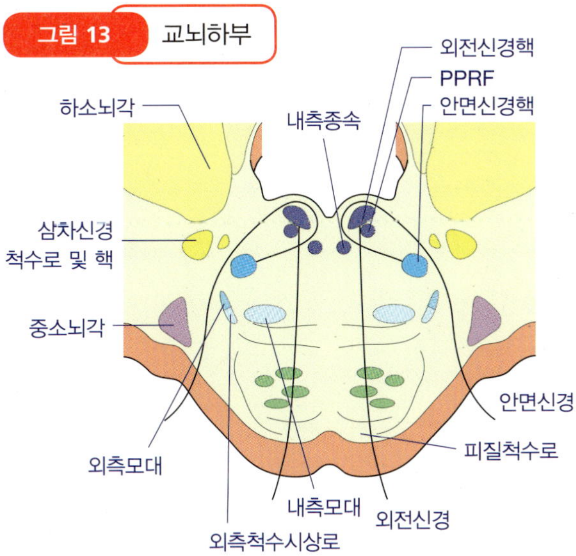

그림 14 연수

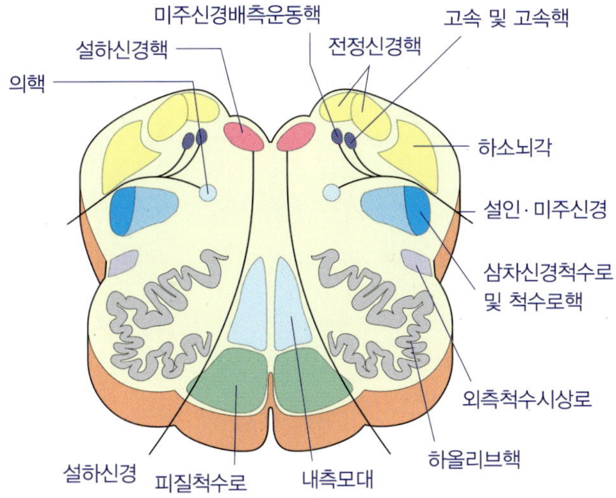

그림 15 척수

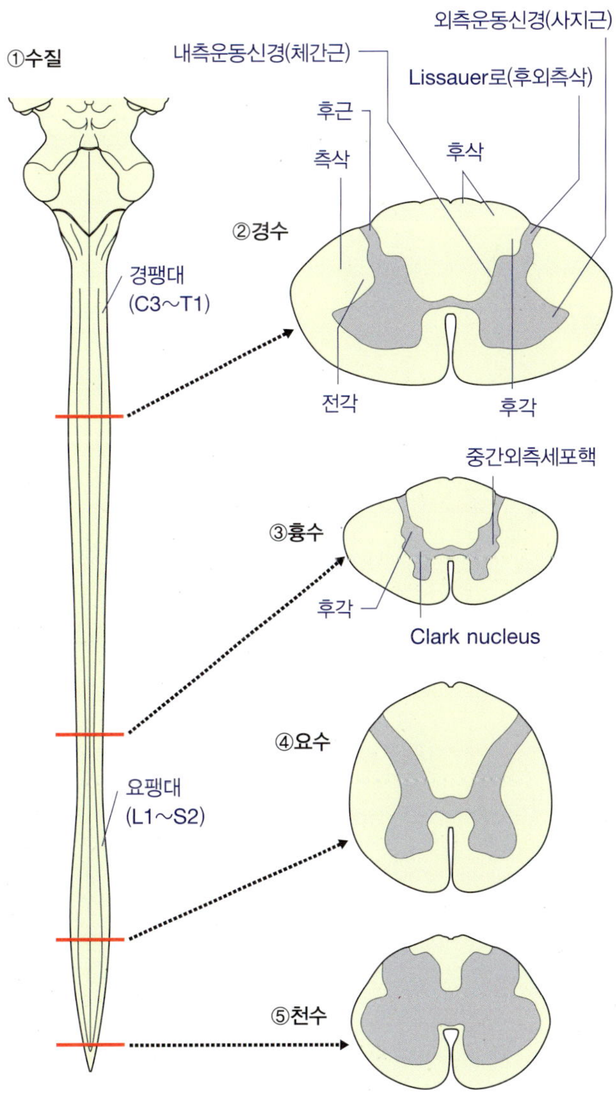

증례에 따른 병소 진단의 실제
-다음의 신경학적 소견을 나타내는 증례의 병소 부위는 어디인가?-

증례 1

우측 하지 경성마비, 우측 하지 건반사 항진, 우측 Babinski 징후 양성,
우측 중/하복벽 반사 소실, 좌측 하지 및 배꼽 이하 몸통에서 온도통각 저하,
우측 하지 및 배꼽 이하 몸통의 진동감각과 위치감각 저하

그림 16 피질척수로

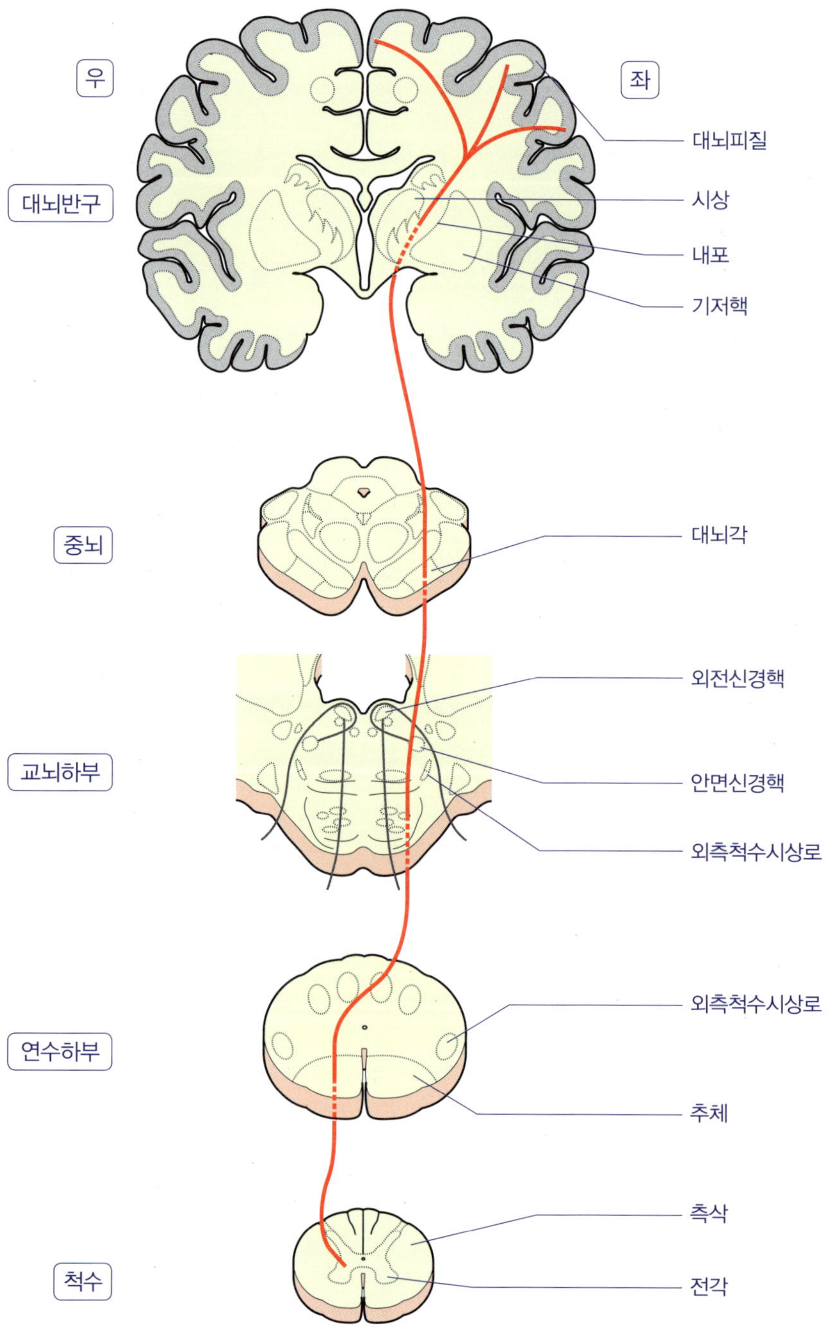

- 우측 하지 경성마비, 우측 하지 건반사 항진, 우측 Ba-binski 징후 양성, 우측 중/하복벽 반사 소실 : 이 증상들은 피질척수로(그림 16)의 장애를 나타낸다. 우측 상복벽반사가 유지되고 있지만, 가운데 및 하복벽반사가 소실되었기 때문에 제10흉수 부근의 레벨 장애가 의심된다. 우측 하지에서 경성마비가 되며, 건반사가 항진하고 병적반사가 나타나는 것과도 모순되지 않는다. 피질척수로는 연수추체교차에서 교차하여 반대쪽으로 가기 때문에 장애가 되는 것은 오른쪽이라고 생각할 수 있다.
- 좌측 하지 및 배꼽 이하 체간에서 온도통각저하 : 이는 척수시상로(그림 17)의 장애를 나타낸다. 배꼽 부분의 감각은 제10흉수 레벨에 해당한다. 온도통각은 척수후각에 입력하면 그 레벨에서 중심회백질의 전방에서 교차하고 반대쪽 외측척수시상로를 상행한다. 따라서 증상은 왼쪽에서 보이지만, 병소는 오른쪽이라 생각된다.

그림 17 피질척수로와 척수시상로

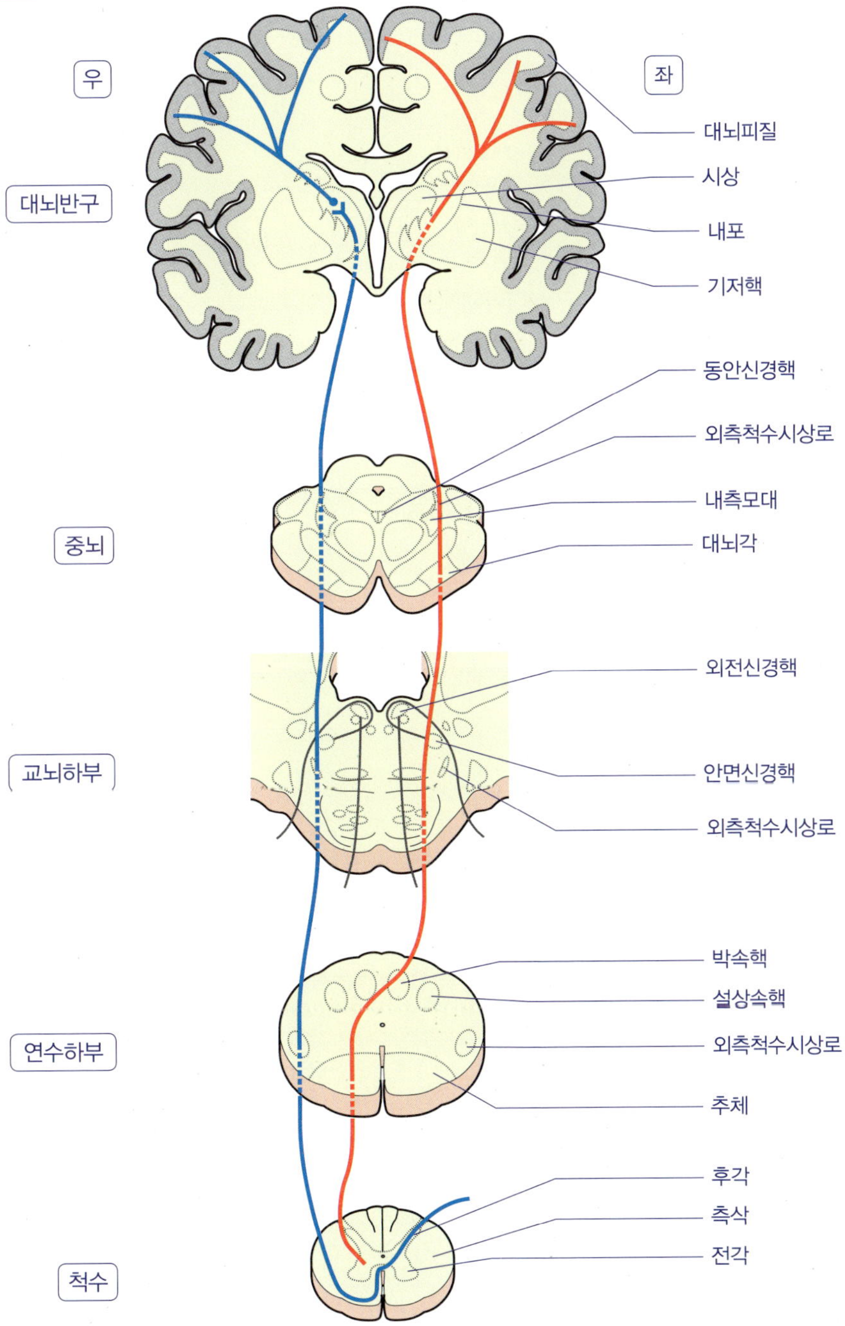

■ **우측 하지 및 배꼽 이하 몸통의 진동감각과 위치감각 저하** : 이 증상들은 후삭(그림 18)의 장애이다. 심부감각은 같은 쪽 후삭을 상행하고 연수하부의 박속핵 또는 설상속핵에서 신경세포를 바꿔, 추체교차의 바로 위에서 교차(모대교차)한다. 따라서 제10흉수 레벨에서 교차하기 전이며, 장애 쪽은 오른쪽이라 생각된다.

그림 18 피질척수로, 척수시상로 및 후삭

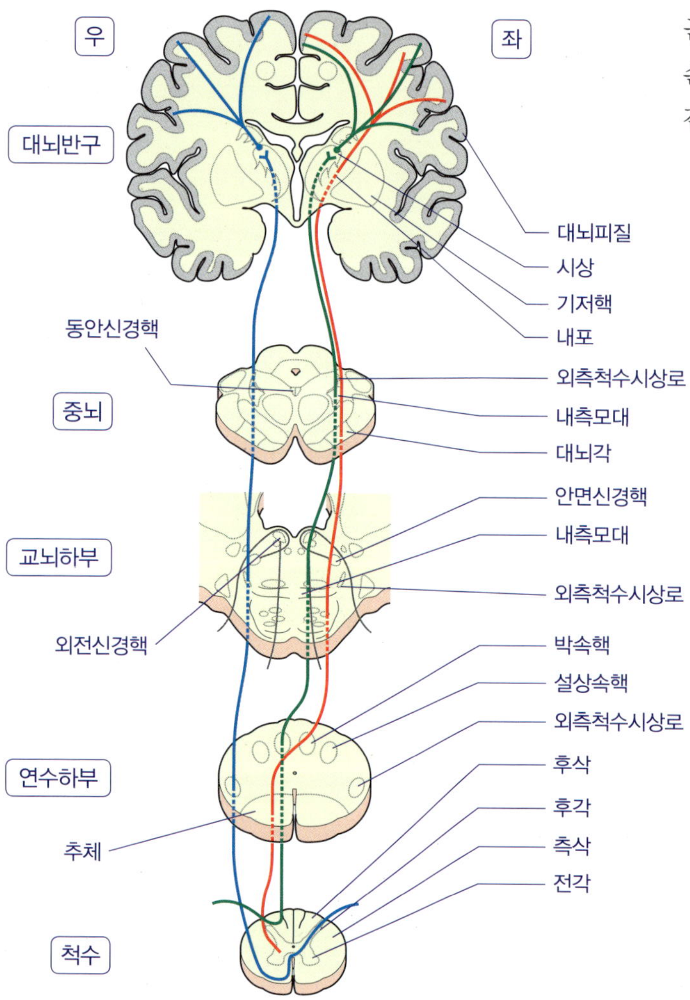

‘세로’의 지식을 이용하여 병소가 제10흉수 레벨에 있다는 것을 알게 되었다. 이어서 ‘가로’의 지식을 이용해 제10흉수 레벨의 병소영역을 진단한다.

(그림 19)와 같이 후삭, 피질척수로, 외측척수시상로가 장애되었다는 것은 거의 척수의 반이 손상을 입은 것이다.

이것으로 (증례 1)의 병소는 제10흉수의 오른쪽 절반에 있다고 생각된다(그림 19 오른쪽). 이와 같이 후삭, 피질척수로, 외측척수시상로가 장애된 것을 Brown-Séquard증후군이라고 부른다. 또한, 손상을 입은 레벨에서 척수후근도 손상을 입으면, 그 척수절(myelotomy) 레벨의 건반사와 전감각이 소실한다.

그림 19 Brown-Séquard증후군에 의해 손상된 부위

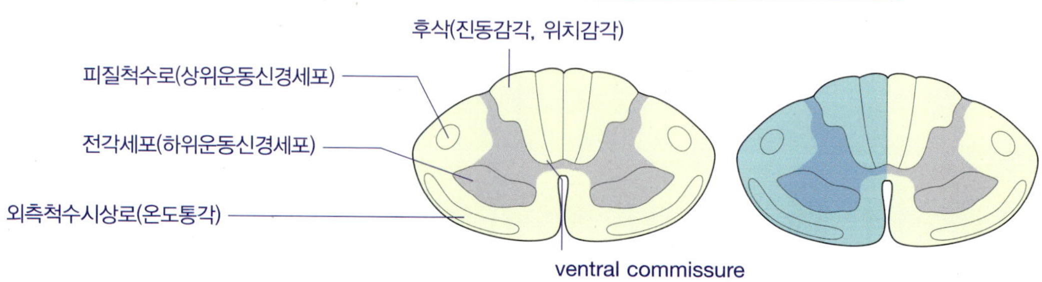

증례 2

좌측 동공 산대, 좌측 대광반사 소실, 좌측 안구운동에서 내전·상전·하전 불능, 좌측 안검하수,
우측 안면 하부의 움직임이 왼쪽에 비해 나쁘지만 전액부(frontal region)의 주름은 좌우 차이가 없고,
우측 상하지 근긴장 항진, 우측 건반사 항진, 우측 Babinski 징후 양성.

- **좌측 동공 산대, 좌측 대광반사 소실, 좌측 안구운동에서 내전·상전·하전불능, 좌측 안검하수 :** 이 증상들은 좌측 동안신경의 장애이다.
- **우측 안면 하부의 움직임이 왼쪽에 비해 나쁘지만, 전액부의 주름은 좌우 차이가 없음 :** 이 증상은 중추성 안면신경장애(피질연수부)이다.
- **우측 상하지 근긴장 항진, 우측 건반사 항진, 우측 Babinski 징후 양성 :** 이 증상들은 피질척수로(추체로)의 장애를 각각 나타내고 있다.

우선 운동계에서 생각한다. 우측 건반사가 항진하고 있어 제4경수 이상의 피질척수로(그림 20)의 장애가 의심된다.

안면신경장애에 대해서는 다음과 같이 생각한다. 안면 상부의 근육을 지배하는 안면신경핵은 양쪽의 대뇌피질로부터 지배를 받는다. 한편, 안면 하부를 지배하는 안면신경핵은 반대쪽의 대뇌피질에서만 지배를 받는다.

따라서 본 증례와 같이 '전액부의 주름은 좌우 차이가 없

그림 20 피질척수로와 피질연수로

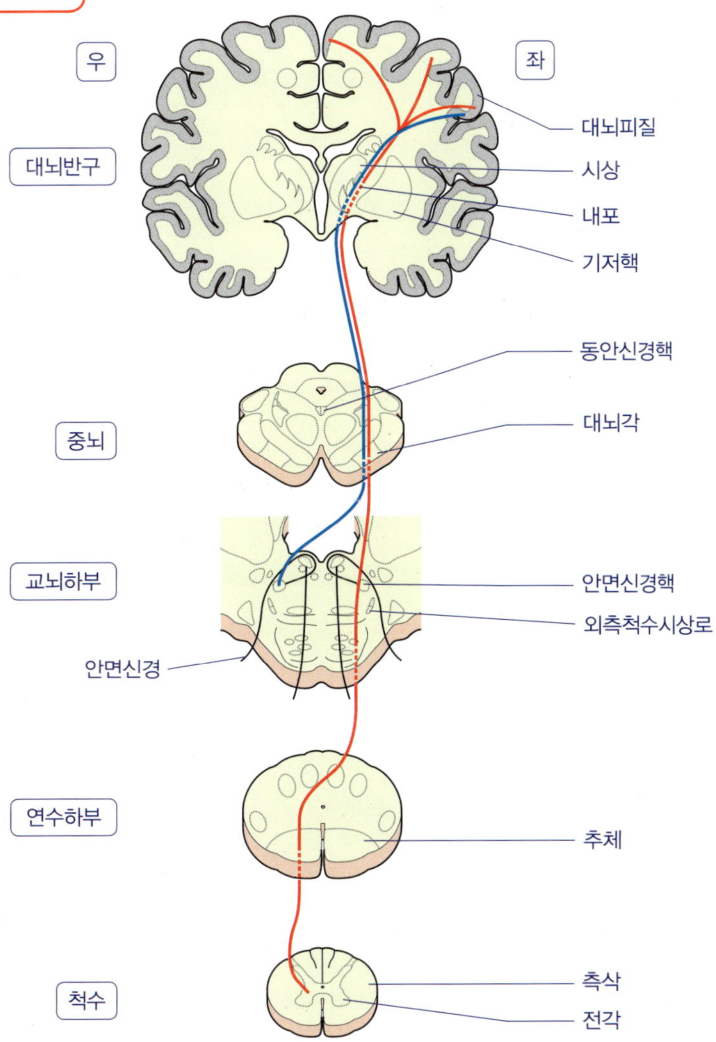

다'(우측 안면 상부의 근육은 정상), '우측 안면 하부의 움직임이 왼쪽에 비해 나쁘다'(우측 안면 하부의 근육은 손상을 입었다)경우는 중추성 안면신경장애이고, 안면신경핵이 있는 교뇌하부보다 상위에서 피질연수로(그림 20)의 장애가 있다고 의심된다.

병소는 한 곳에서 생각하는 원칙에 따르면 피질척수로도 동일한 부위에서 손상을 입었다고 생각된다. 또한, 피질연수로는 뇌신경핵이 있는 레벨, 피질척수로는 연수추체교차에서 각각 교차하기 때문에 마비가 있는 오른쪽과 반대인 왼쪽에 병변이 있다.

다음으로 안구운동장애인데, 이 증례에서 나타나는 증상은 좌동안신경마비이다.

동안신경은 중뇌에서 복측을 향해 주행하고, 이 증례의 운동증상을 설명하는 피질연수로 및 피질척수로와 함께 중뇌복측에 근접(그림 21)하고 있다.

이상으로 (증례 2)의 병소는 동안신경을 포함하는 좌중뇌 대뇌각 내측부에 있다고 생각된다(그림 21, 보라색 부분). 이러한 증상은 Weber증후군으로 알려진 것들이다.

그림 21 피질척수로, 피질연수로 및 동안신경

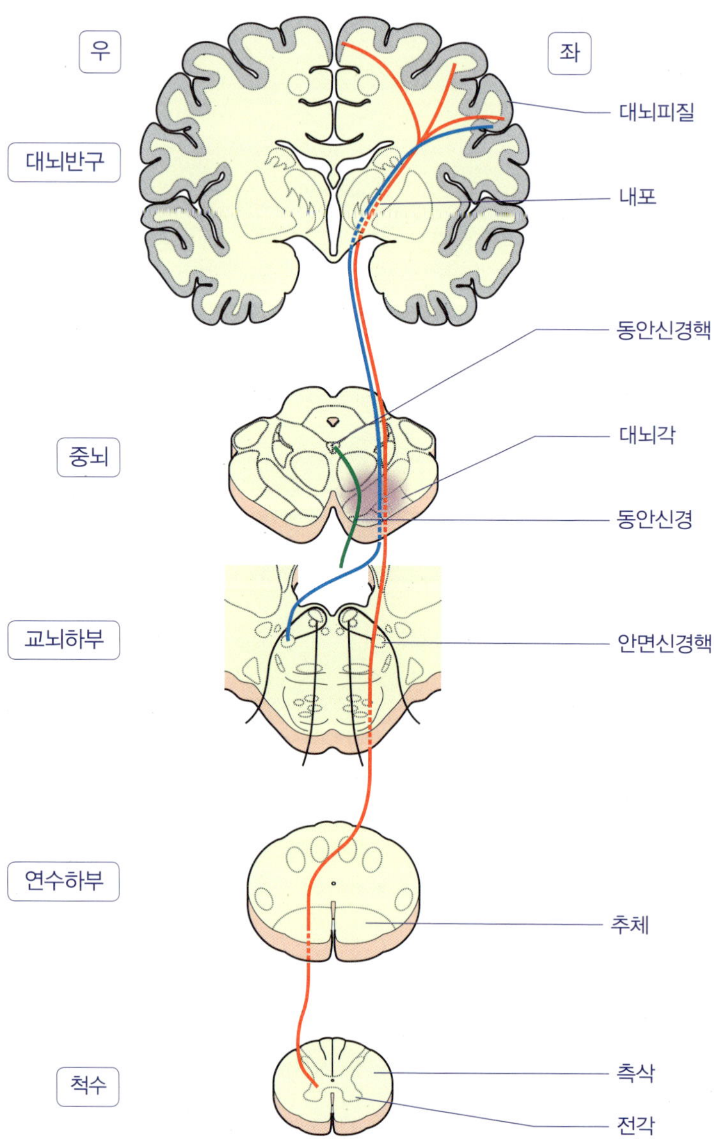

증례 3

좌측으로의 주시마비(우안, 좌안 모두 왼쪽을 볼 수 없다),
좌측 안면 하부의 움직임이 우측에 비해 나쁘며 좌측 전액부의 주름도 우측과 비교해 뚜렷하지 않다.
우측 상하지 근긴장 항진, 우측 건반사 항진, 우측 Babinski 징후 양성.

운동계에 대해서는 (증례 2)와 같으며 아래와 같이 생각할 수 있다.

- **우측 상하지 근긴장 항진, 우측 건반사 항진, 우측 Babinski 징후 양성 :** 이 증상들은 피질척수로(추체로) 장애를 각각 나타내고 있다.
- **좌측 안면 하부의 움직임이 우측에 비해 나쁘며 좌측 전액부의 주름도 우측과 비교해 뚜렷하지 않다 :** (증례 2)와는 다르게 좌측 안면은 상부 및 하부 근육이 모두 장애되어 말초성 안면신경장애라고 생각된다.

피질척수로와 말초성 안면신경장애를 설명하는 부위로는 교뇌하부 복측에서 피질척수로와 함께 안면신경핵에서 나온 안면신경이 척수 내에서 장애된 병소(그림 22)라 생각된다.

왼쪽의 주시마비에 대해서는 다음과 같이 생각할 수 있

그림 22 피질척수로와 안면신경

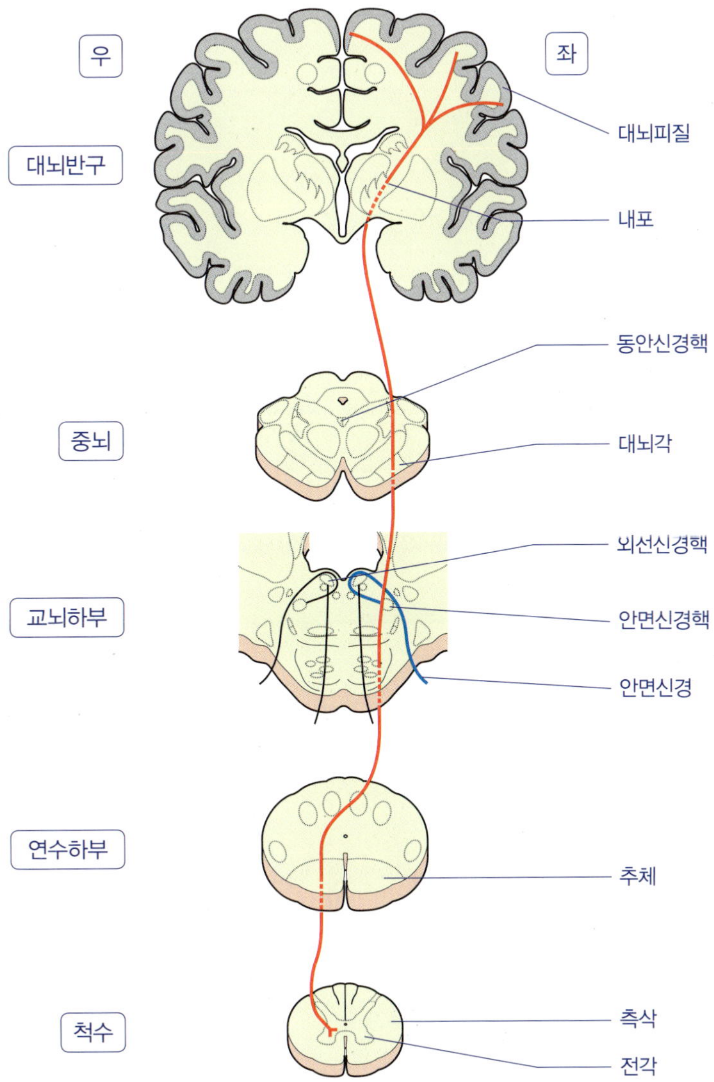

다. 측방주시에 관한 섬유는 (그림 23)에 나타냈듯이 대뇌 전두안영역에서 하행해 하부 중뇌의 레벨에서 교차하고 반대쪽의 PPRF와 연접(synapse)된다. PPRF에서는 같은 쪽 외전신경핵에 이르는 같은 쪽 외직근으로 향하는 섬유와 반대쪽의 MLF를 거쳐 동안신경핵에 이르는 내직근으로 자극을 전달하는 경우가 있다. 이 때문에, PPRF가 외전신경핵을 활동시키면 같은 쪽의 외직근과 반대쪽의 내직근으로 자극이 전해져, 자극이 나온 PPRF 쪽의 측방주시가 일어난다. 따라서, 좌측 주시마비는 우측 전두안영역에서 하부중뇌로 하행하는 섬유나, 교차 후의 좌측 하부중뇌에서 좌측 PPRF에 걸친 영역이 장애가 되면서 나타난다.

좌측의 주시마비의 병소를 우측 전두안영역에서 하부중뇌로 하행하는 섬유의 장애라고 하면 병소 부위가 두 곳이 된다. 병소 부위를 한 곳에서 설명하기 위해서는 (그림 24)와 같이 PPRF를 포함하는 좌교뇌 복측을 장애 부위로 생각한다.

이상으로 (증례 3)의 병소는 안면신경핵 및 PPRF를 포함하는 좌교뇌하부 복측에 있다고 생각된다(그림 24, 보라색 부분). 이것은 **Foville-Millard-Gubler증후군**으로 알려진 것이다. 또한, PPRF는 장애되지 않고 외전신경이 척수 내핵 이하에서 장애가 되면 **Millard-Gubler증후군**이라고 한다.

그림 23 안구수평공동운동(측방주시)의 신경로

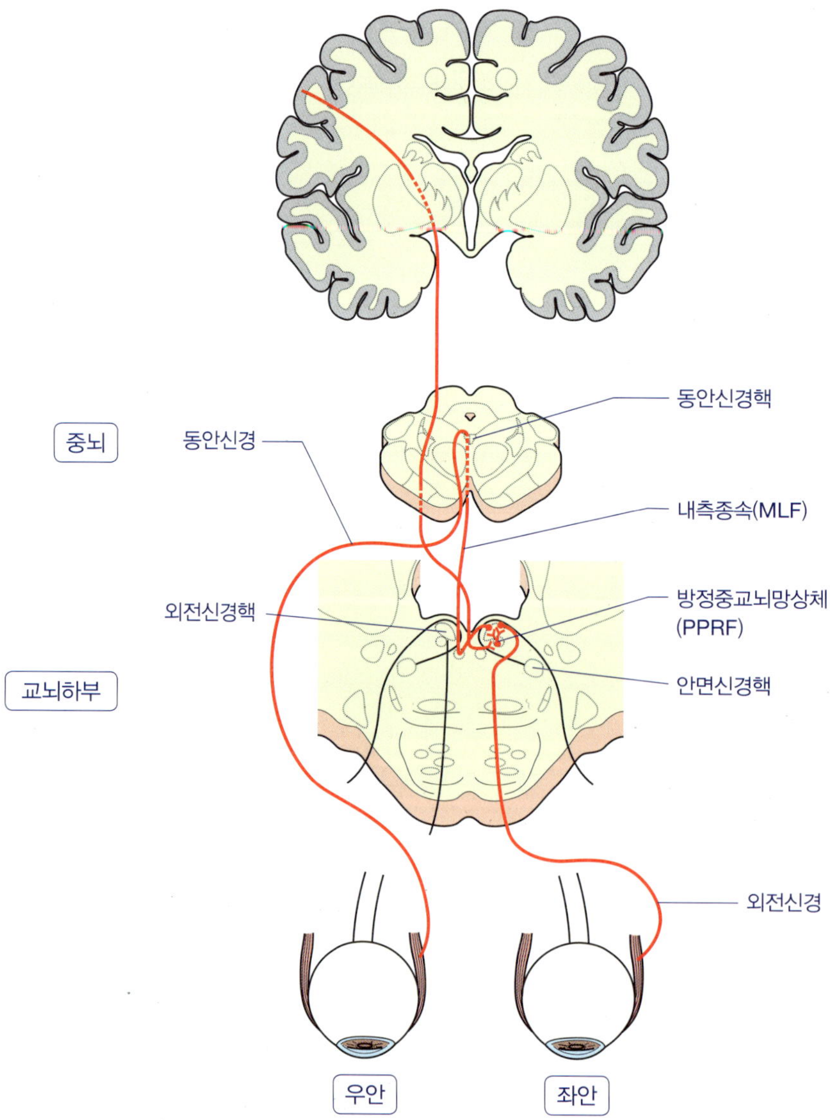

그림 24 교뇌하부의 피질척수로, 안면신경 및 PPRF

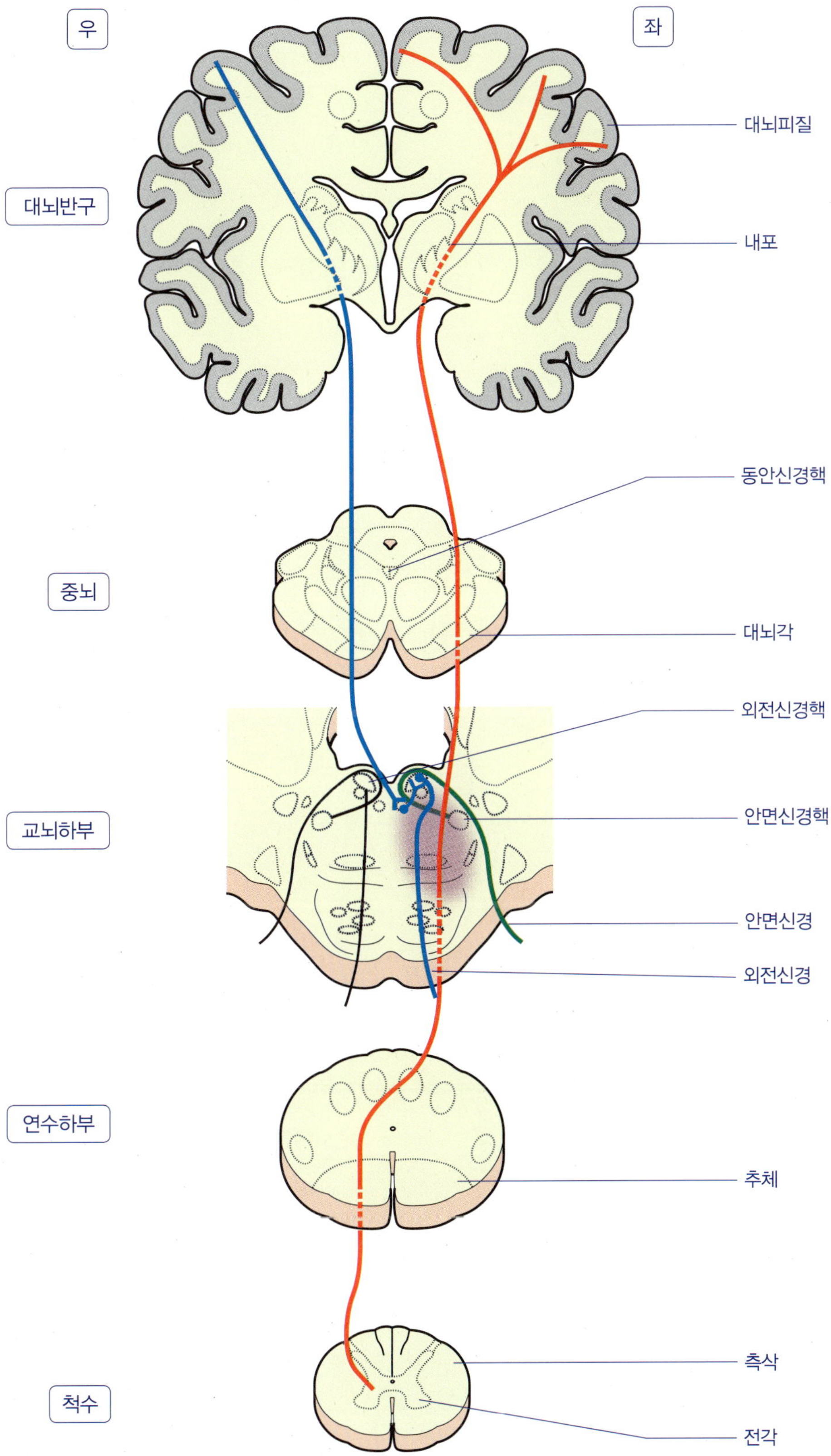

증례 4

우측 안면 온도통각 저하와 좌측 경부 이하 반신의 온도통각장애,
현기증, 안진, 우측 소뇌 증상,
우측 연구개(soft palate) 거상장애, 연하장애, 쉰 목소리(hoarseness), 우측 검열 축소,
우측 발한(diaphoresis) 저하, 우측 축동(miosis).

이 증례에서는 온도통각장애 쪽의 안면과 경부 이하에서 다르다는 점에 주목한다(교대성 감각장애).

우측의 안면 온도통각은 (그림 25)와 같이 우측 삼차신경척수로를 교뇌상부에서 제2경수 레벨까지 하행하고, 삼차신경척수로핵에서 신경세포를 바꿔 후교차하여 좌측의 복측 삼차신경시상로를 상행한다. 이 경로의 어딘가가 손상을 입어도 우측 안면 통각저하가 발생한다.

한편, 좌측 경부 이하 반신의 온도통각은 좌측 척수후각에서 중심회백질의 전방으로 교차하고 우측 척수시상로를 상행한다.

우측 삼차신경척수로와 좌반신에서의 온도통각을 입력한

그림 25 우측 안면의 감각과 좌측에서의 척수시상로

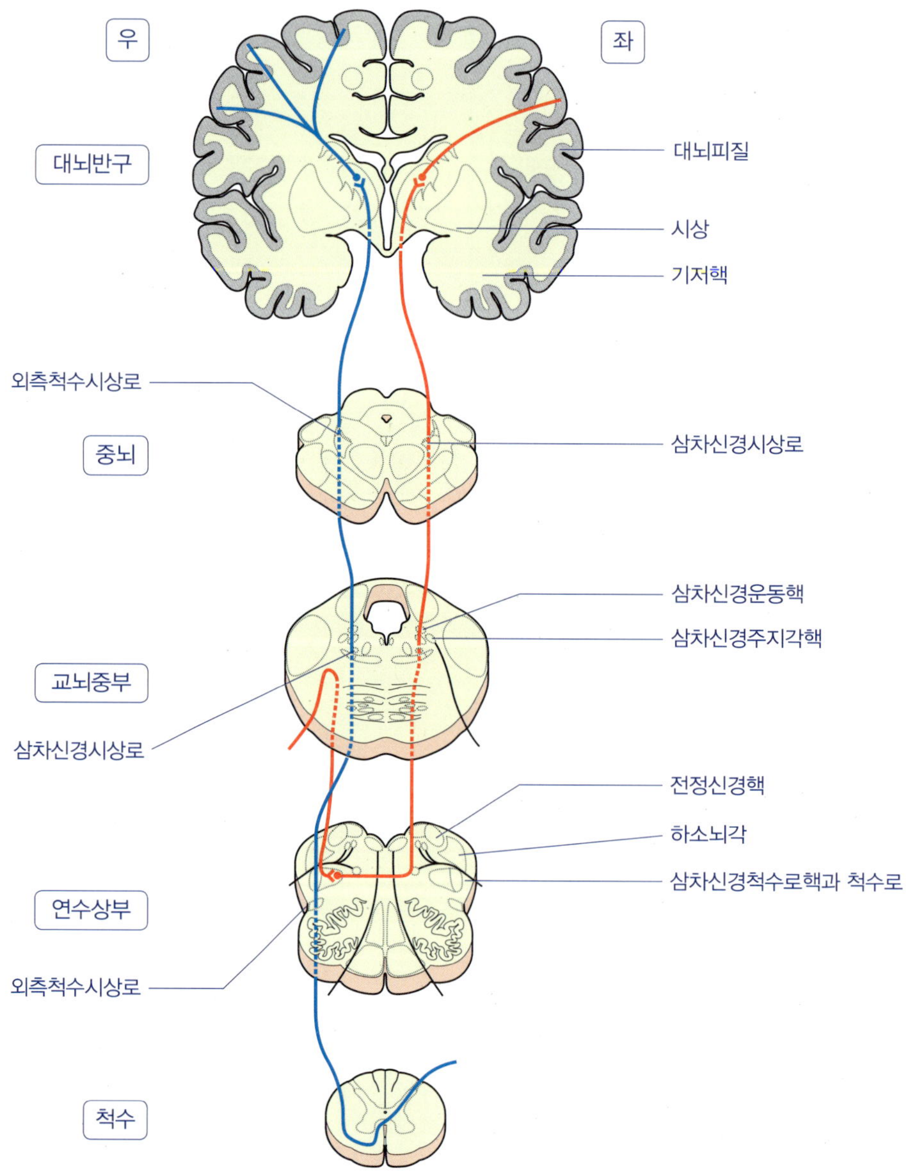

척수시상로(그림 25)가 손상을 입으면, 우측 안면 통각저하와 좌측 경부 이하 반신의 온도통각장애가 발생하지만, 해부학적으로 이 경로가 한쪽에서 겹치는 부위는 오른쪽의 교뇌 상부에서 제2경수 레벨이다.

이어서 우측 연구개 거상장애, 연하장애, 쉰 목소리가 있지만, 이 증상들은 의핵, 설인 및 미주신경장애이며 우측 연수하부 배외측이 주요 부위가 된다. 이 부위라면, 우측 안면 통각저하와 좌측 경부 이하 반신의 온도통각장애를 설명할 수 있다(그림 26).

또한, 그 외 소견에서 현기증, 안진은 전정신경핵, 우측 소뇌 증상은 하소뇌각장애라고 생각되며 우측 연수하부 배외측에서 설명이 가능하다. 우측 검열 축소, 우측 발한 저하, 우측 축동은 Horner증후군으로 알려진 것으로, 뇌간 배외측 피개부를 통과하는 교감신경섬유장애에 의한 것이며 우측 연수하부 배외측이 손상을 입어도 나타난다.

이상으로 (증례 4)의 병소는 의핵, 전정신경핵, 하소뇌각, 척수시상로 및 삼차신경척수로를 포함하는 우측 연수 배외측에 있다고 생각된다(그림 26, 보라색 부분). 이러한 증상을 나타내는 것은 Wallenberg증후군으로 알려져 있다.

그림 26 Wallenberg증후군의 병소

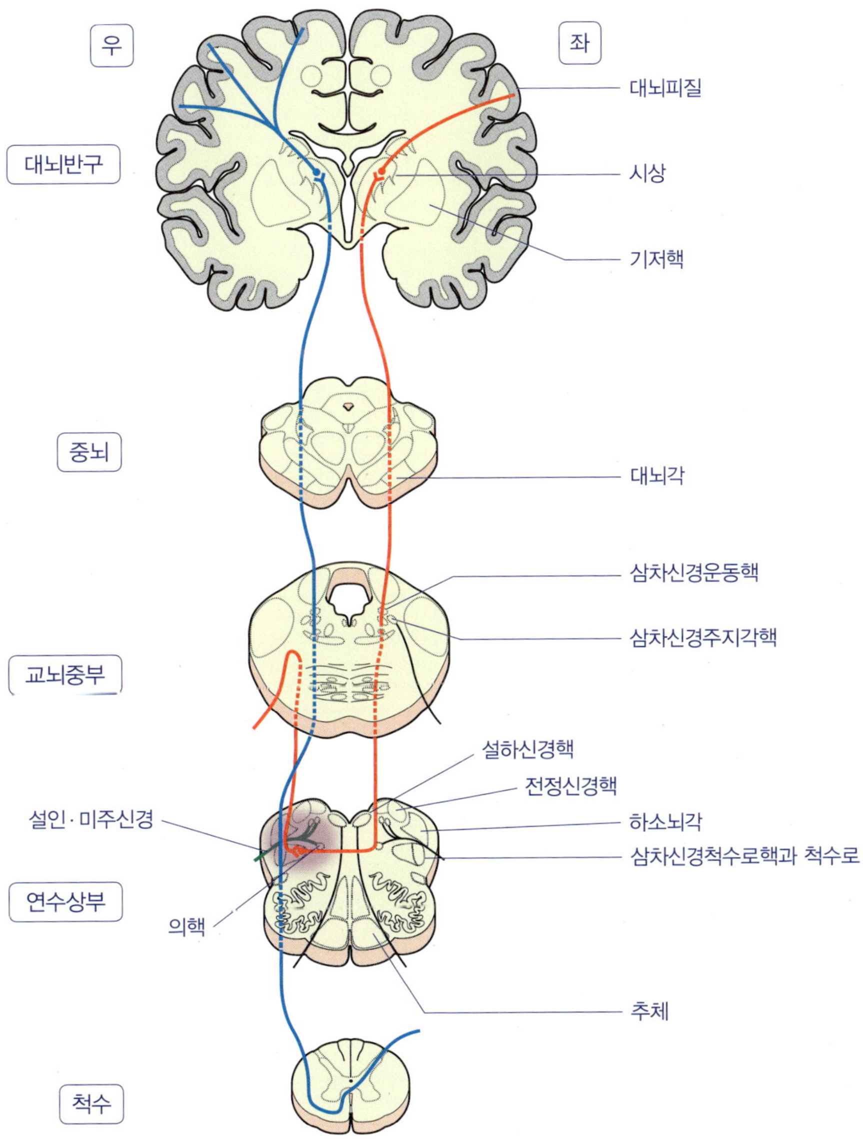

말초신경의 병소 진단

말초신경에는 운동, 감각 및 자율신경 기능이 포함되어 있지만, 이 세 가지 기능을 모두 가진 말초신경이 있는 반면, 하나의 기능 밖에 없는 말초신경도 있다. 이 때문에 손상을 입는 말초신경의 종류나 장소에 따라 나타나는 증상이 다르다. 말초신경 병소 진단의 기본도 중추신경과 마찬가지로 말초신경의 주행과 기능에 대한 지식을 충분히 익혀 제대로 조합하는 것이다.

아래의 소견이 있다면 말초신경의 병소를 의심한다.

- **건반사 소실 :** 말초신경장애에서는 반사궁의 장애에 의해 저하 또는 소실한다.
- **근위축 :** 말초신경장애에서는 나타난다.
- **전감각장애 :** 말초의 감각신경이 손상을 입으면 온도 통각, 심부감각 등 전감각이 손상된다.

게다가 병소가 근위의 신경근인지, 원위의 말초신경인지, 단일인지, 아니면 다수의 말초신경이 손상을 입었는지를 고려한다. 다수의 말초신경이 손상을 입는 다발성 신경병증(polyneuropathy)의 경우에는 앞서 서술했듯이 '장갑양말형(glove and stocking type)의 전감각장애'라고 불리며, 사지원위부에서 좌우대칭성으로 전감각장애를 나타낸다.

문헌

1. 加茂久樹 : 神経局在診断の方法　むつかし(難し)学を解き明かす。大塚薬報、632:36-39、208。

단일신경장애의 병소 진단

단일신경이 손상을 입었을 경우, 병소 진단을 생각하는 법으로 정전일 때 단선 개수를 찾는 방법을 예로 들어 매우 명확하게 설명한 논문[1]이 있다. 예를 들어 (그림 27)과 같이 ①이라는 지역이 정전된 경우, 단선 부위(병소 부위에 해당한다)는 발전소에서 ①에 이르는 장소에 있을 것이다. 또한, ②라고 하는 지역에도 정전이 있다면, 발전소에서 ①~②로 분기되기까지의 사이에 단선 부위가 있다. 하지만 ③에 정전이 없으면 단선 부위는 그림의 점선이 된다. 단일신경이 손상을 입었을 경우, '정전'이라는 현상을 '근력저하' 등으로 바꿔 병소를 진단하면 좋다. 이를 위해서는 (표 1, p.90~91)에 나타낸 것처럼 상하지근의 지배신경 이름뿐만 아니라, 그 해부학적 위치와 신경총의 구조(그림 B-1~4, p.92~95)를 알고 있을 필요가 있다. 또한, 상지 및 하지에 대한 중요한 신경과 각각의 운동 및 감각기능에 대해서 (표 2, p.96) 및 (표 3, p.97)에 나타내었다.

그림 27 정전 부위 추측

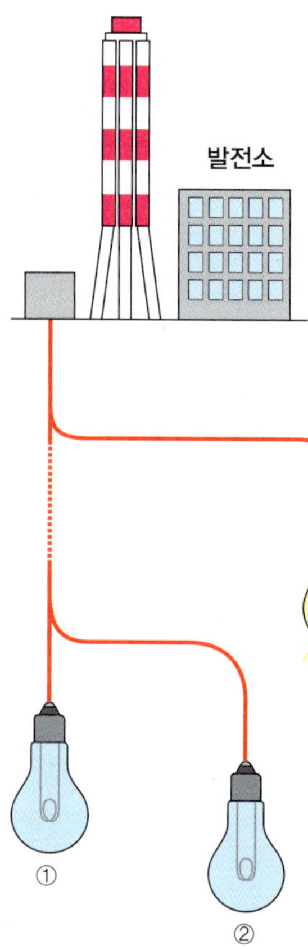

증례 5

우측 비순구(nasolabial line) 얕음, 우측 전액부의 주름은 불가,
우측 청각과민 없음, 우측 유루(epiphora) 있음,
우측 혀의 미각장애, 그 외 신경학적 소견 없음.

본 증례에서는 우측 비순구가 얕고, 더욱이 우측 전액부의 주름이 만들어지지 않는 것에서 우측 안면신경의 말초성 장애를 의심한다. 그 외 신경학적 소견으로 이상이 없고, 운동계 외에 미각의 장애도 있다는 점에서 척수 내 말초가 아니라 척수 외 말초신경이 손상을 입었을 가능성을 우선 생각해야 한다(그림 28, 29).

(그림 29)와 같이 안면신경은 말초에서 운동계뿐만 아니라 감각계 신경과 자율신경의 섬유가 포함되고, 몇 군데로 분지되어, 각각의 기관을 지배하는 동시에 말초에서의 체성 감각이나 내장감각을 전하고 있다. 이 때문에 정전 부위를 찾듯이, 나타나는 증상에서 장애 부위를 예측하는 것이 가능하다.

운동계 섬유는 교뇌하부에 존재하는 안면신경핵을 기원으로 하고, 뇌간을 상행하여 외전신경핵을 돌면서 주행한

그림 28 안면신경의 주행

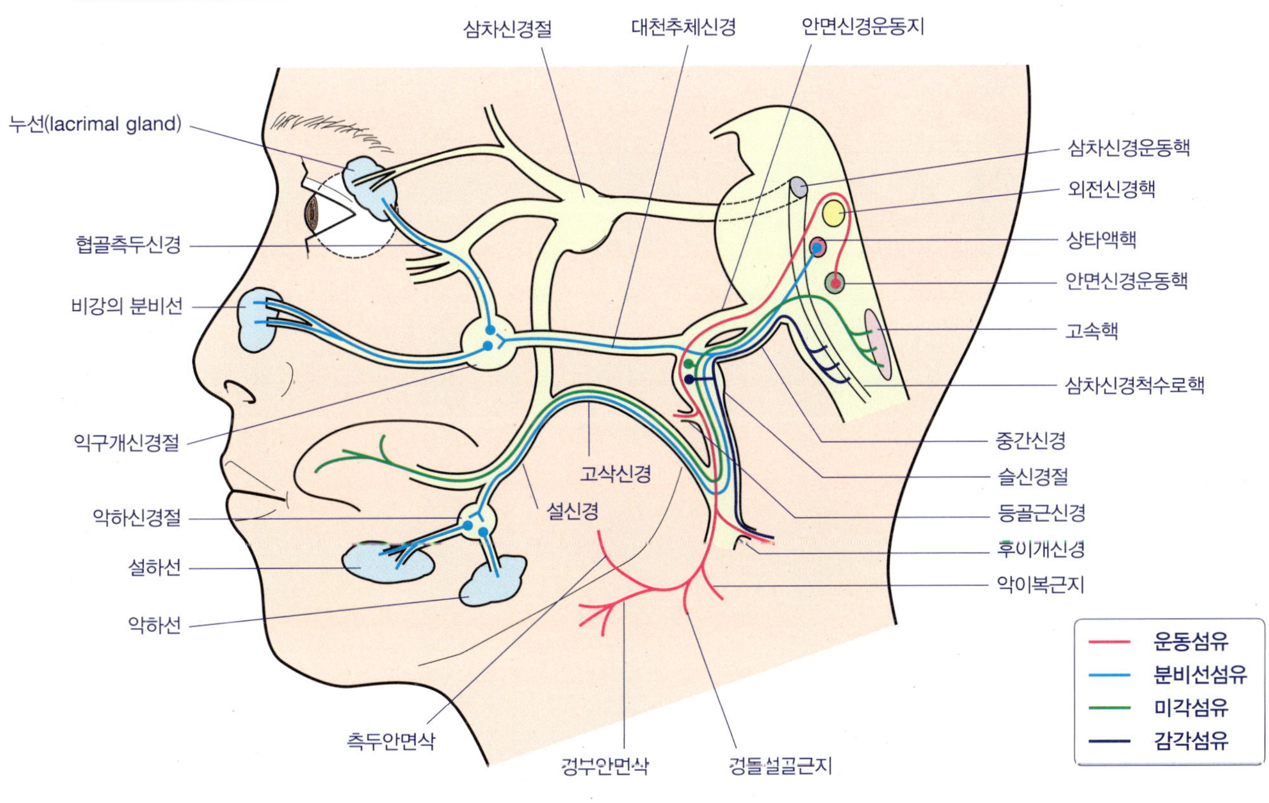

후에 소뇌교각부에서 척수 외로 나온다. 이후 내이도로 들어가 경유돌공(stylomastoid foramen)을 경유하여 안면근에 이른다. 분지인 등골근신경은 등골근(stapedius muscle)을 지배한다. 이 분지의 장애에서 청각과민이 나타난다.

자율신경계섬유 중에서 누선을 지배하는 부교감신경은 교뇌의 누선핵(상타액핵의 일부)에 기시하여, 중간신경을 거쳐 안면신경핵에서 섬유에 병주하면서 내이도를 경유하고, 대천추체신경에 이르러 효과기를 지배한다. 타액선에 이른 부교감신경섬유는 상타액핵에 기시하고 중간신경을 거쳐 고삭신경(chorda tympani nerve)으로 분기하여 악하선이나 설하선에 이른다.

고삭신경에는 혀의 앞부분 2/3의 미각을 전달하는 감각신경이 포함되며, 중간신경을 거쳐 고속핵에 이른다. 또한, 이개후부·고막·외이도의 감각섬유는 후이개신경을 경유하여 안면신경을 병주하고, 미각신경과 함께 중간신경을 형성하여 뇌간으로 들어가 삼차신경척수로핵에 이른다.

(그림 29)에서 알 수 있듯이 본 증례에서 유루(epiphora)가 존재하는 것은 뇌간에서 대천추체신경까지는 유지되고 있음을 보여주고 있다. 또한, 청각과민이 없는 것은 등골근에서의 입력이 손상되지 않았음을 보여주고 있다.

이상으로 (증례 5)의 병소는 우측 안면신경 등골근의 분지보다 말초에 있다고 생각된다.

그림 29 안면신경의 장애 부위와 증상

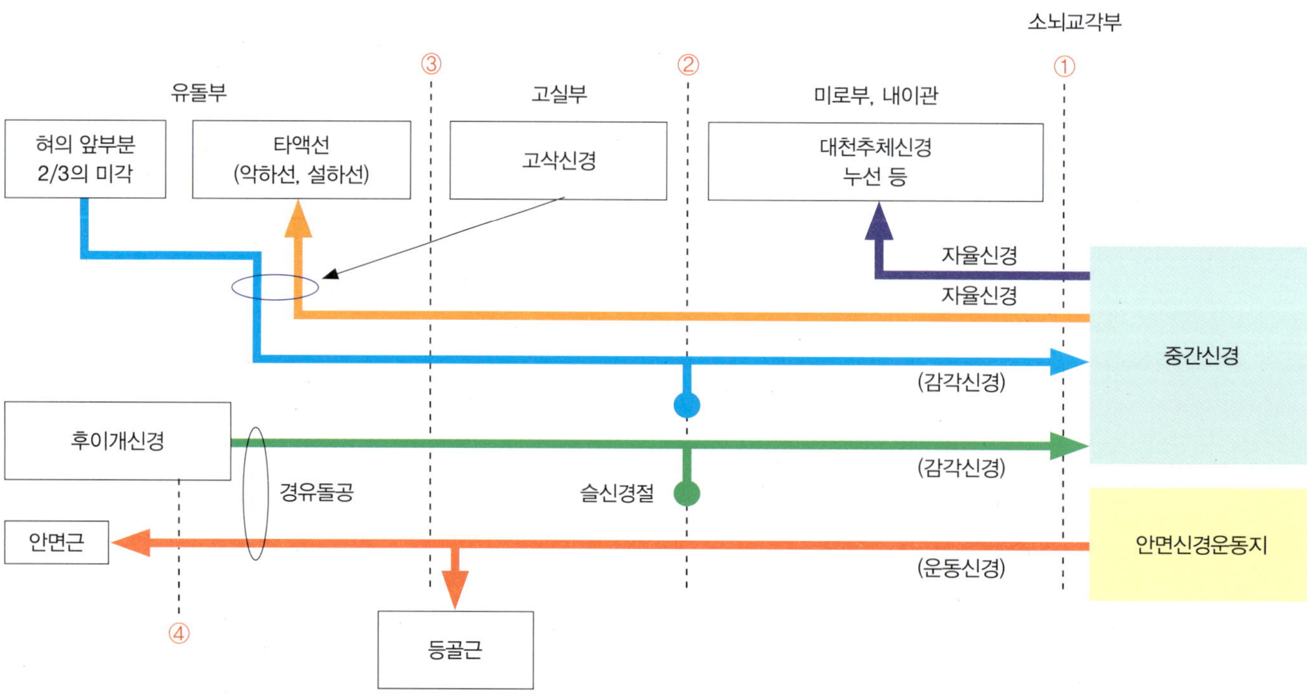

장애 부위	안면근마비	청각과민	미각장애	누액분비장애	타액분비장애
①	+	+*	+	+	+
②	+	+	+	−	+
③	+	−	+	−	+
④	+	−	−	−	−

* : 와우신경(cochlear nerve)이 장애되면 오히려 청각은 저하된다.
체성감각의 이상은 임상적으로 검출이 어렵다.

증례 6

오른손의 근력저하와 저림으로 내원.
신경학적으로는 우측 소지구(hypothenar)의 근위축, 척측수근굴근, 심지굴근(제4, 5지), 소지외전근, 소지대립근, 장측골간근, 배측골간근, 무지내전근의 근력저하를 보인다.
또한, 감각은 우측 제5지와 제4지 내측 절반, 오른손 내측 1/3의 수장측과 수배측에서 온도통각, 촉각의 저하가 나타난다.
그 외, 사지건반사는 정상이고 병적반사 음성.

본 증례에서는 국한된 근위축을 수반하는 근력저하와 감각장애를 나타내고 있는 것으로 말초신경의 병변을 의심할 수 있다. 상지의 말초신경은 p.93(그림 B-2)에 나타낸 것처럼 척수를 나와 신경근(roots)이 되고 완신경총(brachial plexus)을 형성한다. 그 후 줄기(trunks), 가지(divisions), 삭(cords)을 거쳐 말초신경으로 분지한다. 현재의 증상이 이러한 부위 중 어느 부위의 장애에 의한 것인지 생각한다.

본 증례에서 장애를 보이는 근육은 p.90~91, (표 1)을 보면 모두 척골신경에 의해 지배받는 것으로, 신경근이나 신경총이 병소가 될 가능성을 생각할 수 있다. 장애를 보이는 근육은 신경근의 레벨에서는 C8 및 T1의 지배를 받고 있다(p.90~91, 표 1). T1의 신경근장애에서는 수근의 근력저하와 위축이 나타나는 것은 알려져 있지만, 본 증례에서는 T1 신경근의 지배를 받는 무지대립근과 단무지외전근은 장애

그림 30 척골신경 주행

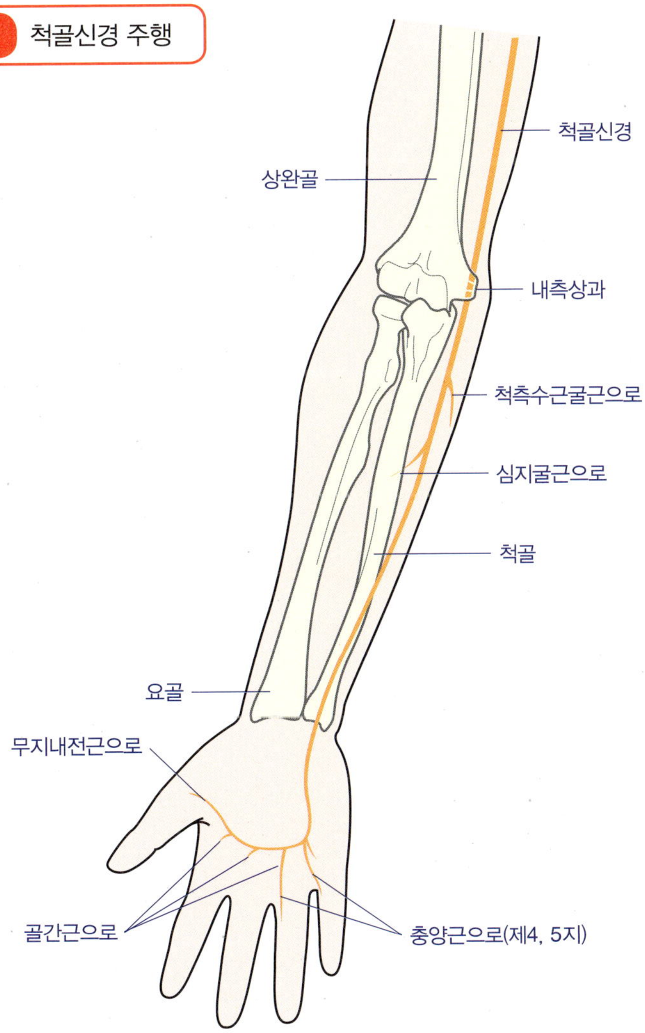

되지 않으므로, 신경근의 장애로 보기는 어렵다. 완신경총(p.93, 그림 B-2)의 장애에서는 척골신경이 지배하는 부위가 장애된 경우, 동시에 정중신경이 지배하는 근육도 장애가 되어야 한다. 따라서 본 증례에서 병소는 신경근이나 완신경총보다는 말초에서 정중신경과 척골신경으로 분지한 후가 된다. 척골신경의 지배를 받는 근군 중에서 (그림 30)과 같이 척측수근굴근지가 가장 가까운 곳의 분지이다.

이상으로 (증례 6)의 병소는 우완신경총보다 말초에, 척측수근굴근에 분지보다 가까운 곳에 있다고 생각된다.

또한, 본 증례에서는 제4 및 5지의 중수지절간관절이 과신전하고, 지절간관절이 굴곡 변형하는 즉, 갈퀴손(claw hand)을 보인다(그림 31).

그림 31 요골신경, 정중신경, 척골신경마비에 의한 손의 형태

옅은 청색은 감각장애, 짙은 청색은 근위축을 나타낸다.

① 수근하수(wrist drop or drop hand)
요골신경마비(radial palsy)

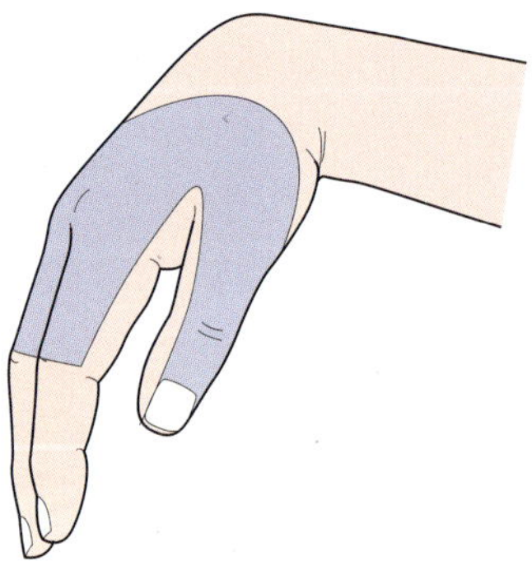

손목 신근군의 근력저하에 의해 나타남. 지절간관절의 신전은 가능하지만, 중수지절간관절의 신전이 불가능하기 때문에 그림과 같이 된다.

② 설교자의 손(preacher's hand or orator's hand)
정중신경마비(median palsy)

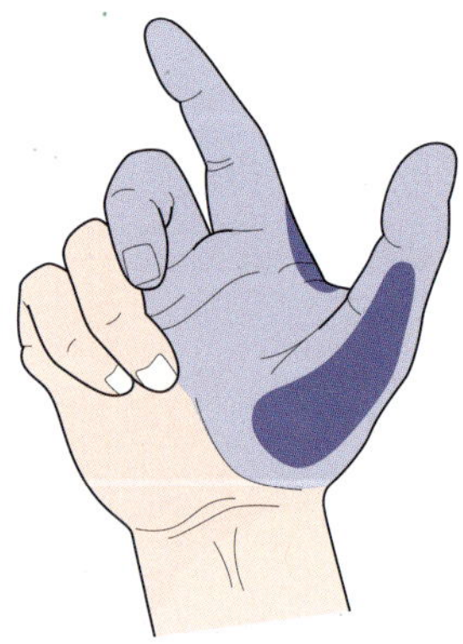

정중신경 근위에서의 장애에 의해 제2, 3지의 심지굴근과 무지굴근의 근력저하가 발생한다. 따라서 주먹을 쥐려고 해도 제1, 2, 3지의 굴곡이 불가능하기 때문에 그림과 같이 된다.

③ 갈퀴손(claw hand or ulnar claw)
척골신경마비(ulnar palsy)

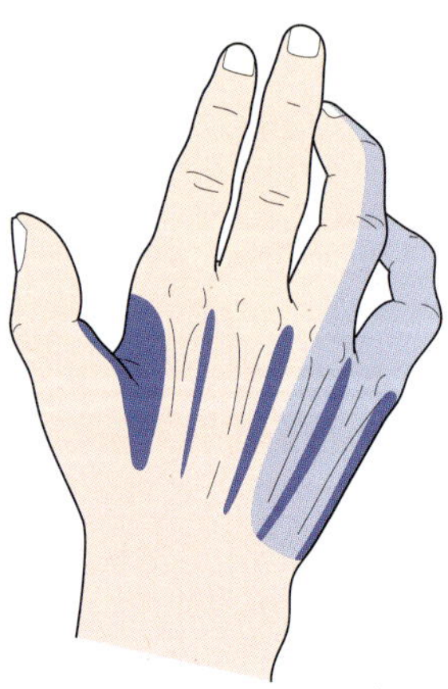

제4 및 5지 충양근의 근력저하에 의해 제4 및 5지의 중수지절간관절이 과신전하고 지절간관절이 굴곡 변형한다.

④ 원숭이손(simian hand or ape hand)
정중신경과 척골신경마비(median and ulnar palsy)

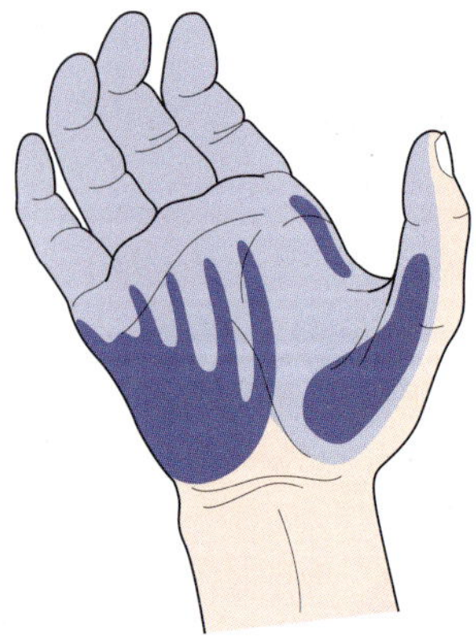

정중신경과 척골신경마비에 의해 무지구와 소지구가 위축해 대립이 소실하면서 발생한다.

증례 7

좌측 수지(finger) 신전의 불편함이 보인다.
좌측 무지의 외전과 제2~5지의 중수골관절에서의 신전이 불가능.
근력 검사에서는 좌측의 장무지외전근, 총지신근, 척측수근신근, 장무지신근의 마비.
건반사는 정상. 감각장애 없음.

수관절과 지관절의 신전, 굴곡이 부분적으로 장애를 입는 경우에는 말초신경장애를 가장 먼저 생각한다. 대략적인 사고방식으로 손의 굴곡이 불가능한 경우는 정중신경, 신전이 불가능한 경우는 요골신경장애를 의심한다.

이 증례에서는 장애된 근육의 지배신경에 대해 p.90~91, (표 1)에서 보면 요골신경의 분지인 후골간신경의 지배를 받고 있는 것을 알 수 있다.

요골신경은 해부학적으로 주관절부에서 천지(요측수근신근)와 심지(후골간신경)로 분기한다. 후골간신경은 회외근에서 분지를 내린 후, Frohse의 arcade(건궁)라는 회외근 입구부의 좁은 터널부로 들어간다(그림 32). 이 부위는 이동성이 없어 장애가 생기는 경우가 있으며, 후골간신경마비로 알려져 있다.

그림 32 회외근과 후골간신경의 관계

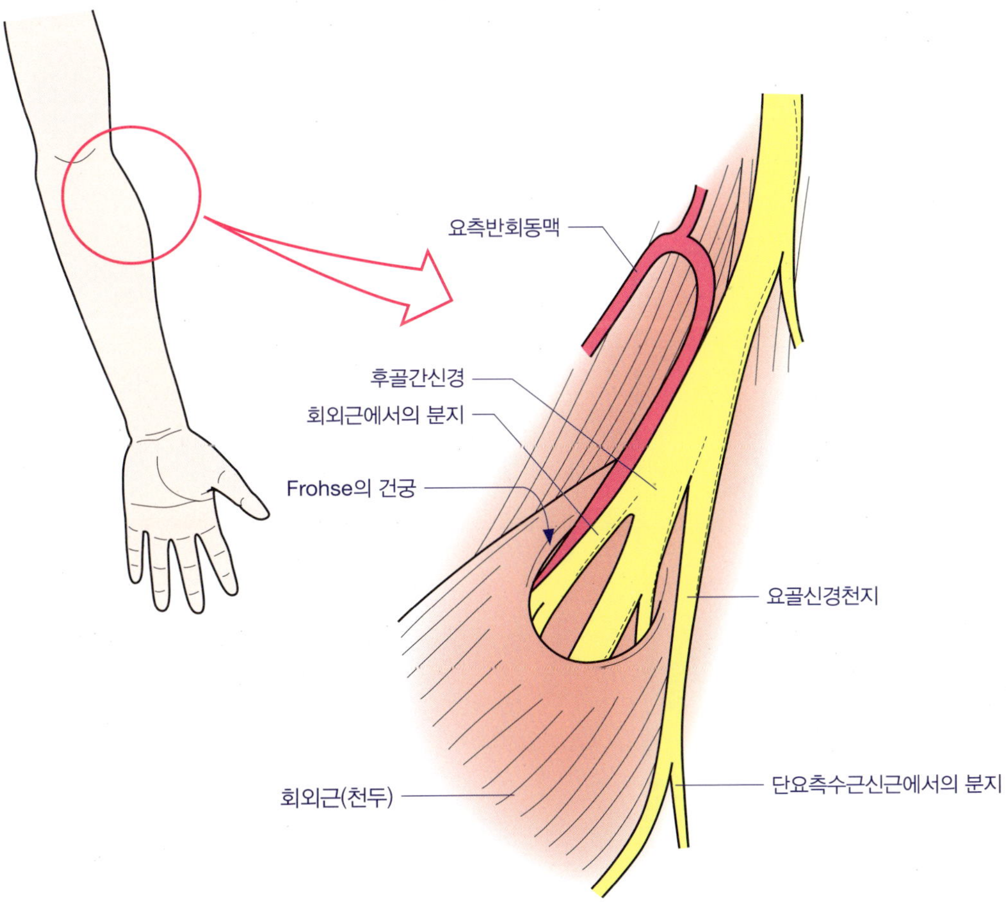

찾아보기

질환·증후군 찾아보기

한글 찾아보기

ㄱ

ㄴ·ㄷ

ㅁ·ㅂ·ㅅ

ㅇ

ㅈ

ㅊ · ㅍ · ㅎ

영문 찾아보기

A·B

C·D·F·G

H·K·L

M·P·R

S·T·V·W

한글 찾아보기

ㄱ

ㄷ·ㄹ·ㅁ

ㅂ·ㅅ

ㅇ

ㅈ

ㅊ·ㅌ·ㅍ

ㅎ

기타

영문 찾아보기

B·C·D

J·K·L·M

N·P·R

S·W

찾아보기(한글·영문)

한글

ㄱ

ㄴ

ㅇ

ㅈ

C

D

E

F

Q

R

S

T

U

V

W

기타